护理学理论基础与临床

HULIXUE LILUN JICHU YU LINCHUANG

陈 丽 等主编

黑龙江科学技术出版社

图书在版编目（CIP）数据

护理学理论基础与临床 / 陈丽等主编. -- 哈尔滨：
黑龙江科学技术出版社，2021.9
ISBN 978-7-5719-1175-1

Ⅰ．①护… Ⅱ．①陈… Ⅲ．①护理学 Ⅳ．①R47

中国版本图书馆CIP数据核字（2021）第202066号

护理学理论基础与临床
HULIXUE LILUN JICHU YU LINCHUANG

主　　编　陈　丽　等
责任编辑　项力福
封面设计　宗　宁
出　　版　黑龙江科学技术出版社
　　　　　地址：哈尔滨市南岗区公安街70-2号　邮编：150007
　　　　　电话：（0451）53642106　传真：（0451）53642143
　　　　　网址：www.lkcbs.cn
发　　行　全国新华书店
印　　刷　山东麦德森文化传媒有限公司
开　　本　889 mm×1194 mm　1/16
印　　张　25.75
字　　数　820千字
版　　次　2021年9月第1版
印　　次　2021年9月第1次印刷
书　　号　ISBN 978-7-5719-1175-1
定　　价　188.00元

编委会

◎ 主　编

陈　丽　　袁燕燕　　王　筱　　马海欣

宁向梅　　焦　静

◎ 副主编

赵文文　　杨文玲　　何晓燕　　邵　霞

王春艳　　王春燕　　孙玉霞　　高金莲

◎ 编　委（按姓氏笔画排序）

马海欣　　王　筱　　王春艳　　王春燕

宁向梅　　孙玉霞　　杨文玲　　何晓燕

陈　丽　　邵　霞　　赵文文　　袁燕燕

高金莲　　焦　静

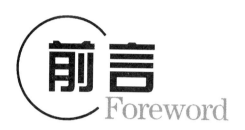
前言
Foreword

　　护理工作作为健康中国建设的重要内容,对提高全民健康水平、决胜全面建成健康社会具有重要意义。随着科学技术的发展和医疗水平的提高,临床护理工作的内容和形态不断变化,新理念、新技术、新器械层出不穷,这对临床护士提出了更高层次的要求。面对不断完善的护理理论和现代化的医疗设备,临床护士越来越需要具备高、精、尖的专业素质;如何推动新理论与新技术应用于临床,如何更新临床护士的认识,提高临床护士的专业技术水平仍然需要思考。基于以上问题,我们特邀具有多年临床护理工作经验的专家、学者共同编写了《护理学理论基础与临床》一书,旨在通过文字形式展现临床常见疾病护理要点,梳理和提炼临床护理思维。

　　本书总结了现阶段临床常见疾病的护理重点,反映了现阶段护理领域发展的最新成果,体现了将护理基础理论与临床疾病护理相结合的特点。在结构层次方面,本书首先介绍了护理学基础理论与临床基础护理内容,随后以临床科室为分类标准,介绍了介入科、心内科、呼吸内科、消化内科、乳腺外科、妇产科等科室常见疾病的护理;在内容方面,按照临床常见病的病因、临床表现、治疗、护理评估、护理措施的顺序进行,重点介绍了疾病的护理评估和护理措施,充分考虑了临床实践性和可操作性。本书着眼于临床,以现代常见病的护理为中心,根据临床需求进行编写,理论联系实践,表述浅显易懂,适合各级医院临床护士及医学院校护理专业师生阅读使用。

　　由于编者水平有限,加之时间仓促,本书可能存在疏漏之处,恳请各位读者批评指正,以期再版时及时改正。

《护理学理论基础与临床》编委会

2021 年 5 月

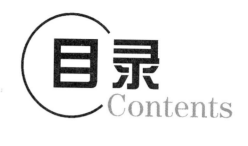
目录
Contents

第一章

护理学基础理论

第一节 系统化整体护理

系统化整体护理是于20世纪90年代早期发展的一种新的护理模式,是以现代护理观为指导,以护理程序为核心,将临床护理服务与护理管理科学地结合起来,其特点是按照护理程序的科学工作方法,以患者为中心,为患者解决问题,系统地实施整体护理的临床护理组织管理模式。

一、系统化整体护理产生和发展

20世纪70年代,世界范围内的医学思想发生了巨大的变化,世界卫生组织对健康赋予了新的含义,而生物-心理-社会医学模式的诞生,使以疾病为中心的护理模式向以患者和人的健康为中心的系统化整体护理转变。1994年护理博士袁剑云教授将系统化整体护理引入我国。自此,我国护理界掀起了一场改革的浪潮——从功能制护理向系统化整体护理的转变。它是一项提高护理质量、改善护士形象,促进护理事业发展的新举。系统化整体护理在我国的发展大致经历了以下3个阶段。

(一)引进学习阶段

1994年在卫生部医政司和中华护理学会的协助下,袁剑云博士先后在北京、山东、上海等十多个省市举办"系统化整体护理与模式病房建设"研习班,帮助大家学习和理解系统化整体护理的内涵和实质。

(二)模式病房试点阶段

受过培训的护理管理者及护理骨干们回院后纷纷以不同的方式、最快的速度宣传、推广系统化整体护理。1995－1996年整体护理模式病房的试点工作在全国各大医院相继开展起来。

(三)模式病房全面推广阶段

模式病房的试点工作取得了显著成效后,卫生部加大了对模式病房建设的支持。卫生部还成立了全国整体护理协作网及全国整体护理专家指导组,对具体工作进行指导,以确保整体护理的顺利进行。

二、系统化整体护理的内涵

系统化整体护理是以现代护理观为指导,以护理程序为核心将护理临床业务和护理管理的各个环节系统化的工作模式。核心是护理程序,以"整体性、系统化"为基础,为患者解决问题的一种科学方法。

(一)整体性

狭义的整体性是指护理应把服务对象视为生物、社会的、文化的、发展的人,强调以"人"为中心,护理就是要解决人的整体的健康问题。广义的整体性是指护理专业的整体性,指护理行政与业务、护理管理与品质保证、护理教育与研究以及临床护理业务等各个环节都应紧密联系,相互配合,协调一致,以保证整体护理水平的提高。其内涵包括以下4点:①应把患者作为一个整体。②人的一生的整体。③社会的人的整体。④护理制度、护理管理、服务质量、护士素质等是一个整体。

（二）系统化

护理本身是由一些相互关联和相互作用的部分组成的一个系统的整体。护理业务和护理管理的各个环节、护理程序的各个步骤及护理人员之间的沟通网络的协调一致，连续且环环相扣的完整统一。"系统化"可分3个层次来理解。第一个层次是临床的工作上，"护理程序"必须系统化，护士对每个工作环节都要做到以护理程序为框架，环环相扣。第二个层次是在医院管理上系统化，在确立护理管理制度、护理职责与护士行为考核标准、考虑护理人员调配与组织、进行护理质量评价都应以护理程序为框架。第三层次是在实施系统化整体护理时，为使中国护理改革向前推进，必须在国家政策法规和各级行政管理方面的系统化，有国家层面、省市层面、机构层面和个人层面。

三、系统化整体护理的影响

（一）转变了护士单纯执行医嘱的从属地位

系统化整体护理是以护理程序为核心，护理程序包括评估、诊断、计划、实施和评价5个步骤。它的出现标志着护理人员从单纯的"操作者"转变为"思考者"。实施整体护理后，护士有了自己的护理诊断，有了自己的工作模式——护理程序，除了执行医嘱外，把更多的时间用于患者的诊断和健康问题的解决上。

（二）将健康教育纳入护士的日常工作，密切了护患关系

系统化整体护理要求护理人员把健康教育贯穿于护理操作的全过程。通过健康教育使护理人员更好地了解患者，正确地评估、照顾患者，建立良好的护患关系。

（三）规范了护理表格，便于评价护理效果

系统化整体护理以护理程序为框架设计各种护理表格，如患者入院评估表、健康教育表、住院评估表等。每一份表格都有自己的作用，各表相互联系，环环相扣。它不仅详细地记录了患者住院期间的护理全过程，及时准确地反映了患者情况，而且在护理记录中把患者的问题、护理措施与结果评价联系起来，以体现出患者经护理后的最终效果。

四、责任制护理与系统化整体护理异同点

（一）共同点

责任制护理与系统化整体护理均以现代护理观为指导，按照护理程序的理论与方法开展工作。它们强调护士不是被动的执行者，而是主动的思想者；护士应对患者负责，而不是仅对医师负责；护理不是单纯的技术操作和疾病护理，而是涉及生理、心理、社会等各层面的整体护理；恢复健康的过程不是医护人员单方面的活动，而是医护及其亲属共同参与和合作的活动过程。

（二）区别点

1.责任制护理具有以下特点

强调责任护士应由业务水平高、临床经验丰富的护士承担；强调对患者的护理应有连续性。

2.系统化整体护理具有以下特点

认为每个护士都可以做责任护士；重视健康教育，视护理为护患合作性活动；采用标准化护理表格，以减少护士用于病历书写工作时间。

（赵文文）

第二节 循 证 护 理

循证护理是20世纪90年代受循证医学影响而产生的一种新的护理理念，直译为"以证据为基础的护

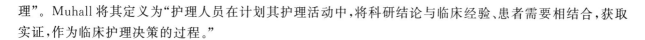

理"。Muhall将其定义为"护理人员在计划其护理活动中,将科研结论与临床经验、患者需要相结合,获取实证,作为临床护理决策的过程。"

一、循证护理的产生与发展

循证护理的产生源于循证医学。1991年加拿大McMaster大学的内科医学Guyatt博士在前人的基础上最先提出了"循证医学"这一术语。同校的大学护理系的Alba Dicenso教授最早将循证医学应用于护理工作,提出循证护理的概念,之后其观点迅速得到了广泛的关注和研究。循证护理在20世纪90年代迅速兴起和发展得益于两个条件:信息与网络技术的发展和政府的重视。

循证护理是20世纪90年代伴随着循证医学的发展而产生的一种护理新理念、新概念、新观点和新思维。如今循证观念正在向许多其他学科渗透,其中循证护理既是循证医学的重要组成部分,又是独立的实践与研究领域,已引起世界上许多国家的重视。循证护理是护理人员在计划其护理活动过程中,将科研结论与临床经验、患者需求相结合,获得实证,作为临床护理决策依据的过程。

随着中国护理事业的发展,临床护理、护理科研和护理教育体系不断完善,以实证为基础的循证护理已经开始受到学术界和临床护理工作者的高度重视。因此,积极探讨循证护理实践与研究,提出切实可行的对策,对促进中国循证护理的运用和发展,提高护理质量具有重要意义。

二、循证护理的概念与内涵

（一）概念

循证护理又称实证护理或以证据为基础的护理,其定义为慎重、准确、明智地应用当前所获得的最佳的研究依据,并根据护理人员的个人技能和临床经验,考虑患者的价值、愿望与实际情况,将三者结合起来制订出完整的护理方案。其核心是运用现有最新最好的科学证据为服务对象提供服务,即以有价值的、可信的科学研究结果为证据,提出问题,寻找实证,并且运用实证,对患者实施最佳的护理。

（二）内涵

循证护理包含3个要素:①可利用的最适宜的护理研究依据。②护理人员的个人技能和临床经验。③患者的实际情况、价值观和愿望。护理人员在制订患者的护理计划时应将这3个要素有机地结合起来,树立以科学研究指导实践、以科学研究带动实践的观念,促进护理学科的发展。同时,专业护理人员的经验积累也是护理实践不可缺少的财富。整体护理的中心理念是以患者为中心,从患者的实际情况出发,这同样也是循证护理的基本出发点,如果只注重统一化的所谓最佳行为,就会忽视个体化的护理。

三、循证护理的实践程序

（一）实践循证护理的原则

循证护理的操作原则是根据可靠信息决定护理活动,实践循证护理应遵循的原则包括以下几点。

(1)根据有关护理信息提出相应问题。

(2)根据最优资料和临床资料,搜索最佳证据。

(3)评价各种证据的科学性和可靠性。

(4)结合临床技能和患者的具体特点,将证据应用于临床实践。

(5)评价实践后的效果和效率并进行改进。

（二）循证护理的实践程序

一个完整的循证护理程序是由5个基本步骤组成:①确定临床护理实践中的问题。②检索有关文献。③分析与评价研究证据。④应用最佳证据指导临床护理实践。⑤实践反馈,对应用的效果进行评价。

（三）循证护理应用方法举例

根据临床问题和情况,按照循证护理程序的实践步骤实施,举例如下。

例:对创伤性骨折患者出现患肢肿胀、疼痛问题进行循证护理实践。

（1）确定问题：多数创伤性骨折患者急诊入院时患肢肿胀明显，疼痛难忍，治疗上通常静脉滴注 20% 甘露醇或 β-七叶皂苷钠，5～7 天肿胀消退方可进行手术，不仅增加了患者的经济负担和护理人员工作量，也影响到病房床位周转。

（2）检索证据：查阅相关资料，获得具体检索结果。

（3）分析、评价证据：冷疗可以使局部创面迅速降温，并可抑制组胺类炎性递质的释放，抑制微血管的通透性，减轻水肿，抑制高代谢，使局部温度降低到皮肤疼痛阈值下，从而有效缓解肿胀与疼痛。

（4）应用证据：对急性创伤(伤后 24～48 小时)，患肢明显肿胀、疼痛，但末梢循环良好的患者进行冷疗，同时可将患肢抬高 15°～20°，观察肿胀消退及末梢血运情况。

（5）评价护理效果：患肢 2 天后明显消肿，疼痛减轻，第 3 天可以进行手术。

四、循证护理对护理工作的促进

(一)促进护理科研成果在临床中的应用

循证护理的过程中，护理人员在临床实践中查找期刊资料和网络资源的同时，也运用了相关问题的先进理念和科研成果，这些科研成果又在临床实践中得到验证推广及修正，并再次用于指导临床护理实践。

(二)促进护理人员知识更新及科研水平的提高

循证护理是科学指导护理实践的方法，使以经验为基础的传统护理向以科学为依据的现代护理发展。在循证护理实践时，护理人员要打破基于习惯轻视研究的传统，这就要求护理人员具备扎实的医学知识、专业技能和临床护理知识，不断提高和丰富自己的专业水平，完善自身知识结构，才能准确把握，圆满完成护理任务。

(三)改进护理工作效率，提高护理服务质量

推行循证护理能提高临床护理工作质量和卫生资源配置的有效性。将证据应用于临床护理实践，可以避免一些不必要的工作步骤，一些低效率的操作也能被经过实践证明更有效的操作所取代，同时还可以减少不必要的试验性治疗。因此，花费在低效率操作和试验性干预上的时间和费用就可大大缩减，使护理实践工作在效率和效益两方面受益。

(四)促进护患关系的改善

循证护理改变了以往医护人员掌握主动权而患者只能被动接受治疗护理的传统观念，要求护理人员有义务和责任将收集、获取的信息、证据告知患者及家人，使其了解当前有效诊疗方法、不良反应及费用等，护患双方相互交流互动，使患者及家人根据自己的意愿和支付能力酌情进行选择，增强了患者自我意识和能力，有利于获得患者及亲属的信任，达到最佳护理效果。因此，循证护理使传统的护患关系发生了质的变化。

(五)循证护理促进护理学科的发展

许多护理手段停留在约定俗成的习惯与经验阶段，缺乏科学依据。循证护理理念的出现打破了传统的思维和工作模式，为护理学的发展指明了方法论，使临床护理发展科学化，它以科学的方式促使经验向理论升华，从而促进了护理学科的发展。

(六)具有很大的经济学价值和法律意义

循证护理的理念是将科学与技术结合起来，为成本-效益提供依据，有利于节约资源，控制医疗费用的过快增长，具有经济学价值。此外，循证护理是通过正确利用及分析大量的临床资料来制定护理决策的，在此基础上进一步做出判断以指导临床各项治疗、护理措施，这一过程有着严格的事实依据。在法律规范日臻完善和患者维权意识日益增强的今天，将循证护理运用于临床不失为临床护理人员维护患者利益和保护自身合法权益的有力的措施。

循证护理是 20 世纪 90 年代护理领域中兴起的新观点、新思维，这个观念同整体性护理一样，应渗透到护理的各个领域，一旦为护理人员所认同和接受，将使护士行为产生巨大的转变。

(赵文文)

第二章

临床基础护理

第一节　无菌技术

无菌技术是指在医疗、护理操作过程中,防止一切微生物侵入人体和防止无菌物品及无菌区域被污染的操作技术。无菌技术是临床医学和护理学中的一项重要的基本操作技术,也是预防医院感染的一项重要而基础的措施,护理人员本着为服务对象负责的态度,必须加强无菌观念,准确熟练掌握无菌技术,严格遵守无菌操作规程,以确保服务对象的安全。

一、无菌技术操作原则

(1)无菌操作环境应清洁、宽敞。操作前 30 分钟停止扫地、更换床单等工作,避免人员流动,尘埃飞扬。

(2)穿戴整洁,洗手,戴帽子,口罩盖住口鼻。必要时穿无菌衣、戴无菌手套。

(3)无菌物品与非无菌物品分开放置,有明确标志。无菌物品不可暴露于空气中,应存放于无菌包或无菌容器中。无菌包外须标明物品名称、灭菌日期,按失效期先后顺序摆放。过期或受潮物品应重新灭菌。

(4)进行无菌操作时,应明确无菌区和非无菌区。

(5)操作者身体应与无菌区保持一定距离,取放无菌物品时,面向无菌区,并使用无菌持物钳;手臂保持在腰部或治疗台面以上,不可跨越无菌区,手不可接触无菌物。避免在无菌区谈笑、咳嗽、打喷嚏。用物疑有污染或已被污染应更换并重新灭菌。

(6)一套无菌物品只供一位患者使用,以防交叉感染。

二、无菌持物钳使用法

(一)目的
(1)取放和传递无菌物品。
(2)保持无菌持物钳无菌。
(二)评估
(1)操作区域是否清洁、宽敞,流动人员的情况。
(2)操作台是否清洁、干燥、平坦。
(三)操作要点
(1)无菌持物钳保存在无菌干燥容器中,或者无菌持物钳浸泡在有盖无菌大口容器中,消毒液应浸没钳关节以上 2～3 cm 或镊子的 1/2,每一容器只能放置一把持物钳。

（2）取放无菌持物钳时，闭合钳端，不可触及容器口缘及液面以上容器内壁。

（3）使用时保持钳端向下，用后立即放回容器内。

（4）取远处物品，应连容器一并转移，就地取用。

（5）持钳高度不可低于腰部，不能随意甩动。

（6）无菌持物钳不可夹取油纱或用于换药及消毒皮肤，污染或可疑污染应重新消毒。

（7）干缸无菌持物钳24小时更换1次；浸泡无菌持物钳及容器每周消毒1～2次，并更换消毒液。使用频繁的科室应每天消毒1次。

（四）注意事项

（1）严格遵循无菌技术操作原则。

（2）无菌持物钳只能用于夹取无菌物品，不能用于夹取油纱布或换药。

（3）取放无菌持物钳时钳端闭合，持物钳下2/3部分不可触及液面以上的容器内壁及容器口边缘；使用过程中，始终保持钳端向下，手不可触及无菌持物钳浸泡部分。

（4）夹取远处的无菌物品时，应将持物钳和容器一起移至操作处，就地使用。

（5）无菌持物钳已经污染或疑有污染，不得再放回容器内，应重新灭菌。

（6）无菌持物钳和浸泡容器要定期消毒。湿式保存时，一般病房每周清洁、灭菌1次；手术室、门诊换药室、注射室等使用频率高的部门，应每天清洁、消毒。干式保存法，一般4～8小时更换1次。

三、无菌包使用方法

（一）目的

用以保持无菌包内的无菌物品处于无菌状态，供无菌操作使用。

（二）评估

（1）操作的目的、无菌包名称。

（2）操作区域是否清洁、宽敞，流动人员情况。

（3）操作台是否清洁、干燥、平坦。

（三）操作过程

（1）核对无菌包的名称、有效灭菌日期，检查化学指示带颜色变化情况，包布干燥、完整，系带严、紧方可使用。

（2）自包布外角、右角、左角、近侧角的顺序打开，若为双层包裹的无菌包，内层无菌巾使用无菌持物钳打开。

（3）用持物钳夹取物品，包内有剩余物品，则按原痕包起扎好，注明开包日期、时间，24小时内使用。

（4）包内物品一次全部取出时，可将包托在手中打开，另一手将包布四角抓住，使包内物品妥善置于无菌区域内。

（四）注意事项

（1）严格遵循无菌技术操作原则。

（2）打开、包扎无菌包时，手不可触及包布内面，不可跨越无菌面。

（3）准确注明开包日期及时间，开包后包内物品24小时内使用。

（4）包内物品超过有效期、被污染或包布受潮，需重新灭菌。

四、铺无菌盘

（一）目的

（1）将无菌治疗巾铺在清洁干燥的治疗盘内，形成一无菌区，内放无菌物品。

（2）保持无菌物品不被污染。

（二）评估

(1)操作的目的,治疗盘是否清洁干燥、无菌治疗巾是否在有效期内。

(2)操作区域是否清洁、宽敞,流动人员情况。

(3)操作台是否清洁、干燥、平坦。

（三）操作要点

要点如下:①用无菌持物钳从无菌包内取出无菌治疗巾。②双手捏住无菌巾上层两角的外面抖开,双折铺于治疗盘上。③上层扇形折叠,开口边向外。④放入无菌物品后,展开扇形折叠层,盖住物品,上下层边缘对齐。开口处向上折2次,两侧边缘分别向下或向上折一次。⑤注明铺盘日期及时间。

（四）注意事项

(1)严格遵循无菌技术操作原则。

(2)操作时,非无菌物品及身体应与无菌盘保持适当的距离,不可跨越无菌区。

(3)无菌盘应保持干燥,避免潮湿、污染。

(4)已铺好的无菌盘应尽早使用,有效期不超过4小时。

五、无菌容器使用法

经灭菌处理的盛放无菌物品的器具称为无菌容器,包括无菌盒、罐、盘及储槽等。

（一）目的

用以保存无菌物品,使其保持无菌状态。

（二）评估

(1)操作区域是否清洁、宽敞,流动人员情况。

(2)操作台是否清洁、干燥、平坦。

（三）操作流程

(1)打开无菌容器时,无菌面朝上放置,取用物品后立即盖严容器。手不可触及容器的内面及边缘。

(2)无菌持物钳不可触及容器边缘。

(3)手持无菌容器时,应托住底部。

(4)打开容器时,避免手臂越过容器上方。

(5)从储槽中取物时,应将盖子完全打开,避免物品触碰边缘而污染。

(6)无菌容器应定期消毒。

（四）注意事项

(1)严格遵循无菌技术操作原则。

(2)手指不可触及容器边缘及内面。

(3)无菌物品一经从无菌容器内取出,虽未使用,也不得再放回无菌容器内。

(4)无菌容器应定期消毒灭菌,一般有效期为1周。

六、取用无菌溶液法

（一）目的

保持无菌溶液在无菌状态下使用。

（二）评估

(1)操作的目的,无菌溶液的名称、剂量、浓度、有效期及瓶盖有无松动、瓶子有无裂缝、溶液有无沉淀、混浊或变色等。

(2)操作区域是否清洁、宽敞,流动人员情况。

(3)操作台是否清洁、干燥、平坦。

（三）操作要点

要点如下：①擦净瓶口，核对标签，检查瓶盖是否松动，溶液有无变质、浑浊；②启开盖子，用拇指、示指或用双手拇指于标签侧翻起瓶塞，拉出瓶塞；③消毒瓶口后，标签朝上，倒出少量溶液冲洗瓶口，再由原处倒出适量溶液；④及时盖塞，消毒瓶口，注明开瓶日期及时间。

（四）注意事项

（1）严格遵循无菌技术操作原则。

（2）翻盖瓶塞时，手不可触及瓶口及瓶塞内面。

（3）不可将物品伸入无菌溶液瓶内蘸取溶液，已倒出的溶液不可再倒回瓶内。

（4）倾倒溶液时瓶口不可直接接触任何物体。

（5）已开启的溶液瓶内溶液，24小时内有效。

七、戴无菌手套法

（一）目的

完成无菌操作，保护操作者和患者，避免交叉感染。

（二）评估

（1）操作的目的，无菌手套的尺寸、有效期。

（2）操作区域是否清洁、宽敞、流动人员情况。

（3）操作台是否清洁、干燥、平坦。

（三）操作要点

要点如下：①洗净、擦干双手；②选择手套号码，核对消毒有效期；③打开手套包，滑石粉润滑双手；④一手捏住手套翻折部分（手套内面），取出手套戴上，已戴好手套的手插入另一手套翻折处（手套外面），同法将手套戴好；⑤手套翻边套在衣袖外面。

（四）注意事项

（1）严格遵循无菌技术操作原则。

（2）未戴手套的手不可触及无菌手套的外面，已戴手套的手不可触及未戴手套的手及手套的内面。

（3）戴手套后如发现手套有破洞或怀疑污染，应立即更换。

（4）戴手套后双手应始终保持在腰部或操作台面以上视线范围内活动。

（孙玉霞）

第二节　给　药　技　术

药物治疗是临床最常用的一种治疗手段，通过药物治疗可以达到治疗疾病、减轻症状、预防疾病、协助诊断和维护正常生理功能的目的。护士是药物疗法的实施者和用药过程的监护者，因此，为了合理、安全、有效地用药，护士应该了解和熟悉有关药物的药理学理论与知识，熟悉掌握正确的给药方法和技术，能指导患者安全正确地接受药物治疗并能准确地评估患者用药后的疗效和反应。

一、口服给药法

（一）摆药（病房摆药）

1.目的

按医嘱准备住院患者口服药。正确提供药物剂量和用药时间，用于预防、诊断和治疗疾病。

2.用物

药柜(备有各种药物及用具,如量杯、滴管、乳钵、药匙、纱布或小毛巾),发药盘或发药车,药杯,服药单。

3.操作要点

(1)洗手、戴口罩,将用物备齐。

(2)核对服药单。

(3)摆固体药物,应用药匙取,药粉或含化药物须另用纸包裹后放入杯内。

(4)摆药过程中,严格核对药瓶标签3遍,取药前、取药中、取药后各核对1遍。

(5)摆水剂时应用量杯计量。先将药水摇匀,再手持量杯或带刻度的药杯,拇指在所需刻度处,使之与视线同一水平,右手持药瓶,标签朝向掌心,倒毕以湿纱布擦净瓶口,放回原处。

(6)药液量不足1 mL时,须用滴管测量(1 mL:15滴),将药液滴入盛少许凉开水的药杯内,以免黏附杯上。

(7)药物全部摆完后,与服药单查对1次。对婴幼儿和鼻饲或上消化道出血患者,将药片研碎后用纸包好放入药杯内。

(8)清洗滴管、乳钵等,整理药柜。

(9)经第2人核对后发药。

(二)发药

1.目的

按医嘱将口服药发给患者,并指导、协助患者服下。

2.用物

温度适宜的白开水,服药单,发药盘或发药车。

3.操作要点

(1)洗手,戴口罩。

(2)按规定时间送药至床前,核对床号、姓名无误后发药。帮助患者及时服下。

(3)老人、体弱者、小儿及危重患者应喂药,鼻饲患者应将研碎药液溶解后从胃管内灌入,并注入少量温开水冲净。

(4)若患者不在或因故暂不能服药者应将药品取回保管并交班。

(5)药杯浸泡消毒,清洗干燥后备用。

4.注意事项

(1)摆药、发药时必须严格执行查对制度。①三查:操作前、操作中、操作后查。②七对:床号、姓名、药名、浓度、剂量、用药方法及时间。

(2)剂量要准确,同时服用几种水剂时,应分别倒入各自药杯内。同时服用2杯以上药物时应一次取离药盘,以免再次取药时拿错。

(3)如病情需要或为幼儿,可将药片磨碎后送服。

(4)严格依照医嘱按时给药。因特殊情况暂不发药,要做好交班。

(5)对易发生变态反应的药物,应在使用前了解患者有无变态反应史,使用中须加强病情观察。

(6)了解患者所服药物的作用、毒副反应以及特殊要求,做必要宣教。

(7)发药时,患者如提出疑问,应虚心听取,重新核对,确认无误后给予解释,再给患者服下。

(8)发药后,随时观察服药效果及不良反应,及时与医师联系,酌情处理。

二、皮内注射法

皮内注射是将少量药液或生物制剂注射于表皮与真皮之间的方法。

（一）目的

（1）用于药物过敏试验,观察有无变态反应。

（2）预防接种。

（3）作为局部麻醉的起始步骤。

（二）评估

（1）患者的诊断、治疗情况,用药史、药物变态反应史。

（2）患者的意识状态、心理状态,对用药的认知与合作程度。

（3）患者注射部位皮肤状况。一般选择毛发与色素较少、皮肤浅薄的前臂掌侧下段内侧或三角肌下缘。

（三）用物

注射盘（安尔碘或生理盐水、无菌持物镊、无菌棉签、弯盘、1 mL 注射器1 副）,按医嘱备好药液放无菌盘内。

（四）操作要点

要点如下：①核对医嘱,洗手,戴口罩。②携物品至病床旁,三查七对,向患者解释。③询问有无变态反应史。④选择部位。预防接种在上臂三角肌下缘,过敏试验在前臂掌侧下 1/3 处。⑤以生理盐水消毒皮肤,待干。再次核对,注射器排气。⑥左手绷紧注射部位皮肤,右手持注射器,针头斜面向上与皮肤呈 5°刺入皮内。待针尖斜面全部进入皮内后以左手拇指固定针栓,右手推注药液0.1 mL局部可见皮丘,并显露毛孔。⑦注射完毕拔出针头,切勿按压。⑧向患者交代注意事项,医嘱打钩签字,清理用物。⑨记录时间,按规定时间观察结果。

（五）注意事项

（1）严格执行查对制度和无菌操作原则。

（2）药物过敏试验前,详细询问用药史、变态反应史及家族史,如患者对需要注射的药物有变态反应史,则不可行皮试。

（3）药物过敏试验须准备好 0.1％盐酸肾上腺素、氧气等急救药物和设备。

（4）药物过敏试验忌用安尔碘消毒,以免影响对局部反应的观察。

（5）进针勿过深,以针尖斜面完全进入皮内为宜。注射完毕嘱患者避免按揉、遮盖注射部位,以免影响对结果的观察。

（6）若需做对照试验,则用另一注射器及针头,在另一侧前臂相应部位注入 0.1 mL 生理盐水。

（7）应嘱患者 20 分钟内不可离开、不可剧烈活动,如有不适立即通知医务人员。

（8）药物过敏试验结果判断：注射部位皮丘隆起增大,出现红晕,直径超过1 cm,周围有伪足伴局部痒痛；或患者出现头晕、心慌、恶心,甚至发生过敏性休克为阳性；皮丘大小无改变,周围不红肿,无红晕,无自觉症状为阴性。

三、皮下注射法

（一）目的

（1）用于不宜经口服给药,或要求较口服给药产生作用迅速而又较肌内或静脉注射吸收慢的情况用药。

（2）局部给药,如局部麻醉。

（2）预防接种各种疫苗。

（二）评估

（1）患者的病情、诊断与治疗情况,用药史、药物变态反应史。

（2）患者的意识状态、心理状态,对用药的认知与合作程度。

（3）患者肢体活动能力,注射部位皮肤及皮下组织状况。

（三）用物

注射盘（同皮内注射）、1～5 mL 注射器、按医嘱备药液放置在无菌盘内。

（四）操作要点

要点如下：①同皮内注射前 2 项操作步骤；②选择注射部位（上臂三角肌下缘、上臂外侧、大腿外侧位或腹部等），常规消毒皮肤（安尔碘消毒）待干；③再次核对，注射器排气；④左手绷紧皮肤，右手持注射器，以示指固定针栓使针头与皮肤呈 30°～40°（过瘦者可捏起注射部位皮肤，同时角度可减小）迅速刺入针头的 1/2～2/3，固定针栓，以左手抽吸活塞，无回血即可推药；⑤注射毕，以干棉球轻压针刺点，快速拔针勿按揉，按压片刻；⑥安置患者于舒适体位，医嘱打钩签字，清理用品。

（五）注意事项

（1）严格执行查对制度和无菌操作原则。

（2）凡对组织刺激性强的药物，不可用作皮下注射。

（3）对需经常注射的患者，应更换注射部位，建立轮流交替注射部位的计划，以增加药液吸收。

（4）针头刺入角度不宜超过 45°，以免刺入肌肉层。注射药液＜1 mL 时，必须用 1 mL 注射器抽吸药液，以保证剂量准确。

（5）在注射过程中，手不能接触针梗，以免污染；进针角度为 30°～40°，深度为针梗的 1/2～2/3。

（6）对过于消瘦者，护士可捏起局部组织，适当减少穿刺角度。

四、肌内注射

（一）目的

（1）由于药物或病情因素不宜采用口服给药者。

（2）要求药物在较短时间内发生疗效，而又不适于或不必要采用静脉注射。

（3）药物刺激性较强或药量较大，不适于皮下注射。

（二）评估

（1）患者的病情、诊断与治疗情况。

（2）患者的意识状态、心理状态，对用药的认知与合作程度。

（3）患者肢体活动能力，注射部位的皮肤及肌肉组织状况。

（三）用物

注射盘（同皮内注射）、2～5 mL 无菌注射器、按医嘱备药放在无菌盘内。

（四）操作要点

要点如下：①同皮内注射前 2 项操作步骤。②选择注射部位（臀大肌、臀中肌、臀小肌、股外侧肌及上臂三角肌）。③帮助患者取适当体位，常规消毒皮肤，消毒范围直径至少 5 cm。④再次核对，驱尽注射器内空气。⑤左手拇指、示指绷紧皮肤，右手持针以中指固定针栓，将针头迅速垂直刺入肌肉内 2.5～3 cm（针头的 1/2～2/3，消瘦者及小儿酌减）。松开左手抽动活塞，无回血，缓缓注入药物。⑥同皮下注射后 2 项操作步骤。

（五）注意事项

（1）严格执行查对制度和无菌操作原则。

（2）为使臀部肌肉放松，可取下列体位：侧卧位，上腿伸直、下腿稍弯曲；俯卧位，足尖相对、足跟分开；仰卧位，常用于危重患者及不能翻身者；坐位，便于操作、但坐位要稍高。

（3）2 岁以下婴幼儿不宜选用臀大肌注射，因幼儿在未能独立走路前，其臀部肌肉发育不好，臀大肌注射有损伤坐骨神经的危险，应选用臀中肌、臀小肌注射。

（4）切勿将针梗全部刺入，以防针梗从根部衔接处折断，难以取出。

（5）注射针头刺入后若有血液回流，应立即将针头拔出，更换注射部位。

（6）需 2 种药液同时注射时，应注意配伍禁忌。需长期肌内注射者，要有计划地更换注射部位。

五、静脉注射

静脉注射是自静脉注入药液的方法。

(一)目的

(1)不宜口服及肌内注射的药物,通过静脉注射迅速发挥药效。

(2)通过静脉注入用于诊断性检查的药物。

(3)静脉营养治疗。

(二)评估

(1)患者的病情、诊断与治疗情况。

(2)患者的意识状态、心理状态,对用药的认知与合作程度。

(3)患者肢体活动能力,穿刺部位的皮肤状况、静脉充盈度及管壁弹性。

(三)用物

注射盘(同皮内注射)、无菌注射器(根据药液量选用规格)、止血带、治疗巾、按医嘱备药液放在无菌盘内。

(四)操作要点

要点如下:①同皮内注射前2项操作步骤。②选择合适静脉。四肢浅静脉:肘部静脉(贵要静脉、正中静脉、头静脉),以及腕部、手背、足背部浅静脉,股静脉。注射部位下铺治疗巾,穿刺处上部约6 cm处系止血带,止血带松紧度适宜,常规消毒皮肤。③再次核对,排尽注射器内空气,左手拇指绷紧静脉下端皮肤,右手持注射器针头斜面向上,与皮肤呈20°,于静脉上方或侧面刺入皮下,再沿静脉方向潜行刺入,见回血可再沿静脉进针少许。④松开止血带,固定针头缓缓注入药液。⑤同皮下注射后2项操作步骤。

(五)注意事项

(1)严格执行查对制度和无菌操作原则。需长期静脉给药者,应有计划地由小到大、由远心端到近心端选择静脉。

(2)根据病情及药物性质,掌握注入药液的速度,并随时听取患者主诉,观察注射局部情况以及病情变化。

(3)穿刺后必须有通畅的回血方可推药。对组织有强烈刺激性的药物,应另备抽有生理盐水的注射器和头皮针,注射穿刺成功后,先注入少量生理盐水,证实针头确在静脉内,再换上抽有药液的注射器进行推药,以免药液外溢而致组织坏死。

(4)针对不同患者及注射环境等情况,采用相应的穿刺要点。①肥胖患者:肥胖患者皮下脂肪较厚,静脉位置比较深,有时候在皮肤表面较难辨认。可先扎上止血带,找到合适的静脉,摸清其走向后放松止血带;常规消毒皮肤后扎上止血带,并消毒左手示指指头,用该指摸准静脉位置,右手持注射器与针头,稍加大进针角度(为30°~40°),顺静脉走向从血管的正面刺入。②消瘦患者:皮下脂肪少,静脉滑动,但静脉较明显,可以固定静脉的上下端,从正面或侧面刺入。③水肿患者:由于水肿,静脉不明显,可按肢体浅静脉走行位置,先用手指按压局部,将皮下组织间液暂时推开,使血管形态显露,然后尽快消毒皮肤,扎上止血带后进针。④休克患者:因静脉充盈不良致使穿刺困难,可在扎止血带后,从穿刺部位远心端向近心端方向反复推揉,以使血管充盈便于进针。⑤老年人:因老年人皮下脂肪较少,血管易滑动,且脆性较大而易被穿破。可先以一手示指和拇指分别置于穿刺段静脉上下端,固定静脉后再沿其走向穿刺,注意穿刺时用力勿过猛。⑥天气寒冷:浅表静脉收缩,可先用热毛巾或热水袋热敷局部,使血管充盈显露便于进针。待静脉暴露后再穿刺。消毒、穿刺动作要快,否则被驱散的水分又掩藏血管。

六、密闭式静脉输液法

静脉输液术是利用大气压和液体静压原理将大量无菌溶液或药物由周围浅静脉输入体内的治疗方法。

（一）目的

（1）补充水分及电解质,预防和纠正水、电解质及酸碱平衡紊乱。

（2）增加循环血量,改善微循环,维持血压及微循环灌注量。

（3）供给营养物质,促进组织修复,增加体重,维持正氮平衡。

（4）输入药物,治疗疾病。

（二）评估

（1）患者的年龄、病情、意识状态及营养状况等。

（2）患者的心理状态及配合程度。

（3）患者穿刺部位的皮肤、血管状况及肢体活动度。

（三）用物

注射盘(同皮内注射)、一次性无菌输液器、头皮针、治疗巾、止血带、胶布、开瓶器、瓶套、输液架、药液,必要时备夹板及绷带。

（四）操作要点

（1）洗手,戴口罩。

（2）检查输液器完整性、有效期等。

（3）核对医嘱,检查药物,如药名、浓度、剂量和有效期等,瓶口有无松动,将输液瓶或输液袋上下轻摇2次,无破裂,无渗漏,药液无浑浊、无沉淀或絮状物出现。常规消毒,根据医嘱加药并在溶液瓶或袋上注明。

（4）取出输液器持输液管及排气管针头插入瓶塞至针头根部,关紧水止。

（5）推用品至病床旁,核对床号、姓名,向患者解释,以取得合作。协助患者排尿,并取适当体位。将输液瓶或输液袋倒挂在输液架上排气,连接针头。

（6）选择静脉,放治疗巾和止血带于穿刺部位下面,用安尔碘消毒皮肤,待干;备胶条,扎紧止血带,安尔碘再次消毒。

（7）取下静脉护针帽进行穿刺,见回血将针头再顺静脉送入少许,松开止血带,打开调节器,以胶布固定针头,取下止血带和治疗巾,将输液肢体放置舒适,必要时,用夹板固定。

（8）根据患者病情调节输液流速,一般成人40～60滴/分钟,儿童20～40滴/分钟。

（9）整理床单位,放置信号开关于患者可及处。

（10）医嘱打钩签字,清理用物。

（11）观察输液反应等情况。

（12）需继续输液者,消毒后,拔去第1瓶内通气管、输液管,插入第2瓶内,待滴液通畅,方可离去。

（13）输液毕,关紧输液导管,除去胶布,用消毒棉球按压穿刺点上方,拔除针头,按压片刻至无出血,清理用物。

（五）注意事项

（1）严格执行无菌技术操作和查对制度。

（2）根据患者病情需要,有计划地安排输液顺序,如需加入药物注意配伍禁忌。

（3）对长期输液的患者,应注意保护和合理使用静脉血管。一般从远端开始选用。选择粗、直、弹性好、易固定,不影响患者活动的部位。

（4）输液前排尽空气,药液滴尽前及时更换液体或拔针,严防空气栓塞。

（5）不可在输液的肢体抽取血液化验或测量血压。

（6）在输液过程中加强巡视。

（7）连续输液应24小时更换输液器1次。

（8）加强巡视,随时观察输液是否通畅、滴速等,以及患者对治疗的反应,一旦发现异常立即处理,必要时中止输液,通知医师。

七、常规体表静脉留置针法

（一）目的

（1）减轻患者痛苦，保护血管。

（2）合理用药，提高疗效。

（3）保持静脉通道的通畅，便于抢救。

（二）用物

同静脉输液，另备不同规格的留置针，必要时备肝素帽。

（三）操作要点

要点如下：①同静脉输液步骤前6项操作步骤。②根据静脉情况，确定留置针的规格。③松动留置针外套管，左手绷紧皮肤，右手拇指与示指握紧留置针回血腔两侧，以15°～30°进针，直刺静脉。④见到回血后，压低角度，将穿刺针送入少许。⑤一手固定针芯，一手拇指与示指将外套管全部送入血管。⑥松开止血带，并压住导管尖端处的静脉，抽出针芯。⑦连接肝素帽，固定。⑧将输液器的头皮针扎入肝素帽。⑨余同静脉输液操作步骤。⑩如使用头皮静脉留置针，可直接将输液管路与头皮静脉留置针连接后穿刺。⑪封管：消毒肝素帽，将抽取5～10 mL肝素盐水或生理盐水的注射器针头刺入肝素帽，使用边退针、边推注的正压封管方法。⑫如使用可来福接头替代肝素帽，可不用封管。⑬再次输液时，消毒肝素帽，将输液针头刺入，打开调节器。

（四）注意事项

注意事项如下：①严格无菌操作；②留置针一般保留3～5天，注意保持穿刺部位清洁干燥；③每天封管，并正确使用正压封管；④保护使用留置针的肢体，不输液时，也尽量避免肢体下垂姿势，以免由于重力作用造成回血而堵塞导管；⑤做好患者的健康宣教；⑥注意观察穿刺部位变化及患者主诉，做好记录；⑦更换穿刺点应选用对侧手臂或不同的静脉；⑧穿刺部位有红肿、疼痛等异常情况，应及时拔除导管，并给予处理。

八、密闭式静脉输血法

静脉输血是将全血或某些成分血通过静脉输入体内的方法。输血是临床上常用的急救和治疗的重要措施之一。

（一）目的

（1）补充血容量，提高血压，促进血液循环。

（2）增加血红蛋白含量，促进血液的携氧功能，纠正贫血。

（3）供给各种凝血因子，有助于止血。

（4）增加清蛋白，纠正低蛋白血症。

（5）补充抗体、补体，增强机体免疫力。

（6）促进骨髓系统和网状内皮系统的功能。

（7）排除有害物质。

（二）评估

（1）患者的年龄、病情及治疗情况等。

（2）患者的血型、输血史及变态反应史。

（3）患者穿刺部位的皮肤、血管状况及肢体活动度。

（4）患者的意识状态、心理状态及配合程度。

（三）用物

一次性输血器、0.9％氯化钠注射液、同型血液及配血单，余同周围静脉输液法。

（四）操作要点

要点如下：①按密闭输液操作为患者建立静脉通道,输生理盐水;②按医嘱给抗过敏药;③向患者做好解释;④核对;⑤将备血以手腕旋转动作轻轻转动数次,使血液均匀后,挂血袋于输液架上;⑥检查输液管道通畅,以无菌技术将密闭输血器管道移到血袋内;⑦观察无反应后将流速调至每分钟40～60滴,因患者不同而调节速度;⑧输血结束时,继续滴入少量生理盐水,使输液器中余血全部输入体内;⑨关调节器,拔针头,局部按压片刻。

（五）注意事项

(1)严格执行无菌操作及查对制度。在输血前,一定要由2名护士再次进行"三查八对",避免差错事故发生。①三查:查血液的有效期、血液的质量和血液包装是否完好。②八对:核对患者床号、姓名、住院号、血袋号、血型、交叉配血试验结果、血液种类、血量。

(2)输血前后及2袋血液之间,应输入少量生理盐水,以防发生不良反应。

(3)血液内不可随意加入其他药物,防止溶血或凝集。

(4)在输血过程中,应加强巡视,观察患者反应,及时发现有无输血反应发生。

(5)严格掌握输血速度,对年老体弱、严重贫血、心力衰竭患者应谨慎,滴速宜慢。

(6)输完的血袋应保留24小时,以备患者在输血后发生反应时检查、分析原因。

(7)输血最好在领出血液后30分钟内进行,并要求在3～4小时内输完。凡事先估计静脉穿刺有困难者,待静脉穿刺成功后再到血库取血。

九、输液泵的使用

输液泵是机械或电子的输液控制装置,它通过作用于输液导管达到控制输液速度的目的。

（一）注射器微量输液泵

1.目的

用于需要严格控制输液速度和药量的情况,如应用抗心律失常药物、升压药物以及婴幼儿的静脉输液或静脉麻醉时。

2.评估

(1)患者的年龄、病情和意识状态等。

(2)患者穿刺部位的皮肤、血管状况及肢体活动度。

(3)患者心理状态及配合程度。

3.用物

微量输液泵、泵用注射器或普通注射器、注射盘(同皮内注射)、药液。

4.操作要点

要点如下①洗手、戴口罩;②配制药液,用注射器抽吸准备好,在注射器上注明药液名称及药物浓度;③连接注射器与微量输液泵泵管,排尽空气;④将注射器安装在微量输液泵上;⑤携用物至患者床旁,核对姓名、床号;⑥连接电源,打开微量泵开关;⑦根据医嘱要求,设定输液液量、速率;⑧连接输液泵及穿刺针;⑨整理用物,做好记录。

（二）静脉输液泵

1.用物

输液泵、泵管、注射盘(同皮内注射)、液体。

2.操作要点

要点如下:①洗手、戴口罩;②检查泵管的完整性、有效期;③核对医嘱,按输液法连接液体与泵管,将输液泵管充满液体,排净空气;④将输液泵管安装在输液泵上;⑤携用物至患者床旁,核对床号、姓名;⑥打开输液泵开关,遵医嘱设定输液量、速率及所需其他参数;⑦将输液泵管与穿刺针连接,并固定妥当;⑧整理用物,做好记录。

（三）使用输液泵的注意事项

(1)经常巡视,注意输液泵的工作是否正常,及时发现和处理输液泵的故障。

(2)严密观察液体输注情况,防止空气栓塞的发生。

(3)做好输液泵的维护和保养。

（王春燕）

第三节　隔　离　技　术

隔离是将传染病患者或高度易感人群安置在指定的地方,以暂时避免与周围人群接触的措施。对传染病患者采取的隔离称为传染性隔离,对易感人群采取的隔离称为保护性隔离。隔离是预防医院感染的重要措施之一,护理人员应熟练掌握并善于应用有关的隔离技术。

一、口罩的使用

口罩具有吸附、隔滤病菌的功能,使用口罩可以有效保护患者和工作人员。

（一）目的

(1)保护患者、呼吸道传染性疾病的易感人群以及医护人员,避免交叉感染。

(2)防止飞沫污染无菌物品、伤口及清洁物品。

（二）评估

佩戴口罩的目的,口罩大小及类型。

（三）操作要点

要点如下:①洗手;②拿口罩上方,用口罩罩住口鼻,带子在头上或耳后及颈部打活结。

（四）注意事项

(1)根据不同的需要选用不同种类的口罩。口罩一般可分为纱布口罩、外科口罩、医用防护口罩。一般诊疗活动可选用纱布口罩或外科口罩,手术室工作或护理免疫功能低下患者、进行体腔穿刺等操作时可选用外科口罩,接触经空气传播或近距离接触经飞沫传播的呼吸道传染病患者时可选用医用防护口罩。

(2)口罩应大小适宜,佩戴时全部罩住口鼻部。

(3)戴上口罩后,口罩不可以悬挂于胸前,不可以用污染的手接触口罩。

(4)始终保持口罩的清洁干燥。一般情况下,口罩使用4~8小时后应更换;使用一次性口罩时间不得超过4小时。当口罩潮湿、有血渍或飞沫等异物污染或可疑污染、每次接触严密隔离的传染病患者后,应立即更换。

二、手消毒

（一）洗手

1.目的

洗去污垢、皮屑及暂存细菌,减少将病原体带给患者、物品及个人的机会。每次护理患者前后、执行无菌操作、取用清洁物品前及接触污物后均应洗手。

2.用物

皂液、纸巾或暖风吹手设备、流动自来水及水池设备。

3.操作要点

(1)洗手前取下手表及饰物。

(2)打开水龙头,湿润双手。

（3）取皂液,按照七步洗手法进行:①掌心相对,手指并拢,相互搓擦;②手心对手背沿指缝相互搓擦,交换进行;③掌心相对,双手交叉指缝相互搓擦;④一只手握住另一只手大拇指旋转搓擦,交换进行;⑤弯曲各手指使关节在另一手掌心旋转搓擦,交换进行;⑥将五个手指并拢放在另一手掌心旋转搓擦,交换进行;⑦一只手握住另一手腕,旋转搓擦,交换进行。

（4）流动水冲洗干净。

（5）双手自然干燥、洁净纸巾擦干或烘干双手。

（二）刷手

1.目的

避免感染及交叉感染,避免污染无菌物品或清洁物品。

2.用物

无菌手刷、刷手液、无菌纸巾或小毛巾、流动自来水及水池设备。

3.操作要点

（1）戴口罩、取下手表,卷袖过肘。

（2）刷手:用手刷蘸刷手液自指尖、手背、手掌及前臂用旋转的方法刷洗。衣服不可接触水池,也不可溅湿衣服。

（3）每只手至少刷洗30秒后用流动水冲洗,再重新刷洗1次。

（4）再按第2步重新刷手1次。冲洗时,腕部应高于肘部,让水由指尖流向手臂,不使污水倒流。

（5）刷手后将双手悬空举在胸前。

（6）用无菌巾擦干双手。

三、穿脱隔离衣

（一）目的

保护患者及工作人员,避免交叉感染及自身感染;防止病原体的传播。

（二）用物

准备隔离衣。

（三）操作要点

1.穿隔离衣

（1）洗手,戴口罩、帽子,取下手表,卷袖过肘。

（2）手持衣领取下隔离衣,两手将衣领的两端向外折,使清洁面向着自己,并露出袖子内1/3。

（3）伸左臂入袖,举起手臂,将衣袖抖上;用左臂持衣领,依法穿上右臂袖子。

（4）两手持衣领,由领子中央顺着边缘向后将领扣扣好,再扣好袖扣。

（5）解开腰带,两手分别将隔离衣的两边向前拉,直至触到两侧边缘的标志后用手捏住,两手在背后将两侧边缘对齐,向一侧折叠,以一手按住,另一手将腰带拉至背后压住折叠处,将腰带在背后交叉,再回到前面打一活结。

（6）扣上隔离衣后缘下部的扣子。

2.脱隔离衣

（1）解松后缘下部的扣子,解松腰带,在前面打一活结。

（2）解开两袖扣,在肘部将部分袖子塞入工作服下,使两手露出。

（3）泡手、刷手。

（4）解开领口,左手伸入右侧袖口内拉下衣袖过手,再用衣袖遮住的右手在外面拉下左手衣袖过手,两手在袖内解开腰带,两手轮换握住袖子,手臂逐渐推出。

（5）用右手自衣内握住肩缝,随即用左手拉住衣领,使隔离衣两边对齐,挂在衣架上。

（6）不再穿的隔离衣将清洁面向外卷好,投入污衣桶。

(四)注意事项

(1)穿隔离衣前,应准备好工作中所需的所有物品。

(2)隔离衣应长短合适,必须全部覆盖工作服。

(3)隔离衣应每天更换,如有破损或潮湿应立即更换,接触不同病种患者时也应更换隔离衣。

(4)穿脱隔离衣时,应避免污染衣领和清洁面。

(5)穿隔离衣后只限在规定区域内进行工作,不允许进入清洁区,避免接触清洁物品。

(6)穿好隔离衣后,双臂应保持在腰部以上,视线范围内。

四、床单位终末消毒

(一)目的

对转科、出院或死亡患者单位、用物和医疗器械进行彻底消毒。

(二)操作要点

要点如下:①将污被服撤下,送洗衣房清洗;②床垫、棉被、枕芯等放于日光下曝晒 6 小时,或用紫外线照射消毒,或送洗衣房拆洗;③病床、床旁桌椅用消毒液擦拭;④食具、脸盆等煮沸消毒或用消毒液擦拭,暖瓶用消毒液擦拭;⑤病室开门窗通风或消毒液喷洒;⑥传染病患者按传染病出院消毒法处理;⑦终末消毒处理后,铺好备用床准备迎接新患者。

(陈　丽)

第四节　生命体征测量技术

一、体温测量

(一)目的

(1)测量、记录患者体温,判断体温是否正常。

(2)监测体温变化,分析热型,观察伴随症状。

(3)为疾病的诊断和护理提供依据。

(二)评估

(1)患者的年龄、病情、意识与心理等整体状况。

(2)患者适宜的测温方法。

(三)用物

体温计、带秒表的表、笔、记录本。

(四)操作要点

(1)根据患者情况选择测温部位。

(2)检查体温计完好性及水银柱高度是否在 35 ℃以下。

(3)口腔测温口表水银端置于患者舌下部位,闭口 3 分钟,取出。

(4)直肠测温:肛表用油剂润滑,水银端插入肛门 3～4 cm,3 分钟取出。

(5)腋下测温:擦干腋窝下汗液,体温计水银端放腋窝深处,紧贴皮肤,屈臂过胸,夹紧体温计,10 分钟取出。

(6)视体温计读数,记录。

(7)将水银柱高度甩至 35 ℃以下,放回消毒液容器中。

(五)注意事项

(1)清点体温计总数:测量体温前,应认真清点体温计的数量,并检查体温计是否完好,水银柱是否在

35 ℃以下。

（2）根据病情选择测量方法：婴幼儿、精神异常、昏迷、口腔疾病、口鼻手术、张口呼吸者禁忌口温测量；腋下有创伤、手术、炎症、腋下出汗较多者，肩关节受伤或消瘦夹不紧体温计者禁忌腋温测量；直肠或肛门手术、腹泻者禁忌肛温测量；心肌梗死患者不宜测肛温，以免刺激肛门引起迷走神经反射，导致心动过缓。

（3）避免影响体温测量的各种因素。如运动、进食、冷饮、热饮、冷敷、热敷、坐浴、灌肠等，若有上述情况应让患者休息30分钟后再测量。

（4）测量口腔温度时，嘱患者勿用牙咬体温计。如患者不慎咬破体温计，应立即清除玻璃碎屑以免损伤唇、舌、口腔、食管和胃肠道黏膜，再口服蛋清或牛奶以延缓汞的吸收。若病情允许，可服用粗纤维食物，以促进汞的排出。

（5）婴幼儿、躁动患者、危重患者测量时应有专人看护，防止意外发生。

（6）发现与病情不符，应重新测量。必要时同时测量口温和肛温做对照。

（7）体温计清洗消毒后方可给其他患者使用。①体温计清洗消毒方法：体温计全部收回，核对数目无误后，将体温计浸泡于消毒液中，5分钟后取出；再放于另一消毒液容器中，浸泡30分钟后取出，放于冷开水容器中或清水冲洗，用无菌纱布擦干，甩至35 ℃以下备用。②注意口表、腋表及肛表应分别浸泡消毒。③切忌将体温计放在热水中清洗或放在沸水中煮沸消毒，以免水银过度膨胀引起爆破。

二、脉搏测量

（一）目的

（1）测量、记录患者脉搏，判断脉搏是否正常。

（2）监测脉搏变化，间接了解心脏的功能状态。

（3）为疾病的诊断和护理提供依据。

（二）评估

患者的年龄、病情、意识与心理等整体状况。

（三）用物

有秒针的表、记录本和笔。

（四）操作要点

以示指、中指、环指的指端，用适中的压力按于桡动脉表面，计数0.5分钟；计数2次。做记录。

（五）注意事项

（1）剧烈活动后应休息15～20分钟再测。

（2）勿用拇指诊脉，因拇指小动脉搏动较强，易与患者的脉搏相混淆。

（3）偏瘫者测健肢，以免患侧肢体血液循环不良影响测量结果的准确性。

（4）异常脉搏、危重患者测1分钟，如脉搏细弱而摸不清时，可用听诊器测心率1分钟。

（5）脉搏短绌以分数形式记录，具体方式为心率/脉率。

三、呼吸测量

（一）目的

（1）测量、记录患者呼吸，判断呼吸是否正常。

（2）监测呼吸变化，了解呼吸系统的功能状态。

（3）为疾病的诊断和护理提供依据。

（二）评估

患者的年龄、病情、意识与心理等整体状况。

（三）用物

有秒针的表、记录本、笔。

（四）操作要点

观察患者胸部起伏,一起一伏为一次呼吸;危重患者呼吸不易被观察时,用少许棉絮置于患者鼻孔前,观察棉花吹动情况,计数 1 分钟。

（五）注意事项

(1)剧烈活动后应休息 15～20 分钟再测。

(2)观察呼吸频率的同时还要注意观察呼吸深浅度、节律、形态、呼吸时有无异味和呼吸困难。

(3)如患者呼吸不规则或婴幼儿应测 1 分钟。

(4)呼吸微弱不易观察时,可用少许棉花置于患者鼻孔前,观察棉花纤维被吹动的次数。

四、血压测量

（一）目的

(1)测量、记录患者血压,判断血压是否正常。

(2)监测血压变化,间接了解循环系统的功能。

(3)为疾病的诊断和护理提供依据。

（二）评估

患者的年龄、病情、心理状态、合作程度等整体状况。

（三）用物

血压计、听诊器。

（四）操作要点

1.上肢血压测量法

(1)患者取坐位或卧位,使肱动脉与心脏在同一水平,露出手臂。

(2)放平血压计,驱尽袖带内空气并平整地缠于上臂,使下缘距肘窝 2～3 cm,松紧以能放入一指为宜,放开水银槽开关。

(3)戴好听诊器,将听诊器头放在肱动脉搏动最强处并固定。向袖带内打气,至脉搏声消失,再加压使压力升高 2～4 kPa,放气,使汞柱缓慢下降。

(4)当从听诊器上听到第一次搏动时,汞柱所指刻度为收缩压;继续放气,到搏动声突然变弱或消失时,汞柱所指刻度为舒张压。

(5)取下袖带,排尽空气,倾斜 45°关闭水银槽开关。

(6)整理床单位,正确记录血压值。

2.下肢血压测量法

要点如下:①方法与上肢测量法同;②患者取俯卧位或仰卧屈膝位;③袖带缠于大腿,下缘距腘窝 3～5 cm,收缩压比肱动脉收缩压高 2～5 kPa;④记录时注明为下肢血压。

（五）注意事项

(1)定期检测、校对血压计。测量前,须检查血压计,包括玻璃管有无破损,水银有无漏出,加压气球和橡胶管有无老化、漏气,听诊器是否完好等。

(2)对须密切观察血压者,应做到"四定",即做到定部位、定时间、定体位、定血压计,以保证测量值的准确性和可比性。

(3)发现血压听不清或异常,应重测。重复测量血压,要驱净袖带内气体,使汞柱降至"0"点,稍待片刻再测,避免连续加压,使肢体循环受阻,影响测量数值。

(4)为偏瘫患者或肢体有外伤患者测量血压时应测健侧肢体。防止因血液循环障碍,不能真实反映患者血压的动态变化。

(5)排除影响血压的因素:①袖带过宽使大段血管受压,致搏动音在到达袖带下缘之前已消失,故测得血压值偏低;袖带过窄需用较高的充气压力阻断动脉血流,使测得数值偏高。②袖带的松紧度应适宜,袖带过紧使血管在未充气前已受压,测得血压值偏低;袖带过松,充气后呈气球状,以致有效测量面积变窄,导致测得血压值偏高。③血压计"0"点与肱动脉、心脏在同一水平上。坐位时使肱动脉平第四肋,卧位时平腋中线水平。肱动脉高于心脏水平,测得血压值偏低,肱动脉低于心脏水平,测得血压值偏高。④视线低于汞柱,使血压读数偏高;视线高于汞柱,使血压读数偏低。⑤临床上常见的是将听诊器胸件插入袖带内,致使血压测量结果偏低。

(陈　丽)

第五节　标本采集技术

标本采集是根据临床疾病诊断、治疗的需要,采集患者少量的血液、体液、分泌物、排泄物以及组织细胞等标本,经过物理、化学和生物学的实验室技术和方法进行检验,以协助临床疾病的诊断、治疗及判断预后等。护士为了正确采集各种标本,必须了解各项检验的目的、临床意义,掌握正确的标本采集、送检、监测和保管的方法。

标本采集的原则:①按医嘱采集标本。②采集前做好评估工作。③认真做好核对和解释工作。④正确采集标本:采集方法、采集量和采集时间要正确,确保标本的质量,以免影响检验结果,导致漏诊或误诊;及时采集,按时送检,不可放置时间过久,特殊标本需注明采集时间。⑤培养标本的采集:应在患者使用抗生素前采集,如已经使用,应在检验单上注明;采集时严格执行无菌操作,标本须放入无菌容器内,不可混入防腐剂、消毒剂及其他药物,培养基应足量、无浑浊及变质,以保证检验结果的准确性。

一、血标本采集法

(一)目的

1.静脉血标本

静脉血标本包括全血标本,用 T-N 定血液中某些物质的含量(如血糖、尿素氮等);血清标本,用于测定血清酶、脂类、电解质及肝功能等。

2.动脉血标本

动脉血标本常用于做血气分析。

3.血培养标本

血培养标本用于血液的细菌学检查。

(二)用物准备

注射盘内放无菌的 5 mL 或 10 mL 一次性注射器(或一次性采血针和真空标本容器)、干燥试管、抗凝试管或血培养瓶、按需要备酒精灯、火柴。采集动脉血另备肝素、无菌纱布、无菌软木塞,必要时备无菌手套。

(三)操作要点

1.静脉血标本采集法

(1)准备:备齐用物,容器外贴好标签,核对检验单,采集血培养标本时,应检查容器有无裂缝,培养基是否足够,有无混浊、变质。

(2)核对解释:携用物至床边,核对并解释,以取得患者合作。

(3)选择静脉:选择合适的静脉,按静脉注射法扎紧止血带,常规消毒皮肤,嘱患者握拳,使静脉充盈;婴幼儿可采用股静脉采血。

(4)取血:按静脉穿刺法将针头刺入静脉,见回血后,抽动活塞,抽血至所需量。抽血毕,松开止血带,嘱患者松拳,以干棉签按压穿刺点,迅速拔出针头,嘱患者屈肘按压进针点片刻。

(5)留标本:将血液注入标本瓶。①血清标本:取下针头,将血液沿管壁缓慢注入干燥试管内,勿将泡沫注入,勿震荡,以防红细胞破裂而造成溶血;②全血标本:将血液如上法注入盛有抗凝剂的试管内,立即轻轻摇动,使血液和抗凝剂混匀,以防血液凝固;③血培养标本:培养瓶有密封瓶和三角烧瓶2种。注入密封瓶时,除去铝盖中部,用2%碘酊、70%乙醇溶液消毒,更换针头后将抽出的血液注入瓶内,轻轻摇匀。若注入三角烧瓶内,应先将纱布松开,取出硅胶塞,迅速在酒精灯火焰上消毒瓶口,将血液注入瓶内,轻轻摇匀,再将硅胶塞至火焰上消毒后塞好,扎紧封瓶纱布。

(6)整理:协助患者取舒适卧位,清理用物。

(7)送检:将标本连同化验单及时送检。

2.动脉血标本采集法

(1)核对解释:携用物至床边,核对,解释目的和方法,以取得患者合作。

(2)选择动脉:选择合适的穿刺部位,多用桡动脉(穿刺点位于前臂掌侧腕关节上2 cm,动脉搏动明显处)或股动脉(穿刺点按股静脉定位法确定)。操作者立于穿刺侧,常规消毒皮肤,消毒范围要广泛。

(3)抽吸肝素:抽吸肝素0.5 mL入注射器,使注射器内壁湿润后,余液全部弃去。

(4)取血:操作者戴无菌手套或常规消毒左手的示指、中指,以固定欲穿刺的动脉。右手持注射器,在两指间垂直或与动脉走向呈40°刺入动脉,见有鲜红色回血,右手固定穿刺针,左手抽取血液。抽血毕,迅速拔出针头,同时用无菌纱布加压止血5~10分钟。

(5)隔绝空气:立即将针尖斜面刺入软木塞,以隔绝空气,连同化验单立即送检。

(6)整理:帮助患者取舒适卧位,清理用物。

(四)注意事项

1.静脉血标本采集法

(1)做生化检验,应事先通知患者在空腹时采集血标本,以免因进食影响检验结果。

(2)根据不同的检验目的准备标本容器,并掌握采血量。一般血培养取血5 mL,急性细菌性心内膜炎患者,为提高培养阳性率,采血量需增至10~15 mL。

(3)严禁在输液、输血的针头处采集血标本,以免影响检验结果。

(4)同时抽取几个项目的血标本,应先注入血培养瓶,其次注入抗凝管,最后注入干燥试管,动作需迅速准确。

2.动脉血标本采集法

(1)严格执行无菌技术,以防感染。

(2)有出血倾向的患者,谨慎使用。

(3)采集方法正确,标本及时送检。

二、尿标本采集法

(一)目的

1.常规标本采集法

常规标本采集法用于检查尿液的色泽、透明度、细胞及管型,测定比重,并做尿蛋白及尿糖定性。

2.12小时或24小时尿标本采集法

12小时或24小时尿标本采集法用于做尿的定量检查,如钠、钾、氯、17-羟类固醇、17-酮类固醇、肌酐、肌酸及尿糖定量或尿浓缩查结核杆菌等。

3.尿培养标本采集法

尿培养标本采集法用于做尿液的细菌学检查,常通过导尿术或留取中段尿法采集未被污染的尿液标本。

(二)用物及环境准备

根据采集标本种类及评估资料准备容量为10 mL、3000 mL的清洁大口容器或无菌试管等,外贴标签。病室整洁,必要时备屏风或床帘遮挡患者,容器妥善放置。

(三)操作要点

1.常规标本采集法

步骤如下:①核对,解释目的和方法,以取得合作;②嘱患者将晨起第一次尿约10 mL留于清洁瓶内。

2.12 小时或 24 小时尿标本采集法

(1)准备:容器贴标签,注明起止时间。

(2)核对解释:核对,解释目的和方法,以取得合作。

(3)指导留尿:指导患者于晨7时排空膀胱后开始留尿,至次晨7时留完最后一次尿,将24小时全部尿液留于容器中送检(如留12小时尿标本,则自晚7时至次晨7时止)。

(4)将容器置于阴凉处,按检验要求加入防腐剂,避免尿液久放变质。

3.尿培养标本采集法

常通过导尿术或留取中段尿法采集未被污染的尿液标本。留取中段尿时,另加试管夹。①导尿术方法:按无菌导尿术留取尿培养标本。②留取中段尿法:核对,向患者解释目的和方法,确认膀胱充盈并且有尿意。按导尿术要求清洁、消毒外阴(不铺洞巾),嘱患者自行排尿,弃去前段尿,以试管夹夹住无菌试管,接取中段尿 5 mL,盖紧塞子,贴标签。协助患者穿裤,整理床单位,清理用物,标本及时送检。

(四)注意事项

(1)采集常规标本:①嘱患者不可将粪便混于尿液中,粪便中的微生物可使尿液变质,影响检查结果;②昏迷或尿潴留患者可通过导尿术留取标本;女患者在月经期不宜留取尿标本。

(2)12 小时或 24 小时尿标本采集应做好交接班,以督促检查患者正确留取尿标本。

(3)尿培养标本采集时,应注意严格无菌操作,以防尿液污染。

三、大便标本采集法

(一)目的

1.常规标本采集法

常规标本采集法用于检查大便的性状、颜色、混合物及寄生虫等。

2.隐血标本采集法

隐血标本采集法用于检查大便肉眼不能观察到的微量血液。

3.寄生虫及虫卵标本采集法

寄生虫及虫卵标本采集法用于检查寄生虫成虫、幼虫及虫卵。

(二)用物及环境准备

据采集标本种类及评估资料准备蜡纸盒或容器(如小瓶、塑料盒便器)、竹签。培养标本备无菌培养管、蜡纸盒和无菌长棉签、竹签;病室整洁,必要时用屏风或床帘遮挡患者。

(三)操作要点

1.常规标本采集法

核对,向患者解释目的;用竹签取少量异常大便(约蚕豆大小)放入盒内;如为腹泻者应取黏液部分,如为水样便应盛于容器中送检。

2.隐血标本采集法

操作步骤按以上常规标本留取法采集。

3.寄生虫及虫卵标本采集法

核对解释:核对,解释目的和方法,根据检验目的采取不同的方法。留取标本:检查寄生虫卵时,应在不同部位取带血及黏液的大便标本 5～10 g 送检;服驱虫剂后或作血吸虫孵化检查,应留取全部大便,及时送检;查阿米巴原虫,应在采集前将容器用热水加温,便后连同容器立即送检。因阿米巴原虫在低温下可失去活力而难以找到。

4.培养标本采集法

检查核对,解释留取标本的目的和方法。嘱患者排便于便盆中,用无菌竹签取带脓血或黏液的大便少许,置培养管或无菌蜡纸盒中,立即送检。如患者无便意,可用长棉签蘸无菌 0.9％氯化钠溶液,由肛门插入 6～7 cm,沿一方向边旋转边退出棉签,置于无菌培养管中,塞紧送检。

(四)注意事项

(1)采集常规标本,对于腹泻者应取黏液部分送检;如为水样便应盛于容器中送检。

(2)采集寄生虫及虫卵标本,应在不同部位取带血及黏液的大便标本送检。

(3)查阿米巴原虫,应在采集前将容器用热水加温,便后连同容器立即送检。

四、痰标本采集法

(一)目的

1.常规标本采集

常规标本采集用于检查细菌、虫卵或癌细胞等(如涂片可找到革兰氏阳性肺炎链球菌、肺吸虫卵或癌细胞)。

2.24 小时标本采集法

24 小时标本采集法用于检查 1 天的痰量,同时观察痰液的性状,协助诊断。

3.培养标本采集法

培养标本采集法用于检查痰液的致病菌。

(二)用物及环境准备

根据采集标本种类及评估资料准备蜡纸盒、痰杯或广口玻璃瓶;培养标本备漱口溶液、无菌培养瓶(盒),并贴好标签;病室整洁,容器妥善放置。

(三)操作要点

1.常规标本采集法

核对,向患者解释目的;嘱患者晨起后漱口,以除去口腔中杂质,然后用力咳出气管深处的痰液,盛于清洁容器内送检。如找癌细胞,应立即送检,也可用 95％乙醇溶液或 10％甲醛溶液固定后送检。

2.24 小时标本采集法

将容器贴好标签,注明留痰的起止时间,向患者解释留痰目的,嘱其不可将唾液、漱口水、鼻涕等混入,将 24 小时(晨 7 时至次晨 7 时)的痰液全部置于容器中送检。

3.培养标本采集法

应于清晨收集,因此时痰量较多,痰内细菌也较多;护士须戴口罩,嘱患者用朵贝尔溶液漱口,再用清水漱口(避免混入口腔中细菌),深吸气后用力咳嗽,将痰吐入无菌培养盒内,加盖立即送检。昏迷患者留取痰培养标本时,可用吸痰管,外接大号注射器抽吸;也可用吸引器吸取,在吸引器吸管中段接一特殊无菌瓶,无菌瓶两侧各有一开口小管,其中一管接吸痰管,另一管接吸引器,开动吸引器后痰液即被吸进瓶内。

(四)注意事项

(1)采集常规标本找癌细胞,用 95％乙醇溶液或 10％甲醛溶液固定后立即送检。

(2)采集 24 小时标本,嘱患者不可将唾液、漱口水、鼻涕等混入,将 24 小时痰液全置于容器中送检。

(3)采集培养标本应于清晨收集,护士须戴口罩,嘱患者用朵贝尔溶液。

五、咽拭子标本采集

(一)目的

从咽部及扁桃体采取分泌物做细菌培养。

(二)用物

无菌咽拭子培养管、酒精灯、火柴、压舌板、生理盐水。

（三）操作要点

要点如下：①携用物至患者床前，核对姓名、床号等，解释目的及方法；②点燃酒精灯；③患者张口发"啊"音，必要时用压舌板；④用蘸生理盐水的长棉签轻柔迅速地擦拭两腭弓、咽及扁桃体的分泌物；⑤试管口在酒精灯火焰上消毒；⑥棉签插入试管中；⑦清理用物，及时送检。

（四）注意事项

需注意：①做真菌培养时，需在口腔溃疡面上采集分泌物；②采集过程中，无菌容器应保持无菌。

六、静脉血标本采集

（一）目的

目的如下：①采全血标本用于测定血液中某些物质的含量，如血沉等；②采血清标本测定血清酶、电解质、肝功能、脂类等；③采血培养标本培养血液中的致病菌。

（二）用物

注射盘（同皮内注射）、无菌注射器（根据抽血量选用规格）、止血带、治疗巾、需要时备头皮针。

（三）操作要点

操作如下：①核对床号、姓名等。②说明穿刺目的、方法、注意事项等，取得患者合作。③选择合适静脉。④铺治疗巾，穿刺处上部约6 cm处系止血带，常规皮肤消毒。⑤左手拇指绷紧静脉下端皮肤，右手持注射器针头斜面向上，与皮肤呈20°，于静脉上方或侧面刺入皮下，进入静脉，见回血后抽出适量血液。⑥松开止血带，以干棉签轻按压穿刺点迅速拔出针头，按压局部片刻。⑦根据检查目的不同将标本置于不同容器中。⑧采全血标本时，取下针头，慢慢注入抗凝管中，轻摇防止血液凝固。⑨取血清标本时，取下针头，缓慢注入非抗凝试管中，勿将泡沫注入；避免震荡，防止红细胞破裂。⑩采血培养标本时，消毒培养瓶1∶3后注入培养瓶中轻轻摇匀。⑪清理用品。⑫标本连同化验单及时送检。

（四）注意事项

需注意：①如一次穿刺失败，重新穿刺需更换部位；②需空腹采血时，应提前通知患者；③根据不同检查目的选择容器；④严禁在输液、输血针头处抽取血标本。

七、动脉血标本采集

（一）目的

（1）动脉血液气体分析，明确患者的氧供、氧耗情况。

（2）采血做细菌培养及动脉冲击性注射疗法。

（二）用物

一次性血气针（或2 mL空针、肝素1支、橡胶塞1个），治疗盘（同皮内注射）。

（三）操作要点

要点如下：①核对床号、姓名等；②说明穿刺目的、方法、注意事项等，取得患者合作；③如用普通注射器要先抽取少量肝素湿润空针后排尽；④选取穿刺动脉，常用穿刺部位为桡动脉、肱动脉、股动脉、足背动脉等；⑤以两指固定动脉，持注射器在两指间垂直或与动脉走向呈40°刺入，抽取需要血量；⑥针头拔出后，排出空气，迅速刺入橡胶塞内，以隔绝空气；⑦立即送检；⑧整理用物。

（四）注意事项

需注意：①消毒面积应较静脉穿刺大，严格无菌操作，预防感染；②穿刺局部应压迫止血至不出血为止；③若饮热水、洗澡、运动，需休息半小时后再取血，否则影响结果；④若做血气分析则注射器内不能有空气；⑤有出血倾向者慎用。

八、真空采血管的应用

（一）目的

采取各种血标本。

（二）用物

采血双向针头、持针器、真空采血管、治疗盘（同皮内注射）。

（三）操作要点

（1）核对患者无误，说明穿刺目的、方法、注意事项等，取得患者合作，协助患者摆好体位。

（2）连接采血双向针头及持针器：双手握住双向针两端的针套并反向拧开，除去白色针套，暴露双向针后端（带弹性胶套的一端），将双向针后端顺时针方向拧入持针器中。彩色针套仍保护针头前端，避免细菌污染。

（3）选择穿刺血管，消毒。

（4）拔除彩色针头护套，暴露双向针前端。以注射器采血方式进行静脉穿刺，在可见回血双向针的中部透明回血腔内可看到回血。

（5）将真空采血管标签向下置入持针器中，左手示指和中指卡住持针器后端的凸缘，拇指推采血管底，将采血管推到持针器顶端，使双向针后端针尖穿透采血管胶塞。

（6）真空采血管内真空将血标本吸入管内，当真空耗尽，血流停止。一手固定持针器，用一手拇指和中指捏住试管下部，用示指推持针器的凸缘，使管塞脱离采血针后端的针头，取出试管。

（7）需要混匀的采血管在脱离持针器后要立即将采血管轻轻颠倒混匀。

（8）如需采多管血，再向持针器内插入另一根采血管。

（9）采血毕，先取出采血管，然后退出带针持针器。

（10）用棉球按压穿刺处片刻。

（11）整理用物，洗手。

（12）血标本及时送检。

（四）注意事项

需注意：①选择适宜的采血双向针；②按标本类型选用合适的真空采血管；③正确连接采血针头及持针器；④采多管血时，固定好持针器，并按采集顺序要求采血。

（陈　丽）

第六节　气管插管护理

一、概述

气管插管是指将特制的气管导管，通过口腔或鼻腔插入患者气管内，能迅速解除上呼吸道梗阻，进行有效的机械通气，为气道通畅、通气供氧、呼吸道吸引和防止误吸等提供最佳条件，是一种气管内麻醉和抢救患者的技术。

二、病情观察与评估

（1）监测生命体征，观察呼吸频率、动度及血氧饱和度变化。

（2）观察患者意识、面色、口唇及甲床有无发绀。

（3）评估有无喉头水肿，气道急性炎症等插管禁忌证。

(4)评估年龄、体重,选择与患者匹配的气管导管型号。

(5)评估患者有无因躁动导致意外拔管的危险。

三、护理措施

（一）插管前准备

1.抢救药品

盐酸肾上腺素、阿托品、镇静剂(常用丙泊酚)等。

2.用物准备

合适型号的导管、喉镜、牙垫、连接好管道的呼吸机、氧气设备、吸痰器、简易呼吸器等。

3.抢救人员

符合资质的医师至少1名、护士2名。

（二）插管时的护理配合

(1)评估患者意识、耐受程度;约束四肢,避免抓扯;遵医嘱使用镇静剂。

(2)判断插管成功的指标:呼气时导管口有气流,人工辅助通气时胸廓对称起伏,能闻及双肺呼吸音。

(3)妥善固定导管:选择适当牙垫或气管导管固定器固定导管。

(4)监测气囊压力:维持压力 $2.5\sim3.0$ kPa($25\sim30$ cmH$_2$O)为宜,避免误吸或气管黏膜的损伤。

（三）插管后护理

(1)体位:床头抬高 $15°\sim30°$,保持患者头后仰,减轻气管插管对咽、喉的压迫。

(2)每班观察、记录插管长度并交接,成人经口(22 ± 2)cm,儿童为12+年龄÷2,经鼻插管时增加 2 cm。

(3)保持呼吸道通畅,按需吸痰,观察痰液颜色、量及黏稠度。痰液黏稠者持续气道湿化或遵医嘱雾化吸入。

(4)口腔护理:经口气管插管口腔护理由 2 人配合进行,1 人固定气管插管,1 人做口腔护理。口腔护理前吸净插管内及口鼻腔分泌物。

(5)防止非计划拔管:遵医嘱适当约束和镇静。使用呼吸机的患者更换体位时,专人负责管路固定,避免气管插管过度牵拉移位发生脱管。

（四）拔管护理

拔管前吸净口腔及气道内分泌物,气囊放气后拔管。密切观察患者呼吸频率、动度及氧饱和度。

四、健康指导

(1)告知患者及家属气管插管的目的及配合要点。

(2)告知家属行保护性约束的目的及意义。

(3)指导并鼓励患者进行有效咳嗽,做深呼吸,及早拔管。

(4)指导患者在插管期间通过写字板、图片、宣教卡等方式进行有效沟通。

(高金莲)

第七节　中心静脉置管护理

一、概述

中心静脉置管(central venous catheter,CVC)是指经锁骨下静脉、颈内静脉、股静脉置管,尖端位于上腔静脉或下腔静脉的导管。作为需要大量补液的输注通道,同时监测大手术或危重患者血容量的动态变化,判断是否存在血容量不足或心功能不全。

二、病情观察与评估

(1)监测生命体征,观察患者有无发热、脉搏增快等表现。

(2)观察管路是否通畅。

(3)观察穿刺点有无发红、肿胀、脓性分泌物、破溃。

(4)评估患者有无因意识不清、烦躁导致非计划拔管的风险。

三、护理措施

(一)置管前准备

(1)告知患者及家属中心静脉置管的目的,签署《中心静脉置管知情同意书》。

(2)根据病情选择单腔、双腔或三腔中心静脉导管及准备好其他用物。

(二)置管时护理配合

(1)协助医师安置患者体位:颈内静脉置管,患者去枕平卧,头偏向一侧;锁骨下静脉置管,去枕平卧,肩部垫薄枕;股静脉置管,患者穿刺侧肢体外展,充分暴露穿刺部位。

(2)穿刺过程中密切观察患者心率、血压、氧饱和度变化。

(三)置管后护理

(1)固定与标识:用无菌透明敷贴妥善固定导管,标识并记录导管的名称、留置时间和导管插入的深度,每班交接。更换敷贴后注明更换的日期。

(2)穿刺点护理:观察穿刺点有无红肿、渗血、渗液及脓性分泌物。一般每周更换无菌敷贴1次,如有污染、潮湿、松动、脱落及时更换。消毒穿刺点及周围皮肤8～10 cm,操作时动作轻柔,防止导管移位或脱出。

(3)保持导管通畅:避免导管打折、移位。输液前回抽导管,如无回血,先用肝素盐水冲洗管道,经多次抽吸冲洗后仍无回血,阻力大,可能是导管阻塞,不得再使用该导管。输液完毕,用0.9%氯化钠注射液10～20 mL或0～10 U/mL肝素盐水脉冲式正压封管。

(4)预防非计划拔管:烦躁患者适当约束双上肢或遵医嘱镇静,翻身及其他操作治疗时避免牵拉导管,防止非计划拔管。

(四)拔管

每天评估留置导管的必要性,病情允许时及早拔出中心静脉导管。拔管后,用无菌纱布压迫穿刺点约5分钟,防止发生血肿。如怀疑导管相关感染,留取导管尖端5 cm做培养。

四、健康指导

(1)告知患者及家属留置中心静脉导管的目的。

(2)保持穿刺部位皮肤清洁干燥,勿抓挠。

(3)指导患者选用开衫衣服,正确穿脱上衣,防止管道拉出。

(高金莲)

第八节　经外周静脉置入中心静脉导管护理

一、概述

经外周静脉置入中心静脉导管(peripherally inserted central catheter,PICC)是指经上肢贵要静脉、肘正中静脉、头静脉、肱静脉、颈外静脉(新生儿还可通过下肢大隐静脉、头部颞静脉、耳后静脉等)穿刺置管,尖端位于上腔静脉或下腔静脉的导管。临床广泛用于长期输液、化疗、输入刺激性药物、新生儿输液等。PICC留置期间需要定期进行导管维护。

二、病情观察和评估

(1)监测生命体征,注意有无体温升高、脉搏增快、呼吸异常。

(2)观察患者有无心慌、气短、胸闷等不适。

(3)观察穿刺点有无渗血、渗液、分泌物,周围皮肤有无皮疹、发痒、水疱、脱皮、溃烂等。

(4)观察穿刺侧肢体有无红肿、胀痛。

(5)观察敷料有无脱落、卷边、破损、潮湿等。

(6)评估有无因置管导致感染的危险。

(7)评估有无置管或长期带管导致静脉血栓的危险。

三、护理措施

(一)PICC置管

(1)评估患者病情、治疗方案,穿刺部位皮肤有无瘢痕、感染,双上肢血管有无静脉闭锁、畸形、包块压迫等,评估患者心理状态,询问有无麻醉药物或材料使用过敏史。

(2)核对医嘱,查阅患者病史有无上腔静脉综合征、深静脉血栓、置管侧肢体手术史、外伤史、放疗史等置管禁忌证。查看患者相关化验报告,了解有无凝血时间、血小板计数、纤维蛋白原指标、血糖指标异常等置管相对禁忌证。

(3)向患者说明置管操作过程、术中配合要点、可能发生的并发症、大致费用等,签署置管知情同意书。

(4)准备测量尺、消毒液、穿刺包、导管、空针、生理盐水、肝素液等穿刺用物。

(5)测量预置入长度和置管侧肢体臂围。

(6)协助患者平卧位或抬高床头20°～30°,穿刺侧手臂外展与躯干呈45°～90°。

(7)备齐抢救车和用物。

(8)置管中严格无菌操作,以穿刺点为中心,由内向外,顺时针、逆时针、再顺时针消毒三遍,每次消毒至少30秒,消毒范围大于(20×20)cm,最好消毒整个手臂皮肤。操作无菌面宜自头到脚盖住患者整个身体及操作台。

(9)动作轻柔,随时观察患者的呼吸、脉搏,询问患者有无心慌、气短、胸闷、呼吸困难等不适,评估患者状态。

(10)心理护理:指导患者放松,如深呼吸、听音乐等;助手多与患者保持语言交流,分散其注意力,以免患者情绪过度紧张,引起血管收缩,影响送管。

(11)及时有效处理操作中遇到如送管困难、导管移位、误伤动脉等问题。

(12)置管后行胸片照射确定导管末端位置。

(13)置管24小时后置管侧肢体做松拳握拳运动,严禁剧烈运动或提重物等,多饮水;置管48小时内更换敷贴,观察局部出血情况。

(二)导管维护

(1)洗手,戴口罩、帽子,着装整洁。

(2)备齐用物,核对患者身份,询问有无消毒液或材料等过敏史。

(3)协助患者舒适卧位,暴露置管侧上肢,测量患者同侧上臂臂围。

(4)打开换药包,将治疗巾垫在患者置管侧肢体下。

(5)将敷贴、导管固定器及 10 mL 预冲液或 10 mL 生理盐水空针、胶布、纱布备齐,肝素盐水预充肝素帽备用。

(6)准备消毒液、酒精棉片或酒精棉签。

(7)去除包裹在肝素帽外的纱布,揭开胶布及敷贴,对着穿刺点方向(平行零度手法)缓慢撕下敷贴。

(8)洗手,戴手套。

(9)取下原有肝素帽,用酒精棉片或酒精棉签消毒导管口及外缘。10 mL 预冲液或 10 mL 生理盐水空针连接导管,缓慢回抽,见回血后脉冲式冲管。

(10)将预充好的肝素帽与导管接口紧密连接,用 3~5 mL 肝素盐水正压封管。

(11)用碘伏或 2%葡萄糖酸氯己定,以穿刺点为中心,由内向外,先顺时针再逆时针消毒后再顺时针消毒,每个步骤至少摩擦 30 秒,自然待干。

(12)将导管呈"C"形或"U"形角度摆放,用固定器固定延长管。敷贴以穿刺点为中心,无张力粘贴。

(13)用纱布保护肝素帽。

(14)整理用物,洗手,记录置入长度、外露长度、穿刺侧肢体情况、异常情况处理、维护人员、维护时间等。

(三)维护注意事项

(1)首次维护应在导管置入后 24~48 小时。

(2)冲封管禁止使用小于 10 mL 的注射器,严禁对非耐高压导管进行高压注射。

(3)不能用含血液和药液混合的盐水冲洗导管。

(4)如果经导管内抽血、输血或输注脂肪乳、蛋白、TPN、甘露醇等,必须脉冲式冲管后再输注其他液体。

(5)不可以重力静脉滴注方式代替脉冲式冲管。

四、健康指导

(1)置管后 24 小时内置管侧肢体减少活动,避免过度外展、上举、旋转运动,可以适当做握拳运动,防止穿刺点出血或导管移位。

(2)睡觉时尽量不要压迫置管侧手臂,防止因血流缓慢导致静脉血栓的发生。

(3)更衣时避免将导管拔出,应选择宽大袖口的衣服,也可将袖口沿缝线拆开,用弹力绷带或专用固定套保护。

(4)输液时注意观察液体滴速,如出现不明原因的滴速明显减慢或导管有漏液现象,要及时通知护士进行妥善处理。

(5)做 CT 增强检查时,切勿从非耐高压导管进行注射,防止导管断裂;PICC 导管一般不用于抽血,紧急情况、患者血管条件特别差或凝血功能障碍者除外。

(6)住院期间每周由专业护士进行导管维护 1~2 次。

(7)带管期间每 7 天进行维护换药一次。如使用纱布换药,应不超过 48 小时更换。穿刺点出现渗血、渗液,敷料打湿或卷边,导管内可见回血等,应及时维护。

(8)导管留置期间进餐、扫地、开车等日常生活不受影响,但不能提超过 2.5 kg 的重物,穿刺肢体不能做旋转运动,洗澡时保护好穿刺点。

（9）避免在置管侧肢体测血压,避免锐器划伤导管、避免重力撞击导管。

（10）保持良好的个人卫生,防止细菌在导管周围皮肤繁殖引起感染。

（11）可加强置管侧手部抬高、握拳活动,若无禁忌每天饮水 2000 mL 以上,防止血栓形成。

（12）如出现不明原因胸闷或心慌气短、发热,肢体红肿、胀痛等,应及时到医院就诊,排除导管移位、感染、血栓等并发症并对症处理。

（高金莲）

第二章

疼痛护理

第一节 概 述

疼痛是发生在机体内的一个复杂的病理生理现象,是与组织损伤或潜在的组织损伤相关的一种主观的不愉快的感觉和情感经历。疼痛是造成人类痛苦和丧失劳动能力的最普通、最直接的因素。

疼痛包括生理和心理等多种因素,其性质、程度及表现形式各异。疼痛感觉和疼痛反应在不同的人或同一个人在不同环境、不同生理和心理状态下的表现均存在差异,这就决定了疼痛诊断的高难度和治疗的多样性,因此,综合治疗是疼痛治疗的重要特征。

疼痛依据其产生的原因又分为生理性疼痛和病理性疼痛,生理性疼痛是机体重要的"警报系统",它使机体在受到伤害性刺激时产生迅速积极的回避措施,防止机体受到进一步伤害;病理性疼痛是指对机体造成功能和心灵伤害的急慢性疼痛,又以慢性疼痛为主。生理性疼痛如果得不到积极有效的控制,将逐渐转化为病理性疼痛并将造成机体不同程度的伤害,主要表现为伤口愈合延迟、机体的免疫功能抑制、改变应激反应和自主神经系统的功能状态、外周神经和中枢神经系统产生永久性退化以及导致慢性疼痛综合征等。战场上的伤病员如果不能良好地镇痛,不仅导致短期内战斗力的极大下降,也会造成远期巨大的心理创伤,现代疼痛诊治工作的建立,正是从 Alexander 等对第二次世界大战后战伤疼痛诊断和治疗开始的。

一、疼痛的机制

虽然近些年来人们对疼痛的认识越来越深入,但是由于人体结构和情感产生过程的复杂性,目前关于疼痛产生的机制还过于概念化。

(一)主要机制

1.特异性理论

该理论认为,疼痛是独立于触觉和其他感觉之外的一种特异性的感受器,在试验中发现,切断脊髓的灰质,痛觉消失而触觉不受影响,而切断脊髓的白质则相反,痛觉存在但触觉产生障碍,说明脊髓的灰质可能是痛觉的特异性传导结构。

2.形式学说

该学说认为没有特异性的体感觉感受器,所有的体感觉神经末梢性质是相同的。各种刺激由于其强度、地点、范围的不同,而兴奋了不同数量的神经末梢,各个神经末梢发放不同频率的冲动,由于神经冲动的时阈和空间构型不同,引起了不同的感觉。在体内没有特异的痛觉感受器和传导痛觉的神经纤维,强烈刺激作用于非特异性的感受器,产生一组在空间和时间序列上构型复杂的特殊冲动形式,正是这种特殊冲动形式在脑内便产生了痛觉。该学说提出传入冲动在空间时间上的构型是传递信息的重要方式,这一概念还是有启发性的,实际上也是为人们所接受的。

3.闸门控制理论

该理论认为疼痛信号在中枢系统传递时,受到由脊神经其他传入冲动的闸门控制,这个闸门可对周围神经的过度活动进行调节。

(二)新发现机制

随着人们对疼痛研究的进一步深入,又增加了其他的观点和理论。

1.心理状态

生物学家认为,疼痛的产生与组织的损伤密切相关,但疼痛更多时候是一种主观的感觉,在患者没有组织损伤而又主诉疼痛时,往往只是一种心理状态。

2.疼痛强度理论

由 Darwin 提出并由 Goldscheider 逐步完善,该理论认为疼痛的产生是由于刺激累加的结果,而刺激强度在中枢的叠加对疼痛的产生至关重要,当刺激在低水平活动时,调节反射,而在高水平活动时,则产生疼痛。

3.伤害性感受器

当组织发生伤害或出现可能导致伤害的袭击信号时,可以作用于组织中的伤害感受器而引起疼痛感觉,并引起特殊的伤害性反应。

由以上可以看出,每一种关于疼痛的理论都有自己的试验依据和理论基础,但是也都存在某些不能完全解释疼痛的地方,比如使用特异性理论来解释肝后神经痛、灼痛、中枢痛等非常困难,而形式学说又有部分内容与疼痛的解剖结构有矛盾,所以要综合各种理论,再结合解剖学的观点,才能初步解释疼痛产生的原因及过程,要想确切认识疼痛产生的机制,尚需要大量深入的研究。

二、疼痛对机体的影响

疼痛对机体的影响与疼痛的性质有关,较轻的疼痛反应小,影响范围局限,剧烈疼痛反应大且影响范围广,影响的范围可以由局部而至全身,程度轻时不易察觉,重时可能导致全身多器官的功能衰竭。

疼痛引起机体产生的各种反应作用于机体的各种组织、器官和系统,从而对全身各系统产生不同程度的影响。

(一)对心血管系统的影响

疼痛刺激可引起机体内的一些内源性活性物质释放,从而影响心血管功能。机体释放的内源性物质包括:①交感神经末梢和肾上腺髓质释放的儿茶酚胺;②肾上腺皮质释放的醛固酮和皮质醇;③下丘脑释放的血管升压素及血管紧张素。血管紧张素可引起机体血管收缩,内源性儿茶酚胺可使心率加快、心肌耗氧量增加以及外周血管阻力增加,导致心肌缺血,甚至心肌梗死。醛固酮、皮质醇和血管升压素能引起患者体内水、钠潴留,对心脏功能低下的患者可引起充血性心力衰竭。

(二)对呼吸系统的影响

由于水、钠潴留可引起血管外肺水的增多,导致患者肺部的通气/血流比值异常。实施胸部和腹部手术的患者,由疼痛引起的肌张力增加可造成患者呼吸系统的顺应性下降,通气功能降低,此改变可促使患者手术后出现肺不张,结果使患者发生缺氧和二氧化碳蓄积。在大手术或高危患者手术后疼痛可导致功能余气量显著减少。早期缺氧和二氧化碳蓄积可刺激分钟通气量代偿性增加,但长时间的呼吸做功增加可导致呼吸功能衰竭。某些患者由于低通气状态而发生肺实变和肺炎等呼吸系统严重并发症。

(三)对凝血功能的影响

疼痛引起的应激反应可使血小板黏附功能增强、纤维蛋白溶解功能降低,机体处于一种高凝状态。临床上有心血管、脑血管或已有凝血机制异常的患者,手术后有可导致脑血栓和心血管意外的可能。在施行血管手术的患者,凝血机制的改变可影响手术治疗的效果甚至手术部位血管床血栓形成,若大面积血栓形成并发生血栓脱落,则可导致肺栓塞。

（四）对机体免疫机制的影响

疼痛尤其是慢性疼痛可使机体内的免疫球蛋白下降，吞噬细胞功能下降，另外疼痛时糖皮质激素水平升高而抑制抗体反应，影响淋巴细胞的成熟，使机体的免疫功能下降。

（五）对内分泌系统的影响

疼痛可引起体内多种激素的释放，产生相应的病理生理改变。除一些促进分解代谢的激素如儿茶酚胺、皮质醇、血管紧张素和血管升压素外，尚可引起促肾上腺皮质激素、生长激素和胰高血糖素的增加，疼痛引起的应激反应还可导致促使合成代谢的激素（如雄性激素和胰岛素）水平的降低。肾上腺素、皮质醇和胰高血糖素水平升高通过促使糖原分解和降低胰岛素的作用，最终导致血糖增高、蛋白质和脂质分解代谢增强，发生负氮平衡，不利于手术后机体的康复。醛固酮、皮质醇和血管升压素可使机体出现保钠排钾，从而影响体液和电解质的重吸收，这亦可引起外周和血管外肺水的增加。

（六）对胃肠道和泌尿系统的影响

疼痛引起的交感神经系统兴奋可反射性地抑制胃肠道功能，平滑肌张力降低，而括约肌张力增高。表现为肠道绞痛、腹胀，恶心、呕吐等不良反应，膀胱平滑肌张力下降可导致手术后患者尿潴留，增加了相应的并发症（如尿路感染）的发生率。

（七）对其他方面的影响

1.躯体反应

轻度的疼痛或快痛只引起局部反应，如局部的充血、少量的活性物质析出等，在局部疼痛的基础上可能出现瘙痒和其他的不适感，当疼痛强度进一步加大则可出现肌肉收缩、肢体强直、强迫体位，同时由于生化物质、血管活性物质的增多而引起缺血、缺氧使疼痛进一步加剧。

2.内脏反应

疼痛引起的内脏反应在病理生理改变上具有重要的临床意义，这种变化主要表现为自主神经的异常活动为先导，引起一系列器官、组织的反应，如血压增高、心律失常、恶心、呕吐、出汗、便意甚至出现心搏骤停，内脏器官的疼痛又可进一步促使内脏器官发生缺血、缺氧，持续时间较长时甚至产生胃肠道的溃疡和穿孔。

3.生化反应

研究表明，慢性疼痛和剧烈疼痛时机体的内源性镇痛物质减少，而抗镇痛物质增高，血管活性和炎性物质释放，不仅可加重原发病灶的病理机转，而且对各组织器官的功能发生影响，出现激素、酚类和代谢系统的生化紊乱，使病理生理变化向更加广泛、复杂、严重的方面发展。

4.心理行为反应

疼痛对情绪的影响非常直接和迅速，并可形成恶性循环，疼痛的机体往往表现为沮丧、忧郁、烦躁、暴怒、恐惧、焦虑和易激惹；行动方面可表现为神经症、自残行为、变态行为等，在长期服用镇痛药物而成瘾的机体更容易发生人格变态、丧失自尊甚至轻生行为。野战条件下，轻度的疼痛可以刺激战斗人员的中枢神经系统，增加机体的警觉性，短时间内提高战斗人员的战斗力。但是如疼痛持续时间过长，患者将处于抑郁状态，情绪低落，急性剧烈疼痛可使患者烦躁不安以及强烈的反应甚至大哭大叫，注意力大幅度下降，有些出现情绪的不稳定甚至怯战情绪。对于手术后的患者，疼痛可使局部的肌张力增加，不利于患者早期下床活动，因此可影响机体的恢复过程，延长住院时间。同时疼痛刺激使患者出现恐惧感，失眠、焦虑，处于一种无援的感觉之中，增加不良记忆。疼痛患者特别是长期慢性疼痛的患者如不能得到及时的救治，很多产生心理上的变态行为，甚至吸毒贩毒，增加社会的不稳定因素。

三、疼痛的分类

疼痛可根据其发生部位、原因、兴致及持续时间，可有多种分类。

（一）根据疼痛的部位

可分为浅表痛（程度剧烈，定位准确，多呈局部性）、深部痛（程度较轻，定位不准确，有时伴有牵涉痛，可出现痛觉过敏区)、中枢痛(主要指脊髓、脑干、丘脑、大脑皮质等中枢发放的刺激,如脑肿瘤、脊髓空洞症、脑出血等引起的疼痛)。

(二)根据疼痛的性质

可分为刺痛、灼痛、酸痛、胀痛、绞痛等。

(三)根据疼痛的原因

可分为炎性痛(指生物源性炎症、化学源性炎症所致的疼痛)、神经病理性痛(起于末梢至中枢任何部位的病损,剧烈、弥散而持久,包括各种神经痛及其综合征)、癌痛和精神性疼痛(无确切的躯体病变,但诉说有顽固的疼痛)。

(四)根据疼痛的持续时间

可分为急性疼痛(疼痛持续时间<6个月)和慢性疼痛(疼痛持续时间>6个月)。

四、疼痛的评估

(一)主观报告

主观报告是指依据患者的表述结合某些简单的测定量表对疼痛进行评估的方法。在临床实践中这种方法的作用已被充分肯定,患者的陈述常用作衡量疼痛严重程度和疼痛性质的标准,这是由于患者的自我陈述语言有可能向临床医师提示损伤或损害的种类。这种方法存在的问题有:①主观描述可能包含患者的偏向、偏见或弄虚作假;②疼痛描述可能并不与伤害刺激的严重程度成比例;③疼痛描述的性质和程度可能与其他指标不一致;④疼痛评级可能诱使患者主观感觉上的疼痛加剧,从而影响患者的评级。但是只要掌握同患者沟通的技巧,上述问题可以在一定程度上减小甚至消失,仍然可以作为疼痛评估的主要方法。目前常用的主观评估方法有:

1.视觉模拟评分法(visual analogue scale,VAS)

通常是用一条长100 mm的直线,标注间隔为1 mm,左侧起始点为不痛,右侧重点为剧痛。患者自己按疼痛程度在直线上标示合适的点,然后,检查者由左向右测量出毫米距离数,即为疼痛评分。应用视觉模拟评分法的关键是医师或研究人员与被测试者之间的沟通和解释工作,只有被测试者真正理解了其概念和目的之后才能真正采用此法对疼痛进行评估。目前临床上已开始使用专用的视觉模拟评分的标尺,被测试者可以移动上面的浮标来对疼痛的程度进行定位,便于被测试者理解和操作。

2.数字等级评定量表(numerical rating scale,NRS)

上述视觉模拟评分法如改用数字代替,用印好的从0～10的数字序列,0代表无痛,10代表极痛,患者根据自己的疼痛程度标记相应的数字,即为数字等级评定量表法,该方法在无标尺和测量工具的情况下也可进行。

3.言语等级评定量表(verbal rating scale,VRS)

将疼痛用无痛、轻度痛、中度痛和重度痛表示,此法可由患者自己手写或口述,测试者进行记录,是粗略评价疼痛的简单方法,尤其适用于手术后恢复期的患者。

4.多维评估

上述方法只是从单一主观体验方面进行评价,可靠性受限。Mcgill设计了一种包含疼痛、情感及评价的复合问卷,采用三类词汇分别描述这3个方面的内容:第1类描述感觉性质,包括时间、空间、压力感、温度感等;第2类描述情感性质,包括紧张、畏惧及其他情感体验;第3类是评价性的,表达患者对整个疼痛体验的程度评价。这三类分成16组,再加上4个辅助组共20个组,测评由患者逐组选择,每组不能多于1个词,无适合者可不选。为确定每个词所代表的疼痛强度,还要求主测者(医)及被测者(患)对每个词的强度从1～5(轻度至极度)给予评分。除词汇表外,还包括一般项目、医学信息(如诊断、治疗)、疼痛部位等,疼痛性质描述及总的目前疼痛强度。通过资料统计分析,得出疼痛的定量指标即疼痛分级指数,选用的词汇总数及目前疼痛强度可对疼痛提供定量性信息。

5.交叉匹配法

此法是为实现实验性和临床疼痛评价的可比性评分而设计,既可用于实验性疼痛测定,也可用于临床。此法是给患者连续刺激,每一刺激给予一组匹配数字(包括感觉强度、疼痛程度和不适程度),令患者对第1次刺激用自认为相当的数字记下其强度,对以后的刺激则按首次刺激强度的比例记录下来,用公式 $R=KS^n$ 进行计算,其中 R 为患者疼痛的记数,S 为刺激强度,K 为常数,n 为指数是个变量。本法过于复杂,要求条件苛刻,应用价值有限。

(二)疼痛反应的生理指标

疼痛时患者不仅感到痛觉,还常伴随有一系列生理指标的改变,主要包括躯体和内脏的反射性反应,神经系统的电活动和整体行为变化可进行测定和记录,这些生理指标在一定程度上间接反映疼痛程度,具有一定的参考价值。

1.躯体反射性反应

最常用的躯体反应指标是屈肌反射,主要表现为肢体回缩,它是一种低级反射活动,是对疼痛的逃避反应。截瘫患者屈肌反射的刺激阈值接近于正常人的疼痛阈值。

2.自主神经功能常用的指标

有血压、心率、呼吸、瞳孔、血管容积、皮肤温度、出汗及内分泌激素等,疼痛时常伴有这些指标的变化,但表现出来的反应形式不一定相同,有时甚至可能相反,而且上述指标除疼痛外,还受多种因素影响而改变,所以要结合临床实际进行综合分析。

3.神经系统的电活动

从机体接受刺激到产生痛觉和伴发反应,均有赖于神经系统结构和功能上的完整性,电活动是这种功能活动的主要表现形式。

(1)外周神经电活动:将记录电极置于外周神经干可测记到神经干复合动作电位,如果记录电极置于神经干分离出来的单根神经纤维上,则可测得单纤维神经动作电位。现已证实,只有当刺激强度达到足以兴奋神经干中有髓纤维(A 纤维)和无髓纤维(C 纤维)时,才能引起疼痛,换句话说,疼痛与 A 和 C 纤维的活动有关。但是,A 和 C 纤维的活动却并非必然代表疼痛,因为这些纤维还传送其他类型的刺激信息,如温度觉。

(2)中枢神经系统电活动:根据测记的是中枢神经系统整个某一级中枢、中枢某一部分,甚至是中枢某个或某几个神经元的电活动的不同区,分为诱发电位、场电位和神经单位放电,依据测得的这些电位的变化,结合其他疼痛评估的指标,可对临床上镇痛的效果进行评估。

4.整体行为反应

在自然清醒状态下疼痛常伴发一系列行为反应,如痛苦表情、呻吟、烦躁不安、肌紧张、睡眠改变等,对这些疼痛行为表现进行观察计量是临床常用的间接指标。

五、疼痛的护理

(一)准确评估疼痛与记录

通过语言沟通或观察患者的面色、体态以及生命体征等客观表现,判断疼痛是否存在以及记录疼痛的部位、性质、程度、持续时间、有无伴随症状等;处理疼痛的最大障碍往往是对疼痛估计不足、处理疼痛的知识不够,有时还与患者隐瞒不报告有关。

(二)采取及时、恰当的止痛措施

急性疼痛应根据检查、检验结果作出初步诊断,及时采取适当的措施如制动、固定或急诊手术治疗等;慢性疼痛除了根据"三阶梯治疗"的原则给予适当的药物止痛外,护理人员还可在自己职权范围内运用冷敷、热敷、简单按摩、改变体位、呼吸调整、分散注意力等非药物疗法为患者减轻痛苦。绝大部分疼痛可以通过医疗和护理得到很好控制。

（三）止痛效果的评价

处理止痛治疗的不良反应和并发症,对于正在接受疼痛治疗的患者,护士有责任了解治疗的基本原则,指导患者掌握各种止痛药物的属性、剂量、给药途径、给药时间以及药物的不良反应,正确进行用药;根据不同止痛方法评价止痛的效果、不良反应,并将情况反馈给医师,对症处理止痛药物不良反应。当出现明显的自主神经功能紊乱,如恶心、呕吐、便秘等时应尽快消除,以免影响疼痛的治疗效果。镇痛药物常用的不良反应有便秘、恶心、呕吐、皮肤瘙痒、排尿困难、过度镇静导致嗜睡、头晕甚至呼吸抑制等。便秘的患者嘱多饮水、多食含纤维素的食物,服用轻泻药,如番泻叶等,开塞露塞肛、肥皂水清洁灌肠,口服胃动力药,如多潘立酮等;进食后服用止痛药可减轻或避免出现恶心呕吐,适当应用镇吐药,如甲氧氯普胺等,但注意有些镇吐药可加重止痛药的镇静作用;皮肤瘙痒严重的可注射抗过敏药,如苯海拉明等;发生呼吸抑制主要表现为呼吸频率减慢,可暂时停用镇痛药,推注纳洛酮。止痛方法中的并发症有:神经阻滞止痛导致的局部肿胀、气胸,物理止痛导致的冻伤或烫伤等。

（四）精神安慰及心理支持

疼痛与精神心理状态有着密切的关系,有研究发现,紧张、抑郁和焦虑的精神状态以及自杀倾向、绝望等不良心理反应与痛阈和耐受性有显著的正相关,能降低疼痛的耐受性,影响药物的止痛效果。虽然从理论上而言,疼痛可以得到缓解,但事实上大多数疼痛很难得到很好的控制,因为除了使用镇痛药物以外,疼痛的评估、医护人员和患者之间的交流、人的心理、性格、经验、情绪及文化间的差异等都有可能影响疼痛的有效管理。所以在药物综合性治疗的同时,医护人员还应以强烈的同情心与责任感给予患者足够的精神安慰和心理支持。很多时候患者的心理需求是同情、鼓励大于药物镇痛。可以根据患者的兴趣爱好,鼓励患者积极参与各种有益的联谊活动和社会公益活动,争取亲人、病友、朋友及社会的精神支持,通过外界良性刺激,激发患者的内在潜能,用积极的心理情感阻断疼痛的恶性循环,使患者的注意力和心境从疼痛或伴有的恶劣情绪中转移到其他良性的刺激上,精神和身体达到一种松弛状态,以缓解焦虑及疼痛。主要心理干预措施如下。

1.减轻患者心理压力

帮助患者更新观念,消除"成瘾恐惧症"。使患者转变不良的情绪,提高疼痛阈值。

2.分散注意力

（1）组织参加活动:组织患者参加有兴趣的活动,能有效地转移其对疼痛的注意力。

（2）选听音乐:运用音乐分散对疼痛的注意力是有效的方法之一。

（3）有节律的按摩:嘱患者双眼凝视一个定点,引导患者想象物体的大小、形状、颜色等。同时在患者疼痛部位或身体某一部分皮肤上做环形按摩。

（4）深呼吸:指导患者进行有节律的深呼吸,用鼻深吸气,然后慢慢从口将气呼出,反复进行。

（5）松弛疗法:患者通过自我意识,集中注意力,使全身各部分肌肉放松,从而达到增强患者对疼痛的感受力,减轻焦虑情绪、缓解疼痛的目的。

（6）指导想象:治疗性的指导想象是利用一个人对某特定事物的想象而达到特定正向效果,可引起松弛,减轻疼痛。如回忆一次有趣的活动,一次愉快的聚会,产妇可想象即将做母亲的愉快等。

（五）促进舒适

通过护理活动促进舒适是减轻或解除疼痛的重要护理措施,帮助患者采取正确的姿势,生活上尽量为他们创造安静舒适的修养环境,良好的采光和通风设备,适宜的室内温度,减轻噪声的干扰和疼痛的刺激,提供舒适整洁的病床单位,保证良好的睡眠、提供充足的营养,以协同药物作用,提高止痛的效果。

（六）尽量避免给患者增加外源性的疼痛刺激

在检查、治疗、护理时,动作、语言要到位、温柔,避免粗暴;变动体位时,对疼痛部位要给予支撑,尽量保持患者舒适的体位,减少外源性疼痛刺激。

六、疼痛护理效果评价

评价疼痛的措施是否有效,对于修订护理计划、促进更好的执行护理措施都有重要意义,评价依据有以下几点。

(1)疼痛感觉减轻,身体状况和功能改善,自我感觉舒适,食欲增加。

(2)患者感觉舒适轻松,休息和睡眠质量较好。

(3)疼痛时的保护性动作、面色苍白、出汗等征象减轻或消失。

(4)疼痛患者在接受护理措施后,能重新建立一种行为方式,轻松地参与日常活动,与他人正常交往。

(5)给予护理措施后,患者对疼痛的适应能力有所增强。

七、疼痛患者常见的心理问题及护理

疼痛可以是一些精神障碍患者的主诉,疼痛也可以引起精神障碍。有学者报道,疼痛引起抑郁症的发生率比抑郁症导致疼痛发生率略高。对于大多数疼痛患者来说,疼痛不足以导致精神疾病,只是出现不良的心理反应,其中抑郁和焦虑最为常见,还有相当一部分会出现愤怒、恐惧及其他心理问题。

(一)常见的心理问题

1.抑郁

据统计,慢性疼痛患者中有30%～87%的患者出现抑郁症状。由于长期患病,患者会逐渐产生沮丧和悲伤的情绪,对疾病的恢复不抱希望,表现为疲劳、情绪低落、失眠或嗜睡、厌食或贪食、体重增加或下降、注意力和记忆力减退、内疚、绝望,甚至多次出现自杀的想法。在评估患者是否发生抑郁时,必须注意原发病本身和治疗可能产生的影响,如癌症晚期患者体重可能明显减轻,使用化疗药物可能会使患者呈现抑郁状态,要加以鉴别。

2.焦虑

慢性疼痛患者会发生焦虑,并常常和抑郁伴随出现。患者出现疼痛时会表现出极度担心和不安,且难以自制。可出现:①精神焦虑症状,如坐立不安、心情紧张,注意力不集中、易激动;②躯体性焦虑症状,如呼吸困难、心悸、胸痛、眩晕呕吐、肢端发麻、面部潮红、出汗、尿频尿急;③运动性不安,如肌肉紧张、颤抖、搓手顿脚、坐立不安。

3.愤怒

长期的慢性疼痛,会使患者失去信心和希望,有些人会因此产生难以控制的愤怒情绪,会为一些琐事向家属和医护人员大发脾气以宣泄愤怒,甚至会损坏物品或袭击他人。这并非患者对他人的敌意,而是极度痛苦和失望后爆发的强烈不满情绪。

4.恐惧

恐惧是身患绝症比较常见的心理问题,引起恐惧的原因,除了即将来临的死亡,还有可能来自疾病导致的极度痛苦,有些晚期癌症因畏惧癌痛的折磨而自杀。而有些急性疼痛,如急性心肌梗死时会因剧烈的疼痛产生濒死感,发生恐惧。

对于疼痛导致的各种不良情绪,除了要给予患者安慰和鼓励,做好各种解释工作,消除疑虑,进行心理疏导,帮助其重新树立信心之外,最根本的措施是通过各种手段,有效缓解疼痛。

(二)重视社会因素对疼痛的影响

疼痛是一种主观体验,心理社会因素直接影响疼痛的感觉和反应,甚至一些慢性疼痛症状可以是通过一些心理学机制,被程度定性巩固下来。以下社会因素影响个体对疼痛的感受和耐受。

1.社会学习

疼痛体验在某种意义上与社会学习有关,也就是说社会文化因素影响患者的疼痛体验,癌症患者大多从日常经验中了解到癌痛是不可避免的,而且十分严重,当自己身体出现疼痛时就会感觉紧张,疼痛体验异常强烈。这种习得的知识和信念实际上在人群中广为流传,结果对癌症患者产生严重的消极影响。

2.对疼痛的理解

患者对自己疼痛意义的理解也影响疼痛的耐受性。有人研究了二战时期的重伤员和平民,发现相同程度的伤情,伤兵只有1/3诉说感到强烈的疼痛,而平民却有4/5诉说有剧烈的疼痛,这就是因为他们对受伤意义的不同理解而引起的。伤兵可能认为自己很幸运,死里逃生,痛一点算不了什么;而平民可能认为自己受伤是一种无辜和不幸,感到十分冤屈,从而感到格外疼痛。肿瘤患者对身体出现疼痛的理解,也影响疼痛体验。如果将疼痛理解为病情加重、癌细胞转移复发,必定加重疼痛体验。

3.注意力

注意力对疼痛的影响是众所周知的。如果患者十分关注疼痛的部位,会感到更加剧烈的疼痛;相反,如果将注意力高度集中在与疼痛无关的活动上,就会减轻疼痛甚至感觉不到疼痛。例如慢性疼痛的患者每天坚持参加自己爱好的活动,在活动中有时甚至感觉不到疼痛或是只感到轻微的疼痛,且不影响日常生活。一旦因为各种原因中断了活动疼痛就很明显,甚至到达无法忍受的程度。

4.情绪状态

患者的情绪状态对疼痛感受影响很大。在兴奋、欢快的情绪状态下,疼痛体验会被抑制;相反在焦虑、抑郁状态下会引起疼痛阈值的降低,使得疼痛更为强烈。慢性疼痛可以引起抑郁情绪,抑郁又可加剧疼痛,形成恶性循环。带状疱疹后神经痛的患者在持续剧烈疼痛时会产生消极情绪,反过来加剧疼痛的程度;恢复期的患者在出现异常情绪时也会再次引发疼痛或使疼痛突然加剧。

5.暗示与催眠

暗示对疼痛的影响很大,通过暗示可以提高或降低疼痛阈值。Melzack等人通过实验证明,使用暗示作用可提高对疼痛的耐受性。所以医护人员在平时与癌症患者的言谈话语中,要特别注意使用良性暗示性语言,借以减轻患者的疼痛。催眠也可抑制疼痛,在深度催眠状态下甚至可导致疼痛消失。

6.宗教信仰

不能否认,宗教信仰对患者的疼痛耐受性有着很大的影响。如某些宗教苦行派的修道者在宗教仪式上,能表情平静地耐受平时无法忍受的疼痛刺激,例如向两颊刺入锐利的金属制"竹签"等。有些印第安人在宗教仪式中,男人背部用铁钩勾着悬吊在竹竿上表演,他们却感到整个过程不仅没有疼痛而且感到很放松。患者的宗教信仰可能通过他人暗示和自我暗示,或通过意志意识转化而起镇静作用,有人认为这和脑内镇痛物质如脑啡肽释放增多有关。

(三)心理止痛的机制

1.心理因素对疼痛的影响

疼痛发生时总是伴随着惊慌、害怕、忧虑、悲伤等强烈的情感色彩,具有相当的随机性和可变性,这都说明疼痛和心理因素密切相关。例如一个人右上腹不适就诊,医师初步疑诊肝病,开立B超及CT检查,随即出现上腹部疼痛,但检查排除肝病的诊断后症状很快消失。这一病例提示我们护理人员,在护理疼痛患者时了解患者的性格特点、洞察情绪变化尤为重要,以便有的放矢地进行心理护理。

同样性质、同样程度的疼痛,在不同患者身上,其反应的强弱,表现轻重程度各不相同。疼痛阈值因人而异,对相同刺激所得到的反应也因人而异,即使在同一个人身上也会因时而异。这是因为,痛觉发生于大脑皮质,大脑皮质对疼痛的反应除了疼痛刺激的部位、强度、频率有密切关系外,还受患者心理状态的影响,意志、信仰、意识、性格、环境、年龄等心理因素,也可影响患者对疼痛刺激的反应。安静舒适的环境,用心专注的活动,富于兴趣的交谈等,可以提高疼痛阈值,减轻疼痛。而疲倦、焦虑、紧张、恐惧、软弱均能减低对疼痛的耐受力,增加疾病引起疼痛程度。既往疼痛的经验也非常重要,曾经做过手术的人对第二次手术一般都认为无法接受。一般在夜间及清晨,人的生理状态处于低潮,注意力较集中,对疼痛的反应也较强。总之各种心理因素都可以影响患者对疼痛的反应,使临床表现复杂多变。在护理工作中,应当掌握心理因素方面的知识,善于观察患者的日常变化,根据心理特点,采取个性化的护理方案,以利患者康复。

2.内源性抗痛机制

启动中枢神经系统某些结构如中脑导水管周围灰质、延髓中缝大核及其邻近的网状结构,一方面发生上行性作用,对丘脑甚至大脑皮层等结构的痛反应进行抑制;另一方面沿着下行纤维,在脊髓水平对疼痛信号传入发生抑制,从而提高机体的抗痛能力,这便是所谓的内源性镇痛系统。

除了感知、定位作用外,大脑皮层还以两种方式参加疼痛调节过程。一是传入大脑皮层的疼痛信号和其他信号相互作用调节痛觉和疼痛反应,二是通过皮层的下行性机制,在皮层下不同水平控制疼痛信号向意识领域传导。这是疼痛和抗痛现象在大脑皮层水平的表现方式,也是痛觉个体差异大、安慰剂镇痛和心理护理镇痛的神经生物基础和科学依据。

(四)疼痛的心理护理

1.帮助患者减轻心理压力,提高疼痛阈值

精神愉快、情绪稳定、思想轻松,可以提高疼痛阈值,增强耐受力,减轻疼痛。疼痛患者常常存在对疾病和治疗方法及效果不了解而焦虑,这不仅会加重疼痛而且还会降低治疗的依从性。护士应当给予必要的解释和对疾病知识的宣教。在接触时对患者要亲切和蔼,富有同情心,有问有答,使患者产生信任感增加治疗信心。对待危急重病患者应当忙而不乱,操作熟练敏捷,让患者及家属产生安全感。对待严重疼痛患者,要配合医师予以全面检查,排除器质性病变,充分认可患者的疼痛感受同时要耐心安抚,稳定不良情绪,不能主观认为患者是无病呻吟。

2.减轻疼痛的诱因

如胃痛患者,应嘱患者勿食生、冷、硬、刺激性的食物预防诱发疼痛,并注意饮食规律,勿暴饮暴食,可减少胃痛发生。对于椎管狭窄的患者,行走后疼痛是主要特点,需要做好宣教工作,指导患者减少不必要的活动,防止出现疼痛。又如椎间孔镜下髓核摘除的患者术后需要严格叮嘱患者卧床休息,减少活动,注意适当的体位,卧床期间注意定时翻身及按摩治疗,促进全身血液循环,避免酸痛发生。

3.保持环境安静舒适,减少不良刺激

疼痛患者需要安静舒适的休养环境,避免刺激,病室应做到温湿度适宜,按时休息和睡眠,减少杂声。争取家属配合,指导家属如何避免不良的情绪刺激,防止消极暗示。

4.减少疼痛刺激

在检查、护理治疗患者时,动作要准确、轻柔、尽量减少疼痛刺激。如进行清创、换敷料、灌肠、导尿、换床单等操作而必须移动患者时,应双人或是多人操作,给予支托协助、保持舒适体位,减少疼痛刺激。

5.掌握患者疼痛的情况

善于观察患者的疼痛反应,包括脸色、表情、姿势、体位等,以确定疼痛的程度;按时完成疼痛评估,耐心听取患者的诉说,如疼痛的性质、时间、部位、程度、性质改变等,获取疼痛信息,及时向主管医师汇报,积极协助诊疗。

6.采取适宜的方法减轻患者的心理压力

(1)提高患者的疼痛阈,患者的疼痛反应是很不愉快的感觉,医护人员要有同情心,特别是对一些不加克制或行为过激的患者不能表示反感,应增强患者对疼痛的耐受性,保持患者情绪稳定,心境良好,精神放松。

(2)因人而异,恰当地向患者解释疼痛的机制,显示出理解患者的痛苦,安慰患者。对行为过激的患者要进行耐心的劝解,防止影响他人;对强烈克制的患者给予鼓励,并允许呻吟;对疼痛强度性质突然改变的患者,应慎重考虑有无器质性病变。

(3)消除紧张心理,提高患者的耐受力,而护理人员的同情、体贴、安慰、鼓励对减轻患者紧张情绪有重要作用。护理人员的同情、安慰能消除或减轻患者的恐惧心理,体贴的行动和鼓励的语言能使患者树立战胜疾病的信心,并以友好的行动获得患者的信任和配合治疗及护理,从而减轻患者的心理压力,进而提高痛阈降低对疼痛的敏感性,增加对疼痛的耐受力。护理中常用暗示疗法,常常可收到较好的效果。

7.通过心理治疗缓解疼痛

(1)分散注意力减轻患者疼痛的知觉,把患者的注意力转移到以疾病痛苦无关的其他事情上。如肌内注射时,护理人员边操作边与患者交流其他的话题,能够有效地减轻患者疼痛的感觉。

(2)进行疼痛知识教育,改变患者的疼痛反应,依据不同的患者,用恰当的语言交代诊治过程中必须承受的痛苦。如准备在局麻下做腹部手术,应告诉患者术中牵拉脏器时会感到不适和牵拉痛,届时应有思想准备,并行深呼吸,努力放松,可以减轻疼痛。选择适当的环境以分散患者的注意力。对于同一程度的客观疼痛,患者的注意力集中与否,对患者的主观感觉程度是不同的。同一疼痛,若注意力过分集中于疼痛刺激上那么疼痛感觉就重;若注意力分散,则痛感就轻,故患者疼痛发作时,应给予能分散注意力的环境,如提供轻松愉快的谈话、动人的音乐、患者家庭或社会的好消息等,往往能转移患者的注意力,达到减轻痛感的效果。

8.采取积极的暗示

对患者体贴入微,庄重大方,亲切待人,取得患者的信任,使患者易于接受积极的暗示,必要时给予安慰剂。

9.使用催眠疗法减轻疼痛

处于催眠状态下的患者对施术者的言语暗示很敏感,对疼痛的感受性降低,如在催眠状态下清创、换药等。

10.呼吸止痛

疼痛时深吸一口气,然后慢慢呼出,而后慢吸慢呼,呼吸时双目闭合,想象新鲜空气缓慢进入肺中。

11.自我暗示

当患者疼痛难忍时,医护人员向患者讲清楚,疼痛是机体的"保护性"反应,说明机体正处在调整状态,疼痛感是暂时的,鼓励患者增强同病魔作斗争的决心和信心,通过患者的自我暗示,心理上的疼痛即"减轻"了。

12.松弛止痛

松弛肌肉就会减轻或阻断疼痛反应,起到止痛作用。松弛肌肉的方法很多,如叹气、打哈欠、深呼吸、闭目冥想等。

13.音乐止痛

疼痛患者通过欣赏自己喜欢的音乐缓解疼痛,可以边听边唱,也可以闭目静听,并伴手脚节拍轻动,既可分散注意力,又可缓解紧张情绪。

14.转移止痛

可通过多种形式分散患者对疾病的注意力,减轻疼痛的作用,如看电视、讲故事、相互交谈、读书看报、做自己感兴趣的事等。

15.争取家属配合

在患者疼痛时,陪伴家属将会受到患者影响,而出现焦虑不安的情绪,这种情绪反过来又影响患者,两者互为因果,相互影响,致使患者疼痛加重。所以家属的情绪很重要,因此,医护人员除积极治疗患者疾病,减少家属的担心外,应对家属和陪伴进行卫生健康和心理学教育,使他们增强信心,配合治疗。家属对患者的鼓励支持,使其心灵得到很大安慰,增强战胜疾病的信心,使疼痛缓解。

心理因素既可致痛或加重疼痛,也可消除或减轻疼痛,恰当运用上述一种或几种方法巧忍疼痛,一定会收到令人满意的效果。良好的心理护理,是一种精神的艺术,特殊的技能,它要求护士除具备必要的医学理论知识,熟练的操作技术外,还必须树立为人民服务的思想,具有一定的心理学知识的修养,才能帮助患者解除痛苦,恢复健康。

(赵文文)

第二节　肩　周　炎

一、概述

肩周炎又称肩关节周围炎,俗称凝肩、五十肩。以肩部逐渐产生疼痛,夜间为甚,逐渐加重,肩关节活动功能受限而且日益加重,达到某种程度后逐渐缓解,直至最后完全复原为主要表现的肩关节囊及其周围韧带、肌腱和滑囊的慢性特异性炎症。肩周炎是以肩关节疼痛和活动不便为主要症状的常见病症。

肩周炎治疗的目的是消掉堆积过多的乳酸、消掉炎症,改善局部组织血液循环;恢复关节运动功能。疼痛科治疗肩周炎可以在局部使用麻醉药后,局部按摩,主动或被动运动,松解粘连、促进肩关节运动功能恢复。局部使用激素改善血液循环,消除炎症。

二、临床表现

肩周炎的特点是发病缓慢,逐渐出现肩关节疼痛及关节的活动受限,多无明显外伤史或有轻微外伤史、受凉史。表现为一种特殊的过程,即病情进展到一定程度后即不再发展,继而疼痛逐渐减轻乃至消失,关节活动也逐渐恢复。整个病程较长,常需数月至数年之久。但也有少数病例不经治疗则不能自愈。该病多发于 50 岁左右,40 岁以下少见,女性多于男性(为 3∶1),左侧多于右侧,也有少数病例双侧同时发病,但在同一肩关节很少重复两次发病。主要症状和体征为:

(一)疼痛

初为轻度肩痛,逐渐加重。疼痛的性质为钝痛,部位深邃,按压时反而减轻。严重者稍一触碰,即可疼痛难忍。平时患者多呈自卫姿态,将患侧上肢紧靠于体侧,并用健肢托扶以保护患肢。夜间疼痛尤重,或夜不能眠,或半夜疼醒,多不能卧向患侧,疼痛可牵涉颈部、肩胛部、三角肌、上臂或前臂背侧。

(二)活动受限

肩关节活动逐渐受限,外展、上举、外旋和内旋受限,严重者不能完成提裤、扎腰带、梳头、摸背、穿衣和脱衣等动作,以致影响日常生活和劳动。

(三)压痛

肩关节周围有多个压痛点,主要是肌腱与骨组织的附着点及滑囊、肌腱等处,如喙突、肩峰下、结节间沟、三角肌止点、冈下肌群及其联合腱等。于冈下窝、肩胛骨外缘、冈上窝处可触及硬性索条,并有明显压痛,冈下窝压痛可放射到上臂内侧及前臂背侧。

(四)肌肉萎缩

病程长者可因神经营养障碍及失用导致肌肉萎缩,尤以三角肌最明显。

(五)肌肉抗阻试验

主要发生病变的肌肉,不仅在其起止点、肌腹及腹腱衔接处有明显压痛,且抗阻试验阳性,即让患者完成该肌应该完成的动作,如检查三角肌时,让患者肩外展,并给予一定的阻力,则疼痛加重,压痛点更明显。

三、诊断

(一)症状

40～50 岁以上中老年;肩部疼痛及活动痛,夜间加重,可放射到手,但无感觉异常。

(二)体征

肩关节活动尤以上举、外展、内、外旋受限;肩周压痛,特别是肱二头肌长头腱沟。肩周肌肉痉挛或肌萎缩。

(三)辅助检查

X 线及化验检查一般无异常发现。晚期患者可见肩周局部软组织钙化,及骨质疏松等表现。影像学检查可辅助排除肿瘤、感染性疾病或肩周机械损伤等疾病。

应与关节结核、肿瘤、风湿性关节炎、痛风等鉴别,除 X 线摄片外,还可通过生化检查等加以鉴别。

四、治疗

(一)适应证

诊断明确,肩关节活动受限、疼痛剧烈、影响睡眠,口服药物治疗效果不佳,局部外用药物不足以解除运动诱发疼痛者。

（二）禁忌证

局部感染、肿瘤；严重糖尿病不宜使用糖皮质激素；严重高血压、心脏病等不能耐受治疗刺激者。

（三）消炎镇痛液局部阻滞治疗并局部按摩治疗

消炎镇痛液成分：2%利多卡因 15 mL＋地塞米松棕榈酸酯 1 mL＋地塞米松磷酸钠 5 mg＋生理盐水 3 mL。

选择疼痛剧烈的肩关节周围压痛点，常规消毒后注射消炎镇痛液 5 mL。每次治疗注射不超过 5 处，以避免局部麻醉药过量中毒。患者疼痛减轻后局部按摩，被动运动患者肩关节，运动幅度至患者疼痛程度能够耐受，避免过度治疗造成局部组织损伤。

（四）辅助治疗

（1）口服消炎镇痛药，醋氯芬酸、布洛芬等辅助镇痛。

（2）物理治疗。

（3）按摩推拿、功能锻炼，嘱患者行主动与被动外展、旋转、伸屈及环转运动。

五、护理措施

（一）病情观察

注意观察原有疼痛是否加重，有无肢体活动受限。

（二）饮食护理

普通饮食。

（三）功能锻炼

指导患者做肩关节主动与被动外展、旋转、伸屈及环转运动。运动幅度至患者疼痛程度能够耐受，避免活动过度造成局部组织损伤。

（四）用药护理

指导患者遵医嘱按时服药，并指导患者药物的服用方法，严密观察药物治疗的效果及不良反应。

（五）家庭护理

1.心理护理

指导家庭其他成员关心患者，给予生活照护，帮助患者树立积极态度，提高生活质量。

2.功能锻炼

指导患者居家要继续做肩关节的功能锻炼，掌握一些主动锻炼的方法，如手指爬墙等。

六、规范化沟通

向患者讲明肩周炎的病因、治疗机制及治疗后注意事项。

（1）本病为与内分泌功能紊乱相关的软组织退行病变。由于肩部肌肉持续性痉挛、缺血而形成炎性病灶。消炎镇痛液局部阻滞治疗可以解除病灶处软组织痉挛，改善血液循环并消除局部炎症；辅以并局部按摩治疗可以加速肩关节运动功能恢复。

（2）为保持肩关节运动功能，该病的治愈需患者自身功能锻炼配合治疗。

（3）本治疗需在病变局部注射药物，可能造成一定程度的疼痛不适。患者应有心理准备，高血压、心脏病患者需加倍小心。

（4）本治疗需使用少量糖皮质激素，糖尿病患者需注意血糖的监测和调控。

（5）为避免局部损伤，肩关节粘连严重者的治疗需分为 3～5 次进行。

（赵文文）

第三节 膝骨关节炎

一、概述

膝骨关节炎又称骨关节病、退行性关节炎、增生性关节炎、肥大性关节炎、老年性关节炎,是关节软骨退行性改变致软骨丢失、破坏,伴有关节周围骨质增生反应的疾病。受寒或运动损伤等原因诱发或加重关节炎症时,可能出现或加重其局部疼痛,采用关节腔消炎镇痛治疗可以减轻或消除急性炎症,从而缓解疼痛。

二、临床表现

膝骨关节炎是一个有诸多病因及诱发复杂的疾病。该病的临床表现主要有:膝骨关节炎患者一般有数天至数年不等的膝关节的疼痛史,这是该类患者最主要的症状,也是患者至疼痛门诊就诊时最多的主诉。膝关节的疼痛可以表现为一侧膝关节,也可以表现为双侧膝关节。疼痛随病情进展而有加重趋势。在早期可以仅表现为活动时隐痛,随着病情的发展,疼痛逐渐加重,性质改变为胀痛,在上下楼、下蹲、起立时明显,若软骨下骨受侵犯则休息时亦有膝关节疼痛(称为休息痛),活动时可出现摩擦痛,天气变化时疼痛可以加剧,疼痛的程度与X线片表现不一致,且个体差异较大。有的表现为在行走过程关节腔内有响声、关节交锁。有的表现为关节僵直。严重的膝骨关节炎患者还可伴有关节肿胀、周围水肿、肌肉萎缩等。膝骨关节炎的另一个症状是可出现其余关节受累,可同时侵犯2~4个其余的关节,像手的关节、髋关节等。病变关节僵硬不灵活,常常不能下蹲,活动时有声响,膝骨关节炎晚期膝关节不稳定,可出现不安全感、滑落感等。

体格检查:膝关节周围可有压痛点、水肿,有关节积液时浮髌征可阳性。膝关节的屈伸运动可出现障碍,活动不灵活;关节周围组织萎缩、肌挛缩等,膝骨关节炎晚期可出现膝关节变形。

辅助检查:①X线片。最主要也是最常用的辅助检查为膝关节X线片,X线片可显示膝关节间隙变窄、骨刺形成、软骨下骨硬化、骨端变形、关节面不平等。②磁共振。磁共振检查不仅能看到膝关节的骨性结构的变化,还能看到非骨性结构的变化,有的患者会出现前交叉韧带和(或)后交叉韧带的损伤,或者半月板的撕裂等。

三、诊断

(一)症状

主要症状是关节疼痛,疼痛于活动时发生,休息后消失或好转。急性发作时,疼痛加剧,同时可有关节肿胀、关节僵硬、关节内摩擦音等。

(二)体征

检查步态常呈患肢着地时向内缩短。站立时常可见膝内翻畸形,坐位站起及上下楼时动作困难,可见股四头肌萎缩,而膝关节粗大。偶尔可触及滑膜肿胀及浮髌阳性。髌深面及膝关节周围压痛并可触知摩擦音。关节活动轻度或中度受限,常呈过伸过屈不能,但纤维性或骨性强直者少见。严重病例可见明显膝内翻或外翻畸形,侧方活动检查可见关节韧带松弛体征。单足站立时可观察到膝关节向外或向内侧弯曲现象。

(三)辅助检查

1.X线检查

早期X线片常为阴性,侧位片偶尔可见髌骨上下缘有小骨刺增生。以后可见关节间隙狭窄,软骨下骨板致密,关节边缘及髁间嵴骨刺增生,软骨下骨有时可见小的囊性改变,多为圆形,囊壁骨致密。

2.血常规及尿常规

血常规和尿常规一般都在正常范围。

3.关节滑液检查

关节滑液检查可见白细胞增多,偶尔见红细胞。

四、治疗

骨关节炎是患者随着年龄的增长,结缔组织进行性退变,一般来说病理学改变是难以逆转的,但适当的治疗可延缓病变的发展或阻断恶性循环,缓解或解除疼痛,改善或恢复正常活动。疼痛科采用关节腔内消炎镇痛治疗。即于关节腔内注射消炎镇痛液,消除炎症、减轻疼痛。

(一)适应证

诊断明确,中老年、近期反复出现膝痛、骨摩擦音、关节查体可见骨性肥大、关节活动时有弹响。影像学检查可见关节边缘有骨赘、关节间隙异常等。且不伴感染、肿瘤、风湿、类风湿等疾病。

(二)禁忌证

局部感染、肿瘤,严重糖尿病不宜使用糖皮质激素,严重高血压、心脏病等不能耐受局部治疗刺激者。

(三)治疗方法

关节腔内注射消炎镇痛液。

消炎镇痛液成分:局部麻醉药(2%利多卡因,0.75%布比卡因、0.5%左布比卡因或0.5%罗哌卡因)3 mL+糖皮质激素(地塞米松棕榈酸酯4 mg,德保松5 mg或曲安耐德5 mg)。

(四)辅助治疗

1.口服药物治疗

包括止痛药和非甾体类抗炎药,其中对乙酰氨基酚(扑热息痛)同时具有很高的安全性和耐受性,对缓解轻度疼痛有一定的作用。美洛昔康、罗非昔布以及塞来昔布等在临床中的应用比较广泛,其效果也比较显著。

2.中药

以舒筋活血要为主,常用药物包括通滞苏润江胶囊、滑膜炎颗粒等。

3.外用药物治疗

西药主要有依托芬那酯凝胶、扶他林乳胶、优迈霜以及联邦镇痛霜膏等。

五、护理措施

(一)病情观察

密切观察患者意识及生命体征;观察膝关节的肿胀、畸形、关节积液、疼痛情况;观察肢体神经功能情况,包括感觉和运动;观察肢体血液循环情况,包括皮肤温度和足背动脉搏动情况。

(二)体位

自主体位。

(三)饮食护理

除糖尿病、高血压患者需特殊饮食外,其他患者普食。

(四)并发症的预防及护理

(1)预防肺部感染、泌尿系感染、下肢深静脉血栓、压疮、便秘等并发症。

(2)专科并发症:预防肌肉萎缩,预防关节内血肿和积液、感染等。

(五)家庭护理

1.饮食

高蛋白、高纤维素、高钙、低脂饮食。患者热量摄入不宜过多,但营养必须充足,提倡少食多餐,每天饮水1000～1500 mL,有慢性病患者应根据病情不同适当调整。

2.生活注意事项

(1)避免进行剧烈的竞技体育运动,适当地进行一些膝关节非负重运动,例如骑行、游泳等。

(2)保持体重,避免骨质疏松。

(3)避免剧烈跳跃、急转急停。

六、规范化沟通

为征得患者合作取得最佳治疗效果,并避免医疗纠纷,接诊后向患者详细说明:

(1)该病为老年退行性疾病,疼痛等症状可能减轻,但病情不可逆转,避免患者期望值过高而出现医疗纠纷。

(2)该病为慢性疾病难以一次治愈,常需两到三次治疗;但为避免过度使用糖皮质激素而引起不良反应,消炎镇痛治疗一年内不宜超过五次,如关节腔内注射三次无效应考虑改用其他方法进行治疗。

(3)关节腔内注射属于创伤性操作,可能引起感染等并发症;高龄、心脏病患者需注意因操作刺激诱发的心脑血管疾病。

(4)消炎镇痛液内含有糖皮质激素,此为治疗必须用药,糖尿病患者需注意检测和控制血糖。

(5)关节组织的功能保护和康复训练是避免骨关节炎反复发作与恶化的重要方法,患者应尽可能减轻膝关节运动负担,并积极进行非负重膝关节运动,如游泳骑行等。

(赵文文)

第四节　类风湿关节炎

类风湿关节炎(theumatoidarthritis,RA)是一种病因不明、以关节滑膜炎症为特征的慢性全身性自身免疫病,多见于中年女性,我国患病率为 $0.32\%\sim0.36\%$,男女之比约为 $1:3$。主要表现为对称性、慢性、进行性多关节炎。关节滑膜的慢性炎症、增生、形成血管翳,侵犯关节软骨、软骨下骨、韧带和肌腱等,造成关节软骨、骨和关节囊破坏,最终导致关节畸形和功能丧失。本病还可累及多器官、多系统,引起系统性病变,常见的有心包炎、心肌炎、胸膜炎、间质性肺炎等。系统性病变的病理学基础是血管炎。

一、临床表现

(一)全身症状

患者常先有几周至几个月的疲倦乏力、体重减轻、胃纳不佳、低热、手足麻木等症状。

(二)关节局部表现

典型患者表现为对称性的多关节炎。周围小关节和大关节均可受到侵犯,但以指间关节、掌指关节、腕关节及足关节最为常见,其次为肘、肩、踝、膝、颈、颞颌及髋关节。远端指间关节、脊柱、腰骶关节极少受累。RA的另一个特点是一对关节的炎症尚未完全消退,而另一对关节又出现炎症,这明显有别于风湿热的游走性关节炎。受累关节因炎症所致充血水肿和渗液,局部可表现为肿胀、疼痛、活动障碍和晨僵等。

(三)关节外表现

RA的关节病变仅造成功能障碍致残,而关节外表现则是其死亡的主要原因。

1.类风湿结节

$15\%\sim20\%$ 的RA患者有类风湿结节,大多见于疾病病程的晚期。类风湿因子持续阳性,有严重的全身症状者,结节易发生在关节隆突部以及经常受压部位,如肘关节鹰嘴突附近、足跟、腱鞘、手掌屈肌腱鞘、膝关节周围等均为好发部位。结节大小不等,直径数毫米至数厘米,一般为数个,触之有坚韧感,无压痛。

2.肺部表现

RA损害可致结节性肺病、弥漫性肺间质纤维化、胸膜炎等。

3.心脏表现

RA可伴发心包炎、心肌炎、心肌膜炎和心瓣膜炎。

4.其他

RA患者可出现神经系统病变、眼部病变和肾损害等。

二、诊断

RA的诊断主要靠临床表现、自身抗体及X射线改变。典型的病例按1987年美国风湿病学学会分类标准诊断并不困难，但以单关节炎为首发症状的某些不典型、早期类风湿关节炎常被误诊或漏诊。对这些患者，除了血、尿常规及血沉、C反应蛋白、类风湿因子等检查外，还应进一步结合免疫学检查、影像检查、滑液检查、滑膜检查等进行综合分析，对可疑RA患者要定期复查，密切随访。

三、治疗原则

目前对RA尚无特效治疗方法，治疗目的是缓解关节症状，延缓病情发展，减少残废发生，尽可能维护关节的功能，改善患者的生活质量。

四、护理措施

（一）一般护理

1.休息

适当休息，加强营养；发热、关节肿痛等全身症状明显者应卧床休息。

2.体育锻炼

加强锻炼，预防关节畸形；过度休息和限制活动可导致关节废用，甚至促进关节强直，应待病情改变后应逐渐增加活动。

（二）药物护理

治疗RA的常用药物分为四大类，即非甾体类抗炎药（NSAIDs）、慢作用药物（SAARDs）、糖皮质激素和植物药。注意观察用药效果和药物不良反应。

（三）物理治疗

热疗用于止痛和使肌肉松弛，一般以辐射热和温热最好，热水浴、石蜡浴、中药熏蒸可减轻晨僵症状。局部肿胀、压痛明显者，可用超激光照射治疗。

（四）注射疗法和针刀疗法

对于局部症状突出、肿胀、压痛明显者，可对关节周围痛点进行注射治疗，往往能迅速缓解症状，而且不良反应少，操作简便，风险小。对关节内类固醇注射，则应严格掌握适应证，防止出现关节内感染等并发症。可根据病情应用针刀松解关节周围粘连组织，以改善关节功能，减少强直和畸形产生。

（五）手术治疗

RA经长期药物治疗后效果不满意，可采用滑膜切除术、关节清理术。有条件者可以关节镜检查确诊后，同时做滑膜切除术或关节清理术，以阻断关节病变的恶性循环。对于晚期关节畸形患者，功能受到影响，可手术矫正畸形，或置换人工关节等。

（六）心理护理

关节疼痛、害怕残疾或已经面对残疾、生活不能自理、经济损失、家庭朋友等关系改变、社交娱乐活动的停止等诸多因素，不可避免地给RA患者带来精神压力；他们渴望治疗，却又担心药物不良反应或对药物实际作用效果信心不足，这又加重了患者的心理负担。医务人员要深入了解患者心理，用临床中治疗成功的实例来说服、开导患者，解除患者疑虑，疏泄其内心的烦恼和苦闷，树立其战胜疾病的信心。要给患者说明本病具有病程长,且易反复发作的特点,同时也要让患者认识到,社会在进步,医学在发展,只要医患密切配合,一定会获得更好的治疗效果。让患者形成"前途光明,道路坎坷"的观念,使其具有"打持久战"的决心和勇气。

（七）其他治疗

生物制剂如抗肿瘤坏死因子(TNF)-α、干细胞移植等新疗法已开始用于 RA 的治疗,其确切疗效和不良反应还待长期观察随访。

（赵文文）

第五节　骨质疏松症

一、概述

骨质疏松是由于骨组织内成骨细胞活性降低而破骨细胞活性相对增高,骨强度降低,致使机体罹患骨折危险性增加为特征的骨骼疾病。骨质疏松症患者椎板蜕变和受损刺激神经末梢;椎体骨小梁萎缩,数量减少,椎体压缩变形,脊柱前屈,腰大肌为了纠正脊柱前屈,加倍收缩,肌肉疲劳甚至痉挛,产生疼痛;新近胸腰椎压缩性骨折后相应部位的脊柱棘突可有强烈压痛及叩击痛,部分患者可呈慢性腰痛。如果相应的脊神经受到压迫会出现四肢放射痛、双下肢感觉运动障碍、肋间神经痛、胸骨后疼痛类似心绞痛;也可出现上腹痛类似急腹症,如果压迫脊髓、马尾还会影响膀胱、直肠功能。疼痛科治疗骨质疏松症引起的疼痛方法包括:使用二磷酸盐、降钙素、骨化三醇等药物抑制骨吸收、并促进骨再生,以恢复骨代谢平衡;同时使用非甾体解热镇痛药和弱阿片类药物解除疼痛。

二、临床表现

疼痛、脊柱变形和发生脆性骨折是骨质疏松症最典型的临床表现。但许多骨质疏松患者早期常无明显的症状,往往在骨折发生后经 X 线或骨密度检查时才发现有骨质疏松。

（一）疼痛

患者可有腰背疼痛或周身骨骼疼痛,负荷增加时疼痛加重或活动受限,严重时翻身、起坐及行走有困难。

（二）脊柱变形

骨质疏松严重者可有身高缩短和驼背,脊柱畸形和伸展受限。胸椎压缩性骨折会导致胸廓畸形,影响心肺功能。腰椎骨折可能会改变腹部解剖结构,引起便秘、腹痛、腹胀、食欲减低和过早饱胀感等。

（三）骨折

脆性骨折是指低能量或非暴力骨折,如日常活动而发生的骨折为脆性骨折。常见部位为胸、腰椎,髋部、桡尺骨远端和肱骨近端。其他部位也可发生骨折。发生过一次脆性骨折后,再次发生骨折的风险明显增加。

三、诊断标准

骨密度降低或 QCT 诊断确切。

四、治疗前准备

(1)诊断明确。

(2)常规化验检查无使用二磷酸盐禁忌证。

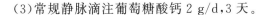

(3)常规静脉滴注葡萄糖酸钙 2 g/d,3 天。

五、治疗方法及过程

(1)原发性骨质疏松症确诊;入院常规检查无肝肾功能异常;心血管系统功能无显著异常患者。

(2)鲑鱼降钙素(鼻喷或皮下注射,按制剂说明书使用)1 次/日(至骨疼痛消失)。

(3)伊班膦酸钠 2 mg 入 500 mL 生理盐水,缓慢静脉滴注(4 小时以上)。或唑来膦酸 1 mg 入 250 mL 生理盐水,静脉滴注(1 小时以上)。

(4)口服氨酚羟考酮 5 mg,每 6 小时 1 次。消化道溃疡病患者可口服盐酸羟考酮缓释片 10 mg,2 次/日。

六、护理措施

(一)病情观察

注意观察有无新发部位疼痛或原有疼痛加重,有无肢体活动受限。

(二)饮食护理

给予富含钙和维生素 D 的食物,含钙丰富的食物有奶类、蛋类、豆类及豆制品、海产品等;富含维生素 D 的食物有鱼肝油、肝脏、蛋黄、牛奶等。避免高蛋白及高钠饮食,不要饮浓茶、浓咖啡及碳酸饮料,戒烟戒酒。

(三)活动护理

通过抗阻力运动增加肌力以及活动的协调性;避免易导致骨折风险增加的运动,如持重、高强度及大幅度运动等。

(四)疼痛护理

疼痛加重期应以安静休息为主,使用硬板床,取仰卧位或侧卧位。遵医嘱使用镇痛剂或抗炎药物,应用镇痛药物时要注意消化系统的反应。

(五)用药护理

指导患者遵医嘱按时服药,并指导患者药物的服用方法,严密观察药物治疗的效果及不良反应。

(六)心理护理

护理人员注意疏解患者心理压力,保持心情舒畅。

(七)健康指导

1.安全指导

避免跌倒和外力冲击是预防骨质疏松性骨折的有效措施。指导患者改善生活环境;如清除地板上的杂物,浴室装防滑措施,运动和乘车时做好腰部护理;适当进行抗阻力运动,以减少跌倒风险。

2.运动指导

经常进行适量体育锻炼,但不宜过于剧烈,并注意长期坚持。

3.用药指导

指导患者检查服药的重要性。不可随意停药或滥用药物,特别是激素类药物。

(八)家庭护理

1.心理护理

指导家庭其他成员关心患者,给予生活照护,帮助患者树立积极态度,提高生活质量。

2.生活方式

避免酗酒、吸烟、饮浓茶、浓咖啡以及碳酸饮料的习惯,保证充分睡眠,增加户外活动,多晒太阳。

3.饮食

进食含钙丰富的食物,如乳制品、豆制品、蔬菜以及海产品等;富含维生素 D 的食物,如禽、蛋、肝等。

4.骨折预防

改变姿势时动作应缓慢,必要时使用手杖或助行器,以增加其活动时的稳定性。改善生活环境,如清除地板杂物、保持地面整洁干燥、浴室安装防滑设施、不举重物、光线充足、衣着合体等。

5.疼痛护理

骨质疏松症患者休息时应卧于加薄垫的木板上,在腰下垫一薄枕可缓解腰背部疼痛;也可以应用音乐、暗示等方法缓解疼痛;必要时遵医嘱应用镇痛药物。

6.用药指导

家属应当监督患者合理用药情况,及时了解药物的不良反应及服用时的注意事项。如钙剂不宜与绿色蔬菜一起服用,宜在睡前嚼服,同时注意多饮水,以减少便秘和结石的发生;二膦酸盐类药物应当在晨起空腹服用,不能平卧,以减少对消化道的刺激。

7.定期复查:

半年到一年复查骨密度;注意监测血尿钙水平。

七、规范化沟通

(1)病情交代:讲明疾病的诊断,目前国内外的治疗方式,拟采用的手术治疗方案。

(2)交代治疗具体方案、风险,以及针对并发症的预防措施。

(3)交代预计花费费用、住院时间因患者年龄、体质及并发症情况而异。

(4)患者家属配合医护人员所做的工作。

(赵文文)

第六节　强直性脊柱炎

强直性脊柱炎(Ankylosing spondylitis,AS)是以骶髂关节和脊柱附着点炎症为主要症状的疾病。与HLA-B27呈强关联。某些微生物(如克雷白杆菌)与易感者自身组织具有共同抗原,可引发异常免疫应答使四肢大关节及椎间盘纤维环及其附近结缔组织纤维化和骨化,导致关节强直为病变特点的慢性炎性疾病。

一、流行病学与好发人群

强直性脊柱炎属风湿病范畴,是血清阴性脊柱关节病的一种。该病病因尚不明确,属自身免疫性疾病。我国的患病率约为0.3%。好发于15~30岁的男性,女性少见。有遗传倾向。

二、病因与病理

(一)病因

迄今未明,一般认为,本病是一组多基因遗传病。

1.遗传基础

患者的直系亲属中50%具有HLA-B27阳性,发病者为20%,明显高于非强直性脊柱炎患者的家属。除与MHCⅠ类基因HLAB27高度相关外,可能还和HLA区域内以及HLA区域外的其他基因以及某些基因多态性相关。迄今已发现28种以上的HLA-B27亚型。流行病学资料表明,AS与B2704、B2705和B2702呈正相关,而与B2709和B2706呈负相关。

2.感染因子

感染可能是发生因素之一,可能与克雷白杆菌感染有关。本病常合并前列腺炎,溃疡性结肠炎等。一般认为 AS 和泌尿生殖道沙眼衣原体、某些肠道病原菌如志贺菌、沙门菌、结肠耶尔森菌等感染有关。推测这些病原体激发了机体的炎症应答和免疫应答,造成组织损伤而引起疾病。

3.自身免疫

60%的患者血中补体增高,血中有免疫复合物,IgA、IgG、IgM 和 C4 水平均增高。

（二）病理

AS 病理表现以非特异性肉芽肿性滑膜炎及纤维素沉积为主,伴以纤维化和骨化、滑膜增厚,巨噬、淋巴和浆细胞浸润,可出现滑膜炎症、软组织水肿及骨质疏松。原发部位:韧带和关节囊的附着部。病变发展:滑膜炎症及血管翳侵蚀破坏关节软骨及软骨下骨,以增殖性变化明显,而渗出性变化较轻。明显的纤维增殖后,出现软骨化生及软骨内化骨,从而导致关节骨性强直及关节囊钙化。

三、临床表现

（一）初期症状

对于 16～25 岁青年,尤其是青年男性。强直性脊柱炎一般起病比较隐匿,早期可无任何临床症状,有些患者在早期可表现出轻度的全身症状,如乏力、消瘦、长期或间断低热、厌食、轻度贫血等。由于病情较轻,患者大多不能早期发现,致使病情延误,失去最佳治疗时机。

（二）关节病变表现

AS 患者多有关节病变,且绝大多数首先侵犯骶髂关节,以后上行发展至颈椎。少数患者先由颈椎或几个脊柱段同时受侵犯,也可侵犯周围关节,早期病变处关节有炎性疼痛,伴有关节周围肌肉痉挛,有僵硬感,晨起明显。也可表现为夜间疼,经活动或服止痛剂缓解。随着病情发展,关节疼痛减轻,而各脊柱段及关节活动受限和畸形,晚期整个脊柱和下肢变成僵硬的弓形,向前屈曲。

1.骶髂关节炎

约 90%AS 患者最先表现为骶髂关节炎。以后上行发展至颈椎,表现为反复发作的腰痛,腰骶部僵硬感,间歇性或两侧交替出现腰痛和两侧臀部疼痛,可放射至大腿,无阳性体征,伸直抬腿试验阴性。但直接按压或伸展骶髂关节可引起疼痛。有些患者无骶髂关节炎症状,仅 X 线检查发现有异常改变。约 3%的 AS 颈椎最早受累,以后下行发展至腰骶部,7%的 AS 几乎脊柱全段同时受累。

2.腰椎病变

腰椎受累时,多数表现为下背部和腰部活动受限。腰部前屈、背伸、侧弯和转动均可受限。体检可发现腰椎脊突压痛,腰椎旁肌肉痉挛;后期可有腰肌萎缩。

3.胸椎病变

胸椎受累时,表现为背痛、前胸和侧胸痛,最常见为驼背畸形。如肋椎关节、胸骨柄体关节、胸锁关节及肋软骨间关节受累时,则呈束带状胸痛,胸廓扩张受限,吸气咳嗽或打喷嚏时胸痛加重。严重者胸廓保持在呼气状态,胸廓扩张度较正常人降低 50%以上,因此只能靠腹式呼吸辅助。由于胸腹腔容量缩小,造成心肺功能和消化功能障碍。

4.颈椎病变

少数患者首先表现为颈椎炎,先有颈椎部疼痛,沿颈部向头部臂部放射。颈部肌肉开始时痉挛,以后萎缩,病变进展可发展至颈胸椎后凸畸形。头部活动明显受限,常固定于前屈位,不能上仰、侧弯或转动。严重者仅能看到自己足尖前方的小块地面,不能抬头平视。

5.周围关节病变

约半数 AS 患者有短暂的急性周围关节炎,约 25%有永久性周围关节损害。一般多发生于大关节,下肢多于上肢。肩关节受累时,关节活动受限,疼痛更为明显,梳头、抬手等活动均受限。侵犯膝关节时则关节呈代偿性弯曲,使行走、坐立等日常生活更为困难。极少侵犯肘、腕和足部关节。此外,耻骨联合亦可受累,骨盆上缘、坐骨结节、股骨大粗隆及足跟部可有骨炎症状,早期表现为局部软组织肿、痛,晚期有骨性粗大。一般周围关节炎可发生在脊柱炎之前或以后,局部症状与类风湿关节炎不易区别,但遗留畸形者较少。

（三）关节外表现

AS的关节外病变,大多出现在脊柱炎后,偶有骨骼肌肉症状之前数月或数年发生关节外症状。AS可侵犯全身多个系统,并伴发多种疾病。

1.心脏病变

以主动脉瓣病变较为常见。临床有不同程度主动脉瓣关闭不全者约1%;约8%的患者可能发生心脏传导阻滞,可与主动脉瓣关闭不全同时存在或单独发生,严重者因完全性房室传导阻滞而发生阿-斯综合征。当病变累及冠状动脉口时,可发生心绞痛。少数发生主动脉肌瘤、心包炎和心肌炎。

2.眼部病变

长期随访,25%的AS患者有结膜炎、虹膜炎、眼色素层炎或葡萄膜炎,后者偶可并发自发性眼前房积血。虹膜炎易复发,病情越长发生率越高,但与脊柱炎的严重程度无关,有周围关节病者常见,少数可先于脊柱炎发生。眼部疾病常为自限性,有时需用皮质激素治疗,有的未经恰当治疗可致青光眼或失明。

3.耳部病变

在发生慢性中耳炎的AS患者中,其关节外表现明显多于无慢性中耳炎的AS患者。

4.肺部病变

少数AS患者后期可并发上肺叶斑点状不规则的纤维化病变,表现为咳痰、气喘,甚至咯血,并可能伴有反复发作的肺炎或胸膜炎。

5.神经系统病变

由于脊柱强直及骨质疏松,易使颈椎脱位和发生脊柱骨折,从而引起脊髓压迫症。如发生椎间盘炎则引起剧烈疼痛。AS后期可侵犯马尾,发生马尾综合征,而导致下肢或臀部神经根性疼痛,骶神经分布区感觉丧失,跟腱反射减弱及膀胱和直肠等运动功能障碍。

6.淀粉样变

为AS少见的并发症。

7.肾及前列腺病变

与RA相比,AS极少发生肾功能损害,但有发生IgA肾病的报告。AS并发慢性前列腺炎较对照组增高,其意义不明。

四、检查

（一）体格检查

常见体征为骶髂关节压痛,脊柱前屈、后伸、侧弯和转动受限,胸廓活动度减低,枕墙距>0等。

1.骶髂关节检查

常用"4"字试验。方法:患者仰卧,一腿伸直,另腿屈曲置直腿上(双腿呈"4"字状)。检查者一手压直腿侧髂嵴,另一手握屈腿膝上搬、下压。如骶髂部出现疼痛,提示屈腿侧存在骶髂关节病变。

2.腰椎活动度检查

常用Schober试验。方法:患者直立,在背部正中线髂嵴水平作一标记为0,向下做5 cm标记,向上做10 cm标记。令患者弯腰(保持双腿直立),测量上下两个标记间距离,增加少于4 cm者为阳性。

3.胸廓活动度检查

患者直立,用刻度软尺测其第4肋间隙水平(女性乳房下缘)深呼、吸之胸围差,小于2.5 cm为异常。

4.枕墙距检查

患者直立,足跟、臀、背贴墙,收颏,眼平视,测量枕骨结节与墙之间的水平距离,正常为0。

（二）实验室及影像学检查

1.实验室检查

AS并没有高度特异性的实验室检查可以确诊,但仍有一些实验室检查可协助本病的诊断:

(1)血红蛋白(Hb)及红细胞(RBC)检查:两值可降低。

（2）血沉（ESR）测定：活动期可增快。

（3）血清 C 反应蛋白测定（CRP）：活动期可升高。

（4）血清碱性磷酸酶（AKP）测定：严重患者可升高。

（5）免疫球蛋白（Ig）测定：免疫球蛋白 A、G、M（IgA、IgG、IgM）值可升高。

（6）组织相容性抗原 HLA-B27 测定：90%以上阳性，故临床表现不典型时，本指标有诊断参考价值。

（7）血清抗肺炎克雷白杆菌抗体及粪便肺炎克雷白杆菌检查：活动期前者可为阳性，后者检出率较高。

2.影像学检查

包括 X 线、CT 及 MRI 检查。

（1）常规 X 线：经济简便，应用最广。临床常规照骨盆正位像，除观察骶髂关节外，还便于了解髋关节、坐骨、耻骨联合等部位病变。腰椎是脊柱最早受累部位，除观察有无韧带钙化、脊柱"竹节样"变、椎体方形变以及椎小关节和脊柱生理曲度改变等外，尚可除外其他疾患。

（2）骶髂关节 CT 检查：CT 分辨力高，层面无干扰，能发现骶髂关节轻微的变化，有利于早期诊断。对常规 X 线片难以确诊的病例，有利于明确诊断。

（3）骶髂关节 MRI 检查：MRI 检查能显示软骨变化，因此能比 CT 更早期发现骶髂关节炎。借助造影剂进行动态检查，还可以估计其活动程度，有利于疗效评价和预后判定。但价格较贵，尚难普及。

3.骶髂关节活检

在 CT 导引下进行骶髂关节穿刺，获得组织进行病理检查，可在"放射学骶髂关节炎"出现以前进行诊断。

五、诊断依据

常用 1966 年纽约标准和 1984 年修订的纽约分类标准。

六、治疗方法

AS 尚无根治方法。但是患者如能及时诊断及合理治疗，可以达到控制症状并改善预后。应通过非药物、药物和手术等综合治疗，缓解疼痛和发僵，控制或减轻炎症，保持良好的姿势，防止脊柱或关节变形，以及必要时矫正畸形关节，以达到改善和提高患者生活质量目的。

（一）非药物治疗

（1）对患者及其家属进行疾病知识的教育是整个治疗计划中不可缺少的一部分，有助于患者主动参与治疗并与医师的合作。长期计划还应包括患者的社会心理和康复的需要。

（2）劝导患者要谨慎而不间断地进行体育锻炼，以取得和维持脊柱关节的最好位置，增强椎旁肌肉和增加肺活量，其重要性不亚于药物治疗。

（3）站立时应尽量保持挺胸、收腹和双眼平视前方的姿势。坐位也应保持胸部直立。应睡硬板床，多取仰卧位，避免促进屈曲畸形的体位。枕头要矮，一旦出现上胸或颈椎受累应停用枕头。

（4）减少或避免引起持续性疼痛的体力活动。定期测量身高。保持身高记录是防止不易发现的早期脊柱弯曲的一个好措施。

（5）对疼痛或炎性关节或其他软组织选择必要的物理治疗。

（二）药物治疗

1.非甾体类抗炎药（简称抗炎药）

这一类药物可迅速改善患者腰背部疼痛和发僵，减轻关节肿胀和疼痛及增加活动范围，无论早期或晚期 AS 患者的症状治疗都是首选的。抗炎药种类繁多，但对 AS 的疗效大致相当。

2.柳氮磺吡啶

本品可改善 AS 的关节疼痛、肿胀和发僵，并可降低血清 IgA 水平及其他实验室活动性指标，特别适用于改善 AS 患者的外周关节炎，并对本病并发的前葡萄膜炎有预防复发和减轻病变的作用。至今，本品对 AS 的中轴关节病变的治疗作用及改善疾病预后的作用均缺乏证据。通常推荐用量为每天 2.0 g，分

2～3次口服。剂量增至3.0 g/d,疗效虽可增加,但不良反应也明显增多。本品起效较慢,通常在用药后4～6周。为了增加患者的耐受性。一般以0.25 g,每天3次开始,以后每周递增0.25 g,直至1.0 g,每天2次,或根据病情,或患者对治疗的反应调整剂量和疗程,维持1～3年。为了弥补柳氮磺吡啶起效较慢及抗炎作用欠强的缺点,通常选用一种起效快的抗炎药与其并用。本品的不良反应包括消化系症状,皮疹,血细胞减少,头痛、头晕以及男性精子减少及形态异常(停药可恢复)。磺胺过敏者禁用。

3.甲氨蝶呤

活动性AS患者经柳氮磺吡啶和非甾体类抗炎药治疗无效时,可采用甲氨蝶呤。但经对比观察发现,本品仅对外周关节炎、腰背痛和发僵及虹膜炎等表现,以及血沉和C反应蛋白水平有改善作用,而对中轴关节的放射线病变无改善证据。通常以甲氨蝶呤7.5～15 mg,个别重症者可酌情增加剂量,口服或注射,每周1次,疗程0.5～3年不等。同时,可并用1种抗炎药。尽管小剂量甲氨蝶呤有不良反应较少的优点,但其不良反应仍是治疗中必须注意的问题。这些包括胃肠不适,肝损伤,肺间质炎症和纤维化,血细胞数减少,脱发,头痛及头晕等,故在用药前后应定期复查血常规,肝功能及其他有关项目。

4.糖皮质激素

少数病例即使用大剂量抗炎药也不能控制症状时,甲泼尼龙15 mg/(kg·d)冲击治疗,连续3天,可暂时缓解疼痛。对其他治疗不能控制的下背痛,在CT指导下行皮质类固醇骶髂关节注射,部分患者可改善症状,疗效可持续3个月左右。本病伴发的长期单关节(如膝)积液,可行长效皮质激素关节腔注射。重复注射应间隔3～4周,一般不超过2～3次。糖皮质激素口服治疗既不能阻止本病的发展,还会因长期治疗带来不良反应。

5.其他药物

一些男性难治性AS患者应用沙利度胺(Thalidomide,又名沙利度胺)后,临床症状和血沉及C反应蛋白均明显改善。初始剂量50 mg/d,每10天递增50 mg,至200 mg/d维持,国外有用300 mg/d维持。用量不足则疗效不佳,停药后症状易迅速复发。本品的不良反应有嗜睡,口渴,血细胞数下降,肝酶增高,镜下血尿及指端麻刺感等。因此对选用此种治疗者应做严密观察,在用药初期应每周查血和尿常规,每2～4周查肝肾功能。对长期用药者应定期做神经系统检查,以便及时发现可能出现的外周神经炎。

(三)生物制剂

国外已将抗肿瘤坏死因子-α用于治疗活动性或对抗炎药治疗无效的AS,至今有Infliximab和Etanercept两种制剂。

(四)微创疗法

1.物理治疗

物理疗法可消除局部炎症,增加局部血液循环,使肌肉放松,减轻压痛,有利于关节活动,保持正常功能,防止畸形。一般可用热疗,如热水浴、温泉或矿泉浴、药浴等,亦可采用超激光治疗。

2.注射疗法及针刀疗法

对AS患者脊柱小关节、脊间韧带等处注射类固醇激素复合液后,应用针刀松解棘间韧带,并行按压手法矫正,以增加关节活动度,改善关节功能。对其他治疗不能控制的下背痛,可行骶髂关节注射治疗。对本病伴发的长期单关节(如膝)积液,可在抽吸积液后,行长效皮质激素关节腔注射,疗效显著。近年来,疼痛临床医师将低浓度臭氧用于病变脊柱小关节、棘间韧带、外周关节腔、肌肉附着点注射亦取得了较好疗效。

(五)外科治疗

髋关节受累引起的关节间隙狭窄,强直和畸形,是本病致残的主要原因。为了改善患者的关节功能和生活质量,人工全髋关节置换术是最佳选择。置换术后绝大多数患者的关节痛得到控制,部分患者的功能恢复正常或接近正常,90%置入关节的寿命在10年以上。

应强调指出的是,本病在临床上表现的轻重程度差异较大,有的患者病情反复持续进展,有的长期处于相对静止状态,可以正常工作和生活。但是,发病年龄较小,髋关节受累较早,反复发作虹膜睫状体炎和继发性淀粉样变性,诊断延迟,治疗不及时和不合理,以及不坚持长期功能锻炼者预后差。总之,这是一种慢性进展性疾病,应在专科医师指导下长期随诊。

七、护理措施

(一)一般护理措施

1.缓解疼痛

(1)环境和体位:保持病房整洁安静舒适,保持空气流通。疼痛较前减轻者,可采取合适体位,减少局部压迫以缓解疼痛。

(2)局部制动:疼痛严重者,要严格卧床休息,减少局部活动,行轴线翻身,局部给予制动,减轻疼痛。

(3)合理用药:必要时给予止痛药物。

(4)心理护理:在患者身心处于极度痛苦的情况下,要了解患者的心理状态,解除患者的顾虑。

2.改善营养

(1)饮食:鼓励患者进食高热量,高蛋白,高维生素饮食,注意膳食结构的均衡。

(2)营养支持:如患者食欲差,经口摄入难以满足营养需要,可以根据医嘱为患者提供肠内或者肠外营养支持。

(3)对于贫血或者低蛋白血症的患者,根据医嘱给予分次输入新鲜血或者人体血清蛋白。

3.维持有效的气体交换

(1)加强病情观察,严密监测患者生命体征,如遇特殊情况及时通知医师,协助医师给予处理。

(2)保持呼吸道通畅,指导患者进行有效的气体交换和正确的咳嗽。

(二)康复锻炼

一般还是以拉伸软组织锻炼肌肉力量为主,使钙化的软组织紧张缓解,肌肉力量增强了关节压力就没那么大,早期患者可以通过游泳锻炼,不过要注意游完泳尽快更衣,以免着凉加重症状。中后期患者,关节活动受限,游泳力不从心了,可以以单杠俯卧撑为主,不过每次锻炼要注意强度不能太大,时间要根据自身情况控制好。

(1)应避免强力负重,使病变加重。避免长时间维持一个姿势不动。若要长时间坐着时,至少每小时要起来活动十分钟。勿用腰背束缚器(会减少活动),使脊椎炎恶化。

(2)睡眠时避免垫枕头且不睡软床。睡觉时最好是平躺保持背部直立。

(3)清晨起床背脊僵硬时,可以热水浴来改善。热敷对于缓解局部疼痛亦有部分疗效。不抽烟,以免造成肺部伤害。

(4)慎防外伤,开车时一定系上安全带,尽量不要骑机动车。

(5)在寒冷、潮湿季节中,更应防范症状复发。

(6)胃肠道及泌尿道的感染常诱发脊椎炎,故应该注意饮食卫生,多喝开水,多吃青菜水果,避免憋尿及便秘。

(7)注意其他家族成员有无强直性脊柱炎的症状,如下背酸痛,晨间僵硬等。若有,应尽早就医。

(赵文文)

第七节　痛风性关节炎

痛风性关节炎是由于尿酸盐沉积在关节囊、滑囊、软骨、骨质和其他组织中而引起病损及炎性反应,多有遗传因素,好发于 40 岁以上男性,多见于第一跖趾关节,也可发生于其他较大关节,尤其是踝部与足部关节。

一、流行病学与好发人群

痛风多见于中年男性,男女发病比例为 20∶1。而且,女性患痛风性关节炎几乎都是在绝经以后,这可能与卵巢功能的变化及性激素分泌的改变有一定的关系。目前美国成年人痛风患病率为 3.9%,全美有约 830 万痛风患者。

二、病因与病理

尿酸是嘌呤代谢的最终产物。痛风是长期嘌呤代谢障碍、血尿酸增高引起。如果患者无临床症状,血中尿酸浓度高于正常值,称为"高尿酸血症"。血中尿酸浓度如果达到饱和溶解度的话,这些物质最终形成结晶体,积存于软组织中。最终导致身体出现炎症反应。痛风可以由饮食、天气变化如温度和气压突变、外伤等多方面引发。家族倾向,遗传模式尚不清楚。

三、发病机制

普遍认为与多形核白细胞有关。痛风时滑膜组织和关节软骨释放的尿酸钠晶体被关节液的白细胞吞噬。白细胞破坏释放出蛋白酶和炎性因子进入滑液。酶、炎性因子又使关节中的白细胞增多,于是有更多的吞噬了尿酸盐结晶的白细胞相继破裂释放出酶和炎性成分,形成恶性循环进一步导致急性滑膜炎和关节软骨破坏。

尿酸在组织中的浓度很低,特别是体液 pH 低时。当血尿酸浓度超过 80 mg/L 时,即有尿酸盐沉积,常见部位为关节囊、软骨和骨端骨松质,亦可见于肾脏及皮下结缔组织。局部积聚过多,则形成痛风石。

四、临床表现

通常分为 3 期。

(一)急性关节炎期

多在夜间突然发病。受累关节剧痛,首发关节常累及第一跖趾关节,其次为踝、膝等。关节红、肿、热和压痛。全身无力、发热、头痛等。可持续 3~11 天。饮酒、暴食、过劳、着凉、手术刺激、精神紧张均可成为发作诱因。

(二)间歇期

数月或数年,随病情反复发作,间期变短、病期延长、病变关节增多,渐转成慢性关节炎。

(三)慢性关节炎期

由急性发病转为慢性关节炎期平均 11 年左右,关节出现僵硬畸形、运动受限。30% 左右患者可见痛风石和发生肾脏并发症,以及输尿管结石等。晚期有高血压、肾和脑动脉硬化、心肌梗死。少数患者死于肾衰竭和心血管意外。

五、检查

(一)体格检查

以第一跖趾关节疼痛、压痛及活动障碍最多见。其次为踝、手、腕、膝、肘等关节处红、肿、热、痛。疼痛关节呈暗红,压之褪色但放手又变暗红。肢体有痛风结石形成者,肿胀日久可见皮下白色结石沉积于肌腱、筋膜、关节囊等处。

(二)实验室及影像学检查

1.血尿酸检查

血中尿酸盐浓度升高,正常值男性 237.9~356.9 μmol/L(4~6 mg/dL),女性 178.4~297.4 μmol(3~5 mg/dL),当血尿酸超过 390 μmol/L 才可诊断为高尿酸血症。当血尿酸超过 420 μmol/L 时,高尿酸血症已十分明确。发作期血细胞沉降率快,CRP 升高;关节液镜检示有尿酸盐结晶。

2.X 线片

该法可以精确的检查出痛风性关节炎患者在关节上的病变程度和症状表现,所以痛风性关节炎患者要进行必要的 X 线片检测。患者早期有关节肿胀,后期在关节近骨端处有虫蚀状或穿凿状缺损,晚期关节间隙狭窄,重者骨破坏广泛,软组织肿胀明显,在痛风石钙化者可见钙化影。这是常见的痛风性关节炎的检查方法。

3.CT 及 MRI 检查

可以帮助患者及时诊断痛风性关节炎病情的检查方法,尤其是在患者发病早期,这种检查方法有助于痛风性关节炎的早期诊断,让患者尽快采取有效的治疗方法,避免病情的延误。

六、诊断依据

临床表现、化验、X 线检查有助于诊断,但完全确诊要由滑膜或关节液查到尿酸盐结晶,因为牛皮癣性关节炎和类风湿关节炎有时尿酸含量也升高。

诊断标准:①急性关节炎发作一次以上,在 1 天内即达到发作高峰。②急性关节炎局限于个别关节,整个关节呈暗红色。第一跖趾关节肿痛。③单侧跗骨关节炎急性发作。④有痛风石。⑤高尿酸血症。⑥非对称性关节肿痛。⑦发作可自行停止。凡具备上述条件 3 条以上,并可排除继发性痛风者即可确诊。

七、治疗方法

(一)急性期的治疗

应去除诱因并控制关节炎的急性发作。常用药物如下。

1.非甾体类抗炎药

急性期首选的止痛药物,如双氯芬酸钠、双氯芬酸钾或塞来昔布、美洛昔康等。症状控制后停药。应用期间注意监测血肌酐水平。

2.秋水仙碱

非甾类抗炎药无效时可考虑应用,开始时小量口服,直至症状缓解或出现药物副作用时停药。用药期间监测不良反应。

3.糖皮质激素

如果有肾功能不全的患者,急性期可以考虑糖皮质激素,临床常选用德宝松肌内注射。关节内注射糖皮质激素对秋水仙碱和非甾体抗炎药无效的累及较少关节关节炎效果好。

(二)镶解期的治疗

主要目的为降低血尿酸水平,预防再次急性发作。

1.抑制尿酸生成药物

别嘌醇,根据尿酸水平从小量开始逐渐加量。

2.促进尿酸排泄药物

常用促进尿酸排泄药物为苯溴马隆。

应强调的是,降尿酸药物可能诱发急性关节炎,因此在急性期不宜使用,而且此类药物均应从小剂量开始使用。

(三)无症状高尿酸血症的治疗

一般治疗包括减肥、控制血脂、减少非必要的利尿剂应用、控制饮食等。同时对共患的高血压、高血脂、高血糖等病症予以积极治疗。降尿酸药物的应用时机目前尚无定论。由于无症状高尿酸血症的患者 5%～15% 发展为痛风,如有心血管病或其他高危因素,应在血尿酸持续高于 480 μmol/L 时开始规律降尿酸治疗。如无心血管病等高危因素,则可在血尿酸高于 540 μmol/L 时开始持续降尿酸治疗。

八、护理措施

(一)预防措施

1.饮食

低嘌呤、低脂、低盐、低蛋白饮食,并应戒酒,多吃碱性食物,以防痛风急性发作,并有利于尿酸排泄。

2.多饮水

每天饮水量应＞2000 mL。

(二)痛风护理常规

1.疼痛

(1)休息与体位:根据患者的全身情况和受累关节的病变性质,部位,多少及范围,选择不同的休息方式与体位。

(2)协助患者减轻疼痛:①为患者创造适宜的环境,以免患者因感觉超负荷加重疼痛感;②合理应用非药物性止痛措施;③使用物理治疗方法止痛;④遵医嘱用药。

2.躯体活动障碍

(1)功能锻炼:向患者及家属讲解功能锻炼对恢复和维持关节功能的重要性,鼓励缓解期的患者多参与一些力所能及的活动;根据受累关节的不同部位及病变特点,指导患者有规律地进行具有针对性的功能锻炼。

(2)日常生活自理能力的锻炼:鼓励患者生活自理,进行日常生活锻炼。

3.焦虑

(1)心理支持:鼓励患者说出自身感受,与患者一起分析原因,并评估焦虑程度。劝导患者家属多给予关心,理解及心理支持。介绍成功病例及治疗进展,鼓励患者树立战胜疾病的信心。

(2)采用缓解焦虑的技术:教会患者及家属使用减轻焦虑的措施。

(3)病情观察及安全保护:观察患者的精神状态是否正常,发现情绪不稳定、精神障碍或者意识不清者,应做好安全防护和急救措施,防止发生自伤和意外受伤等。

4.悲伤

(1)心理护理:首先认识和疏导患者的负性情绪,重视患者的每一个情绪。鼓励患者自我护理,与患者一起,激发患者对家庭社会的责任感。鼓励患者积极参与各项护理活动。

(2)建立社会支持体系:嘱家属亲友给患者以支持和鼓励。亲人的关心会使患者情绪稳定,从而增强战胜疾病的信心。

(三)健康指导

1.疾病知识指导

帮助患者及家属了解疾病的性质,病程和治疗方案。避免感染、寒冷,潮湿,过劳等各种诱因,注意保暖。强调休息和治疗的重要性,养成良好的生活方式和习惯,在疾病缓解期每天有计划地进行锻炼,增强机体的抗病能力,保护关节功能,延缓功能损害的进程。

2.用药指导与病情监测

指导患者用药方法和注意事项,遵医嘱用药,不要自行停药,换药,增减药量,坚持规则治疗,减少复发。严密观察疗效和不良反应。

3.功能锻炼

让患者及家属了解关节运动的重要性,教会患者如何做各关节的功能锻炼。急性炎症期间不宜剧烈运动,股骨头坏死患者应减少负重运动。

4.定时复查

定期复诊,了解病情发展变化情况,有利于稳定病情,巩固疗效,加速康复。

5.心理支持

保持良好的心理状态,特别是已经出现畸形或者肢残的患者,进行心理疏导,告知患者保持精神愉快也是预防疾病复发的重要因素。

(赵文文)

第四章

介入科护理

第一节 心脏瓣膜病的介入护理

一、二尖瓣狭窄的介入治疗

(一)病因

绝大多数二尖瓣狭窄是风湿热的后遗症。极少数为先天性狭窄或老年性二尖瓣环或环下钙化。好发于 20～40 岁的青壮年,其中 2/3 为女性,约 40％的风湿性心脏病患者为单纯性二尖瓣狭窄。

(二)病理

由于瓣膜交界处和基底部炎症水肿和赘生物形成,纤维化和(或)钙质沉着,瓣叶广泛粘连,腱索融合缩短,瓣叶僵硬,导致瓣口变形和狭窄,狭窄显著时成为一个裂隙样的孔。按病变进程分为隔膜型和漏斗型。隔膜型主瓣体无病变或病变较轻,活动尚可;漏斗型瓣叶明显增厚和纤维化,腱索和乳头肌粘连和缩短,整个瓣膜变硬呈漏斗状,活动明显受限,常伴有不同程度的关闭不全。瓣叶钙化进一步加重狭窄,并可引起血栓形成和栓塞。

(三)临床症状与体征

1.症状

通常情况下,从初次风湿性心肌炎到出现明显二尖瓣狭窄的症状可长达 10 年,此后 10～20 年逐渐丧失活动能力。常见的症状有呼吸困难、咳嗽、咯血、疲乏无力等。左心房扩大和左肺动脉扩张压迫喉返神经可引起声音嘶哑,左心房明显扩大可压迫食管引起吞咽困难,右心衰竭时可出现食欲缺乏、腹胀、恶心等症状。

2.体征

(1)心尖区舒张中晚期低调的隆隆样杂音是其最重要的体征。

(2)心尖区第 1 心音亢进及开瓣音常见于隔膜型,高度提示狭窄的瓣膜仍有一定的柔顺性和活动力,有助于隔膜型二尖瓣狭窄的诊断,对决定手术治疗的方法有一定意义。

(3)肺动脉瓣区第 2 心音亢进、分裂,是肺动脉高压的表现。

(4)其他,二尖瓣面容,表现为面颊、口唇及耳垂发绀,这是心排血量降低、末梢血氧饱和度降低的结果,是中重度的表现。右心室扩大时可产生三尖瓣相对关闭不全的体征,右心功能不全时可出现体循环淤血的体征。

(四)影像学检查

1.心电图

左心房显著扩大时,可出现二尖瓣型 P 波。当合并肺动脉高压时,则显示右心室增大,电轴亦可右偏。

2.X 线

X 线所见与二尖瓣狭窄的程度和疾病的发展阶段有关。仅中度以上狭窄病例在检查时方可发现左心房增大,肺动脉段突出,左支气管抬高,并可有右心室增大等。后前位心影呈梨状,右前斜位显示左心房向后增大,充钡的食管向后移位。其他尚有肺淤血、间质性肺水肿等征象。

3.超声心动图

超声心动图为定性和定量诊断二尖瓣狭窄的可靠方法。二维超声心动图可显示狭窄瓣膜的形态和活动度,测绘二尖瓣口面积。用连续和脉冲多普勒可测定二尖瓣口血流速度,计算跨瓣压差和二尖瓣口面积,还可提供房室大小、室壁厚度和运动、心功能、肺动脉压等信息。

(五)诊断与鉴别诊断

1.诊断

中青年患者有风湿热史,心尖区舒张期隆隆样杂音伴 X 线、心电图及食管钡餐检查显示左心房扩大,一般可做出诊断,确诊有赖于超声心动图。

2.鉴别诊断

(1)可引起心尖区舒张期杂音的疾病:如重度主动脉瓣关闭不全产生的 Austin-Flint 杂音、风湿性心瓣膜炎产生的 Carey-Coombs 杂音等,应结合各特点加以鉴别。

(2)左心房黏液瘤,可产生类似二尖瓣狭窄的症状和体征,但其杂音往往间歇出现,随体位而改变。超声心动图可见二尖瓣前叶后方的云团状肿瘤反射回声,在收缩期退入左心房。

(六)经皮穿刺球囊二尖瓣成形术(PBMV)

PBMV 是一种非外科手术治疗二尖瓣狭窄的新技术,于 1982 年由 Inoue 等首先报道,方法为经静脉穿刺房间隔后进行二尖瓣球囊扩张术。迄今,PBMV 已积累了不少临床经验,取得了较满意的近期临床疗效。我国自 1985 年开展这一工作以来,取得了良好的效果。

1.适应证

有症状的二尖瓣狭窄患者,心功能在 Ⅱ～Ⅲ 级,二尖瓣口面积 0.5～1.5 cm²,瓣叶较柔软、有弹性、无明显增厚及钙化,左心房内无血栓是理想的病例。

2.禁忌证

(1)合并中度或中度以上二尖瓣关闭不全者。

(2)二尖瓣有显著的钙化或硬化者。

(3)右心房巨大者。

(4)心房内有血栓形成或最近 6 个月内有体循环栓塞者。

(5)有严重心脏或大血管转位者。

(6)升主动脉明显扩张者。

(7)脊柱畸形者。

(8)进行抗凝治疗的患者。

(9)有风湿活动者。

(10)全身情况差、不能耐受心导管手术者。

3.操作要点

患者仰卧位,右股静脉穿刺,将直径为 0.81 mm 的导丝送至上腔静脉,沿导丝将心房间隔穿刺导管送至上腔静脉,退出指引导丝,在透视下房间隔穿刺。房间隔穿刺成功的标志:穿刺针的压力监测显示心房压力增高,波形变为左心房压力波形曲线;从穿刺针腔抽出的血流为动脉血,颜色鲜红;从穿刺针注射对比剂时在左心房中弥散。退出穿刺针,注射肝素抗凝,插入专用导丝,扩张股静脉及房间隔穿刺孔,选择 Inoue 球囊导管,一般选 26～29 mm 直径的球囊,送球囊进入左心房,再进入左心室,向球囊注入稀释的对比剂充盈球囊前半部,并在心室内来回移动 2～3 次以防球囊卡在腱索间。然后将球囊导管回拉致使球囊中央正好嵌在二尖瓣口,助手迅速将事先准备好的稀释对比剂推进球囊,使之完全充盈,充盈后立即回抽排空球囊,一次扩张即告完成。球囊在充盈初期因受狭窄的二尖瓣口挤压而呈"腰状征",在扩张后期随球囊膨胀力的增加,使二尖瓣口扩大而显示"腰状征"消失。如一次扩张不满意,可如上反复扩张4～8次。在整个操作过程中需持续监测血压和心电,同时应有心外科医师做好紧急开胸的手术准备,以协助处理可能发生的严重并发症。

4.并发症

(1)心脏压塞:多由于房间隔穿刺所引起。

(2)二尖瓣反流:多因球囊过大、钙化的联合部扩张后不能对合所引起。如有严重二尖瓣反流者,应及时进行二尖瓣置换术。

(3)栓塞:术前通过食管超声心动图检查观察心房内有无血栓,有助于减少本症。

(4)心律失常:可能发生多种心律失常,一般不需特殊处理。

(5)其他:短暂低血压、胸痛、短暂意识障碍、血肿和感染等。

二、主动脉瓣狭窄的介入治疗

(一)病因和病理

1.风心病

风湿性炎症导致瓣膜交界处粘连融合,瓣叶纤维化、僵硬、钙化和挛缩畸形,因而瓣口狭窄。几乎无单纯的风湿性主动脉瓣狭窄,大多伴有关闭不全和二尖瓣损害。

2.先天性畸形

先天性二叶瓣畸形为最常见的先天性主动脉瓣狭窄的病因。单叶、四叶主动脉瓣畸形偶有发生。

3.退行性老年性主动脉瓣狭窄

为65岁以上老年人单纯性主动脉瓣狭窄的常见原因。无交界处融合,瓣叶主动脉面有钙化结节限制瓣叶活动,常伴有二尖瓣环钙化。

(二)临床症状与体征

1.症状

大多数狭窄较轻的病例无症状,但如瓣膜口有足够的狭窄,则可发生心绞痛、眩晕、昏厥,并可引起心力衰竭。左心衰竭表现为活动后气促、阵发性呼吸困难、端坐呼吸及肺水肿,随后出现右心衰竭的症状。

2.体征

最主要的体征是主动脉瓣区粗糙的喷射性Ⅲ级以上收缩期杂音,常伴有收缩期震颤;杂音沿动脉传导,甚至达肱动脉;一般杂音越长、越响,收缩高峰出现越迟,狭窄越严重。动脉血压差缩小。

(三)影像学检查

1.心电图

可有左心室肥厚、劳损。

2.X线检查

显示不同程度的左心室增大,在侧位透视下可见主动脉瓣钙化。

3.超声心动图

为定性和定量主动脉瓣狭窄的重要方法。二维超声心动图可探测主动脉瓣异常,有助于确定狭窄和病因;借助于连续多普勒可计算出跨瓣压差和瓣口面积。

(四)诊断及鉴别诊断

1.诊断

根据主动脉瓣区收缩期杂音的特点及伴有的震颤,不难做出诊断。确诊有赖于超声心动图。

2.鉴别诊断

(1)先天性主动脉瓣狭窄:本病于幼年便可发现,超声心动图可发现畸形。

（2）肥厚型梗阻性心肌病：由于收缩期二尖瓣前叶前移致左心室流出道梗阻，产生收缩中期或晚期喷射性杂音，最响部位在胸骨左缘，不向颈部传导，有快速上升的重搏脉。超声心动图可助诊断。

（五）经皮腔内球囊主动脉瓣成形术（PBAV）

PBAV虽然已经成为常规介入治疗手段，但仍然存在许多重要限制，例如，多数患者术后仍有较明显的残余狭窄、主动脉瓣口面积增加幅度有限、远期再狭窄率和病死率相对较高。但对于一些经过慎重选择的病例，仍然是一种可以选择的有效治疗手段。

1.适应证

（1）主动脉瓣明显狭窄但存在主动脉瓣置换术禁忌证，如高龄、一般情况差或伴有其他重要脏器疾病。

（2）需优先进行非心脏手术，可以先进行PBAV改善心功能，保证非心脏手术的安全进行，术后再酌情保守治疗或行主动脉瓣置换术。

（3）重度主动脉狭窄引发严重心力衰竭或心源性休克，对这种患者可行急诊PBAV稳定血流动力学，为择期主动脉瓣置换术创造条件。

（4）主动脉瓣狭窄合并的充血性心力衰竭原因不明，对这种患者可先行PBAV，如果术后心功能明显改善，说明主动脉瓣狭窄是充血性心力衰竭的主要原因。如果术后瓣口面积扩大，但心功能却改善不明显，则表明充血性心力衰竭是由其他原因所致。

2.禁忌证

主动脉瓣狭窄合并中度以上主动脉瓣关闭不全，或合并严重的冠心病以及有一般心导管手术禁忌者，则不能行PBAV。

3.操作步骤（经动脉逆行法）

（1）进行左心导管检查和升主动脉造影，测量主动脉跨瓣压差、瓣环直径，计算瓣口面积。

（2）进行冠状动脉造影检查冠状动脉供血情况。

（3）经猪尾导管将导丝送入左心室，退出猪尾导管，保留导丝。

（4）根据主动脉瓣环直径选择球囊导管，球囊直径与主动脉瓣环直径的比值为1.1～1.2较为合适。多数患者选用直径为15～23 mm的球囊。

（5）多数术者习惯选用Inoue球囊导管，因为其球囊导管直径能准确控制，扩张时球囊能良好固定于主动脉瓣口。如果单球囊扩张效果不满意，可换用双球囊技术进行扩张。

（6）沿导丝将球囊导管送至主动脉瓣口，注射少量对比剂确定球囊位置合适。

（7）手推注射器充盈球囊，扩张3～5秒后排空球囊。扩张中透视观察球囊最大充盈时腰部凹陷消失的程度。一般扩张2～3次后球囊腰部凹陷即完全消失。

（8）如果单球囊扩张效果不满意，可换用双球囊技术扩张。第二根球囊导管可经对侧股动脉或肱动脉送入，两个球囊直径之和应等于主动脉瓣环直径的1.2～1.3倍。通常双球囊技术仅限于单球囊扩张后主动脉瓣压力阶差下降不满意的病例。

4.并发症

（1）血管损伤：最常见，主要是由于穿刺和扩张动脉所引起。其中9%～15%需行血管修补术或输血处理。近年来，随着球囊外径减小，其发生率已明显下降。

（2）严重主动脉瓣反流：发生率为1%～2%，主要原因是球囊直径过大，尤其是当球囊直径大于主动脉瓣环直径1.3倍时更易发生。

（3）猝死：发生率4%～5%，手术病死率1%。死因包括难治性心力衰竭、严重主动脉瓣反流、心脏压塞、脑栓塞、内出血及感染等。心功能差、重度主动脉瓣狭窄以及合并严重冠状动脉病变者病死率较高。

三、肺动脉瓣狭窄的介入治疗

（一）病因及病理

肺动脉瓣狭窄最常见的病因为先天性畸形。风湿性极少见。本病的主要病理变化在肺动脉瓣及其上下,分为三型。瓣膜型表现为瓣膜肥厚、瓣口狭窄,重者瓣叶可融合成圆锥状;瓣下型为右心室流出道漏斗部肌肉肥厚造成梗阻;瓣上型指肺动脉主干或主要分支有单发或多发性狭窄,此型较少见。

（二）临床症状与体征

轻中度肺动脉瓣狭窄一般无明显症状,其平均寿命与常人相似;重度狭窄运动耐力差,可有胸痛、头晕、晕厥等症状。主要体征是肺动脉瓣区响亮、粗糙、吹风样收缩期杂音,肺动脉瓣区第 2 心音减弱伴分裂,吸气后更明显。

（三）影像学检查

1.心电图

轻度狭窄时可正常;中度以上狭窄可出现右心室肥大、右心房增大。也可见不完全性右束支传导阻滞。

2.X 线检查

可见肺动脉段突出,此为狭窄后扩张所致。肺血管影细小,肺野异常清晰;心尖左移上翘为右心室肥大的表现。

3.超声心动图

可见肺动脉瓣增厚,可定量测定瓣口面积;瓣下型漏斗状狭窄也可清楚判定其范围;应用多普勒技术可计算出跨瓣或狭窄上下压力阶差。

（四）诊断及鉴别诊断

典型的杂音、X 线表现及超声心动图检查可以确诊。鉴别诊断应考虑原发性肺动脉扩张,房、室间隔缺损等。

（五）经皮穿刺球囊肺动脉瓣成形术（PBPV）

1.适应证

凡先天性肺动脉瓣膜型狭窄且需进行治疗者,均可采用本法作为首选的治疗方案。若其跨瓣膜收缩期压力阶差>30 mmHg 或右心室收缩压>50 mmHg,均有做 PBPV 的指征。

2.禁忌证

如果患者的全身情况很差,有严重肝肾功能损害及对碘过敏者,不宜行 PBPV。

3.操作步骤

（1）常规右心导管检查和右心造影,测定血流动力学参数,计算跨瓣压差,测量肺动脉瓣环直径等,为选择球囊和判断成形效果提供参考。

（2）经股静脉送入右心导管,经下腔静脉、右心房、右心室、跨越肺动脉瓣进入左上肺动脉。

（3）通过右心导管送入 0.81 mm 或 0.97 mm 的 J 形交换导丝,进入左上肺动脉末端。

（4）保留导丝,撤出右心导管。间断透视防止导丝移位。

（5）根据肺动脉瓣环直径选择球囊,原则是球囊直径与瓣环直径比值为 1.1～1.3。

（6）经导丝送入球囊导管,根据球囊导管的透视影像或标志将球囊中部定位在狭窄的瓣膜处。

（7）术者固定球囊导管,助手快速推注对比剂使球囊充盈,5 秒后迅速排空。一般扩张 3～5 次,直到球囊中部的凹陷消失。撤出球囊导管,重复肺动脉造影和血流动力学参数测量,评价成形效果。

4.注意事项

对于心脏显著扩大和严重肺动脉瓣狭窄的患者,有时右心导管难以跨越肺动脉瓣,此时可采取以下几种方法。

（1）将右心导管送到肺动脉瓣下,再经右心导管送入直导丝,协调配合操作导管和导丝跨越肺动脉瓣。

（2）先将漂浮导管漂至肺动脉瓣下,然后迅速排空气囊,使导管随血流进入肺动脉。

（3）将右冠状动脉指引导管送至肺动脉瓣下,使其顶端开口指向肺动脉瓣口,再沿指引导管送入直导丝,协调操作指引导管和导丝跨越肺动脉瓣。

四、心脏瓣膜疾病的介入护理

（一）护理要点

(1)向患者介绍介入治疗的目的、方法、注意事项,消除顾虑,使其积极配合治疗。

(2)执行术前常规准备。

(3)注意观察听诊心脏杂音的变化,以利于术中、术后对照。

(4)行股动脉穿刺者,穿刺侧肢体制动 12 小时,穿刺点沙袋压迫 6 小时;行股静脉穿刺者,穿刺侧肢体制动 6 小时,穿刺点沙袋压迫 2 小时。观察穿刺点有无渗血、出血及足背动脉搏动和皮肤颜色等情况。

(5)遵医嘱应用药物。

(6)术后注意观察有无二尖瓣反流、瓣叶撕裂或穿孔等并发症。一旦穿刺心房间隔引起心包积血而造成心脏压塞时,需做紧急处理。

(7)注意观察心电监护和心电图的变化,以便及时发现各种类型的心律失常。

（二）健康教育

(1)根据患者的情况指导活动,预防感冒。

(2)遵医嘱应用抗凝药物,

(3)饮食以清淡、低盐易消化为宜,避免过饱。

(4)定期门诊复查心电图、心脏彩色多普勒、出凝血试验等。

（邵　霞）

第二节　冠状动脉粥样硬化性心脏病的介入护理

一、基本操作

（一）动脉入路

包括股动脉入路和桡动脉入路两种。

（二）指引导管

指引导管是冠脉内治疗的输送管道,一般由三层构成,最内层为滑润的聚四氟乙烯,中层为钢丝或其他编织材料,外层为聚乙烯。为适合不同冠脉的解剖特点,有很多种构形的指引导管,常用的有:①Judkins系列,包括 JL 和 JR,可以用于大多数正常形态且病变较为简单的冠脉。②Amplatz 系列,包括 AL 和 AR,主要用于开口异常的冠脉和需要强支撑的病变。③XB 和 EBU,支撑力强,用于困难的左冠病变。另外,指引导管还有不同的外径,常用的为 6 F 和 7 F。在 PCI 时,需根据冠脉形态、病变特征和操作者熟练程度等方面来选择指引导管,选择合适的指引导管可以起到事半功倍的效果。

（三）指引导丝

冠脉内指引导丝为球囊、支架和其他器械到达病变提供轨道,由导丝头、中心钢丝和润滑涂层组成,其直径现多为 0.36 mm,长度有 175～180 cm 和 300 cm 两种,有不同的硬度、表面涂层和尖端构形,以适用于不同的病变。导丝功能的优劣主要体现在其调节力、柔顺性、推送力和支撑力四个方面,需根据不同病变选择不同特性导丝。对普通病变应选择既具有良好的支持力,又具备优异的操纵性和顺应性、尖端柔软的导丝;对于扭曲成角病变要求导丝具有易于通过扭曲血管的柔软尖端,还应具备良好的血管跟踪性及顺应性,同时应有较强的拉伸扭曲血管的能力,以使球囊、支架能够顺利通过扭曲、成角血管到达病变处;对于冠状动脉分叉病变,特别是边支血管粗大、供血范围广泛的血管,在对主支血管进行介入治疗时,往往需要对边支血管送入导丝进行保护,另外当主支血管置入支架影响边支血流或主、边支血管以特殊的术式进行支架置入治疗后,需对吻球囊扩张时,往往需要选择一些操控灵活、顺应性、支持力均好的导丝,以求顺利穿过支架网孔到达边支;对于重度狭窄和急性闭塞病变,尽量不主张使用聚合物涂层的超滑导丝(特别是对于初学者),因为超滑导丝的尖端触觉反馈性能差,导丝极易进入假腔而术者浑然不觉,故对急性闭塞病变建议使用缠绕型导丝,增加尖端的触觉反馈能力,减少进入夹层的概率,而对于慢性完全闭塞病变,需要操纵性强,通过病变能力好、尖端硬度选择范围宽的导丝。

（四）球囊导管

目前最常用的球囊导管是快速交换球囊,包括球囊、导管杆部、抽吸和加压口、导丝腔四部分,其主要作用就是对血管病变进行扩张。

根据其顺应性可分为预扩张球囊(高顺应性)和后扩张球囊(低顺应性),前者在置入支架前对病变进行预扩张,而后者一般是在置入支架后对支架进行再次扩张以使其贴壁良好。球囊导管根据球囊的扩张后外径和长度有多种型号,应具体根据病变的情况来进行选择。

（五）支架

单纯球囊扩张(PTCA)有可能造成血管急性闭塞,而且扩张效果往往不理想,再狭窄比例过高,而冠脉内支架的应用可以有效地避免这些问题的发生。目前使用的支架绝大多数是球囊扩张支架,主要有金属裸支架和药物洗脱支架两大类。金属裸支架的优点是血栓发生率较低、双联抗血小板药物治疗时程短、价格相对便宜,但是再狭窄发生率较高;药物洗脱支架的优点是再狭窄发生率低,但需要一年以上双联抗血小板治疗,并有一定的血栓发生率。

二、适应证

（一）稳定性冠心病的介入治疗

(1)具有下列特征的患者进行血运重建可以改善预后:左主干病变直径狭窄＞50％(ⅠA);前降支近段狭窄≥70％(ⅠA);伴左心室功能减低的 2 支或 3 支病变(ⅠB);大面积心肌缺血(心肌核素等检测方法证实缺血面积大于左心室面积的 10％,ⅠB)。非前降支近段的单支病变,且缺血面积小于左心室面积10％者,则对预后改善无助(ⅢA)。

(2)具有下列特征的患者进行血运重建可以改善症状:任何血管狭窄≥70％伴心绞痛,且优化药物治疗无效者(ⅠA);有呼吸困难或慢性心力衰竭,且缺血面积大于左心室的 10％,或存活心肌的供血由狭窄≥70％的罪犯血管提供者(ⅡaB)。优化药物治疗下无明显限制性缺血症状者则对改善症状无助(ⅢC)。

（二）非 ST 段抬高型急性冠脉综合征(NSTE-ACS)的介入治疗

对 NSTE-ACS 患者应当进行危险分层,根据危险分层决定是否行早期血运重建治疗。推荐采用全球急性冠状动脉事件注册(GRACE)危险评分作为危险分层的首选评分方法。

冠状动脉造影若显示适合冠脉介入术,应根据冠状动脉影像特点和心电图来识别罪犯血管并实施介入治疗;若显示为多支血管病变且难以判断罪犯血管,最好行血流储备分数检测以决定治疗策略。建议根据 GRACE 评分是否＞140 及高危因素的多少,作为选择紧急(＜2 小时)、早期(＜24 小时)以及延迟(72 小时内)有创治疗策略的依据。

需要行紧急冠状动脉造影的情况:①持续或反复发作的缺血症状。②自发的 ST 段动态演变(压低＞0.1 mV 或短暂抬高)。③前壁导联 $V_2 \sim V_4$ 深的 ST 段压低,提示后壁透壁性缺血。④血流动力学不稳定。⑤严重室性心律失常。

（三）急性 ST 段抬高型心肌梗死(STEMI)的介入治疗

对 STEMI 的再灌注策略主要建议如下:建立院前诊断和转送网络,将患者快速转至可行直接冠脉介入术的中心(ⅠA),若患者被送到有急诊冠脉介入术设施但缺乏足够有资质医师的医疗机构,也可考虑上级医院的医师(事先已建立好固定联系者)迅速到该医疗机构进行直接冠脉介入术(ⅡbC);急诊冠脉介入术中心须建立每天 24 小时、每周 7 天的应急系统,并能在接诊 90 分钟内开始直接冠脉介入术(ⅠB);如无直接冠脉介入术条件,患者无溶栓禁忌者应尽快溶栓治疗,并考虑给予全量溶栓剂(ⅡaA);除心源性休克外,冠脉介入术(直接、补救或溶栓后)应仅限于开通罪犯病变(ⅡaB);在可行直接冠脉介入术的中心,应避免将患者在急诊科或监护病房进行不必要的转运(ⅢA);对无血流动力学障碍的患者,应避免常规应用主动脉球囊反搏(ⅢB)。

(四)心源性休克

对 STEMI 合并心源性休克患者不论发病时间也不论是否曾溶栓治疗,均应紧急冠状动脉造影,若病变适宜,立即直接冠脉介入术(ⅠB),建议处理所有主要血管的严重病变,达到完全血管重建;药物治疗后血流动力学不能迅速稳定者应用主动脉内球囊反搏支持(ⅠB)。

(五)特殊人群血运重建治疗

1.糖尿病

冠心病合并糖尿病患者无论接受何种血运重建治疗,预后都较非糖尿病患者差,再狭窄率也高。对于STEMI 患者,在推荐时间期限内冠脉介入术优于溶栓(ⅠA);对于稳定的、缺血范围大的冠心病患者,建议行血运重建以增加无主要不良心脑血管事件生存率(ⅠA);使用药物洗脱支架以减少再狭窄及靶血管再次血运重建(ⅠA);对于服用二甲双胍的患者,冠状动脉造影/冠脉介入术术后应密切监测肾功能(ⅠC);缺血范围大者适合于行冠脉搭桥术(特别是多支病变),如果患者手术风险评分在可接受的范围内,推荐行冠脉搭桥术而不是冠脉介入术;对已有肾功能损害的患者行冠脉介入术,应在术前停用二甲双胍(ⅡbC),服用二甲双胍的患者冠状动脉造影或冠脉介入术术后复查发现肾功能有损害者,亦应停用二甲双胍。

2.慢性肾病

慢性肾病患者心血管病死率增高,特别是合并糖尿病者。若适应证选择正确,心肌血运重建可以改善这类患者的生存率。建议术前应用估算的肾小球滤过率(eGFR)评价患者的肾功能。对于轻、中度慢性肾病,冠状动脉病变复杂且可以耐受冠脉搭桥术的患者,建议首选冠脉搭桥术(ⅡaB);若实施冠脉介入术应评估对比剂加重。肾损害的风险,术中尽量严格控制对比剂的用量,且考虑应用药物洗脱支架,而不推荐用裸金属支架(ⅡbC)。

3.合并心力衰竭

冠心病是心力衰竭的主要原因。合并心衰者行血运重建的围术期死亡风险增加 30%～50%。对于心力衰竭合并心绞痛的患者,推荐冠脉搭桥术应用于明显的左主干狭窄、左主干等同病变(前降支和回旋支的近段狭窄)以及前降支近段狭窄合并 2 或 3 支血管病变患者(ⅠB)。左心室收缩末期容积指数>60 mL/m² 和前降支供血区域存在瘢痕的患者可考虑行冠脉搭桥术,必要时行左心室重建术(ⅡbB)。如冠状动脉解剖适合,预计冠脉搭桥术围术期病死率较高或不能耐受外科手术者,可考虑行冠脉介入术(ⅡbC)。

4.再次血运重建

对于冠脉搭桥术或冠脉介入术后出现桥血管失败或支架内再狭窄、支架内血栓形成的患者,可能需要再次冠脉搭桥术或冠脉介入术。选择再次冠脉搭桥术或冠脉介入术应由心脏团队或心内、外科医师会诊决定。

(六)特殊病变的冠脉介入治疗

1.慢性完全闭塞病变(CTO)病变的冠脉介入术

CTO 定义为大于 3 个月的血管闭塞。疑诊冠心病的患者约1/3造影可见≥1 条冠状动脉 CTO 病变。虽然这部分患者大多数(即使存在侧支循环)负荷试验阳性,但是仅有 8%～15% 的患者接受冠脉介入术。这种 CTO 发病率和接受冠脉介入术的比例呈明显反差的原因,一方面是开通 CTO 病变技术要求高、难度大,另一方面是因为开通 CTO 后患者获益程度有争议。因此目前认为,若患者存在临床缺血症状,血管解剖条件合适,由经验丰富的术者(成功率>80%)开通 CTO 是合理的(ⅡaB)。CTO 开通后,与置入金属裸支架或球囊扩张对比,置入药物洗脱支架能显著降低靶血管重建率(ⅠB)。

2.分叉病变的介入治疗

如边支血管不大且边支开口仅有轻中度的局限性病变,主支置入支架、必要时边支置入支架的策略应作为分叉病变治疗的首选策略(ⅠA)。若边支血管粗大、边支闭塞风险高或预计再次送入导丝困难,选择双支架置入策略是合理的(ⅡaB)。

3.左主干病变PCI

冠状动脉左主干病变占全部冠脉造影病例的3%～5%,一般认为左主干狭窄>50%需行血运重建。CABG一直被认为是左主干病变的首选治疗方法。球囊扩张治疗无保护左主干病变在技术上是可行的,但手术中和术后3年的病死率很高,不推荐使用。支架的应用有效解决了冠状动脉弹性回缩和急性闭塞的问题,使手术即刻成功率大幅提高,但是术后再狭窄依然是一个重要问题。在药物洗脱支架时代,PCI的结果和风险得到改善,可以明显减少再狭窄的发生率,有关试验显示左主干PCI具有与CABG相当的近中期甚至远期疗效。多中心注册资料显示:心功能障碍时预测无保护左主干病变PCI不良临床事件的主要危险因素,因而绝大多数学者主张对无保护左主干病变的患者行PCI宜选择LVEF>40%的患者。由于左主干病变多合并其他血管病变,应尽可能达到完全血运重建。此外,左主干病变的其他特征如病变位于体部、开口抑或末端分叉、左主干直径、右冠脉情况等同样是决定能否进行PCI的重要因素。血管内超声(intravas-cular ultrasound,IVUS)能准确提供病变的信息,判断支架是否贴壁良好,故在左主干PCI时是必需的手段。

三、围手术期药物治疗

(一)阿司匹林

术前已接受长期阿司匹林治疗的患者应在冠脉介入术前服用阿司匹林100～300 mg。以往未服用阿司匹林的患者应在冠脉介入术术前至少2小时,最好24小时前给予阿司匹林300 mg口服。

(二)氯吡格雷

冠脉介入术术前应给予负荷剂量氯吡格雷,术前6小时或更早服用者,通常给予氯吡格雷300 mg负荷剂量。如果术前6小时未服用氯吡格雷,可给予氯吡格雷600 mg负荷剂量,此后给予75 mg/d维持。冠状动脉造影阴性或病变不需要进行介入治疗可停用氯吡格雷。

(三)肝素

肝素是目前标准的术中抗凝药物。与血小板糖蛋白(GP)Ⅱb/Ⅲa受体拮抗药合用者,围术期普通肝素剂量应为50～70 U/kg;如未与GPⅡb/Ⅲa受体拮抗药合用,围术期普通肝素剂量应为70～100 U/kg。

(四)双联抗血小板药物应用持续时间

术后阿司匹林100 mg/d长期维持。接受金属裸支架的患者术后合用氯吡格雷的双联抗血小板药物治疗至少1个月,最好持续应用12个月(ⅠB)。置入药物洗脱支架的患者双联抗血小板治疗至少12个月(ⅠB)。但对ACS患者,无论置入金属裸支架或药物洗脱支架,双联抗血小板药物治疗至少持续应用12个月(ⅠB)。

四、常见并发症及处理

(一)急性冠状动脉闭塞

指PCI时或PCI后靶血管急性闭塞或血流减慢至TIMI 0～2级。急性冠状动脉闭塞常由冠状动脉夹层、痉挛或血栓形成所致。某些临床情况、冠状动脉解剖和PCI操作技术因素可增加急性冠状动脉闭塞发生的危险性。明确潜在夹层存在,及时应用支架植入术,通常是处理急性冠状动脉闭塞的关键。高危患者(病变)PCI前和术中应用血小板糖蛋白Ⅱb/Ⅲa受体拮抗药有助于预防血栓形成导致的急性冠状动脉闭塞。

(二)慢血流或无复流

慢血流或无复流指冠状动脉狭窄解除,但远端前向血流明显减慢(TIMI 2级,慢血流)或丧失

（TIMI 0～1级,无复流）。多见于急性心肌梗死、血栓性病变、退行性大隐静脉旁路血管 PCI、斑块旋磨或旋切术时,或将空气误推入冠状动脉。目前认为,无复流的治疗包括冠状动脉内注射硝酸甘油、钙通道阻滞药维拉帕米或地尔硫䓬、腺苷、硝普钠、肾上腺素等,必要时循环支持(包括多巴胺和主动脉内球囊反搏)以维持血流动力学稳定。若为气栓所致,则自引导导管内注入动脉血,以增快微气栓的清除。大隐静脉旁路血管 PCI 时,应用远端保护装置可有效预防无复流的发生,改善临床预后。对慢血流或无复流的处理原则应是预防重于治疗。

（三）冠状动脉穿孔

冠状动脉穿孔可引起心包积血,严重时产生心脏压塞。慢性完全闭塞性病变 PCI 时使用中度、硬度导引钢丝或亲水涂层导引钢丝,钙化病变支架术时高压扩张,球囊(支架)直径与血管大小不匹配,可能增加冠状动脉穿孔、破裂的危险性。一旦发生冠状动脉穿孔,先用球囊长时间扩张封堵破口,必要时应用适量鱼精蛋白中和肝素,这些对堵闭小穿孔常有效。对破口大、出血快、心脏压塞者,应立即行心包穿刺引流,置入冠状动脉带膜支架(大血管)或栓塞剂(小帆管或血管末梢)。必要时行紧急外科手术。

（四）支架血栓形成

支架血栓形成是一种少见但严重的并发症,常伴急性心肌梗死或死亡。学术研究联合会建议对支架血栓形成采用新的定义:①肯定的支架血栓形成,即有急性冠脉综合征并经冠脉造影证实存在血流受阻的血栓形成或病理证实的血栓形成。②可能的支架血栓形成,即冠脉介入治疗后 30 天内不能解释的死亡,或未经冠脉造影证实靶血管重建区域的心肌梗死。③不能排除的支架血栓形成,即冠脉介入治疗30天后不能解释的死亡。同时,根据支架血栓形成发生的时间分为四类:急性,发生于介入治疗后24小时内。亚急性,发生于介入治疗后 24 小时至 30 天。晚期,发生于介入治疗后 30 天至 1 年。极晚期,发生于 1 年以后。

支架血栓形成可能与临床情况、冠状动脉病变和介入操作等因素有关。急性冠脉综合征、合并糖尿病、肾功能减退、心功能障碍或凝血功能亢进及血小板活性增高患者,支架血栓形成危险性增高。弥散性、小血管病变、分叉病变、严重坏死或富含脂质斑块靶病变,是支架血栓形成的危险因素。介入治疗时,支架扩张不充分、支架贴壁不良或明显残余狭窄,导致血流对支架及血管壁造成的剪切力可能是造成支架血栓形成的原因。介入治疗后持续夹层及药物洗脱支架长期抑制内膜修复,使晚期和极晚期支架血栓形成发生率增高。一旦发生支架血栓形成,应立即行冠脉造影,对血栓负荷大者,可用血栓抽吸导管做负压抽吸。PCI 时,常选用软头导引钢丝跨越血栓性阻塞病变,并行球囊扩张至残余狭窄＜20％,必要时可再次植入支架。通常在 PCI 同时静脉应用血小板糖蛋白Ⅱb/Ⅲa 受体拮抗药(如替罗非班)。对反复、难治性支架血栓形成者,则需外科手术治疗。

支架血栓形成的预防包括控制临床情况(例如控制血糖,纠正肾功能和心功能障碍)、充分抗血小板和抗凝治疗,除阿司匹林和肝素外,对高危患者、复杂病变(尤其是左主干病变)PCI 术前、术中或术后应用血小板糖蛋白Ⅱb/Ⅲa 受体拮抗药(如替罗非班)。某些血栓负荷增高病变 PCI 后可皮下注射低分子肝素治疗。PCI 时,选择合适的支架,覆盖全部病变节段,避免和处理好夹层撕裂。同时,支架应充分扩张,使其贴壁良好;在避免夹层撕裂的情况下,减低残余狭窄。必要时在 IVUS 指导下行药物洗脱支架植入术。长期和有效的双重抗血小板治疗对预防介入术后晚期和极晚期支架血栓形成十分重要。

（五）支架脱载

较少发生,多见于以下情况:病变未经充分预扩张(或直接支架术);近端血管扭曲(或已植入支架);支架跨越狭窄或钙化病变阻力过大且推送支架过于用力;支架植入失败回撤支架至导引导管时,因管腔内径小、支架与导引导管同轴性不佳、支架与球囊装载不牢,导致支架脱落。仔细选择器械和严格操作规范,可预防支架脱落。一旦发生支架脱落,可操作取出,但需防止原位冠状动脉撕裂。也可沿引导钢丝送入小剖面球囊将支架原位扩张或植入另一支架将其在原位贴壁。

五、介入护理

（一）护理评估

1.评估患者的心理

急性心肌梗死来势都比较急，大多数患者是在清醒的精神状态下，是非常紧张的；处于心源性休克的患者只要有意识也是非常恐惧的。我们必须对患者的心理状态和配合能力给予客观的评估。

2.了解患者的病史

了解患者的既往史、现病史、药物过敏史、家族史以及治疗情况，根据患者的一般情况，评估介入手术的风险，并发症的发生概率，对比剂的使用种类。尤其要了解本次心肌梗死的部位，以评估再灌注心律失常的种类。

3.了解社会的支持系统

急性心肌梗死的介入治疗虽然风险很高，但患者的受益比溶栓得到的快而彻底，不能忽略的是患者的家属虽然也是非常着急和恐惧，但他们来自社会的不同阶层，对介入治疗和疾病的认识程度不一，经济承受能力不同，承担风险的意识也不同，需给予正确的评估，并注意观察签署知情同意书等相关医疗文件有无疑虑。

4.身体评估

观察患者的一般状态及生命体征等是否符合手术要求。

5.实验室检查及其他检查结果

了解心电图以及心肌酶普等情况，评估介入手术的风险、发生再灌注心律失常的种类，心肺复苏的发生概率及术中备药情况。了解患者肝脏、肾脏的功能，血糖情况，选择合适的对比剂。

6.术中评估

了解穿刺入路、麻醉方式、介入医师的操作技能、根据心肌梗死发病到 DSA 的时间，评估血管再通后再灌注心律失常的发生概率，根据心电图上的变化和造影的情况评估病变的部位和再灌注心律失常的种类，以及相关的备用药品、物品是否齐全。

7.物品和材料

急性心肌梗死的导管材料同于冠状动脉的介入治疗。所需评估的是通过造影了解病变的部位，冠状动脉开口的情况。药品和抢救物品的评估，要根据患者的一般情况、术前诊断或造影的结果，进行整体的评估。

（二）护理措施

1.术前护理干预

（1）患者的心理干预：我们必须对患者的心理状态有针对性地给予个体认知干预、情绪干预及行为干预。

具体做法是：根据患者的意识、生命指征的情况，有针对性地提供心理疏导，解除患者焦虑、恐惧的心理，让患者树立起信心，保证患者以最佳的心理状态接受治疗。调整导管室内的温度，安排患者平卧与 DSA 床上，保证体位舒适，解开患者的上衣，暴露患者的胸部和需要穿刺的部位，注意保暖。保持环境的舒适，整洁安静，为舒适护理创造条件。

（2）根据病史给予相关的护理干预：造影是发现病变的重要手段，根据冠状动脉介入治疗指南与标准，结合患者的造影情况，给予相关的护理干预，首先限定对比剂的使用种类，在做好细化护理准备的同时，进行有序地护理，并随时观察患者的状态和感觉，注视生命指征的变化，保持输液通路的通畅，及时做好再灌注心律失常等并发症的准备。

（3）物品的准备。

导管材料：除了按冠状动脉介入治疗的物品准备外，还要备好抽吸导管等材料，并根据造影的结果、介入治疗的顺序，将所需导管材料（常用的和不常用的都需备全）有序地摆放好，用后要做好登记，贵重材料要将条形码一份粘贴在耗材登记本上，一份要粘贴在患者巡回治疗单上。

设备:急救设备必须在备用状态并放在靠近患者左侧但不能影响球管转动的位置上,电极帖导联连线、必须安放在不影响影像质量的位置上,氧饱和感应器,有无创压力连线传感器,微量输液泵的连线要有序,不能影响球管的转动,整个环境应该是紧张、安静、有序、整洁,并做好心肺复苏的准备。

(4)药品的准备:急性心肌梗死的介入治疗的药物准备,主要是及时有效地处理再灌注心律失常和心肺复苏的用药,常用药物都要精确配备,阿托品、多巴胺、硝酸甘油等按要求稀释好,并注明每毫升所含的浓度。需要替罗非班治疗时,配药要精确,给药要及时。

2.术中护理要点

(1)时间的重要:根据时间就是心肌的理念,急患者所急,因为能挽救心肌的时间窗很窄,必须把握每一个环节争取时间。

(2)掌握再灌注心律失常的规律:术前不管从心电图还是医师的诊断中必须了解心肌梗死的部位,便于血管再通后再灌注心律失常的处理。因为直接 PTCA 与再灌注心律失常的危险和获益有着直接相关的因素,心肌缺血的时间越短再灌注心律失常的发生率就越高,但这是开通闭塞血管重建有效的心肌灌注,最快最可靠的手段。

一般情况下右冠状动脉或左冠状动脉的回旋支闭塞,血运再通后通常出现的心律失常是缓慢心律失常;高度房室传导阻滞较常见。可能是窦房结缺血或迷走神经过度兴奋所致,阿托品是一种 M 胆碱受体阻滞药,能拮抗迷走神经过度兴奋所致的传导阻滞和心律失常,必要时置入临时起搏,但起搏电极常常可以诱发快速室性心律失常,导致心室颤动,其发生率统计在 35.3%,并且起搏器电极还可以导致心脏穿孔,必须谨慎使用。

前降支闭塞或广泛前壁心肌梗死的患者血运重建后的再灌注心律失常,多以室性心律失常常见,出现室性心动过速的机制包括跨膜静息电位降低,梗死组织与非梗死组织间不应期差异造成的折返和局灶性自律性增高。自主节律可能只是一种再灌注心律失常,并不提示室颤发生的危险会增加。非持续性心动过速持续时间<30 秒,最佳处理应该是先观察几分钟,血流动力学稳定后心律可恢复正常,持续性心动过速持续时间是>30 秒,发作时迅速引起血流动力学改变,应立即处理,尤其室性心动过速为多源性发作>5 次搏动应给予高度重视。利多卡因有抗室颤的作用,必要时可直接静脉注射,或静脉注射胺碘酮,出现室颤时如果室颤波较细,直接除颤效果可能不好,可首先选择心前区叩击或使用付肾素让室颤波由细变粗,此时采取非同步除颤。

(3)静脉通路及要求:不管患者是从急症室带来的输液通路,还是我们建立的,其原则都必须保证其通畅,如果通路在患者的右侧,必须用连接管延长到患者的左侧并连接三通,这是患者的生命线,是决定能否及时给药挽救患者生命的关键。

(4)护士站立的位置:跟台护士一般都是安排一人,尤其在夜间所有的护理工作都由一个护士来承担,这样护士很难固定自己的位置,患者和医师的需要会给护理工作带来非常烦琐和忙碌的场面。首先,护士要分清主次并给予有序的护理干预。传递完医师相关的材料后,马上站到患者的左侧,将除颤仪调试好,并排放在与患者胸部接近的位置,术前配置好的药物随身携带到患者的左侧,检查患者的输液通路、氧饱和及有创压力的衔接情况,随时观察患者的生命征象。

(5)备好抽吸导管:如 FFCA 后,"罪犯血管"无血流,有可能是患者血管内有大量的血栓,在备好抽吸导管的同时,将替罗非班12.5 mg稀释成 10 mL,让台上的医师抽吸 1.25 mg 再稀释到10 mL经导管直接注入冠状动脉,剩余的 11.25 mg 再稀释到 50 mL 的空针中,用微量输液泵以 2 mL/h 的速度给患者输入,如是夹层的原因应立即植入支架。

(6)给予全方位的评估:当急性心肌梗死的患者造影结果与患者的症状不相符合时,应给予全方位的评估,在患者血压及生命指征相对稳定的情况下,将硝酸甘油100~200 μg经导管直接注入冠状动脉,避免因血管痉挛或血栓的形成导致冠状动脉某支血管的阙如或不显影,尤其在主支与分支分叉的位置,容易将显影的分支误认为是主支,而错过了真正的主支最佳的血管再通的时机甚至延误了治疗。

(邵　霞)

第三节 腹主动脉瘤的介入护理

一、腹主动脉瘤的介入治疗

(一)病因与病理

引起腹主动脉瘤的主要病因是粥样硬化(欧美国家尤为突出)、创伤、感染、梅毒、结核、先天性发育不良、Marfan综合征、大动脉炎等。腹主动脉瘤根据其结构可分为真性动脉瘤及假性动脉瘤,前者由血管壁的全层构成,而后者则仅由纤维组织所构成。真性动脉瘤多为动脉粥样硬化所致,由于动脉壁血供障碍,使得管壁肌组织及弹力组织变薄、断裂,逐渐为纤维组织所取代。在血流压力的冲击下,局部扩张形成动脉瘤,其形态多为梭形。假性主动脉瘤多为创伤所致,动脉受伤后,血液在局部软组织内形成局限性血肿,该血肿与动脉直接相通。血肿表层逐渐机化成纤维组织包囊,囊内衬有从动脉壁裂口缘延伸出来的内皮细胞,这样就形成假性动脉瘤,其形态多为囊状。

(二)临床症状与体征

1.临床症状

腹主动脉瘤多无症状,常为体检、腹部手术及影像学检查时偶然发现,少数有较明显的脐周或中上腹痛。腹痛累及腰背部时,提示瘤体压迫或侵蚀椎体,或后壁有较小破裂形成腹膜后间隙血肿之可能。腹主动脉瘤压迫邻近组织器官时,可出现相应症状。瘤体内附壁血栓脱落进入下肢动脉时,则发生下肢缺血。腹主动脉瘤破裂前多无先兆,若腹痛加剧或突然出现腹部剧痛,则应警惕破裂。破裂到腹腔致严重出血性休克,到肠道出现消化道大出血,入腹膜后间隙有腰肋部肿块及皮下瘀斑。

2.体征

脐周尤其是左上腹可扪及膨胀搏动性肿块,小至 3 cm,大至 20 cm 以上,不活动,多无触痛及压痛。偶可扪及震颤,并有收缩期杂音。腹主动脉瘤多在肾动脉以下,瘤体距左肋缘大于 3.5 cm。有时可伴狭窄性病变,为此应检查其他动脉,尤其是下肢动脉搏动情况。

(二)影像学检查

B超(尤其是彩色多普勒)、CT 及 MRI 检查可明确动脉瘤的诊断,尤其是后两者,可显示主动脉瘤的部位、大小、瘤腔内血栓情况及邻近组织器官与主动脉瘤的关系等。CT 三维重建及 MRA 可更清楚地显示整个腹主动脉瘤及邻近血管的情况。动脉造影可术前单独进行,更多的是与介入治疗同时进行。造影可显示主动脉瘤的部位、大小、范围、动脉壁情况、分支累及情况、侧支循环及与邻近组织器官的关系,是诊断及治疗的重要依据。但如瘤腔内有血栓时,则较难正确地显示瘤体大小。由此可见,综合应用多种影像检查,可在治疗前对动脉瘤有更正确的了解。

(四)适应证

经皮穿刺血管内支架置入术治疗腹主动脉瘤的原理,是把血管内支架固定在瘤体远近端颈部,并将支架两端与动脉内膜之间隙完全封闭,这便将动脉瘤排除在血液循环之外,使瘤腔内形成血栓以防止破裂。适应于肾动脉开口以下 2 cm、有较好瘤颈、瘤体无明显成角、伴肠系膜下动脉闭塞或狭窄者。

(五)禁忌证

(1)双侧髂动脉阻塞或狭窄,因内支架释放系统无法通过。

(2)动脉瘤近端颈部长度<1 cm,因内支架近端无法固定封闭,远端颈部的长短不限。

(3)肠系膜上动脉狭窄或肠系膜下动脉粗大,因可引起肠缺血坏死。

(4)严重心、肾功能障碍。

(5)有严重出血倾向者。

(6)腰动脉有脊髓动脉分支者。

（六）术前准备

1.物品准备

准备各种介入器材。

2.药品准备

利多卡因、对比剂、肝素、鱼精蛋白、地塞米松、硝酸甘油、地西泮（安定）、0.9％氯化钠注射液和急救药品等。

3.完善检查

内支架置入前一定要行 CTA、CT 三维重建及 MRA 检查,以准确测量瘤体大小及近端颈部长短,对瘤体长度的估计宁长勿短。

（七）操作技术

（1）患者仰卧位,其背后沿胸腹主动脉纵轴体表投影放置不透 X 线的尺子。皮肤消毒,铺无菌单。

（2）局麻或全麻下,选择髂总动脉扭曲不严重的一侧行腹股沟纵切口,暴露股动脉。

（3）直视下直接穿刺股动脉并送入软头导丝,其前端至胸主动脉远端。

（4）沿导丝送入猪尾导管,其前端至腹腔动脉干水平,行胸腹主动脉造影。确定腹主动脉瘤的口径和病变长度,明确肠系膜下动脉及腰动脉的血供情况。

（5）全身肝素化。

（6）沿导管送入超硬导丝,撤出导管。

（7）自穿刺部位切开股动脉。

（8）置入内支架。①置入直筒型内支架（适用于仅限于腹主动脉病变者）:沿导丝送入内支架放送系统,其前端达肾动脉开口以下位置,固定推送杆,回撤外鞘管,释放内支架;充盈推送杆远端的球囊,逐段扩张内支架,使之充分膨胀后撤出内支架放送系统后,缝合股动脉、皮下组织及皮肤。②置入带肢体型内支架（适宜于病变累及髂动脉者）:支架置入方法及路径同上述方法,肢体支架需经另一侧股动脉穿刺送入,其前端与主支架重叠衔接。

（9）再次主动脉造影,观察内支架的位置及膨胀情况。

（10）撤出造影导管、鞘管。

（11）压迫穿刺部位,止血后加压包扎。

（12）术后常规应用抗凝药物。

（八）并发症与防治

1.微小栓塞

与操作有关的并发症主要是广泛微小栓塞,如下肢、内脏动脉栓塞等。常见于大而扭曲的腹主动脉瘤,并可致弥散性血管内凝血（DIC）。多为导丝在通过瘤体时引起瘤内血栓脱落所致,操作越多,血栓脱落的危险性就越大。

2.预防措施

（1）对大动脉瘤患者使用软头导丝。

（2）准确估计瘤体长度,以减少不必要的操作。

二、腹主动脉瘤的介入护理

（一）护理评估

1.术前评估

（1）健康史:通过详细询问病史,初步判断发病原因。了解患者的发病情况及以往的诊治过程。有无高血压、动脉粥样硬化、心脏病、创伤等病史。有无颅脑外伤史,有无其他伴随疾病。对于先天畸形患者,了解其母在妊娠期间有无异常感染、放射线辐射及分娩过程中有无难产等。

（2）身体状况：了解疾病特征、类型、重要脏器功能等。评估患者的生命体征、意识状态、瞳孔、肌力及肌张力、深浅反射、感觉功能、心脏功能、疼痛程度、自理能力等。评估各项检查结果，估计可能采取的介入治疗术方式及患者对介入治疗术的耐受力，以便在介入术前后提供针对性护理。

（3）心理和社会支持状况：评估患者及家属的心理状况，患者及家属对疾病及其介入治疗术方式、目的和结果有无充分了解，其认知程度如何，对介入术的心理反应或对急诊手术有无思想准备，有何要求和顾虑。患者对接受介入治疗术、介入术可能导致的并发症、生理功能改变及预后的恐惧、焦虑程度和心理承受能力。

2.术后评估

（1）了解介入治疗术方式、麻醉方式、穿刺入路及术中各系统的功能状况。

（2）术后病情观察。①全麻患者是否清醒，清醒后躁动的原因，对疼痛的忍受程度。②心、脑、呼吸功能的监测：意识恢复情况，有无昏迷迹象；术后心功能状况及心电监护指标的变化；有无缺氧表现，呼吸状态，观察有无并发症的发生。③血液供应与微循环情况：皮肤色泽、温度、湿度、双侧足背动脉的搏动情况。④穿刺点或血管切开处：敷料是否渗血，包扎松紧是否适宜。⑤肾功能监测：观察尿量多少及颜色变化。⑥心理状况与认知程度：患者及家属能否适应监护室的环境，心理状态如何，对介入术治疗后健康教育内容和出院后康复知识的掌握程度。

（二）护理诊断

1.焦虑/恐惧/预感性悲哀

与先天畸形、动脉瘤的诊断、担心手术效果有关。

2.疼痛

与动脉内膜剥离有关。

3.身体移动障碍

与医源性限制有关。

4.知识缺乏

缺乏与所患疾病相关的防治和康复知识。

5.潜在并发症

动脉瘤破裂出血、血栓形成/栓塞、感染、肾功能不全等。

（三）预期目标

（1）患者及家属心态平稳，恐惧或焦虑状况减轻，能够接受疾病的现实，主动参与治疗与护理。

（2）患者能平稳渡过疼痛期，对止痛措施表示满意。

（3）患者卧床时的各项生理需要得到满足。

（4）患者及家属能掌握健康教育内容，主动进行自我护理。

（5）患者无并发症发生，或并发症发生后能及时发现和处理。

（四）护理措施

1.术前护理

（1）心理护理：经皮穿刺血管内支架置入术同传统外科手术相比有其特殊的一面，从而使得患者的心理表现亦随之变化。主要表现在以下两方面。

特定知识缺乏：由于对腹主动脉瘤的病情不了解，从而表现出一种满不在乎的、过于乐观的情绪，如逛病区、和其他患者聊天、接受过多访视等，除能坚持戒烟及控制血压外，对别的护理要求表现不热情。对此，首先要肯定其乐观情绪，同时也相应地增加患者术前的自我保护意识，委婉向患者讲明：①"微创"是相对的，经皮穿刺血管内支架移植物置放术只是相对传统手术而言系微创，由于介入术采用全身麻醉，术中机体又要承受 X 线照射，因此术前注意休息、增加机体储备、增加机体抵抗力，对术后顺利恢复是非常重要的。②过多的运动及情绪激动是危险的，可引起腹内压增高，易诱发瘤体破裂。③应正视全身其他部位病变的处理。感冒引起的剧烈咳嗽、打喷嚏、便秘、前列腺增生导致的用力排便均可引起腹压增高，使瘤体破裂,因此需认真对待。

预感性悲哀:表现为情绪低落,对治疗信心不足,从而不太配合治疗。主要有以下原因:①过于担心腹主动脉瘤突然破裂致生命不保、置入支架后出现内瘘等并发症导致疗效不佳;②对腹主动脉瘤本身认识错误,认为腹主动脉瘤系"肿瘤",虽经劝说,但对治疗的后期效果心存疑虑;患者对相对较高的医疗费用带给家庭的负担产生内疚感,从而导致治疗态度犹豫不决。因此,首先应告知患者该治疗是一微创手术,风险低、预后良好,应以乐观的态度对待疾病。而平常只要注意休息,瘤体破裂出血的可能性是非常小的。其次,指导患者正确认识本病,腹主动脉瘤是胸腹主动脉某一段的局部扩张,是良性病变,并非恶性肿瘤。另外,让患者家属协同做患者的思想工作,帮助患者消除后顾之忧。

(2)术前指导。①饮食指导:给患者以高蛋白、高热量、高维生素、低脂、易消化饮食,术前3天给予软食,从而提高患者的手术耐受力,保持大便通畅及防治便秘。②体位指导:卧床休息,避免猛烈转身、腰腹过屈、碰撞、深蹲等不当的体位,避免剧烈咳嗽、打喷嚏等,以免引起腹内压增高,诱发瘤体破裂。③戒烟:因手术需在全麻下进行,为保证术中、术后肺功能恢复,入院后吸烟患者全部戒烟,术前三天雾化吸入,并指导患者呼吸训练。

(3)血压的监测:动脉瘤破裂大出血是死亡的主要原因,任何因素引起的动脉压升高,都是引起动脉瘤破裂的诱因。入院后除严密观察血压外,高血压患者应给予降压药物,根据血压给予硝普钠微量泵静脉注射 $0.5\sim5~\mu g/(kg \cdot min)$,并观察药物疗效,使血压控制在 $(16.0\sim18.0)/(8.0\sim10.7)kPa[(120\sim135)/(60\sim80)mmHg]$。应用硝普钠进行降压的同时,注意观察硝普钠的毒副作用。杜绝一切外在引起血压升高的因素。

(4)预防动脉瘤破裂:监测生命体征,尤其是血压、脉搏的监测。预防感冒,避免剧烈咳嗽、打喷嚏等;保证安全,避免体位不当、外伤等致瘤体破裂。动脉瘤濒于破裂时要绝对卧床休息,适当制动。监测破裂征兆,高度重视剧烈头痛、胸背部疼痛的主诉,若血压先升后降、脉搏增快,则提示破裂。应立即报告医师,迅速建立二路静脉通道(套管针),做好外科手术准备。

(5)检验标本和其他资料的采集:了解患者的全身情况,紧凑合理地安排好各项检查,做好各项检查的护送,保证患者安全。采集大小便标本及血标本,除常规检查凝血功能、肝肾功能外,还应包括备血、血气分析,以防突然破裂患者的急用。血气分析一般要求避开股动脉和桡动脉,以保证术中该动脉插管的需要。

(6)术前准备:术前常规备皮、药物过敏试验、测体重(便于掌握术中应用抗凝药物剂量),按医嘱备齐术中用药;术前6小时禁食、禁水;高血压患者术晨遵医嘱服用一次降压药。根据病情需要留置导尿管。昏迷患者给予留置胃管。记录患者血压、肢体肌力及足背动脉搏动情况,以便术后观察对照。

2.术后护理

(1)生命体征的观察:向术者及麻醉医师询问患者术中情况,了解介入治疗方式,有计划针对性地实施护理。监测生命体征,尤其是血压、中心静脉压和心率的变化。动脉瘤患者术后大部分表现为高动力状态,心率快,血压高,术后继续应用微量泵静脉注射硝普钠,维持收缩压 $12.0\sim14.7~kPa(90\sim110~mmHg)$、平均动脉压 $9.3\sim10.7~kPa(70\sim80~mmHg)$,并根据血压随时调整硝普钠浓度,待血压稳定后停止用药及检测。有效控制血压,有利于动脉夹层的稳定。

(2)体位护理与活动:术后回监护室,因腹主动脉内有血管支架,搬运患者时需轻抬轻放,麻醉清醒后给予床头抬高位,尤其是腹膜后径路手术的患者,可减轻腹部张力。穿刺侧肢体平伸制动12小时,做好肢体制动期间患者的护理。术后当天床上足背屈伸运动,若伤口无明显渗血,则鼓励患者早期下床活动,术后第2~3天在体力允许的情况下可下床在室内活动,这样既促进患者的肠蠕动,增加食欲,又增强其自信心,并促进体力恢复,但不可剧烈运动,应循序渐进。

(3)穿刺或切开肢体护理:切开穿刺处绷带加压包扎24小时或沙袋压迫6小时,观察切开穿刺部位有无渗血、出血,有无血肿形成。观察切开穿刺侧肢体远端血液循环情况,经常触摸穿刺肢体的足背动脉和皮肤温度,双足同时触摸,以便对照;观察皮肤颜色,检查肌力的变化;询问患者有无疼痛及感觉异常,如有异常应警惕动脉血栓形成或动脉栓塞发生,及时报告医师,分析原因进行处理。

(4)呼吸道护理:患者多为高龄,常伴心肺疾患,且是全麻术后,因此密切观察患者的心肺功能变化,监测血氧饱和度,随时听诊双肺呼吸音,给予吸氧、雾化吸入,协助患者翻身、叩背、咳痰,维持血氧饱和度在98%以上,但应避免患者剧烈咳嗽;有躁动时给予镇静药物。

(5)抗凝治疗的护理:为了预防血栓及栓塞的形成,术中给予肝素化;另外置入体内的带膜支架材料也需小剂量抗凝,术后每天静脉滴注2万~3万单位肝素,以使部分凝血酶原时间延长至60秒。然后口服阿司匹林每天100 mg,或其他抗凝剂6个月。使用抗凝药物期间应严密观察有无出血情况,密切观察切口处有无渗血及皮下血肿、牙龈出血、尿血、皮肤出血点等出血倾向。

(6)常见并发症的观察及护理。

动脉栓塞:由于整个手术过程均在血管腔内操作,因此,如动脉壁硬化斑块脱落或损伤血管壁可导致急性动脉栓塞、血栓形成。动脉插管易损伤血管内膜,引起管壁发炎增厚、管腔狭小以及血液黏性改变,均可导致血栓形成。另外,与术中置管时间过长、抗凝药物用量不足、反复穿刺致局部血管广泛损伤和沙袋过度压迫有关。为严防血栓形成,除技术熟练及正确使用沙袋外,还应严密观察患侧足背动脉搏动是否减弱或消失,肢体有无麻木、肿胀、发凉、苍白、疼痛。发生上述情况应立即采取溶栓治疗。另外,由于血管内支架有可能阻塞肾动脉开口或脱落的附壁血栓引起肾动脉栓塞,将导致一侧或双侧肾衰竭,因此术后要注意观察尿量并做好记录,遵医嘱及时复查肾功能。

内支架置入术后综合征:主要表现为发热、血小板下降。内支架置入体内与机体之间有免疫反应,术中导丝、导管以及移植物的鞘管对机体的刺激,使得术后可能有体温升高的吸收热现象。除给予抗炎、对症处理外,应主动向患者及家属做好解释,使他们放心。血小板下降考虑因素:①介入术后,被隔绝的瘤腔内血液停滞、形成血栓消耗大量血小板;②术中大量放射线照射对患者造血系统有影响。一般两周后逐渐恢复正常。

(五)健康教育

1.饮食方面

告知患者本病的发生与动脉粥样硬化有关,动脉粥样硬化的形成与饮食有很大关系,故嘱患者食清淡、低脂肪、低胆固醇、高蛋白的食物,多食水果、蔬菜等含维生素丰富的膳食。

2.保持良好的心理状态

避免情绪激动,避免剧烈活动,劳逸结合。

3.遵医嘱坚持服用降压药及抗凝药

向患者详细讲解抗凝药物的服用方法及重要性。不能进入高磁场所(如磁共振检查、高压氧治疗等),因体内移植物为金属支架,避免干扰,造成不了影响。

4.其他

告知患者为观察支架是否移位、脱漏、栓塞等并发症,术后应遵医嘱定期复查。

(邵　霞)

第四节　介入术中的监护与急救

一、术中配合与护理

术中护理人员的正确配合是保证手术顺利进行的重要环节,及时准确的物品传递可缩短介入治疗术的时间;认真细致的病情观察和正确地实施监护手段,可及时发现患者的病情变化,以便做出预见性处理,减少各种不良反应及并发症的发生,提高介入治疗术的成功率。因此,导管护士在术中应配合医师做好以下工作。

（一）患者的体位

协助患者平卧于介入手术台上，双手自然放置于床边，用支架承托患者输液侧手臂，告知患者术中制动的重要性，避免导管脱出和影响荧光屏图像监视而影响手术的进行。对术中躁动不能配合者给予约束或全麻。术中还应根据介入术的要求指导患者更换体位或姿势，不论哪种姿势都应注意保持呼吸道通畅。

（二）准确传递术中所需物品和药物

使用前再次检查物品材料的名称、型号、性能和有效期，确保完好无损。术中所用药物护士必须再复述一遍药名、剂量、用法，正确无误后方可应用，并将安瓿保留再次核对。

（三）密切观察病情变化，及时预防和处理并发症

1.监测患者生命体征、尿量、神志的变化

最好使用心电监护，注意心率、心律、血压的变化，观察患者有无胸闷、憋气、呼吸困难，警惕心血管并发症的发生。由于导管和高压注射对比剂对心脏的机械刺激，易发生一过性心律失常、严重的心律失常以及对比剂渗透性利尿而致低血压。因此，应加强监护，一旦发生应对症处理，解除机械性刺激后心律失常仍未恢复正常者，应及时应用抗心律失常药物和开放静脉通道输液、输血及应用升压药。

2.低氧血症的观察与护理

对全麻、小儿、肺部疾病患者，术中应注意保持呼吸道通畅，预防舌后坠及分泌物、呕吐物堵塞呼吸道而影响肺通气量。给予面罩吸氧，加强血氧饱和度的监测，预防低氧血症的发生。

3.下肢血液循环的观察与护理

术中由于导管、导丝的刺激及患者精神紧张等，易发生血管痉挛，处于高凝状态及未达到肝素化的患者易发生血栓形成或栓子脱落。因此，术中护士应定时触摸患者的足背动脉搏动是否良好，观察穿刺侧肢体的皮肤颜色、温度、感觉、运动等，发现异常及时报告医师进行处理。

4.对比剂变态反应的观察与护理

尽管目前非离子型对比剂的应用较广泛，但在血管内介入治疗中，造影药物仍是变态反应最常见的原因，尤其是在注入对比剂后及患者本身存在过敏的高危因素时易发生。如出现面色潮红、恶心、呕吐、头痛、血压下降、呼吸困难、惊厥、休克和昏迷时，应考虑变态反应。重度变态反应可危及患者的生命，故应引起护士的高度重视。

5.呕吐的观察及护理

肿瘤患者行动脉栓塞化疗术时，由于短时间内注入大剂量的化疗药可致恶心、呕吐。护士应及时清除呕吐物，保持口腔清洁，尤其是老年、体弱、全麻、小儿等患者，咳嗽反射差，一旦发生呕吐应将患者的头偏向一侧，防止呕吐物误吸，必要时使用吸痰器帮助吸出口腔呕吐物，预防窒息的发生。护士应站在患者身旁，给患者以支持和安慰。术前30分钟使用止吐药可预防。

6.疼痛的观察和护理

术中当栓塞剂和（或）化疗药到达靶血管时，刺激血管内膜，引起血管强烈收缩，随着靶血管逐渐被栓塞，引起血管供应区缺血，出现组织缺血性疼痛。对轻微疼痛者护士可给予安慰、鼓励，对估计可能疼痛程度较重的患者，可在术前或术中按医嘱注射哌替啶等药物，以减轻患者的痛苦。

二、监护与急救

（一）心率和心律的监测

在各种介入检查治疗过程中，由于导管对心肌和冠状动脉的刺激、对比剂注射过多或使用离子型对比剂、导管嵌顿在冠状动脉内等因素，均可导致心律失常，因此应加强心率、心律的监测。常用多导生理仪进行监测，将电极安放在肢体及胸前相应的部位上，可观察各种心律失常，如窦性心律不

齐、窦性心动过速、窦性心动过缓、房性期前收缩、心房颤动、心房扑动、室上性心动过速、室性早搏、短阵室速、心室颤动、房室传导阻滞等。对患者出现的各种心律失常应及时报告医师,根据具体情况作相应的处理。如窦性心动过缓和房室传导阻滞可用阿托品静脉注射,若仍不恢复可埋置心脏临时起搏器,必要时埋置永久性心脏起搏器。心房扑动、心房颤动应给予毛花苷C、普罗帕酮、胺碘酮等药物静脉注射。室上性心动过速可静脉注射维拉帕米、普罗帕酮、胺碘酮等药物。室性早搏、短阵室速可用利多卡因静脉注射。心室颤动是最严重的心律失常,应立即给予电除颤并准备好抢救药品和器械。

（二）动脉压力监测

在心脏疾病介入术中常用,通过股动脉、股静脉、桡动脉直接穿刺,连接压力换能器,然后与监护仪压力传感器相连,显示收缩压、舒张压、平均压、动脉压的波形。动脉压力监测在冠脉疾病介入术中多指冠脉压力口的监测。术中压力突然升高而压力波形示动脉压波形时,应给予患者舌下含化降压药,待压力恢复正常后再进行操作;若压力突然降低,可能与导管插入过深、冠状动脉开口或起始处病变造成的导管嵌顿有关,回撤导管后压力仍不恢复,应及时给予升压药如多巴胺、间羟胺并做好抢救准备。

（三）血氧饱和度监测

血氧饱和度是指氧和血红蛋白的结合程度,即血红蛋白含氧的百分数。正常范围为96%～97%,反映机体的呼吸功能状态及缺氧程度。在介入术中,全麻患者或发生休克、严重心律失常等患者易发生低氧血症,故护理中应加强血氧饱和度监测,有利于指导给氧治疗。同时注意患者的皮肤温度、指甲颜色、指套松紧等变化。

（四）介入治疗中急救

由于疾病本身引起的脏器功能损害、操作技术引起的不良反应、疼痛、药物变态反应等因素,均可引起患者的呼吸、循环及中枢神经系统意外,甚至心跳呼吸骤停。因此应密切注意患者心电监护及生命体征的监测,发现异常及时向医师反映,一经确定心搏和（或）呼吸停止,应迅速进行以下有效抢救措施挽救患者的生命。

1.保持呼吸道通畅

清除口腔内异物,如假牙、呕吐物,托起下颌。

2.人工呼吸

人工呼吸多采用口对口（鼻）人工呼吸法,有条件时应立即改行气管插管,采用呼吸器或呼吸机辅助呼吸。

3.人工循环

在心搏骤停1分钟内,心前区叩击可能触发心脏电兴奋而引起心肌收缩,使循环恢复,出现窦性心律。叩击后心跳仍未恢复者可行胸外心脏按压。

4.电除颤

后期复苏时,室颤应以效果肯定的电除颤（非同步）治疗为主。电除颤的指征为心肌氧合良好,无严重酸中毒,心电图显示为粗颤。成人胸外除颤电能为200J,小儿为2J/kg。首次除颤未恢复节律心跳者,应继续施行心脏按压和人工呼吸,准备再次除颤,电量可适量加至300～400J。

5.起搏

对严重心动过缓、房室传导阻滞的患者突发心跳停止,经复苏心跳恢复但难以维持者,可考虑放置起搏器。

6.复苏药物

用药途径以静脉为主,也可术者台上动脉导管给药。肾上腺素是首选的常用药,为心脏正性肌力药物,可使室颤由细颤变为粗颤,易于电除颤成功,每次0.5～1mg。利多卡因可治疗室性心律失常,剂量1mg/kg静脉注射。阿托品可降低迷走神经张力,每次1mg。呼吸兴奋剂如尼可刹米、洛贝林、二甲弗林。升压药如多巴胺、间羟胺。纠正酸中毒的药物如碳酸氢钠等。

7.护理

在抢救患者的过程中,护士应密切观察患者生命体征、意识、瞳孔、尿量的变化,并认真记录。维持静脉通路,保持有效循环血容量。严格按医嘱给药,用药剂量、途径、时间要准确。在抢救患者的同时遵医嘱进行血气分析、电解质监测,以指导用药。做好患者家属的安慰、解释工作,及时向患者家属通报患者的病情及抢救经过,以取得家属的配合,提高抢救成功率。

(邵　霞)

第五章

心内科护理

第一节 心律失常

正常心律起源于窦房结,并沿正常房室传导系统顺序激动心房和心室,频率为60～100次/分(成人),节律基本规则。心律失常是指心脏冲动的起源、频率、节律、传导速度和传导顺序等异常。

一、分类

心律失常按其发生机制分为冲动形成异常和冲动传导异常两大类。

(一)冲动形成异常

1.窦性心律失常

分为窦性心动过速、窦性心动过缓、窦性心律不齐、窦性停搏等。

2.异位心律

(1)主动性异位心律:①期前收缩(房性、房室交界区性、室性)。②阵发性心动过速(房性、房室交界区性、室性)。③心房扑动、心房颤动。④心室扑动、心室颤动。

(2)被动性异位心律:①逸搏(房性、房室交界区性、室性)。②逸搏心律(房性、房室交界区性、室性)。

(二)冲动传导异常

1.生理性

干扰及房室分离。

2.病理性

窦房传导阻滞、房内传导阻滞、房室传导阻滞、室内传导阻滞(左、右束支及左束支分支传导阻滞)。

3.房室间传导途径异常

预激综合征。

此外,临床上依据心律失常发作时心率的快慢分为快速性心律失常和缓慢性心律失常。

二、病因及发病机制

(一)生理因素

健康人均可发生心律失常,特别是窦性心律失常和期前收缩等。情绪激动、精神紧张、过度疲劳、大量吸烟、饮酒、喝浓茶或咖啡等常为诱发因素。

(二)器质性心脏病

各种器质性心脏病是引发心律失常的最常见原因,以冠心病、心肌病、心肌炎、风湿性心脏病多见,尤其发生心力衰竭或心肌梗死时。

（三）非心源性疾病

除了心脏病外，其他系统的严重疾病，均可引发心律失常，如急性脑血管病、甲状腺功能亢进、慢性阻塞性肺病等。

（四）其他

电解质紊乱（低钾血症、低钙血症、高钾血症等）、药物作用（洋地黄、肾上腺素等）、心脏手术或心导管检查、中暑、电击伤等均可引发心律失常。

心律失常发生的基本原理是由于多种原因引起心肌细胞的自律性、兴奋性、传导性改变，导致心脏冲动形成异常、冲动传导异常，或两者兼而有之。

三、诊断要点

通过病史、体征可以做出初步判定。确定心律失常的类型主要依靠心电图，某些心律失常尚需做心电生理检查。

（一）病史

心律失常的诊断应从详尽采集病史入手，让患者客观描述发生心悸等症状时的感受。症状的严重程度取决于心律失常对血流动力学的影响，轻者可无症状或出现心悸、头晕；严重者可诱发心绞痛、心力衰竭、晕厥甚至猝死，增加心血管病死亡的危险性。

（二）体格检查

包括心脏视诊、触诊、叩诊、听诊的全面检查，并注意检查患者的神志、血压、脉搏频率及节律。

（三）辅助检查

心电图是诊断心律失常最重要的一项无创性检查技术。应记录多导联心电图，并记录能清楚显示P波导联的心电图长条以备分析，通常选择 II 或 V_1 导联。其他辅助诊断的检查还有动态心电图、运动试验和食管心电图等。临床心电生理检查，如食管心房调搏检查、心室内心电生理检查对明确心律失常的发病机制、治疗、预后均有很大帮助。

四、各种心律失常的概念、临床意义及心电图特点

（一）窦性心律失常

正常心脏起搏点位于窦房结，由窦房结发出冲动引起的心律称窦性心律，成人频率为 60～100 次/分。正常窦性心律的心电图特点（图 5-1）为：①P 波在 I、II、aVF 导联直立，aVR 导联倒置。②PR 间期 0.12～0.20 秒。③PP 间期之差<0.12 秒。窦性心律的频率可因年龄、性别、体力活动等不同有显著差异。

1.窦性心动过速

(1)成人窦性心律的频率超过 100 次/分，称为窦性心动过速，其心率的增快和减慢是逐渐改变的。

(2)心电图特点（图 5-2）为窦性心律，PP 间期<0.60 秒，成人频率大多在 100～180 次/分。

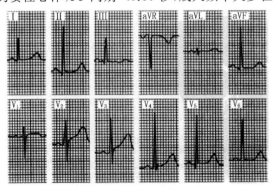

图 5-1　正常心电图

（3）窦性心动过速一般不需特殊治疗。治疗主要针对原发病和去除诱因,必要时可应用β受体阻滞剂（如普萘洛尔）或镇静剂（如地西泮）。

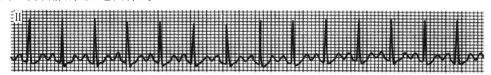

图 5-2　窦性心动过速

2.窦性心动过缓

（1）成人窦性心律的频率低于 60 次/分,称为窦性心动过缓。

（2）心电图特点（图 5-3）为窦性心律,PP 间期＞1.0 秒。常伴窦性心律不齐,即 PP 间期之差＞0.12 秒。

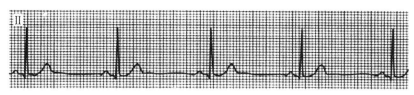

图 5-3　窦性心动过缓

（3）无症状的窦性心动过缓通常无须治疗。因心率过慢出现头晕、乏力等心排血量不足症状时,可用阿托品、异丙肾上腺素等药物,必要时需行心脏起搏治疗。

3.窦性停搏

（1）窦性停搏是指窦房结冲动形成暂停或中断,导致心房及心室活动相应暂停的现象,又称窦性静止。

（2）心电图特点（图 5-4）为一个或多个 PP 间期显著延长,而长 PP 间期与窦性心律的基本 PP 间期之间无倍数关系,其后可出现交界性或室性逸搏或逸搏心律。

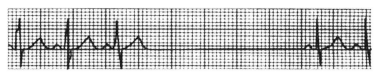

图 5-4　窦性停搏

（3）窦性停搏可由迷走神经张力增高或洋地黄、胺碘酮、钾盐、乙酰胆碱等药物,高钾血症、心肌炎、心肌病、冠心病等引起。临床症状轻重不一,轻者无症状或偶尔出现心搏暂停,重者可发生阿-斯综合征甚至死亡。

4.病态窦房结综合征

（1）病态窦房结综合征（SSS）,简称病窦综合征。由窦房结及其邻近组织病变引起的窦房结起搏功能和（或）窦房结传导功能障碍,从而产生多种心律失常的综合表现。

（2）病窦综合征常见病因为冠心病、心肌病、心肌炎,亦可见于结缔组织病、代谢性疾病及家族性遗传性疾病等,少数病因不明。主要临床表现为心动过缓所致脑、心、肾等脏器供血不足症状,尤以脑供血不足症状为主。轻者表现为头晕、心悸、乏力、记忆力减退等,重者可发生短暂晕厥或阿-斯综合征。部分患者合并短阵室上性快速性心律失常发作（慢-快综合征）,进而可出现心悸、心绞痛或心力衰竭。

（3）心电图特点（图 5-5）为:①持续而显著的窦性心动过缓（＜50 次/分）。②窦性停搏和（或）窦房传导阻滞。③窦房传导阻滞与房室传导阻滞并存。④心动过缓-心动过速综合征,又称慢-快综合征,是指心动过缓与房性快速性心律失常（如房性心动过速、心房扑动、心房颤动）交替发作,房室交界区性逸搏心律。

（4）积极治疗原发疾病。无症状者,不必给予治疗,仅定期随访观察;反复出现严重症状及心电图大于 3 秒长间歇者宜首选安装人工心脏起搏器。慢-快综合征应用起搏器治疗后,患者仍有心动过速发作,则可同时用药物控制快速性心律失常发作。

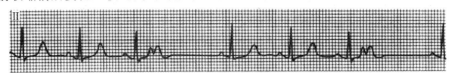

图 5-5　病态窦房结综合征(慢-快综合征)

(二)期前收缩

期前收缩又称过早搏动,简称早搏。是指窦房结以外的异位起搏点发出的过早冲动引起的心脏搏动。根据异位起搏点的部位不同可分为房性、房室交界性和室性。早搏可偶发或频发,如每个窦性搏动后出现一个早搏,称为二联律;每两个窦性搏动后出现一个早搏,称三联律。在同一导联上如室性早搏的形态不同,称为多源性室性早搏。

期前收缩可见于健康人,其发生与情绪激动、过度疲劳、过量饮酒或吸烟、饮浓茶、咖啡等有关。冠心病急性心肌梗死、风湿性心瓣膜病、心肌病、心肌炎等各种心脏病常可引起。此外,药物毒性作用,电解质紊乱,心脏手术或心导管检查均可引起期前收缩。

1.临床意义

偶发的期前收缩一般无症状,部分患者可有漏跳的感觉。频发的期前收缩由于影响心排血量,可引起头痛、乏力、晕厥等;原有心脏病者可诱发或加重心绞痛或心力衰竭。听诊心律不规则,期前收缩的第一心音增强,第二心音减弱或消失。脉搏触诊可发现脉搏脱落。

2.心电图特点

(1)房性期前收缩(图 5-6)提前出现的房性异位 P′波,其形态与同导联窦性 P 波不同;P′R 间期>0.12 秒;P波后的 QRS 波群有三种可能:①与窦性心律的 QRS 波群相同。②因室内差异性传导出现宽大畸形的 QRS 波群。③提前出现的 P 波后无 QRS 波群,称为未下传的房性期前收缩;多数为不完全性代偿间歇(即期前收缩前后窦性 P 波之间的时限常短于 2 个窦性 PP 间期)。

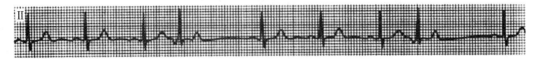

图 5-6　房性期前收缩

(2)房室交界性期前收缩(图 5-7)提前出现的 QRS 波群,其形态与同导联窦性心律 QRS 波群相同,或因室内差异性传导而变形;逆行 P 波(Ⅰ、Ⅱ、aVF 导联倒置,aVR 导联直立)有三种可能:①P 波位于 QRS 波群之前,PR 间期<0.12 秒。②P 波位于 QRS 波群之后,RP间期<0.20 秒。③P 波埋于 QRS 波群中,QRS 波群之前后均看不见 P 波;多数为完全性代偿间期(即期前收缩前后窦性 P 波之间的时限等于2 个窦性 PP 间期)。

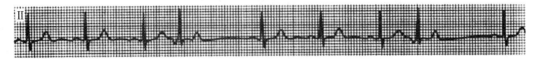

图 5-7　房室交界性期前收缩

(3)室性期前收缩(图 5-8)①提前出现的 QRS 波群宽大畸形,时限>0.12 秒。②QRS 波群前无相关的 P 波。③T 波方向与 QRS 波群主波方向相反。④多数为完全性代偿间歇。

3.治疗要点

(1)病因治疗:积极治疗原发病,解除诱因。如改善心肌供血,控制心肌炎症,纠正电解质紊乱,避免情绪激动或过度疲劳等。

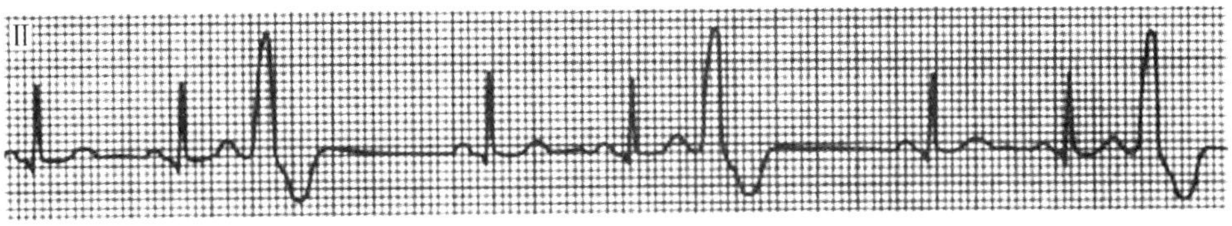

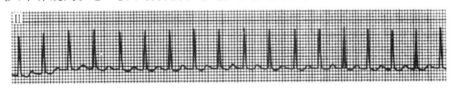

图 5-8　室性期前收缩

（2）药物治疗：无明显自觉症状或偶发的期前收缩者，一般无须抗心律失常药物治疗，可酌情使用镇静剂，如地西泮等。如频繁发作，症状明显或有器质性心脏病者，必须积极治疗。根据期前收缩的类型选用不同的药物。房性期前收缩、交界性期前收缩可选用维拉帕米、普罗帕酮、莫雷帕酮或 β 受体阻滞剂等药物。室性期前收缩选用 β 受体阻滞剂、美西律、普罗帕酮、莫雷帕酮等药物。

（3）其他：急性心肌梗死早期发生的室性期前收缩可选用利多卡因；洋地黄中毒引起的室性期前收缩者首选苯妥英钠。

（三）阵发性心动过速

阵发性心动过速是一种阵发性快速而规律的异位心律，是由三个或三个以上连续发生的期前收缩形成，根据异位起搏点的部位不同可分为房性、房室交界性和室性阵发性心动过速。由于房性、房室交界性阵发性心动过速在临床上难以区别，故统称为阵发性室上性心动过速（PSVT）。阵发性室上性心动过速常见于无器质性心脏病者，其发作与体位改变、情绪激动、过度疲劳、烟酒过量等有关。阵发性室性心动过速多见于心肌病变广泛而严重的患者，如冠心病发生急性心肌梗死时；其次是心肌病、心肌炎、二尖瓣脱垂、心瓣膜病等。

1.临床意义

（1）阵发性室上性心动过速突然发作、突然终止，持续时间长短不一。发作时患者常有心悸、焦虑、紧张、乏力，甚至诱发心绞痛、心功能不全、晕厥或休克。症状轻重取决于发作时的心率、持续时间和有无心脏病变等。听诊，心律规则，心率在 150～250 次/分，心尖部第一心音强度不变。

（2）阵发性室性心动过速症状轻重取决于室速发作的频率、持续时间、有无器质性心脏病及心功能状况。非持续性室速（发作时间＜30 秒）患者通常无症状或仅有心悸；持续性室速患者常伴明显血流动力学障碍与心肌缺血，可出现低血压、晕厥、心绞痛、休克或急性肺水肿。听诊心律略不规则，心率常在 100～250 次/分。如发生完全性房室分离，则第一心音强度不一致。

2.心电图特点

（1）阵发性室上性心动过速（图 5-9）：①三个或三个以上连续而迅速的室上性早搏，频率范围在 150～250 次/秒，节律规则。②P 波不易分辨。③绝大多数患者 QRS 波群形态与时限正常。

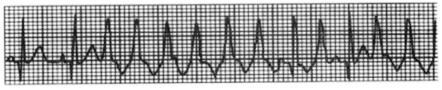

图 5-9　阵发性室上性心动过速

（2）阵发性室性心动过速（图 5-10）：①三个或三个以上连续而迅速的室性早搏，频率范围在 100～250 次/分，节律较规则或稍有不齐。②QRS 波群形态畸形，时限＞0.12 秒，有继发 ST-T 改变。③如有 P 波，则 P 波与 QRS 波无关，且其频率比 QRS 频率缓慢。④常可见心室夺获与室性融合波。

图 5-10　阵发性室性心动过速

3.治疗要点

(1)阵发性室上性心动过速。急性发作时治疗。①刺激迷走神经:可起到减慢心率、终止发作的作用。方法包括刺激悬雍垂诱发恶心、呕吐;深吸气后屏气,再用力做呼气动作(Valsalva动作);颈动脉窦按摩等。上述方法可重复多次使用。②药物终止发作:当刺激迷走神经无效时,可采用维拉帕米或三磷酸腺苷(ATP)静脉注射。

预防复发:除避免诱因外,发作频繁者可选用地高辛、长效钙离子通道阻滞剂、长效普萘洛尔等药物。

对于反复发作或药物治疗无效者,可考虑施行射频消融术。该方法具有安全、迅速、有效且能治愈心动过速的优点,可作为预防发作的首选方法。

(2)阵发性室性心动过速:由于室速多发生于器质性心脏病者,往往导致血流动力学障碍,甚至发展为室颤,应严密观察予以紧急处理,终止其发作。

一般遵循的原则是:无器质性心脏病者发生的非持续性室速,如无症状,无须进行治疗;持续性室速发作,无论有无器质性心脏病,均应给予治疗;有器质性心脏病的非持续性室速亦应考虑治疗。药物首选利多卡因,静脉注射100 mg,有效后可予静脉滴注维持。其他药物如普罗帕酮、胺碘酮也有疗效。如使用上述药物无法终止发作,且患者已出现低血压、休克、脑血流灌注不足等危险表现,应立即给予同步直流电复律。

(四)扑动与颤动

当自发性异位搏动的频率超过阵发性心动过速的范围时,形成扑动或颤动。根据异位起搏点的部位不同可分为心房扑动(简称房扑)与心房颤动(简称房颤);心室扑动(简称室扑)与心室颤动(简称室颤)。房颤是成人最常见的心律失常之一,远较房扑多见,二者发病率之比为10∶1～20∶1,绝大多数见于各种器质性心脏病,其中以风湿性心瓣膜病最为常见。室扑与室颤是最严重的致命性心律失常,室扑多为室颤的前奏,而室颤则是导致心源性猝死的常见心律失常,也是心脏病或其他疾病临终前的表现。

1.临床意义

(1)心房扑动与心房颤动:房扑和房颤的症状取决于有无器质性心脏病、基础心功能以及心室率的快慢。如心室率不快且无器质性心脏病者可无症状;心室率快者可有心悸、胸闷、头晕、乏力等。房颤时心房有效收缩消失,心排血量减少25％～30％,加之心室率增快,对血流动力学影响较大,导致心排血量、冠状循环及脑部供血明显减少,引起心力衰竭、心绞痛或晕厥;还易引起心房内附壁血栓的形成,部分血栓脱落可引起体循环动脉栓塞,以脑栓塞最常见。体检时房扑的心室律可规则或不规则。房颤时,听诊第一心音强弱不等,心室律绝对不规则;心室率较快时,脉搏短绌(脉率慢于心率)明显。

(2)心室扑动与心室颤动:室扑和室颤对血流动力学的影响均等于心室停搏,其临床表现无差别,二者具有下列特点:意识突然丧失,常伴有全身抽搐,持续时间长短不一;心音消失,脉搏触不到,血压测不出;呼吸不规则或停止;瞳孔散大,对光反射消失。

2.心电图特点

(1)心房扑动心电图特征(图5-11):①P波消失,代之以250～350次/分,间隔均匀,形状相似的锯齿状心房扑动波(F波)。②F波与QRS波群成某种固定的比例,最常见的比例为2∶1房室传导,有时比例关系不固定,则引起心室律不规则。③QRS波群形态一般正常,伴有室内差异性传导者QRS波群可增宽、变形。

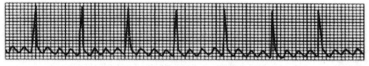

图5-11 心房扑动(2∶1房室传导)

(2)心房颤动心电图特征(图5-12):①P波消失,代之以大小不等、形态不一、间期不等的心房颤动波

(f 波),频率为 350～600 次/分。②RR 间期绝对不等。③QRS 波群形态通常正常,当心室率过快,发生室内差异性传导时,QRS 波群增宽、变形。

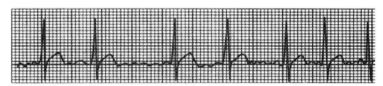

图 5-12　心房颤动

(3)心室扑动的心电图特点(图 5-13):P-QRS-T 波群消失,代之以 150～300 次/分波幅大而较规则的正弦波(室扑波)图形。

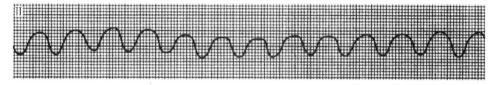

图 5-13　心室扑动

(4)心室颤动的心电图特点(图 5-14):P-QRS-T 波群消失,代之以形态、振幅与间隔绝对不规则的颤动波(室颤波),频率为 150～500 次/分。

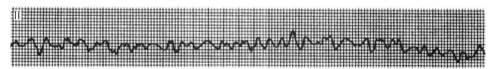

图 5-14　心室颤动

3.治疗要点

(1)心房扑动和颤动:房扑或房颤伴有较快心室率时,可使用洋地黄类药物减慢心室率,以保持血流动力学的稳定,此法可以使有些房扑或房颤转为窦性心律。其他药物如维拉帕米、地尔硫䓬等也能起到终止房扑、房颤的作用。对于持续性房颤的患者,符合条件者可采用药物如奎尼丁、胺碘酮等进行复律。无效时可使用电复律。

(2)心室扑动和颤动:室扑或室颤发生后,如果不迅速采取抢救措施,患者一般在 3～5 分钟内死亡,因此必须争分夺秒、尽快恢复有效心律。一旦心电监测确定为心室扑动或颤动时,立即采用除颤器进行非同步直流电除颤,同时配合胸部按压及人工呼吸等心肺复苏术,并经静脉注射利多卡因以及其他复苏药物如肾上腺素等。

(五)房室传导阻滞

房室传导阻滞(AVB)是指冲动从心房传到心室的过程中,冲动传导的延迟或中断。根据病因不同,其阻滞部位可发生在房室结、房室束以及束支系统内,按阻滞程度可分为三类。常见器质性心脏病,偶尔一度和二度 I 型房室传导阻滞可见于健康人,与迷走神经张力过高有关。

1.临床意义

(1)一度房室传导阻滞:指传导时间延长(PR 间期延长);患者多无自觉症状,听诊时第一心音可略为减弱。

(2)二度房室传导阻滞:指心房冲动部分不能传入心室(心搏脱漏);心搏脱漏仅偶尔出现时,患者多无症状或偶有心悸,如心搏脱漏频繁心室率缓慢时,可有乏力、头晕甚至短暂晕厥;听诊有心音脱漏,触诊脉搏脱落,若为 2:1 传导阻滞,则可听到慢而规则的心室率。

(3)三度房室传导阻滞:指心房冲动全部不能传入心室;患者症状取决于心室率的快慢,如心室率过慢,心排血量减少,导致心脑供血不足,可出现头晕、疲乏、心绞痛、心力衰竭等,如心室搏动停顿超过 15 秒可引起晕厥、抽搐,即阿-斯综合征发生,严重者可猝死;听诊心律慢而规则,心室率多为 35～50 次/分,第一心音强弱不等,间或闻及心房音及响亮清晰的第一心音(大炮音)。

2.心电图特点

(1)一度房室传导阻滞心电图特征(图5-15):①PR间期延长,成人>0.20秒(老年人>0.21秒);②每个P波后均有QRS波群。

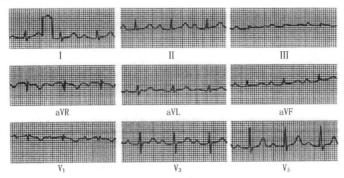

图5-15 一度房室传导阻滞

(2)二度房室传导阻滞:按心电图表现可分为Ⅰ型和Ⅱ型。

二度Ⅰ型房室传导阻滞心电图特征(图5-16):①PR间期在相继的心搏中逐渐延长,直至发生心室脱漏,脱漏后的第一个PR间期缩短,如此周而复始。②相邻的RR间期进行性缩短,直至P波后QRS波群脱漏。③心室脱漏造成的长RR间期小于两个PP间期之和。

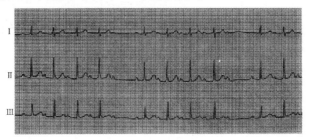

图5-16 二度Ⅰ型房室传导阻滞

二度Ⅱ型房室传导阻滞心电图特征(图5-17):①PR间期固定不变(可正常或延长);②数个P波之后有一个QRS波群脱漏,形成2∶1、3∶1、3∶2等不同比例房室传导阻滞;③QRS波群形态一般正常,亦可有异常。

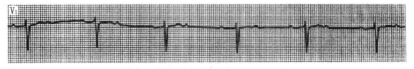

图5-17 二度Ⅱ型房室传导阻滞

如果二度Ⅱ型房室传导阻滞下传比例≥3∶1时,称为高度房室传导阻滞。

(3)三度房室传导阻滞心电图特征(图5-18):①P波与QRS波群各有自己的规律,互不相关,呈完全性房室分离。②心房率>心室率。③QRS波群形态和时限取决于阻滞部位,如阻滞位于希氏束及其附近,心室率约40~60次/分,QRS波群正常。④如阻滞部位在希氏束分叉以下,心室率可在40次/分以下,QRS波群宽大畸形。

3.治疗要点

(1)病因治疗:积极治疗引起房室传导阻滞的各种心脏病,纠正电解质紊乱,停用有关药物,解除迷走神经过高张力等。一度或二度Ⅰ型房室传导阻滞,心室率不太慢(>50次/分)且无症状者,仅需病因治疗,心律失常本身无须进行治疗。

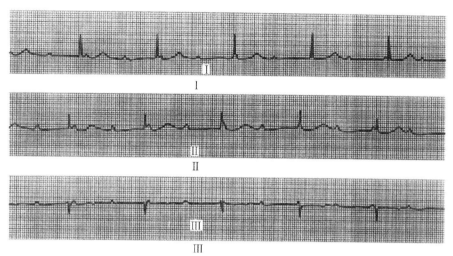

图 5-18 三度房室传导阻滞

（2）药物治疗：二度Ⅱ型或三度房室传导阻滞，心室率慢并影响血流动力学，应及时提高心室率以改善症状，防止发生阿-斯综合征。常用药物有：①异丙肾上腺素持续静脉滴注，使心室率维持在60～70次/分，对急性心肌梗死患者要慎用。②阿托品静脉注射，适用于阻滞部位位于房室结的患者。

（3）人工心脏起搏治疗：对心室率低于40次/分，症状严重者，特别是曾发生过阿-斯综合征者，应首选安装人工心脏起搏器。

五、常见护理诊断

（一）活动无耐力

与心律失常导致心排血量减少有关。

（二）焦虑

与心律失常致心跳不规则、停跳及反复发作、治疗效果不佳有关。

（三）潜在并发症

心力衰竭、猝死。

六、护理措施

（一）一般护理

1.体位与休息

当心律失常发作患者出现胸闷、心悸、头晕等不适时，应采取高枕卧位、半卧位或其他舒适体位，尽量避免左侧卧位。有头晕、晕厥发作或曾有跌倒病史者应卧床休息，加强生活护理。

2.饮食护理

给予清淡易消化、低脂和富于营养的饮食，且少量多餐，避免刺激性饮料。有心力衰竭患者应限制钠盐摄入，对服用利尿剂者应鼓励多进食富含钾盐的食物，避免出现低钾血症而诱发心律失常。

（二）病情观察

（1）评估心律失常可能引起的临床症状，如心悸、乏力、胸闷、头晕、晕厥等，注意观察和询问这些症状的程度、持续时间以及给患者日常生活带来的影响。

（2）定期测量心率和心律，判断有无心动过速、心动过缓、期前收缩、房颤等心律失常发生。对于房颤患者，两名护士应同时测量患者心率和脉率一分钟，并记录，以观察脉短绌的变化发生情况。

（3）心电图检查是判断心律失常类型及检测心律失常病情变化的最重要的手段，护士应掌握心电图机的使用方法，在患者心律失常突然发作时及时描记心电图并表明日期和时间。行24小时动态心电图检查的患者，应嘱其保持平素的生活和活动，并记录症状出现的时间及当时所从事的活动，以利于发现病情及查找病因。

(4)对持续心电监测的患者,应注意观察是否出现心律失常及心律失常的类型、发作次数、持续时间、治疗效果等情况。当患者出现频发、多源性室性早搏、R-on-T 现象、阵发性室性心动过速、二度Ⅱ型及三度房室传导阻滞时,应及时通知医师。

(三)用药护理

严格遵医嘱按时按量应用抗心律失常药物,静脉注射抗心律失常药物时速度应缓慢,静脉滴注速度严格按医嘱执行。用药期间严密监测脉率、心律、心率、血压及患者的反应,及时发现因用药而引起的新的心律失常和药物中毒,做好相应的护理。

1.奎尼丁

毒性反映较重,可致心力衰竭、窦性停搏、房室传导阻滞、室性心动过速等心脏毒性反应,故在给药前要测量血压、心率、心律,如有血压低于 12.0/8.0 kPa(90/60 mmHg),心率慢于60 次/分,或心律不规则时需告知医师。

2.普罗帕酮

普罗帕酮可引起恶心、呕吐、眩晕、视物模糊、房室传导阻滞,诱发和加重心力衰竭等。餐时或餐后服用可减少胃肠道刺激。

3.利多卡因

利多卡因有中枢抑制作用和心血管系统不良反应,剂量过大可引起震颤、抽搐,甚至呼吸抑制和心脏停搏等,应注意给药的剂量和速度。对心力衰竭、肝肾功能不全、酸中毒和老年人应减少剂量。

4.普萘洛尔

普萘洛尔可引起低血压、心动过缓、心力衰竭等,并可加重哮喘与慢性阻塞性肺部疾病。在给药前应测量患者的心率,当心率低于 50 次/分时应及时停药。糖尿病患者可能引起低血糖、乏力。

5.胺碘酮

胺碘酮可致胃肠道反应、肝功能损害、心动过缓、房室传导阻滞,久服可影响甲状腺功能和引起角膜碘沉着,少数患者可出现肺纤维化,是其最严重的不良反应。

6.维拉帕米

维拉帕米可出现低血压、心动过缓、房室传导阻滞等。严重心衰、高度房室传导阻滞及低血压者禁用。

7.腺苷

腺苷可出现面部潮红、胸闷、呼吸困难,通常持续时间小于 1 分钟。

(四)特殊护理

当患者发生较严重心律失常时应采取如下护理措施。

(1)嘱患者卧床休息,保持情绪稳定,以减少心肌耗氧量和对交感神经的刺激。

(2)给予鼻导管吸氧,改善因心律失常造成血流动力学改变而引起的机体缺氧。立即建立静脉通道,为用药、抢救做好准备。

(3)准备好纠正心律失常的药物、其他抢救药品及除颤器、临时起搏器等。对突然发生室扑或室颤的患者,应立即施行非同步直流电除颤。

(4)遵医嘱给予抗心律失常药物,注意药物的给药途径、剂量、给药速度,观察药物的作用效果和不良反应。用药期间严密监测心电图、血压,及时发现因用药而引起的新的心律失常。

(五)健康教育

1.疾病知识指导

向患者及家属讲解心律失常的常见病因、诱因及防治知识,使患者和家属能充分了解该疾病,而与医护人员配合共同控制疾病。

2.生活指导

快速心律失常患者应改变不良的生活习惯,如吸烟、饮酒、喝咖啡、浓茶等;避开造成精神紧张激动的环境,保持乐观稳定的情绪,分散注意力,不要过分注意心悸的感受。使患者和亲属明确无器质性心脏病的良性心律失常对人的影响主要是心理因素。帮助患者协调好活动与休息,根据心功能情况合理安排,注意劳逸结合。运动有诱发心律失常的危险,建议做较轻微的运动或最好在有家人陪同的条件下运动。心动过缓者应避免屏气用力的动作,以免兴奋迷走神经而加重心动过缓。

3.用药指导

让患者认识服药的重要性,按医嘱继续服用抗心律失常药物,不可自行减量或撤换药物。教会患者观察药物疗效和不良反应,必要时提供书面材料,嘱有异常时及时就医。对室上性阵发性心动过速的患者和家属,教会采用刺激迷走神经的方法,如刺激咽后壁诱发恶心;深吸气后屏气再用力呼气,上述方法可终止或缓解室上速。教会患者家属徒手心肺复苏的方法,以备紧急需要时应用。

4.自我监测指导

教会患者及家属测量脉搏的方法,每天至少一次,每次应在一分钟以上并做好记录。告诉患者和家属何时应来医院就诊:①脉搏过缓,少于 60 次/分,并有头晕、目眩、或黑矇。②脉搏过快,超过100 次/分,休息及放松后仍不减慢。③脉搏节律不齐,出现漏搏、期前收缩超过5 次/分。④原本整齐的脉搏出现脉搏忽强忽弱、忽快忽慢的现象。⑤应用抗心律失常药物后出现不良反应。出现上述情形应及时就诊,并能按时随诊复查。

（王　筱）

第二节　风湿性心脏病

风湿性心脏病(rheumatic heart disease)又称风湿性心瓣膜病,是由风湿性炎症过程引起的心脏瓣膜炎症性损害。风湿性炎症反复发作(风湿活动)使瓣膜病变加重,甚至纤维化和钙化,并可累及乳头肌、腱索,后遗心脏瓣膜狭窄和(或)关闭不全。以 20～40 岁多见,临床表现因受累瓣膜不同或损害程度不同而有不同,治疗有内科治疗和外科手术治疗。

一、概述

风湿性心脏病中,以侵犯二尖瓣最多见,主动脉瓣其次。二尖瓣病变可单独存在,主动脉瓣病变则常与二尖瓣病变同时存在。瓣膜发生病变后,关闭不全与狭窄多同时存在,但以其中之一常较显著;单纯的狭窄或关闭不全亦可发生。

(一)二尖瓣狭窄

几乎全为风湿性。急性风湿热后,至少 2 年形成明显的二尖瓣狭窄。患者多为女性。

1.症状

(1)呼吸困难:是二尖瓣狭窄最常见的症状。最先为劳力性呼吸困难,随着狭窄加重,即使休息时也出现呼吸困难,端坐呼吸和夜间阵发性呼吸困难,甚至反复发生急性肺水肿。

(2)咳嗽:常见,特别在冬季明显,多为干咳。

(3)咯血:可表现为咳血性痰或痰中带血丝;突然咯出大量鲜血;急性肺水肿时咳出大量粉红色泡沫样痰;肺梗死时较大量咯血。

(4)其他少见症状:声嘶和吞咽困难。

2.体征

(1)二尖瓣面容:双颧呈紫红色,口唇发绀,二尖瓣重度狭窄时常有。

(2)心脏体征:①心尖冲动正常或不明显。②心尖部扪及舒张期震颤。③心界向左扩大。④心尖区可闻及舒张期隆隆样杂音。第一心音亢进和开瓣音表示前叶活动柔顺,若第一心音减弱和(或)开瓣音消失则提示瓣叶钙化僵硬;肺动脉瓣区第二心音亢进、分裂,当合并肺动脉高压时,可闻及肺动脉瓣收缩期喷射性杂音,及相对性肺动脉瓣关闭不全的舒张期吹风样杂音。右心室扩大伴三尖瓣关闭不全时,在三尖瓣区有收缩期吹风性杂音,吸气时增强。

(二)二尖瓣关闭不全

主要是由于瓣叶在急性风湿性炎症后,因纤维瘢痕收缩及腱索、乳头肌受累后粘连、缩短、牵拉瓣膜或分瓣膜间有粘连而影响二尖瓣闭合,造成关闭不全。以男性患者多见。除风湿热是主要原因外,其他如先天性因素所致的二尖瓣脱垂、冠心病所致的乳头肌功能失常、感染性心内膜炎致瓣叶挛缩畸形等也可引起。

在二尖瓣关闭不全时,当左心室收缩时血液大部分进入主动脉,还有部分通过关闭不全的二尖瓣再流入左心房,使左心房血容量增加而扩大。由于有相当量的血液反流至左心房,使得左心室心排血量降低,同时左心室舒张时由于左心室除正常肺循环回流的血液外,还须容纳上次收缩期反流回到左心房的血液,左心室因舒张期容量负荷过重而发生扩大,甚至出现左心功能不全。左心室功能不全使左心室舒张末压增高,进一步使左心房压力增高,导致肺静脉血液淤滞、肺淤血和肺动脉高压,最后也引起右心功能不全。

1.症状

主要症状为因心输出量降低而引起的疲倦、无力,肺淤血时可有呼吸困难、气急等。发生急性肺水肿和咯血的情况较二尖瓣狭窄者少。

2.心脏体征

(1)严重者呈抬举样心尖冲动。

(2)可扪及收缩期震颤。

(3)心界向左下扩大。

(4)心尖部第一心音减弱,伴有全收缩期吹风样杂音,向左腋下传导,心尖部闻及第三心音为严重的反流所引起。

(三)主动脉瓣狭窄

风湿性主动脉瓣狭窄大多合并关闭不全和二尖瓣损害,以男性患者多见。主动脉瓣的风湿性炎症过程导致交界性融合,瓣口纤维化、僵硬、钙化和挛缩畸形,瓣口因此而狭窄。

正常成人主动脉瓣口面积≥3 cm²,当其减小 1/2 时,收缩期无明显跨瓣压力差;当≤1.0 cm²时,左心室收缩期血液排入主动脉明显受阻而使心输出量降低,收缩期末室内含血量增加,舒张末期容量也增大致左心室、收缩压升高明显。为克服增加的前、后负荷,心肌通过肥大代偿来维持正常的心输出量,长期代偿的结果是左心室壁肥厚而顺应性降低,病情进一步发展,左心房也增大,房内压增高,导致肺淤血及右心力衰竭。

1.症状

主动脉瓣轻度狭窄多无临床症状;明显狭窄因心输出量下降而出现疲乏、活动后气促;严重狭窄晚期,可出现典型的主动脉瓣狭窄的三联征,即呼吸困难、心绞痛和晕厥。

(1)呼吸困难:绝大部分患者有劳力性呼吸困难,为晚期的常见首发症状,进一步发展为端坐呼吸、阵发性夜间呼吸困难和急性肺水肿。

(2)心绞痛:大部分患者常因运动而诱发心绞痛,休息则缓解。

(3)晕厥:约 1/3 患者常在直立、运动中或运动后(少数在休息时)发生晕厥。

2.心脏体征

(1)心尖冲动相对局限、持续和有力。

(2)胸骨右缘第 2 肋间可扪及收缩期震颤。

(3)心界向左下移位。

(4)胸骨右缘第 2 肋间隙或左缘第 3 肋间隙闻及响亮粗糙的吹风样收缩期杂音,向同侧颈部传导。

（四）主动脉瓣关闭

主动脉瓣关闭不全多见于男性患者,多由风湿热所致,也可由感染性心内膜炎、梅毒性主动脉炎或先天性原因等引起。

主动脉瓣发生风湿性病变后,瓣膜增厚、硬化、缩短和畸形,影响舒张期瓣叶边缘对合而致关闭不全。左心室舒张时除接受左心房注入的血液外,还接受主动脉内通过关闭不全的主动脉瓣反流而来的血液,左心室舒张末期容量增加,心搏量较正常增加。由于左心室做功增加,产生左心室肥大和心腔扩张,肥大的心肌重量增加致氧耗增多,加上主动脉内血液反流而舒张压低使冠脉血流减少,这两个因素引起心肌缺血、左心室收缩功能逐渐降低至左心力衰竭。

1.症状

由于左心室代偿功能较强,患者可多年无症状甚至耐受运动。患者可因心搏量增加而感心悸、心前区不适、心脏搏动感等,晚期出现左心衰竭的表现。心肌缺血时可产生心绞痛。早期患者常有体位性头晕。

2.主要体征

心尖冲动向左下移位,弥散而有力;胸骨左缘第3、4肋间听诊有舒张期高调吹风样杂音,向心尖部传导,取坐位并前倾和深呼气时更明显。心底部可闻及收缩期喷射音。显著的主动脉瓣关闭不全时有周围血管征,包括脉压增大、水冲脉、毛细血管搏动征和股动脉枪击音。

（五）三尖瓣狭窄

三尖瓣狭窄极少见,主要发生在女性,常伴关闭不全、二尖瓣和主动脉瓣损害。风湿热是主要病因,感染使瓣膜小叶增厚并融合,腱索缩短且增厚,心脏舒张时血液回流受阻,右心房压升高导致体循环静脉压显著升高和淤血,出现颈静脉怒张、肝大、腹水和水肿,及因心输出量减少而致的软弱乏力、疲倦等症状。

（六）三尖瓣关闭不全

三尖瓣关闭不全罕见于器质性损害,常见于功能性的关闭不全,如风湿性二尖瓣病、先天性心脏病（肺动脉狭窄等）。由于右心室收缩压增高或肺动脉高压,使右心室扩张致瓣环扩大引起收缩时瓣叶不能接合,血液由右心室反流到右心房,使右心房负荷增加、体循环高压;而左心房血流减少导致心输出量减少,患者出现疲乏、腹胀和水肿等症状。在胸骨左下缘或剑突区可听到高调、吹风性全收缩期杂音,吸气时增强。

（七）肺动脉瓣疾病

成人极为少见,在此不予讨论。

二、护理

（一）护理目标

（1）患者的缺氧症状得到改善。

（2）患者的活动耐力逐渐增加,生活能够自理。

（3）患者能讲述本病的病因、症状、治疗、用药及如何减轻心脏负担、预防病情加重的保健知识。

（4）降低感染和心力衰竭发生的危险因素,患者不发生感染和心力衰竭。

（二）护理措施

风湿性心脏病患者的护理包括内科和外科治疗的护理,胸外科实施瓣膜手术的护理请参阅外科相应章节。在此,主要讨论内科治疗的护理。

1.呼吸困难的护理

（1）协助患者取半坐卧位,以减轻呼吸困难。

（2）给予氧气吸入,轻度缺氧2～3 L/min,中度缺氧3～4 L/min,重度缺氧4～6 L/min,观察缺氧的改善情况。

（3）观察患者咳嗽、咳痰情况,指导患者有效咳嗽、咳痰的方法。

（4）保持呼吸道通畅,定时协助患者翻身叩背,促进痰液排出;给予化痰药物及雾化吸入,使痰液稀释易于咳出,备好吸痰器,必要时给予吸痰。

(5)观察患者的呼吸频率、节律及伴随症状,当患者出现严重呼吸困难、大汗、发绀、剧烈咳嗽、咯出粉红色泡沫样痰时,应立即报告医师并积极抢救。

(6)观察患者的精神状态,神志有无改变,有无低氧血症。

(7)监测血气分析及血氧饱和度,以了解肺功能。

2.疲乏无力的护理

(1)当患者处于风湿活动期或有心力衰竭时,需卧床休息,待病情稳定后可逐渐增加活动量。

(2)向患者和家属讲解适当活动的重要性,并与之共同制定活动计划,每天督促患者执行。

(3)根据心功能决定患者的活动量,指导患者适度活动和生活自理,在活动之间安排休息时间。

(4)辨别每天活动中有哪些会使其感到疲倦,给予适当的协助。

(5)提供疾病好转的信息,强调正面效果,消除患者对活动的顾虑,增加患者自我照顾的能力和信心。

3.相关医疗、保健知识宣教

(1)告诉患者本病的病因、症状、治疗、用药、危险因素等,必要时提供适合患者学习的资料。

(2)饮食指导:进食营养丰富的食物,摄取动物性蛋白质,可增加患者抵抗力,有心力衰竭时应限制食盐量在每天2~4g。少食多餐,避免过饱。多食蔬菜、水果和高纤维的食物,预防便秘。已有便秘者,适当使用缓泻剂。

(3)活动与休息指导:在活动之间安排休息的时间,避免过度疲劳。活动适度,以心脏能够耐受为度。保证充足的睡眠,以促进体力的恢复。

(4)用药指导:长期使用洋地黄制剂者,需注意中毒反应,如出现恶心、呕吐、黄视、绿视、脉搏少于60次/分、脉律不齐时,应停止用药并报告医师。使用呋塞米(速尿)、氢氯噻嗪(双氢克尿噻)等排钾性利尿剂时,应注意补钾,可多食橘子、韭菜、香菇等。长期服用阿司匹林、双嘧达莫或华法林等抗凝药,应注意有无牙龈出血、皮下瘀斑等出血倾向。

(5)健康指导:防寒防湿,防止受凉,注意保暖。室内空气流通,阳光充足。适度体育锻炼,增强体质。少出入公共场所,避免再受链球菌感染,冬春季节尤要注意。如有呼吸道感染,要及时、有效地使用抗生素治疗。保持口腔清洁,预防口腔感染。保持适当体重,避免过重而加重心脏负担。保持心情愉快,避免情绪过度激动。育龄妇女应避孕,以免加重病情。

4.预防并发症的护理

(1)预防感染:保持病房空气清新,每天定时开窗通风,必要时进行空气消毒。进食高蛋白、高热能、高维生素、低盐饮食,增加机体的抵抗力。每天刷牙至少2次,进食后漱口,保持口腔清洁,预防口腔感染。避免与链球菌感染的患者及带菌者接触。积极防寒、防凉、防止感冒。适当活动,以增加抵抗力。卧床患者每天定时翻身拍背,防止肺部感染。风湿活动期禁止拔牙、导尿等侵入性操作。观察患者生命体征、心脏杂音的变化,及时发现感染迹象。预防性使用抗生素,防止感染;一旦发生感染,遵医嘱使用抗生素积极有效地治疗。

(2)减轻心脏负荷,防治心力衰竭:注意日常保健,避免增加心脏负担的因素。协助患者采取舒适的半坐卧位或高枕卧位,可减轻呼吸困难,减少静脉回流血量,减轻心脏负荷。保证睡眠,避免劳累。有风湿活动、并发症发生时,应卧床休息,做好口腔、皮肤护理,预防压疮形成。根据病情给予氧气吸入。遵医嘱使用强心、利尿、扩血管药物,并观察药物疗效及不良反应。记录24小时出入水量,严格控制输液总量和输液速度。

(王　筱)

第三节　心　绞　痛

心绞痛是冠状动脉供血不足,心肌急剧的、暂时的缺血与缺氧所引起的临床综合征。其特点为阵发性的前胸压榨性疼痛感觉,主要位于胸骨后部,可放射至心前区和左上肢,常发生于劳动或情绪激动时,持续数分钟,休息或用硝酸酯制剂后消失。

一、病因和发病机制

本病多见于男性,多数患者在 40 岁以上,劳累、情绪激动、饱食、受寒、阴雨天气、急性循环衰竭等为常见诱因。除冠状动脉粥样硬化外,本病还可由主动脉瓣狭窄或关闭不全、梅毒性主动脉炎、肥厚型心肌病、先天性冠状动脉畸形、风湿性冠状动脉炎等引起。

对心脏予以机械性刺激并不引起疼痛,但心肌缺血与缺氧则引起疼痛。当冠状动脉的供血与心肌的需求之间发生矛盾,冠状动脉血流量不能满足心肌代谢的需要,引起心肌急剧的、暂时的缺血与缺氧时,即产生心绞痛。

心肌耗氧的多少由心肌张力、心肌收缩强度和心率所决定。心肌张力=左心室收缩压(动脉收缩压)×心室半径。心肌收缩强度和心室半径经常不变,因此常用"心率×收缩压"(即二重乘积)作为估计心肌氧耗的指标。心肌能量的产生要求大量的氧气供应,心肌细胞摄取血液氧含量的65%～75%,而身体其他组织则仅摄取 10%～25%,因此心肌平时对血液中氧的吸收已接近于最大量,氧需要增加时已难以从血液中更多地摄取氧,只能依靠增加冠状动脉的血流量来提供。在正常情况下,冠状循环有很大的储备力,其血流量可增加到休息时的 6～7 倍。缺氧时,冠状动脉也扩张,能使其流量增加 4～5 倍。动脉粥样硬化而致冠状动脉狭窄或部分分支闭塞时,其扩张性减弱,血流量减少,且对心肌的供血量相对地比较稳定。心肌的血液供给如减低到尚能应付心脏平时的需要,则休息时可无症状。一旦心脏负荷突然增加,如劳累、激动、左心衰竭等,使心肌张力增加(心腔容积增加、心室舒张末期压力增高)、心肌收缩力增加(收缩压增高、心室压力曲线量大压力随时间变化率增加)和心率增快等而致心肌氧耗量增加时,心肌对血液的需求增加;或当冠状动脉发生痉挛(如吸烟过度或神经体液调节障碍)时,冠状动脉血流量进一步减少;或在突然发生循环血流量减少的情况下(如休克、极度心动过速等),心肌血液供求之间的矛盾加深,心肌血液供给不足,遂引起心绞痛。严重贫血的患者,在心肌供血量虽未减少的情况下,可由于红细胞减少,血液携氧量不足而引起心绞痛。

在多数情况下,劳累诱发的心绞痛常在同一"心率×收缩压"值的水平上发生。

产生疼痛的直接因素,可能是在缺血缺氧的情况下,心肌内积聚过多的代谢产物,如乳酸、丙酮酸、磷酸等酸性物质;或类似激肽的多肽类物质,刺激心脏内自主神经的传入纤维末梢,经第1～5胸交感神经节和相应的脊髓段,传至大脑,产生疼痛的感觉。这种痛觉反应在与自主神经进入水平相同脊髓的脊神经所分布的皮肤区域,即胸骨后及两臂的前内侧与小指,尤其是在左侧,而多不在心脏解剖位置处。有人认为,在缺血区内富有神经供应的冠状血管的异常牵拉和收缩,可以直接产生疼痛冲动。

病理解剖检查显示心绞痛的患者,至少有一支冠状动脉的主支管腔显著狭窄在横切面的 75% 以上。有侧支循环形成者,则冠状动脉的主支有更严重的阻塞才会发生心绞痛。另一方面,冠状动脉造影发现5%～10%的心绞痛患者,其冠状动脉的主要分支无明显病变,提示这些患者的心肌血供和氧供不足,可能是冠状动脉痉挛、冠状循环的小动脉病变、血红蛋白和氧的离解异常、交感神经过度活动、儿茶酚胺分泌过多或心肌代谢异常等所致。

患者在心绞痛发作之前,常有血压增高、心率增快、肺动脉压增高和肺毛细血管楔压增高的变化,反映心脏和肺的顺应性减低,发作时可有左心室收缩力和收缩速度降低、喷血速度减慢、左心室收缩压下降、心搏量和心排血量降低、左心室舒张末期压和血容量增加等左心衰竭的病理生理变化。左心室壁可呈收缩不协调或部分心室壁有收缩减弱的现象。

二、临床表现

(一)症状

1.典型发作

突然发生的胸骨后上、中段可波及心前区压榨性、闷胀性或窒息性疼痛,可放射至左肩、左上肢前内侧及无名指和小指。重者有濒死的恐惧感和冷汗,往往迫使患者停止活动。疼痛历时1~5分钟,很少超过15分钟,休息或含化硝酸甘油多在1~3分钟内(很少超过5分钟)缓解。

2.不典型发作

(1)疼痛部位可出现在上腹部、颈部、下颌、左肩胛部或右前胸等。

(2)疼痛轻微或无疼痛,而出现胸部闷感、胸骨后烧灼感等,称心绞痛的相当症状。上述症状亦应为发作型,休息或含化硝酸甘油可缓解。

心前区刺痛,手指能明确指出疼痛部位,以及持续性疼痛或胸闷,多不是心绞痛。

(二)体征

平时一般无异常体征。心绞痛发作时可出现心率增快、血压增高、表情焦虑、出汗,有时出现第四或第三心音奔马律,可有暂时性心尖区收缩期杂音(乳头肌功能不全)。

(三)心绞痛严重程度的分级

根据加拿大心血管学会分类分为四级。①Ⅰ级:一般体力活动(如步行和登楼)不受限,仅在强、快或长时间劳力时发生心绞痛。②Ⅱ级:一般体力活动轻度受限。快步、饭后、寒冷或刮风中、精神应激或醒后数小时内步行或登楼;步行两个街区以上、登楼一层以上和爬山,均引起心绞痛。③Ⅲ级:一般体力活动明显受限,步行1~2个街区,登楼一层引起心绞痛。④Ⅳ级:一切体力活动都引起不适,静息时可发生心绞痛。

三、分型

(一)劳累性心绞痛

由活动和其他可引起心肌耗氧增加的情况下而诱发。又可分为以下几点。

1.稳定型劳累性心绞痛特点

(1)病程>1个月。

(2)胸痛发作与心肌耗氧量增加多有固定关系,即心绞痛阈值相对不变。

(3)诱发心绞痛的劳力强度相对固定,并可重复。

(4)胸痛发作在劳力当时,被迫停止活动,症状可缓解。

(5)心电图运动试验多呈阳性。

此型冠状动脉固定狭窄度超过管径70%,多支病变居多,冠状动脉动力性阻塞多不明显,粥样斑块无急剧增大或破裂出血,故临床病情较稳定。

2.初发型劳力性心绞痛特点

(1)病程<1个月。

(2)年龄较轻。

(3)男性居多。

(4)临床症状差异大。①轻型:中等度劳力时偶发。②重型:轻微用力或休息时频发;梗死前心绞痛为回顾性诊断。

此型单支冠状动脉病变多,侧支循环少,因冠状动脉痉挛或粥样硬化进展迅速,斑块破裂出血,血小板聚集,甚至有血栓形成,导致病情不稳定。

3.恶化型劳累性心绞痛特点

(1)心绞痛发作次数、持续时间、疼痛程度在短期内突然加重。

(2)活动耐量较以前明显降低。

(3)日常生活中轻微活动均可诱发,甚至安静睡眠时也可发作。

(4)休息或用硝酸甘油对缓解疼痛作用差。

(5)发作时心电图有明显的缺血性 ST-T 改变。

(6)血清心肌酶正常。

此型多属多支冠状动脉严重粥样硬化,并存在左主干病变,病情突然恶化可能因斑块脂质浸润急剧增大或破裂或出血,血小板凝聚血栓形成,使狭窄的冠状动脉管腔更堵塞,至活动耐量降低。

(二)自发性心绞痛

心绞痛发作与心肌耗氧量增加无明显关系,而与冠状动脉血流储备量减少有关,可单独发生或与劳累性心绞痛并存。与劳累性心绞痛相比,疼痛持续时间一般较长,程度较重,且不易为硝酸甘油所缓解。包括以下几点。

1.卧位型心绞痛特点

(1)有较长的劳累性心绞痛史。

(2)平卧时发作,多在午夜前,即入睡 2 小时内发作。

(3)发作时需坐起甚至需站立。

(4)疼痛较剧烈,持续时间较长。

(5)发作时 ST 段下降显著。

(6)预后差,可发展为急性心肌梗死或发生严重心律失常而死亡。

此型发生机制尚有争论,可能与夜梦、夜间血压降低或发生未被察觉的左心室衰竭,以致狭窄的冠状动脉远端心肌灌注不足;或平卧时静脉回流增加,心脏工作量增加,需氧增加等有关。

2.变异型心绞痛特点

(1)发病年龄较轻。

(2)发作与劳累或情绪多无关。

(3)易于午夜到凌晨时发作。

(4)几乎在同一时刻呈周期性发作。

(5)疼痛较重,历时较长。

(6)发作时心电图示有关导联的 ST 段抬高,与之相对应的导联则 ST 段可压低。

(7)含化硝酸甘油可使疼痛迅速缓解,抬高的 ST 段随之恢复。

(8)血清心肌酶正常。

本型心绞痛是由于在冠状动脉狭窄的基础上,该支血管发生痉挛,引起一片心肌缺血所致。冠状动脉造影正常的患者,也可由于该动脉痉挛而引起。冠状动脉痉挛可能与 α 肾上腺素能受体受到刺激有关,患者后期易发生心心肌梗死。

3.中间综合征

亦称急性冠状动脉功能不全特点

(1)心绞痛发作持续时间长,可在 0.5～1 小时。

(2)常在休息或睡眠中发作。

(3)心电图、放射性核素和血清学检查无心肌坏死的表现。本型心绞痛其性质介于心绞痛与心肌梗死之间,常是心肌梗死的前奏。

4.梗死后心绞痛

梗死后心绞痛是急性心肌梗死发生后 1 月内(不久或数周)又出现的心绞痛。由于供血的冠状动脉阻塞发生心肌梗死,但心肌尚未完全坏死,一部分未坏死的心肌处于严重缺血状态下又发生疼痛,随时有再发生梗死的可能。

（三）混合性心绞痛

混合性心绞痛的特点如下。

(1)劳累性与自发性心绞痛并存,如兼有大支冠状动脉痉挛,除劳累性心绞痛外可并存变异型心绞痛,如兼有中等大冠脉收缩则劳累性心绞痛可在通常能耐受的劳动强度以下发生。

(2)心绞痛阈值可变性大,临床表现为在当天不同时间、当年不同季节的心绞痛阈值有明显变化,如伴有 ST 段压低的心绞痛患者运动能力的昼夜变化,或一天中首次劳累性发作的心绞痛。劳累性心绞痛患者遇冷诱发及餐后发作的心绞痛多属此型。

此类心绞痛为一支或多支冠脉有临界固定狭窄病变限制了最大冠脉储备力,同时有冠脉痉挛收缩的动力性阻塞使血流减少,故心肌耗氧量增加与心肌供氧量减少两个因素均可诱发心绞痛。

近年"不稳定型心绞痛"一词在临床上被广泛应用,指介于稳定型劳累性心绞痛与急性心肌梗死和猝死之间的中间状态。它包括了除稳定型劳累性心绞痛外的上述所有类型的心绞痛,还包括冠状动脉成形术后心绞痛、冠状动脉旁路术后心绞痛等新近提出的心绞痛类型。其病理基础是在原有病变基础上发生冠状动脉内膜下出血、粥样硬化斑块破裂、血小板或纤维蛋白凝集、形成血栓、冠状动脉痉挛等。

四、辅助检查

（一）心电图

1.静息时心电图

心绞痛不发作时,约半数患者在正常范围,也可有非特异性 ST-T 异常或陈旧性心肌梗死图形,有时有房室或束支传导阻滞、期前收缩等。

2.心绞痛发作时心电图

绝大多数患者可出现暂时性心肌缺血引起的 ST 段移位;,有时 T 波倒置者发作时变直立(伪改善),心内膜下心肌缺血的 ST 段水平或下斜压低≥1 mm,变异性心绞痛发作时,ST 段抬高≥2 mm(变异型心绞痛);T 波低平或倒置。可出现各种心律失常。

3.心电图负荷试验

用于心电图正常或可疑时。有双倍二级梯运动试验(master 试验)、活动平板运动试验、蹬车试验潘生丁试验、心房调搏和异丙肾上腺素静脉滴注试验等。

4.动态心电图

24 小时持续记录心电图 ST-T 改变,以证实胸痛时有无心电图缺血改变及无痛性禁忌缺血发作。

（二）放射性核素检查

1.^{201}铊(^{201}Tl)心肌显像或兼作负荷(运动)试验

休息时铊显像所示灌注缺损主要见于心肌梗死后瘢痕部位。而缺血心肌常在心脏负荷后显示灌注缺损,并在休息后复查出现缺损区再灌注现象。近年用^{99m}Tc-MIBI 作心肌灌注显像(静息或负荷)取得良好效果。

2.放射性核素心腔造影

静脉内注射焦磷酸亚锡被细胞吸附后,再注射^{201}TI,即可使红细胞被标记上放射性核素,得到心腔内血池显影。可测定左心室射血分数及显示室壁局部运动障碍。

（三）超声心动图

二维超声心动图可检出部分冠状动脉左主干病变,结合运动试验可观察到心室壁节段性运动异常,有助于心肌缺血的诊断,静息状态下心脏图像阴性,尚可通过负荷试验确定,近年三维、经食管、血管内和心内超声检查增加了其诊断的阳性率和准确性。

（四）心脏 X 线检查

无异常发现或见心影增大、肺充血等。

（五）冠状动脉造影

可直接观察冠状动脉解剖及病变程度与范围是确诊冠心病的金标准。但它是一种有一定危险的有创检查,不宜作为常规诊断手段。其主要指征如下。

(1)胸痛疑似心绞痛不能确诊者。

(2)内科治疗无效的心绞痛,需明确冠状病变情况而考虑手术者。

（六）激发试验

为诊断冠脉痉挛,常用冷加压、过度换气及麦角新碱作激发试验,前两种试验较安全,但敏感性差,麦角新碱可引起冠脉剧烈收缩,仅适用于造影时冠脉正常或固定狭窄病变<50％的可疑冠脉痉挛患者。

五、诊断要点

根据典型的发作特点和体征,含用硝酸甘油后缓解,结合年龄和存在冠心病易患因素,除外其他原因所致的心绞痛,一般即可建立诊断。下列几方面有助于临床上判别心绞痛。

（一）性质

心绞痛应是压榨紧缩、压迫窒息、沉重闷胀性疼痛,而非刀割样尖锐痛或抓痛、短促的针刺样或触电样痛或昼夜不停的胸闷感觉。其实也并非"绞痛"。在少数患者可为烧灼感、紧张感或呼吸短促伴有咽喉或气管上方紧窄感。疼痛或不适感开始时较轻,逐渐增剧,然后逐渐消失,很少因为体位改变或呼吸运动所影响。

（二）部位

疼痛或不适处常位于胸骨机器附近,也可发生在上腹部至咽部之间的任何水平处,但极少在咽部以上。有时可位于左肩或左臂,偶尔也可位于右臂、下颌、下颈椎、上胸椎、左肩胛骨间或肩胛骨上区,然而位于左腋下或左胸下者很少。对于疼痛或不适感分布的范围,患者常需用整个手掌或拳头来指示,仅用一手指的指端来指示者极少。

（三）时限

为1～15分钟,多数3～5分钟,偶有达30分钟的(中间综合征除外)。疼痛持续仅数秒钟或不适感(多为闷感)持续整天或数天者均不似心绞痛。

（四）诱发因素

以体力劳累为主,其次为情绪激动,再次为寒冷环境、进冷饮及身体其他部位的疼痛。在体力活动后而不是在体力活动的当时发生的不适感,不似心绞痛。体力活动再加情绪激动,则更易诱发,自发性心绞痛可在无任何明显诱因下发生。

（五）硝酸甘油的效应

舌下含用硝酸甘油片如有效,心绞痛应于1～2分钟内缓解(也有需5分钟的,要考虑到患者可能对时间的估计不够准确),对卧位型的心绞痛,硝酸甘油可能无效。在评定硝酸甘油的效应时,还要注意患者所用的药物是否已经失效或接近失效。

（六）心电图

发作时心电图检查可见以R波为主的导联中,ST段压低,T波平坦或倒置(变异型心绞痛者则有关导联ST段抬高),发作过后数分钟内逐渐恢复。心电图无改变的患者可考虑做负荷试验。发作不典型者,诊断要依靠观察硝酸甘油的疗效和发作时心电图的改变;如仍不能确诊,可多次复查心电图、心电图负荷试验或24小时动态心电图连续监测,如心电图出现阳性变化或负荷试验诱致心绞痛发作时亦可确诊。

六、鉴别诊断

（一）X综合征

目前临床上被称为X综合征的有两种情况:一是1973年Kemp所提出的原因未明的心绞痛;二是1988年Keaven所提出的与胰岛素抵抗有关的代谢失常。心绞痛需与Kemp的X综合征相鉴别。X综合征(Kemp)目前被认为是小的冠状动脉舒缩功能障碍所致,以反复发作劳累性心绞痛为主要表现,疼痛亦可在休息时发生,发作时或负荷后心电图可示心肌缺血表现、核素心肌灌注可示灌注缺损、超声心动图可示节段性室壁运动异常。但本病多见于女性,冠心病的易患因素不明显,疼痛症状不甚典型,冠状动脉造影阴性,左心室无肥厚表现,麦角新碱试验阴性,治疗反应不稳定而预后良好则与冠心病心绞痛不同。

（二）心脏神经官能症

多发于青年或更年期的女性患者,心前区刺痛或经常性胸闷,与体力活动无关,常伴心悸及叹息样呼吸,手足麻木等。过度换气或自主神经功能紊乱时可有 T 波低平或倒置,但心电图普萘洛尔试验或氯化钾试验时 T 波多能恢复正常。

（三）急性心肌梗死

急性心肌梗死疼痛部位与心绞痛相仿,但程度更剧烈,持续时间多在半小时以上,硝酸甘油不能缓解。常伴有休克、心律失常及心衰;心电图面向梗死部位的导联 ST 段抬高,常有异常 Q 波;血清心肌酶增高。

（四）其他心血管病

如主动脉夹层形成、主动脉窦瘤破裂、主动脉瓣病变、肥厚型心肌病、急性心包炎等。

（五）颈胸疾患

如颈椎病、胸椎病、肋软骨炎、肩关节周围炎、胸肌劳损、肋间神经痛、带状疱疹等。

（六）消化系统疾病

如食管裂孔疝、贲门痉挛、胃及十二指肠溃疡、急性胰腺炎、急性胆囊炎及胆石症等。

七、治疗

预防本病主要是防止动脉粥样硬化的发生和发展。治疗原则是改善冠状动脉的供血和减轻心肌的耗氧,同时治疗动脉粥样硬化。

（一）发作时的治疗

1.休息

发作时立刻休息,一般患者在停止活动后症状即可消除。

2.药物治疗

较重的发作,可使用作用快的硝酸酯制剂。这类药物除扩张冠状动脉、降低其阻力、增加其血流量外,还通过对周围血管的扩张作用,减少静脉回心血量,降低心室容量、心腔内压、心排血量和血压,减低心脏前后负荷和心肌的需氧量,从而缓解心绞痛。

(1)硝酸甘油:可用 0.3～0.6 mg 片剂,置于舌下含化,使其迅速为唾液所溶解而吸收,1～2 分钟即开始起作用,约半小时后作用消失,对约 92% 的患者有效,其中 76% 在 3 分钟内见效。延迟见效或完全无效时提示患者并非患冠心病或患严重的冠心病,也可能所含的药物已失效或未溶解,如属后者可嘱患者轻轻嚼碎之继续含化。长期反复应用可由于产生耐药性而效力减低,停用 10 天以上,可恢复有效性。近年还有喷雾剂和胶囊制剂,能达到更迅速起效的目的。不良反应有头昏、头胀痛、头部跳动感、面红、心悸等,偶尔有血压下降,因此第一次用药时,患者宜取平卧位,必要时吸氧。

(2)硝酸异山梨酯(消心痛):可用 5～20 mg,舌下含化,2～5 分钟见效,作用维持 2～3 小时。或用喷雾剂喷到口腔两侧黏膜上,每次 1.25 mg,1 分钟见效。

(3)亚硝酸异戊酯:为极易气化的液体,盛于小安瓿内,每安瓿 0.2 mL,用时以小手帕包裹敲碎,立即盖于鼻部吸入。作用快而短,在 15 秒内开始,几分钟即消失。本药作用与硝酸甘油相同,其降低血压的作用更明显,有引起晕厥的可能,目前临床多不推荐使用。同类制剂还有亚硝酸辛酯。

在应用上述药物的同时,可考虑用镇静药。

（二）缓解期的治疗

宜尽量避免各种确知足以诱致发作的因素。调节饮食,特别是一次进食不应过饱,禁绝烟酒。调整日常生活与工作量;减轻精神负担;保持适当的体力活动,但以不致发生疼痛症状为度;有血脂质异常者积极调整血脂;一般不需卧床休息。在初次发作(初发型)或发作增多、加重(恶化型)或卧位型、变异型、中间综合征、梗死后心绞痛等,疑为心肌梗死前奏的患者,应予休息一段时间。

使用作用持久的抗心绞痛药物,应防止心绞痛发作,单独选用、交替应用或联合应用下列作用持久的药物。

1.硝酸酯制剂

(1)硝酸异山梨酯。①硝酸异山梨酯:口服后半小时起作用,持续 12 小时,常用量为10～20 mg/4～6 h,初服时常有头痛反应,可将单剂改为 5 mg,以后逐渐加量。②单硝酸异山梨酯(异乐定):口服后吸收完全,解离缓慢,药效达 8 小时,常用量为 20～40 mg/8～12 h。近年倾向于应用缓释制剂减少服药次数,硝酸异山梨酯的缓释制剂 1 次口服作用持续 8 小时,可用20～60 mg/8 h;单硝酸异山梨酯的缓释制剂用量为50 mg,每天 1～2 次。

(2)长效硝酸甘油制剂。①硝酸甘油缓释制剂:口服后使硝酸甘油部分药物得以逃逸肝脏代谢,进入体循环而发挥其药理作用。一般服后半小时起作用,时间可长达 8～12 小时,常用剂量为2.5 mg,每天2～3 次。②硝酸甘油软膏和贴片制剂:前者为 2% 软膏,均匀涂于皮肤上,每次直径2～5厘米,涂药 60～90 分钟起作用,维持4～6 小时;后者每贴含药 20 mg,贴于皮肤上后 1 小时起作用,维持12～24 小时。胸前或上臂皮肤为最合适于涂或贴药的部位,以预防夜间心绞痛。

患青光眼、颅内压增高、低血压或休克者不宜选用本类药物。

2.β肾上腺素能受体阻滞剂(β受体阻滞剂)

β受体有 $β_1$ 和 $β_2$ 两个亚型。心肌组织中 $β_1$ 受体占主导地位而支气管和血管平滑肌中以 $β_2$ 受体为主。所有 β受体阻滞剂对两型 β受体都能抑制,但对心脏有些制剂有选择性作用。它们具有阻断拟交感胺类对心率和心收缩力受体的刺激作用,减慢心率,降低血压,减低心肌收缩力和氧耗量,从而缓解心绞痛的发作。此外,还减低运动时血流动力的反应,使在同一运动量水平上心肌耗氧量减少;使不缺血的心肌区小动脉(阻力血管)缩小,从而使更多的血液通过极度扩张的侧支循环(输送血管)流入缺血区。国外学者建议用量要大。不良反应有心室射血时间延长和心脏容积增加,这虽可能使心肌缺血加重或引起心力衰竭,但其使心肌耗氧量减少的作用远超过其不良反应。常用制剂有以下几种。

(1)普萘洛尔(心得安):每天 3～4 次,开始时每次 10 mg,逐步增加剂量,每天80～200 mg;其缓释制剂用 160 mg,1 次/天。

(2)氧烯洛尔(心得平):每天 3～4 次,每次 20～40 mg。

(3)阿普洛尔(心得舒):每天 2～3 次,每次 25～50 mg。

(4)吲哚洛尔(心得静):每天 3～4 次,每次 5 mg,逐步增至 60 mg/d。

(5)索他洛尔(心得怡):每天 2～3 次,每次 20 mg,逐步增至 200 mg/d。

(6)美托洛尔(美多心安):每天 2 次,每次 25～50 mg;其缓释制剂用 100～200 mg,1 次/天。

(7)阿替洛尔(氨酰心安):每天 2 次,每次 12.5～25 mg。

(8)醋丁洛尔(醋丁酰心安):每天 200～400 mg,分 2～3 次服。

(9)纳多洛尔(康加多尔):每天 1 次,每次 40～80 mg。

(10)噻吗洛尔(噻吗心安):每天 2 次,每次 5～15 mg。

本类药物有引起心动过缓、降低血压、抑制心肌收缩力、引起支气管痉挛等作用,长期应用有些可以引起血脂增高,故选用药物时和用药过程中要加以注意和观察。新的一代制剂中赛利洛尔具有心脏选择性 $β_1$ 受体阻滞作用,同时部分的激动 $β_2$ 受体。其减缓心率的作用较轻,甚至可使夜间心率增快;有轻度兴奋心脏的作用;有轻度扩张支气管平滑肌的作用;使血胆固醇、低密度脂蛋白和甘油三酯降低而高密度脂蛋白胆固醇增高;使纤维蛋白降低而纤维蛋白原增高;长期应用对血糖无影响,因而更适用于老年冠心患者。剂量为200～400 mg,每天 1 次。我国患者对 β受体阻滞剂的耐受性较差宜用低剂量。

β受体阻滞剂可与硝酸酯合用,但要注意:①β受体阻滞剂可与硝酸酯有协同作用,因而剂量应偏小,开始剂量尤其要注意减小,以免引起直立性低血压等不良反应。②停用β受体阻滞剂时应逐步减量,如突然停用有诱发心肌梗死的可能。③心功能不全,支气管哮喘以及心动过缓者不宜用。由于其有减慢心律的不良反应,因而限制了剂量的加大。

3.钙通道阻滞剂

此类药物抑制钙离子进入细胞内,也抑制心肌细胞兴奋,收缩耦联中钙离子的利用。因而抑制心肌收缩,减少心肌耗氧;扩张冠状动脉,解除冠状动脉痉挛,改善心内膜下心肌的血供;扩张周围血管,降低动脉压,减轻心脏负荷;还降低血液黏度,抗血小板聚集,改善心肌的微循环。常用制剂有以下几种。

(1)苯烷胺衍生物:最常用的是维拉帕米(异搏定)80~120 mg,每天3次;其缓释制剂240~480 mg,每天1次。不良反应有头晕、恶心、呕吐、便秘、心动过缓、PR间期延长、血压下降等。

(2)二氢吡啶衍生物。①硝苯地平(心痛定):40~80 mg,每4~8小时1次口服;舌下含用3~5分钟后起效;其缓释制剂用量为240 mg,每天1次。②氨氯地平(络活喜):5~10 mg,每天1次。③尼卡地平:10~30 mg,每天3~4次。④尼索地平:10~20 mg,每天2~3次。⑤非洛地平(波依定):5~20 mg,每天1次。⑥伊拉地平:2.5~10 mg,每12小时1次。

本类药物的不良反应有头痛、头晕、乏力、面部潮红、血压下降、心率增快、下肢水肿等,也可有胃肠道反应。

(3)苯噻氮唑衍生物:最常用的是地尔硫䓬(恬尔心、合心爽),30~60 mg,每天3次,其缓释制剂用量为45~90 mg,每天2次。

不良反应有头痛、头晕、皮肤潮红、下肢水肿、心率减慢、血压下降、胃肠道不适等。

以钙离子通道阻滞剂治疗变异型心绞痛的疗效最好。本类药可与硝酸酯同服,其中二氢吡啶衍生物类如硝苯地平尚可与β受体阻滞剂同服,但维拉帕米和地尔硫䓬与β受体阻滞剂合用时则有过度抑制心脏的危险。停用本类药时也宜逐渐减量然后停服,以免发生冠状动脉痉挛。

4.冠状动脉扩张剂

冠状动脉扩张剂为能扩张冠状动脉的血管扩张剂,从理论上说将能增加冠状动脉的血流,改善心肌的血供,缓解心绞痛。但由于冠心病时冠状动脉病变情况复杂,有些血管扩张剂如双嘧达莫,可能扩张无病变或轻度病变的动脉较扩张重度病变的动脉远为显著,减少侧支循环的血流量,引起所谓"冠状动脉窃血",增加了正常心肌的供血量,使缺血心肌的供血量反而更减少,因而不再用于治疗心绞痛。目前仍用的有以下几种。

(1)吗多明:1~2 mg,每天2~3次,不良反应有头痛、面红、胃肠道不适等。

(2)胺碘酮:100~200 mg,每天3次,也用于治疗快速心律失常,不良反应有胃肠道不适、药疹、角膜色素沉着、心动过缓、甲状腺功能障碍等。

(3)乙氧黄酮:30~60 mg,每天2~3次。

(4)卡波罗孟:75~150 mg,每天3次。

(5)奥昔非君:8~16 mg,每天3~4次。

(6)氨茶碱:100~200 mg,每天3~4次。

(7)罂粟碱:30~60 mg,每天3次。

(三)中医中药治疗

根据祖国医学辨证论治,采用治标和治本两法。所谓治标,主要在疼痛期应用,以"通"为主的方法,有活血、化瘀、理气、通阳、化痰等法;所谓治本,一般在缓解期应用,以调整阴阳、脏腑、气血为主,有补阳、滋阴、补气血、调理脏腑等法。其中以"活血化瘀"法(常用丹参、红花、川芎、蒲黄、郁金等)和"芳香温通"法(常用苏合香丸、苏冰滴丸、宽胸丸、保心丸、麝香保心丸等)最为常用。此外,针刺或穴位按摩治疗也有一定疗效。

(四)其他药物和非药物治疗

右旋糖酐40或羟乙基淀粉注射液:250~500 mL/d,静脉滴注14~30日为一疗程,作用为改善微循环的灌流,可能改善心肌的血流灌注,可用于心绞痛的频繁发作。高压氧治疗增加全身的氧供应,可使顽固的心绞痛得到改善,但疗效不易巩固。体外反搏治疗可能增加冠状动脉的血供,也可考虑应用。兼有早期心力衰竭者,治疗心绞痛的同时宜用快速作用的洋地黄类制剂。鉴于不稳定型心绞痛的病理基础是在原有冠状动脉粥样硬化病变上发生冠状动脉内膜下出血、斑块破裂、血小板或纤维蛋白凝集形成血栓,近年对之采用抗凝血、溶血栓和抗血小板药物治疗,收到较好的效果。

（五）冠状动脉介入性治疗

1.经皮冠状动脉腔内成形术（PTCA）

为用带球囊的心导管经周围动脉送到冠状动脉,在导引钢丝的引导下进入狭窄部位,向球囊内注入造影剂使之扩张,在有指征的患者中可收到与外科手术治疗同样的效果。过去认为理想的指征如下。

（1）心绞痛病程（<1年）药物治疗效果不佳,患者失健。

（2）1支冠状动脉病变,且病变在近端、无钙化或痉挛。

（3）有心肌缺血的客观证据。

（4）患者有较好的左心室功能和侧支循环。无法行 PTCA 或施行本术如不成功需作紧急主动脉-冠状动脉旁路移植手术。

近年随着技术的改进,经验的累积,手术指征已扩展到:①治疗多支或单支多发病变。②治疗近期完全闭塞的病变,包括发病6小时内的急性心肌梗死。③治疗病情初步稳定2周后的不稳定型心绞痛。④治疗主动脉-冠状动脉旁路移植术后血管狭窄。无血供保护的左冠状动脉主干病变为用本手术治疗的禁忌。本手术即时成功率在90%左右,但术后6个月内,25%～35%患者可再发生狭窄。

2.冠状动脉内支架安置术（ISI）

以不锈钢、钴合金或钽等金属和高分子聚合物制成的筛网状、含槽的管状和环绕状的支架,通过心导管置入冠状动脉,由于支架自行扩张或借球囊膨胀作用使其扩张,支撑在血管壁上,从而维持血管内血流畅通。用于:

（1）改善 PTCA 的疗效,降低再狭窄的发生率,尤其适于 PTCA 扩张效果不理想者。

（2）PTCA 术时由于冠状动脉内膜撕脱、血管弹性而回缩、冠状动脉痉挛或血栓形成而出现急性血管闭塞者。

（3）慢性病变冠状动脉近于完全阻塞者。

（4）旁路移植血管段狭窄者。

（5）急性心肌梗死者。术后使用抗血小板治疗预防支架内血栓形成,目前认为新一代的抗血小板制剂-血小板 GPⅡb/Ⅲ受体阻滞剂有较好效果,可用 abciximab 静脉注射,0.25 mg/kg,然后静脉滴注 10 μg/(kg·h),共12小时;或 eptifibatibe 静脉注射,180 μg/kg,然后,静脉滴注每分钟2 μg/kg,共96小时;或 tirofiban,静脉滴注每分钟0.4 μg/kg,共30分钟,然后每分钟0.1 μg/kg,滴注48小时。口服制剂有:xemilofiban:5～20 mg,每天2次等。也可口服常用的抗血小板药物如阿司匹林、双嘧达莫、噻氯吡啶或较新的氯吡格雷等。

3.其他介入性治疗

尚有冠状动脉斑块旋切术、冠状动脉斑块旋切吸引术、冠状动脉斑块旋磨术、冠状动脉激光成形术等,这些在 PTCA 的基础上发展的方法,期望使冠状动脉再通更好,使再狭窄的发生率降低。近年还有用冠状动脉内超声、冠状动脉内放射治疗的介入性方法,其结果有待观察。

（六）运动锻炼疗法

谨慎安排进度适宜的运动锻炼有助于促进侧支循环的发展,提高体力活动的耐受量,改善症状。

（七）不稳定型心绞痛的处理

各种不稳定型心绞痛的患者均应住院卧床休息,在密切监护下,进行积极的内科治疗,尽快控制症状和防止发生心肌梗死。需取血测血清心肌酶和观察心电图变化以除外急性心肌梗死,并注意胸痛发作时的 ST 段改变。胸痛时可先含硝酸甘油 0.3～0.6 mg,如反复发作可舌下含硝酸异山梨酯5～10 mg,每2小时1次,必要时加大剂量,以收缩压不过于下降为度,症状缓解后改为口服。如无心力衰竭可加用β受体阻滞剂和（或）钙通道阻滞剂,剂量可偏大些。胸痛严重而频繁或难以控制者,可静脉内滴注硝酸甘油,以 1 mg 溶于 5% 葡萄糖液 50～100 mL 中,开始时 10～20 μg/min,需要时逐步增加至 100～200 μg/min;也可用硝酸异山梨酯 10 mg 溶于 5% 葡萄糖 100 mL 中,以 30～100 μg/min 静脉滴注。对发作时 ST 段抬高或有其他证据提示其发作主要由冠状动脉痉挛引起者,宜用钙通道阻滞剂取代 β 受体阻滞剂。鉴于本型患者常有冠状动脉内粥样斑块破裂、血栓形成、血管痉挛以及血小板聚集等病变基础,近年主张用阿司匹林口服和肝素或低分子肝素皮下或静脉内注射以预防血栓形成。情况稳定后行选择性冠状动脉造影,考虑介入或手术治疗。

八、护理

（一）护理评估

1.病史

询问有无高血压、高脂血症、吸烟、糖尿病、肥胖等危险因素,及劳累、情绪激动、饱食、寒冷、吸烟、心动过速、休克等诱因。

2.身体状况

主要评估胸痛的特征,包括诱因、部位、性质、持续时间、缓解方式及心理感受等。典型心绞痛的特征为:①发作在劳力等诱因的当时。②疼痛部位在胸骨体上段或中段之后,可波及心前区约手掌大小范围,甚至横贯前胸,界限不清晰,常放射至左肩臂内侧达无名指和小指,或至颈、咽、下颌部。③疼痛性质为压迫、紧缩性闷痛或烧灼感,偶伴濒死感,迫使患者立即停止原来的活动,直至症状缓解。④疼痛一般持续3～5分钟,经休息或舌下含化硝酸甘油,几分钟内缓解,可数日或数周发作1次,或一日发作多次。⑤发作时多有紧张或恐惧,发作后有焦虑、多梦。

发作时体检常有心率加快、血压升高、面色苍白、冷汗,部分患者有暂时性心尖部收缩期杂音、舒张期奔马律、交替脉。

3.实验室及其他检查

(1)心电图检查:主要是在 R 波为主的导联上,ST 段和 T 波异常等。

(2)心电图负荷试验:通过增加心脏负荷及心肌氧耗量,激发心肌缺血性 ST-T 改变,有助于临床诊断和疗效评定等。常用的方法有:饱餐试验、双倍阶梯运动试验及次极量运动试验(蹬车运动试验、活动平板运动试验)等。

(3)动态心电图:可以连续 24 小时记录心电图,观察缺血时的 ST-T 改变,有助于诊断、观察药物治疗效果以及有无心律失常。

(4)超声波检查:二维超声显示:左主冠状动脉及分支管腔可能变窄,管壁不规则增厚及回声增强。心绞痛发作时或运动后局部心肌运动幅度减低或无运动及心功能减低。超声多普勒于二尖瓣上取样,可测出舒张早期血液速度减低,舒张末期流速增加,表示舒张早期心肌顺应性减低。

(5)X 线检查:冠心病患者在合并有高血压病或心功能不全时,可有心影扩大、主动脉弓屈曲延长;心衰重时,可合并肺充血改变;有陈旧心肌梗死合并室壁瘤时,X 线下可见心室反向搏动(记波摄影)。

(6)放射性核素检查:静脉注射 [201] 铊,心肌缺血区不显像。[201] 铊运动试验以运动诱发心肌缺血,可使休息时无异常表现的冠心病患者呈现不显像的缺血区。

(7)冠状动脉造影:可发现中动脉粥样硬化引起的狭窄性病变及其确切部位、范围和程度,并能估计狭窄处远端的管腔情况。

（二）护理目标

(1)患者主诉胸痛次数减少,程度减轻。

(2)患者能够掌握活动规律并保持最佳活动水平,表现为活动后不出现心律失常和缺氧表现。心率、血压、呼吸维持在预定范围。

(3)患者能够运用有效的应对机制减轻或控制焦虑。

（4）患者能了解本病防治常识,说出所服用药物的名称、用法、作用和不良反应。

（5）无并发症发生。

（三）护理措施

1.一般护理

（1）患者应卧床休息,嘱患者避免突然用力的动作,饭后不宜进行体力活动,防止精神紧张、情绪激动、受寒、饱餐及吸烟酗酒,宜少量多餐,用清淡饮食,不宜进含动物脂肪及高胆固醇的食物。

对有恐惧和焦虑心理的患者,应向患者解释冠心病的性质,只要注意生活保健,坚持治疗,可以防止病情的发展;对情绪不稳者,可适当应用镇静剂。

（2）保持大小便通畅,做好皮肤及口腔的护理。

2.病情观察与护理

（1）不稳定型心绞痛患者应放监护室予以监护,密切观察病情和心电图变化,观察胸痛持续的时间、次数,并注意观察硝酸盐类等药物的不良反应。发现异常,及时报告医师,并协助相应的处理。

（2）患者心绞痛发作时,嘱其安静卧床休息,做心电图检查观察其 ST-T 的改变,并给予舌下含化硝酸甘油 0.6 mg,吸氧。对有频繁发作的心绞痛或属自发型心绞痛的患者,疼痛持续 15～30 分钟仍未缓降,需提高警惕,用心电监护观察有无发展为心肌梗死。如有上述变化,应及时报告医师。

（四）健康教育

（1）患者及家属讲解有关疾病的病因及诱发因素,防止过度脑力劳动,适当参加体力活动;合理搭配饮食结构;肥胖者需限制饮食;戒烟酒。积极防治高血压、高脂血症和糖尿病。有上述疾病家族史的青年,应早期注意血压及血脂变化,争取早期发现,及时治疗。

（2）心绞痛症状控制后,应坚持服药治疗。避免导致心绞痛发作的诱因。对不经常发作者,需鼓励作适当的体育锻炼如散步、打太极拳等,这样有利于冠状动脉侧支循环的建立。随身携带硝酸甘油片或亚硝酸异戊酯等药物,以备心绞痛发作时自用。

（3）出院时指导患者根据病情调整饮食结构,坚持医师、护士建议的合理化饮食。教会家属正确测量血压、脉搏、体温的方法。教会患者及家属识别与自身有关的诱发因素,如吸烟,情绪激动等。

（4）出院带药,给患者提供有关的书面材料,指导患者正确用药。

（5）叮嘱患者门诊随访知识。

（王　筱）

第四节　急性心肌梗死

急性心肌梗死（acute myocardial infarction,AMI）是急性心肌缺血性坏死。是在冠状动脉病变的基础上,发生冠状动脉血供急剧减少或中断,使相应的心肌严重而持久地急性缺血所致。原因通常是在冠状动脉样硬化病变的基础上继发血栓形成所致。非动脉粥样硬化所导致的心肌梗死可由感染性心内膜炎、血栓脱落、主动脉夹层形成、动脉炎等引起。

本病在欧美常见,20 世纪 50 年代美国本病死亡率＞300/10 万人口,20 世纪 70 年代以后降到＜200/10 万人口。美国 35～84 岁人群中年发病率男性为 71‰,女性为 22‰;每年约有 80 万人发生心肌梗死,45 万人再梗死。在我国本病远不如欧美多见,20 世纪 70 年代和 80 年代北京、河北、哈尔滨、黑龙江、上海、广州等省市年发病率仅 0.2‰～0.6‰,其中以华北地区最高。

一、病因和发病机制

急性心肌梗死绝大多数（90％以上）是由于冠状动脉粥样硬化所致。由于冠状动脉有弥漫而广泛的粥样硬化病变,使管腔有>75%的狭窄,侧支循环尚未充分建立,在此基础上一旦由于管腔内血栓形成、劳力、情绪激动、休克、外科手术或血压剧升等诱因而导致血供进一步急剧减少或中断,使心肌严重而持久急性缺血达1小时,即可发生心肌梗死。

冠状动脉闭塞后约半小时,心肌开始坏死,1小时后心肌凝固性坏死,心肌间质充血、水肿、炎性细胞浸润。以后坏死心肌逐渐溶解,形成肌溶灶,随后渐有肉芽组织形成,坏死组织有1~2周后开始吸收,逐渐纤维化,在6~8周形成瘢痕而愈合,即为陈旧性心肌梗死。坏死心肌波及心包可引起心包炎。心肌全层坏死,可产生心室壁破裂,游离壁破裂或室间隔穿孔,也可引起乳头肌断裂。若仅有心内膜下心肌坏死,在心室腔压力的冲击下,外膜下层向外膨出,形成室壁膨胀瘤,造成室壁运动障碍甚至矛盾运动,严重影响左心室射血功能。冠状动脉可有一支或几支闭塞而引起所供血区部位的梗死。

急性心肌梗死时,心脏收缩力减弱,顺应性减低,心肌收缩不协调,心排出量下降,严重时发生泵衰竭、心源性休克及各种心律失常,病死率高。

二、病理生理

主要出现左心室舒张和收缩功能障碍的一些血流动力学变化,其严重度和持续时间取决于梗死的部位、程度和范围。当心脏收缩力减弱、顺应性减低、心肌收缩不协调时,左心室压力曲线最大上升速度(dp/dt)减低,左心室舒张末期压增高、舒张和收缩末期容量增多。射血分数减低,心搏血量和心排血量下降,心率增快或有心律失常,血压下降,静脉血氧含量降低。心室重构出现心壁厚度改变、心脏扩大和心力衰竭(先左心衰竭然后全心衰竭),可发生心源性休克。右心室梗死在心肌梗死患者中少见,其主要病理生理改变是右心衰竭的血流动力学变化,右心房压力增高,高于左心室舒张末期压,心排血量减低,血压下降。

急性心肌梗死引起的心力衰竭称为泵衰竭,按Killip分级法可分为:Ⅰ级尚无明显心力衰竭;Ⅱ级有左心衰竭,肺部啰音<50%肺野;Ⅲ级有急性肺水肿,全肺闻及大、小、干、湿啰音;Ⅳ级有心源性休克等不同程度或阶段的血流动力学变化。心源性休克是泵衰竭的严重阶段。但如兼有肺水肿和心源性休克则情况最严重。

三、临床表现

(一)病史

发病前常有明显诱因,如精神紧张、情绪激动、过度体力活动、饱餐、高脂饮食、糖尿病未控制、感染、手术、大出血、休克等。少数在睡眠中发病。约有半数以上的患者过去有高血压及心绞痛史。部分患者则无明确病史及先兆表现,首次发展即是急性心肌梗死。

(二)症状

1.先兆症状

急性心肌梗死多突然发病,少数患者起病症状轻微。1/2~2/3的患者起病前1~2日至1~2周或更长时间有先兆症状,其中最常见的是稳定性心绞痛转变为不稳定型;或既往无心绞痛,突然出现心绞痛,且发作频繁,程度较重,用硝酸甘油难以缓解,持续时间较长。伴恶心、呕吐、血压剧烈波动。心电图显示ST段一时性明显上升或降低,T波倒置或增高。这些先兆症状如诊断及时,治疗得当,约半数以上患者可免于发生心肌梗死;即使发生,症状也较轻,预后较好。

2.胸痛

为最早出现而突出的症状。其性质和部位多与心绞痛相似,但常发生于安静或睡眠时,程度更为剧烈,呈难以忍受的压榨、窒息,甚至"濒死感",伴有大汗淋漓及烦躁不安。持续时间可长达2小时甚至10小时以上,或时重时轻达数天之久。用硝酸甘油无效,需用麻醉性镇痛药才能减轻。疼痛部位多在胸骨后,但范围较为广泛,常波及整个心前区,约10%的病例波及剑突下及上腹部或颈、背部,偶尔到下颌、咽部及牙齿处。约25%病例无明显的疼痛,多见于老年、糖尿病(由于感觉迟钝)或神志不清患者,或有急性循环衰竭者,疼痛被其他严重症状所掩盖。15%～20%病例在急性期无症状。

3.心律失常

见于75%～95%的患者,多发生于起病后1～2日内,而以24小时内最多见。经心电图观察可出现各种心律失常,可伴乏力、头晕、晕厥等症状,且为急性期引起死亡的主要原因之一。其中最严重的心律失常是室性异位心律(包括频发性期前收缩、阵发性心动过速和颤动)。频发(>5次/分),多源,成对出现,或R波落在T波上的室性早搏可能为心室颤动的先兆。房室传导阻滞和束支传导阻滞也较多见,严重者可出现完全性房室传导阻滞。室上性心律失常则较少见,多发生于心力衰竭患者。前壁心肌梗死易发生室性心律失常,下壁(膈面)梗死易发生房室传导阻滞。

4.心力衰竭

主要是急性左心衰竭,发生率为32%～48%,为心肌梗死后收缩力减弱或不协调所致,可出现呼吸困难、咳嗽、烦躁及发绀等症状。严重时两肺满布湿啰音,形成肺水肿,进一步则导致右心衰竭。右心室心肌梗死者可一开始就出现右心衰竭,并伴血压下降。

5.低血压和休克

仅于疼痛剧烈时血压下降,未必是休克。但如疼痛缓解而收缩压仍低于10.7 kPa(80 mmHg),伴有烦躁不安、大汗淋漓、脉搏细快、尿量减少(<20 mL/h)、神志恍惚甚至晕厥时,则为休克,主要为心源性,由于心肌广泛坏死,心输出量急剧下降所致。而神经反射引起的血管扩张尚属次要,有些患者还有血容量不足的因素参与。

6.胃肠道症状

疼痛剧烈时,伴有频繁的恶心呕吐、上腹胀痛、肠胀气等,与迷走神经张力增高有关。

7.全身症状

主要是发热,一般在发病后1～3天出现,体温38 ℃左右,持续约1周。

(三)体征

(1)约半数患者心浊音界轻度至中度增大,有心力衰竭时较显著。

(2)心率多增快,少数可减慢。

(3)心尖区第一心音减弱,有时伴有第三心音或第四心音奔马律。

(4)10%～20%的患者在病后2～3天出现心包摩擦音,多数在几天内又消失,是坏死波及心包面引起的反应性纤维蛋白性心包炎所致。

(5)心尖区可出现粗糙的收缩期杂音或收缩中晚期喀喇音,为二尖瓣乳头肌功能失调或断裂所致。

(6)可听到各种心律失常的心音改变。

(7)常见到血压下降到正常以下(病前高血压者血压可降至正常),且可能不再恢复到起病前水平。

(8)还可伴有休克、心力衰竭的相应体征。

(四)并发症

心肌梗死除可并发心力衰竭及心律失常外,还可有下列并发症。

1.动脉栓塞

主要为左心室壁血栓脱落所引起。根据栓塞的部位,可能产生脑部或其他部位的相应症状,常在起病后1～2周发生。

2.心室壁瘤

梗死部位在心脏内压的作用下,显著膨出。心电图常示持久的ST段持续抬高。

3.心肌破裂

少见。常在发病1周内出现,患者常突然心力衰竭甚至休克造成死亡。

4.乳头肌功能不全

乳头肌功能不全的病变可分为坏死性与纤维性二种,在发生心肌梗死后,心尖区突然出现响亮的全收缩期杂音,第一心音减低。

5.心肌梗死后综合征

发生率约 10%,于心肌梗死后数周至数月内出现,可反复发生,表现为发热、胸痛、心包炎、胸膜炎或肺炎等症状、体征,可能为机体对坏死物质的变态反应。

四、诊断要点

(一)诊断标准

诊断 AMI 必须至少具备以下标准中的两条。

(1)缺血性胸痛的临床病史,疼痛常持续 30 分钟以上。

(2)心电图的特征性改变和动态演变。

(3)心肌坏死的血清心肌标记物浓度升高和动态变化。

(二)诊断步骤

对疑为 AMI 的患者,应争取在 10 分钟内完成。

(1)临床检查(问清缺血性胸痛病史,如疼痛性质、部位、持续时间、缓解方式、伴随症状;查明心、肺、血管等的体征)。

(2)描记 18 导联心电图(常规 12 导联加 $V_7 \sim V_9$,$V_{3R} \sim V_{5R}$),并立即进行分析、判断。

(3)迅速进行简明的临床鉴别诊断后做出初步诊断(老年人突发原因不明的休克、心衰、上腹部疼痛伴胃肠道症状、严重心律失常或较重而持续性胸痛或胸闷,应慎重考虑有无本病的可能)。

(4)对病情做出基本评价并确定即刻处理方案。

(5)继之尽快进行相关的诊断性检查和监测,如血清心肌标记物浓度的检测,结合缺血性胸痛的临床病史、心电图的特征性改变,做出 AMI 的最终诊断。此外,尚应进行血常规、血脂、血糖、凝血时间、电解质等检测,二维超声心动图检查,床旁心电监护等。

(三)危险性评估

(1)伴下列任一项者,如高龄(>70 岁)、既往有心肌梗死史、心房颤动、前壁心肌梗死、心源性休克、急性肺水肿或持续低血压等可确定为高危患者。

(2)病死率随心电图 ST 段抬高的导联数的增加而增加。

(3)血清心肌标记物浓度与心肌损害范围呈正相关,可助估计梗死面积和患者预后。

五、鉴别诊断

(一)不稳定型心绞痛

疼痛的性质、部位与心肌梗死相似,但发作持续时间短、次数频繁、含服硝酸甘油有效。心电图的改变及酶学检查是与心肌梗死鉴别的主要依据。

(二)急性肺动脉栓塞

大块的栓塞可引起胸痛、呼吸困难、咯血、休克,但多出现右心负荷急剧增加的表现如有心室增大、P_2 亢进、分裂和有心衰体征。无心肌梗死时的典型心电图改变和血清心肌酶的变化。

(三)主动脉夹层

该病也具有剧烈的胸痛,有时出现休克,其疼痛常为撕裂样,一开始即达高峰,多放射至背部、腹部、腰部及下肢。两上肢的血压和脉搏常不一致是本病的重要体征。可出现主动脉瓣关闭不全的体征,心电图和血清心肌酶学检查无 AMI 时的变化。X 线和超声检查可出现主动脉明显增宽。

(四)急腹症

急性胆囊炎、胆石症、急性坏死性胰腺炎、溃疡病穿孔等常出现上腹痛及休克的表现,但应有相应的腹部体征,心电图及影像、酶学检查有助于鉴别。

(五)急性心包炎

尤其是非特异性急性心包炎,也可出现严重胸痛、心电图 ST 段抬高,但该病发病前常有上呼吸道感染,呼吸和咳嗽时疼痛加重,早期即有心包摩擦音。无心电图的演变及酶学异常。

六、处理

(一)治疗原则

改善冠状动脉血液供给,减少心肌耗氧,保护心脏功能,挽救因缺血而濒死的心肌,防止梗死面积扩大,缩小心肌缺血范围,及时发现、处理、防治严重心律失常、泵衰竭和各种并发症,防止猝死。

(二)院前急救

流行病学调查发现,50%的患者发病后 1 小时在院外猝死,死因主要是可救治的心律失常。因此,院前急救的重点是尽可能缩短患者就诊延误的时间和院前检查、处理、转运所用的时间;尽量帮助患者安全、迅速地转送到医院;尽可能及时给予相关急救措施,如嘱患者停止任何主动性活动和运动,舌下含化硝酸甘油,高流量吸氧,镇静止痛(吗啡或哌替啶),必要时静脉注射或滴注利多卡因,或给予除颤治疗和心肺复苏;缓慢性心律失常给予阿托品肌内注射或静脉注射;及时将患者情况通知急救中心或医院,在严密观察、治疗下迅速将患者送至医院。

(三)住院治疗

急诊室医师应力争在 10~20 分钟内完成病史、临床检数记录 18 导联心电图,尽快明确诊断。对 ST 段抬高者应在 30 分钟内收住冠心病监护病房(CCU)并开始溶栓,或在 90 分钟内开始行急诊 PTCA 治疗。

1.休息

患者应卧床休息,保持环境安静,减少探视,防止不良刺激。

2.监测

在冠心病监护室进行心电图、血压和呼吸的监测 5~7 日,必要时进行床旁血流动力学监测,以便于观察病情和指导治疗。

3.护理

第一周完全卧床,加强护理,对进食、漱洗、大小便、翻身等,都需要别人帮助。第二周可从床上坐起,第三至四周可逐步离床和室内缓步走动。但病重或有并发症者,卧床时间宜适当延长。食物以易消化的流质或半流质为主,病情稳定后逐渐改为软食。便秘 3 日者可服轻泻剂或用甘油栓等,必须防止用力大便造成病情突变。焦虑、不安患者可用地西泮等镇静剂。禁止吸烟。

4.吸氧

在急性心肌梗死早期,即便未合并有左侧心力衰竭或肺疾病,也常有不同程度的动脉低氧血症。其原因可能由于细支气管周围水肿,使小气道狭窄,增加小气道阻力,气流量降低,局部换气量减少,特别是两肺底部最为明显。有些患者虽未测出动脉低氧血症,由于增加肺间质液体,肺顺应性一过性降低,而有气短症状。因此,应给予吸氧,通常在发病早期用鼻塞给氧 24~48 小时,3~5 L/min。有利于氧气运送到心肌,可能减轻气短、疼痛或焦虑症状。在严重左侧心力衰竭、肺水肿和并有机械并发症的患者,多伴有严重低氧血症,需面罩加压给氧或气管插管并机械通气。

5.补充血容量

心肌梗死患者,由于发病后出汗,呕吐或进食少,以及应用利尿药等因素,引起血容量不足和血液浓缩,从而加重缺血和血栓形成,有导致心肌梗死面积扩大的危险。因此,如每天摄入量不足,应适当补液,以保持出入量的平衡。

6.缓解疼痛

AMI 时,剧烈胸痛使患者交感神经过度兴奋,产生心动过速、血压升高和心肌收缩力增强,从而增加心肌耗氧量。并易诱发快速性室性心律失常,应迅速给予有效镇痛药。本病早期疼痛是难以区分坏死心肌疼痛和可逆性心肌缺血疼痛,二者常混杂在一起。先予含服硝酸甘油,随后静脉点滴硝酸甘油,如疼痛不能迅速缓解,应即用强的镇痛药,吗啡和派替啶最为常用。吗啡是解除急性心肌梗死后疼痛最有效的药物。其作用于中枢阿片受体而发挥镇痛作用,并阻滞中枢交感神经冲动的传出,导致外周动、静脉扩张,从而降低心脏前后负荷及心肌耗氧量。通过镇痛,减轻疼痛引起的应激反应,使心率减慢。1 次给药后10～20 分钟发挥镇痛作用,1～2 小时作用最强,持续 4～6 小时。通常静脉注射吗啡 5～10 mg,必要时每1～2 小时重复 1 次,总量不宜超过 15 mg。吗啡治疗剂量时即可发生不良反应,随剂量增加,发生率增加。不良反应有恶心、呕吐、低血压和呼吸抑制。其他不良反应有眩晕,嗜睡,表情淡漠,注意力分散等。一旦出现呼吸抑制,可每隔 3 分钟静脉注射纳洛酮有拮抗吗啡的作用,剂量为 0.4 mg,总量不超过 1.2 mg。一般用药后呼吸抑制症状可很快消除,必要时采用人工辅助呼吸。哌替啶有消除迷走神经作用和镇痛作用,其血流动力学作用与吗啡相似,75 mg 哌替啶相当于 10 mg 吗啡,不良反应有致心动过速和呕吐作用,但较吗啡轻。可用阿托品 0.5 mg 对抗。临床上可肌内注射 25～75 mg,必要时 2～3 小时重复,过量出现麻醉作用和呼吸抑制,当引起呼吸抑制时,也可应用纳洛酮治疗。对重度烦躁者可应用冬眠疗法,经肌内注射哌替啶 25 mg 异丙嗪(非那根)12.5 mg,必要时 4～6 小时重复 1 次。

中药可用复方丹参滴丸,麝香保心丸口服,或复方丹参注射液 16 mL 加入 5%葡萄糖液 250～500 mL中静脉滴注。

(四)再灌注心肌

起病 3～6 小时内,使闭塞的冠状动脉再通,心肌得到再灌注,濒临坏死的心肌可能得以存活或使坏死范围缩小,预后改善,是一种积极的治疗措施。

1.急诊溶栓治疗

溶栓治疗是 20 世纪 80 年代初兴起的一项新技术,其治疗原理是针对急性心肌梗死发病的基础,即大部分穿壁性心肌梗死是由于冠状动脉血栓性闭塞引起的。血栓是由于凝血酶原在异常刺激下被激活,形成凝血酶,使纤维蛋白原转化为纤维蛋白,然后与其他有形成分如红细胞、血小板一起形成的。机体内存在一个纤维蛋白溶解系统,它是由纤维蛋白溶解原和内源性或外源性激活物组成的。在激活物的作用下,纤维蛋白溶酶原被激活,形成纤维蛋白溶酶,它可以溶解稳定的纤维蛋白血栓,还可以降解纤维蛋白原,促使纤维蛋白裂解、使血栓溶解。但是纤维蛋白溶酶的半衰期很短,要想获得持续的溶栓效果,只有依靠连续输入外源性补给激活物的办法。现在临床常用的纤溶激活物有两大类,一类为非选择性纤溶剂,如链激酶、尿激酶。它们除了激活与血栓相关的纤维蛋白溶酶原外,还激活循环中的纤溶酶原,导致全身的纤溶状态,因此可以引起出血并发症。另一类为选择性纤溶剂,有重组组织型纤溶酶原激活剂(αt-Pa),单链尿激酶型纤溶酶原激活剂(SCUPA)及乙酰纤溶酶原-链激酶激活剂复合物(APSAC)。它们选择性的激活与血栓有关的纤溶酶原,而对循环中的纤溶酶原仅有中等度的作用。这样可以避免或减少出血并发症的发生。

溶栓疗法的适应证:①持续性胸痛超过半小时,含服硝酸甘油片后症状不能缓解。②相邻两个或更多导联 ST 段抬高>0.2 mV。③发病 12 小时内,或虽超过 6 小时,患者仍有严重胸痛,并且 ST 段抬高的导联有 R 波者,也可考虑溶栓治疗。

溶栓治疗的禁忌证:①近 10 天内施行过外科手术者,包括活检、胸腔或腹腔穿刺和心脏体外按压术等。②10 天内进行过动脉穿刺术者。③颅内病变,包括出血、梗死或肿瘤等。④有明显出血或潜在的出血性病变,如溃疡性结肠炎、胃十二指肠溃疡或有空洞形成的肺部病变。⑤有出血性或脑栓死倾向的疾病,如各种出血性疾病、肝肾疾病、心房纤颤、感染性心内膜炎、收缩压>24 kPa(180 mmHg),舒张压>14.7 kPa(110 mmHg)等。⑥妊娠期或分娩后前 10 天。⑦在半年至 1 年内进行过链激酶治疗者。⑧年龄>65 岁,因为高龄患者溶栓疗法引起颅内出血者多,而且冠脉再通率低于中年。

链激酶(Streptokinase SK):SK 是 C 类乙型链球菌产生的酶,在体内将前活化素转变为活化素,后者将纤溶酶原转变为纤溶酶。有抗原性,用前需做皮肤过敏试验。静脉滴注常用量为 50～150 万 U 加入 5%葡萄糖液 100 mL 内,在 60 分钟内滴完,后每小时给予 10 万 U,滴注 24 小时。治疗前半小时肌内注射异丙嗪 25 mg,加少量(2.5～5 mg)地塞米松同时滴注可减少变态反应的发生。用药前后进行凝血方面的化验检查,用量大时尤应注意出血倾向。冠脉内注射时先做冠脉造影,经导管向闭塞的冠状动脉内注入硝酸甘油0.2～0.5 mg,后注入 SK 2 万 U,继之每分钟2000～4000 U,共 30～90 分钟至再通后继用每分钟2000 U 30～60 分钟。患者胸痛突然消失,ST 段恢复正常,心肌酶峰值提前出现为再通征象,可每分钟注入 1 次造影剂观察是否再通。

尿激酶(Urokinase UK):作用于纤溶酶原使之转变为纤溶酶。本品无抗原性,作用较 SK 弱。150 万～200 万U 静脉滴注 30 分钟滴完。冠状动脉内应用时每分钟 6000 U 持续 1 小时以上至溶栓后再维持0.5～1 小时。

组织型重组纤维蛋白溶酶原激活剂(rt-PA):本品对血凝块有选择性,故疗效高于 SK。冠脉内滴注0.375 mg/kg,持续 45 分钟。静脉滴注用量为 0.75 mg/kg,持续 90 分钟。

其他制剂还有单链尿激酶型纤维蛋白溶酶原激活剂(SCUPA),异化纤维蛋白溶酶原链激酶激活剂复合物(APSAC)等。

以上溶栓剂的选择:文献资料显示,用药 2～3 小时的开通率 rt-PA 为 65%～80%,SK 为65%～75%,UK 为 50%～68%,APSAC 为 68%～70%。究竟选用哪一种溶栓剂,不能根据以上的数据武断的选择,而应根据患者的病变范围、部位、年龄、起病时间的长短以及经济情况等因素选择。比较而言,如患者年轻(年龄小于 45 岁)、大面积前壁 AMI、到达医院时间较早(2 小时内)、无高血压,应首选rt-PA。如果年龄较大(大于70 岁)、下壁 AMI、有高血压,应选 SK 或 UK。由于 APSAC 的半衰期最长(70～120 分钟),因此它可在患者家中或救护车上一次性快速静脉注射;rt-PA 的半衰期最短(3～4 分钟),需静脉持续滴注 90～180 分钟;SK 的半衰期为 18 分钟,给药持续时间为 60 分钟;UK 半衰期为 40 分钟,给药时间为 30 分钟。SK 与 APSAC 可引起低血压和变态反应,UK 与 rt-PA 无这些不良反应。rt-PA 需要联合使用肝素,SK、UK、APSAC除具有纤溶作用外,还有明显的抗凝作用,不需要积极使用静脉肝素。另外,rt-PA 价格较贵,SK、UK 较低廉。以上这些因素在临床选用溶栓剂时应予以考虑。

溶栓治疗的并发症。①出血:轻度出血,皮肤、黏膜、肉眼及显微镜下血尿或小量咯血、呕血等(穿刺或注射部位少量瘀斑不作为并发症)。重度出血,如大量咯血或消化道大出血,腹膜后出血等引起失血性休克或低血压,需要输血者。危及生命部位的出血,如颅内、蛛网膜下腔、纵隔内或心包出血。②再灌注心律失常,注意其对血流动力学的影响。③一过性低血压及其他的变态反应。

已证实有效的抗凝治疗可加速血管再通和有助于保持血管通畅。今后研究应着重于改进治疗方法或使用特异性溶栓剂,以减少纤维蛋白分解、防止促凝血活动和纤溶酶原偷窃;研制合理的联合使用的药物和方法。如此,可望使现已明显降低的急性心梗死亡率进一步下降。

2.经皮腔内冠状动脉成形术(PTCA)

(1)直接 PTCA(direct PTCA):急性心肌梗死发病后直接做 PTCA。指征:静脉溶栓治疗有禁忌证者;合并心源性休克者(急诊 PTCA 挽救生命是作为首选治疗);诊断不明患者,如急性心肌梗死病史不典型或左束支传导阻滞(LBBB)者,可从直接冠状动脉造影和 PTCA 中受益;有条件在发病后数小时内行PTCA 者。

(2)补救性 PTCA(rescue PTCA):在发病 24 小时内,静脉溶栓治疗失败,患者胸痛症状不缓解时,行急诊 PTCA,以挽救存活的心肌,限制梗死面积进一步扩大。

(3)半择期 PTCA(semi-elective PTCA):溶栓成功患者在梗死后 7～10 日内,有心肌缺血指征或冠脉再闭塞者。

(4)择期 PTCA(elective PTCA):在急性心肌梗死后 4～6 周,用于再发心绞痛或有心肌缺血客观指征,如运动试验、动态心电图、^{201}Tl 运动心肌断层显像等证实有心肌缺血。

(5)冠状动脉旁路移植术(CABG):适用于溶栓疗法及 PTCA 无效,而仍有持续性心肌缺血;急性心肌梗死合并有左心房室瓣关闭不全或室间隔穿孔等机械性障碍需要手术矫正和修补,同时进行 CABG;多支冠状动脉狭窄或左冠状动脉主干狭窄。

（五）缩小梗死面积

AMI 是心肌氧供/氧需的严重失衡,纠正这种失衡,就能挽救濒死的心肌,限制梗死的扩大,有效地减少并发症和改善患者的预后。控制心律失常,适当补充血容量和治疗心力衰竭,均有利于减少梗死区。目前多主张采用以下几种。

1.扩血管药物

扩血管药物必须应用于梗死初期的发展阶段,即起病后 4～6 小时之内。一般首选硝酸甘油静脉滴注或消心痛舌下含化,也可在皮肤上用硝酸甘油贴片或软膏。使用时应注意:静脉给药时,最好有血流动力学监测,当肺动脉楔嵌压小于 2～2.4 kPa,动脉压正常或增高时,其疗效较好,反之,则可使病情恶化;应从小剂量开始,在应用过程中保持肺动脉楔嵌压不低于 2 kPa(2～2.4 kPa 之间),且动脉压不低于正常低限,以保证必需的冠状动脉灌注。

2.β 受体阻滞剂

大量临床资料表明,在 AMI 发生后的 4～12 小时内,给普萘洛尔或阿普洛尔、阿替洛尔、美托洛尔等药治疗(最好是早期静脉内给药),常能达到明显降低患者的最高血清酶(CPK,CK-MB 等)水平,提示有限制梗死范围扩大的作用。但因这些药的负性肌力、负性频率作用,临床应用时,当心率低于每分钟 60 次,收缩压≤14.6 kPa,有心衰及下壁心梗者应慎用。

3.低分子右旋糖酐及复方丹参等活血化瘀药物

一般可选用低分子右旋糖酐每天静脉滴注 250～500 mL,7～14 天为一疗程。在低分子右旋糖酐内加入活血化瘀药物如血栓通 4～6 mL、川芎嗪 80～160 mg 或复方丹参注射液 12～30 mL,疗效更佳。心功能不全者低分子右旋糖酐者慎用。

4.极化液(GIK)

可减少心肌坏死,加速缺血心肌的恢复。但近几年因其效果不显著,已趋向不用,仅用于 AMI 伴有低血容量者。其他改善心肌代谢的药物有维生素 C(3～4 g)、辅酶 A(50～100 U)、肌苷(0.2～0.6 g)、维生素 B_6(50～100 mg),每天 1 次静脉滴注。

5.其他

有人提出用大量激素(氢化可的松 150 mg/kg)或透明质酸酶(每次 500 U/kg,每 6 小时 1 次,日 4 次),或用钙通道阻滞剂(硝苯地平 20 mg,每 4 小时 1 次)治疗 AMI,但对此分歧较大,尚无统一结论。

（六）严密观察,及时处理并发症

1.左心功能不全

AMI 时左心功能不全因病理生理改变的程度不同,可表现轻度肺淤血、急性左心衰(肺水肿)、心源性休克。

(1)急性左心衰(肺水肿)的治疗:可选用吗啡、利尿剂(呋塞米等)、硝酸甘油(静脉滴注),尽早口服 ACEI 制剂(以短效制剂为宜)。肺水肿合并严重高血压时应静脉滴注硝普钠,由小剂量(10 μg/min)开始,据血压调整剂量。伴严重低氧血症者可行人工机械通气治疗。洋地黄制剂在 AMI 发病 24 小时内不主张使用。

(2)心源性休克:在严重低血压时应静脉滴注多巴胺 5～15 μg/(kg·min),一旦血压升至 12.0 kPa(90 mmHg)以上,则可同时静脉滴注多巴酚丁胺 3～10 μg/(kg·min),以减少多巴胺用量。如血压不升应使用大剂量多巴胺[≥15 μg/(kg·min)]。大剂量多巴胺无效时,可静脉滴注去甲肾上腺素 2～8 μg/min。轻度低血压时,可用多巴胺或与多巴酚丁胺合用。药物治疗无效者,应使用主动脉内球囊反搏(IABP)。AMI 合并心源性休克提倡 PTCA 再灌注治疗。中药可酌情选用独参汤、参附汤、生脉散等。

2.抗心律失常

急性心肌梗死有 90% 以上出现心律失常,绝大多数发生在梗死后 72 小时内,不论是快速性或缓慢性心律失常,对急性心肌梗死患者均可引起严重后果。因此,及早发现心律失常,特别是严重的心律失常前驱症状,并给予积极的治疗。

(1)对出现室性早搏的急性心肌梗死患者,均应严密心电监护及处理。频发的室性早搏或室速,应以利多卡因 50～100 mg 静脉注射,无效时 5～10 分钟可重复,控制后以每分钟 1～3 mg 静脉滴注维持,情况稳定后可改为药物口服;美西律 150～200 mg,普鲁卡因胺 250～500 mg,溴苄胺 100～200 mg 等,6 小时 1 次维持。

(2)对已发生室颤应立即行心肺复苏术,在进行心脏按压和人工呼吸的同时争取尽快实行电除颤,一般首次即采取较大能量(200～300 J)争取 1 次成功。

(3)对窦性心动过缓如心率小于每分钟 50 次,或心率在每分钟 50～60 次但合并低血压或室性心律失常,可以阿托品每次 0.3～0.5 mg 静脉注射,无效时 5～10 分钟重复,但总量不超过 2 mg。也可以氨茶碱 0.25 g 或异丙基肾上腺素 1 mg 分别加入 300～500 mL 液体中静脉滴注,但这些药物有可能增加心肌氧耗或诱发室性心律失常,故均应慎用。以上治疗无效症状严重时可采用临时起搏措施。

(4)对房室传导阻滞一度和二度量型者,可应用肾上腺皮质激素、阿托品、异丙肾上腺素治疗,但应注意其不良反应。对三度及二度Ⅱ型者宜行临时心脏起搏。

(5)对室上性快速心律失常可选用 β 阻滞剂、洋地黄类(24 小时内尽量不用)、维拉帕米、胺碘酮、奎尼丁、普鲁卡因胺等治疗,对阵发性室上性、房颤及房扑药物治疗无效可考虑直流同步电转复或人工心脏起搏器复律。

3.机械性并发症的处理

(1)心室游离壁破裂:可引起急性心包填塞致突然死亡,临床表现为电-机械分离或心脏停搏,常因难以即时救治而死亡。亚急性心脏破裂应积极争取冠状动脉造影后行手术修补及血管重建术。

(2)室间隔穿孔:伴血流动力学失代偿者,提倡在血管扩张剂和利尿剂治疗及 IABP 支持下,早期或急诊手术治疗。如穿孔较小,无充血性心衰,血流动力学稳定,可保守治疗,6 周后择期手术。

(3)急性二尖瓣关闭不全:急性乳头肌断裂时突发左心衰和(或)低血压,主张用血管扩张剂、利尿剂及 IABP 治疗,在血流动力学稳定的情况下急诊手术。因左心室扩大或乳头肌功能不全者,应积极应用药物治疗心衰,改善心肌缺血并行血管重建术。

(七)恢复期处理

住院 3～4 周后,如病情稳定,体力增进,可考虑出院。近年主张出院前作症状限制性运动负荷心电图、放射性核素和(或)超声显像检查,如显示心肌缺血或心功能较差,宜行冠状动脉造影检查考虑进一步处理。心室晚电位检查有助于预测发生严重室性心律失常的可能性。

七、护理评估

(一)病史

发病前常有明显诱因,如精神紧张、情绪激动、过度体力活动、饱餐、高脂饮食、糖尿病未控制、感染、手术、大出血、休克等。少数在睡眠中发病。约有半数以上的患者过去有高血压及心绞痛史。部分患者则无明确病史及先兆表现,首次发展即是急性心肌梗死。

(二)身体状况

1.先兆

约半数以上患者在梗死前数日至数周,有乏力、胸部不适、活动时心悸、气急、心绞痛等,最突出为心绞痛发作频繁,持续时间较长,疼痛较剧烈,甚至伴恶心、呕吐、大汗、心动过缓,硝酸甘油疗效差等,特称为梗前先兆。应警惕近期内发生心肌梗死的可能,要及时住院治疗。

2.症状

急性心肌梗死的临床表现与梗死的大小、部位、发展速度及原来心脏的功能情况等有关。

(1)疼痛:是最常见的起始症状。典型的疼痛部位和性质与心绞痛相似,但疼痛更剧烈,诱因多不明显,持续时间较长,多在 30 分钟以上,也可达数小时或数日,休息和含服硝酸甘油多不能缓解。患者常烦躁不安、出汗、恐惧,或有濒死感。老年人、糖尿病患者以及脱水、休克患者常无疼痛。少数患者以休克、急性心力衰竭、突然晕厥为始发症状。部分患者疼痛位于上腹部,或者疼痛放射至下颌、颈部、背部上方,易被误诊,应与相关疾病鉴别。

(2)全身症状:有发热和心动过速等。发热由坏死物质吸收所引起,一般在疼痛后 24～48 小时出现,体温一般在 38 ℃左右,持续约 1 周。

(3)胃肠道症状:频繁常伴有早期恶心、呕吐、肠胀气和消化不良,特别是下后壁梗死者。重症者可发生呃逆。

(4)心律失常:见于 75%～95% 的患者,以发病 24 小时内最多见,可伴心悸、乏力、头晕、晕厥等症状。其中以室性心律失常居多,可出现室性期前收缩、室性心动过速、心室颤动或加速性心室自主心律。如出现频发的、成对的、多源的和 R-on-T 的室性期前收缩,或室性心动过速,常为心室颤动的先兆。室颤是急性心肌梗死早期主要的死因。室上性心律失常则较少,多发生在心力衰竭者中。缓慢型心律失常中以房室传导阻滞最为常见,束支传导阻滞和窦性心动过缓也较多见。

(5)低血压和休克:见于 20%～30% 的患者。疼痛期的血压下降未必是休克。如疼痛缓解后收缩压仍低于 10.7 kPa(80 mmHg),伴有烦躁不安、面色苍白、皮肤湿冷、大汗淋漓、脉细而快、少尿、精神迟钝、甚或昏迷者,则为休克表现。休克多在起病后数小时至 1 周内发生,主要是心源性,为心肌收缩力减弱、心排血量急剧下降所致,尚有血容量不足、严重心律失常、周围血管舒缩功能障碍和酸中毒等因素参与。

(6)心力衰竭:主要为急性左心衰竭。可在发病最初的几天内发生,或在疼痛、休克好转阶段出现。是因为心肌梗死后心脏收缩力显著减弱或不协调所致。患者可突然出现呼吸困难、咳泡沫痰、发绀等,严重时可发生急性肺水肿,也可继而出现全心衰竭,并伴血压下降。

3.体征

(1)一般情况:患者常呈焦虑不安或恐惧,手抚胸部,面色苍白,皮肤潮湿,呼吸增快;如左心功能不全时呼吸困难,常采半卧位或咯粉红色泡沫痰;发生休克时四肢厥冷,皮肤有蓝色斑纹。多数患者于发病第 2 天体温升高,一般在 38 ℃左右,不超过 39℃,1 周内退至正常。

(2)心脏:心脏浊音界可轻至中度增大;心率增快或减慢;可有各种心律失常;心尖部第一心音常减弱,可出现第三或第四音奔马律;一般听不到心脏杂音,二尖瓣乳头肌功能不全或腱索断裂时心尖部可听到明显的收缩期杂音;室间隔穿孔时,胸骨左缘可闻及响亮的全收缩期杂音;发生严重的左心衰竭时,心尖部也可闻及收缩期杂音;约 1%～20% 的患者可在发病 1～3 天内出现心包摩擦音,持续数天,少数可持续 1 周以上。

(3)肺部:发病早期肺底可闻及少数湿啰音,常在 1～2 天内消失,啰音持续存在或增多常提示左心衰竭。

(三)实验室及其他检查

1.心电图

可起到定性、定位、定期的作用。透壁性心肌梗死典型改变是:出现异常、持久宽而深的 Q 波或 QS 波。损伤型 ST 段的抬高,弓背向上与 T 波融合形成单向曲线,起病数小时之后出现,数日至数周回到基线。T 波改变:起病数小时内异常增高,数日至 2 周左右变为平坦,继而倒置。但有 5%～15% 病例心电图表现不典型,其原因:小灶梗死,多处或对应性梗死,再发梗死,心内膜下梗死以及伴室内传导阻滞,心室肥厚或预激综合征等。以上情况可不出现坏死性 Q 波,只表现为 QRS 波群高度、ST 段、T 波的动态改变。另外,右心梗死,真后壁和局限性高侧壁心肌梗死,常规导联中不显示梗死图形,应加做特殊导联以明确诊断。

2.心向量图

当心电图不能肯定诊断为心肌梗死时,往往可通过心向量图得到证实。

3.超声心动图

超声心动图并不用来诊断急性心肌梗死,但对探查心肌梗死的各种并发症极有价值,尤其是室间隔穿孔破裂,乳头肌或腱索断裂或功能不全造成的二尖瓣关闭不全、脱垂、室壁瘤和心包积液。

4.放射性核素检查

放射性核素心肌显影及心室造影^{99m}锝及^{131}碘等形成热点成像或^{201}铊^{42}钾等冷点先是 ST 段普通压低,继而 T 波倒置。成像可判断梗死的部位和范围。用门电路控制 γ 闪烁照相法进行放射性核素血池显像,可观察壁动作及测定心室功能。

5.心室晚电位(LPs)

心肌梗死时 LPs 阳性率 28%～58%,其出现不似陈旧性心梗稳定,但与室速与室颤有关,阳性者应进行心电监护及予以有效治疗。

6.磁共振成像(MRI 技术)

易获得清晰的空间隔像,故对发现间隔段运动障碍、间隔心肌梗死并发症较其他方法优越。

7.实验室检查

(1)血常规:白细胞计数上升,达(10～20)×10^9/L,中性粒细胞比例增至 75%～90%。

(2)红细胞沉降率增快;C 反应蛋白(CRP)增高可持续 1～3 周。

(3)血清酶学检查:心肌细胞内含有大量的酶,受损时这些酶进入血液,测定血中心肌酶谱对诊断及估计心肌损害程度有十分重要的价值。常用的有:①血清肌酸磷酸激酶(CPK):发病 4～6 小时在血中出现,24 小时达峰值,后很快下降,2～3 天消失。②乳酸脱氢酶(LDH)在起病 8～10 小时后升高,达到高峰时间在 2～3 天,持续 1～2 周恢复正常。其中 CPK 的同工酶 CPK-MB 和 LDH 的同工酶 CDH,诊断的特异性最高,其增高程度还能更准确地反映梗死的范围。

(4)肌红蛋白测定:血清肌红蛋白升高出现时间比 CPK 略早,约在 2 小时左右,多数 24 小时即恢复正常;尿肌红蛋白在发病后 5～40 小时开始排泄,持续时间平均达 83 小时。

八、护理目标

(1)患者疼痛减轻。

(2)患者能遵医嘱服药,说出治疗的重要性。

(3)患者的活动量增加、心率正常。

(4)生命体征维持在正常范围。

(5)患者看起来放松。

九、护理措施

(一)一般护理

(1)安置患者于冠心病监护病房(CCU),连续监测心电图、血压、呼吸 5～7 日,对行漂浮导管检查者做好相应护理,询问患者有无心悸、胸闷、胸痛、气短、乏力、头晕等不适。

(2)病室保持安静、舒适,限制探视,有计划地护理患者,减少对患者的干扰,保证患者充足的休息和睡眠时间,防止任何不良刺激。据病情安置患者于半卧位或平卧位。如无并发症,24 小时内可在床上活动肢体,无并发症者可在床上坐起,逐渐过渡到坐在床边或椅子上,每次 20 分钟,每天 3～5 次,鼓励患者深呼吸;第 1～2 周后开始在室内走动,逐步过渡到室外行走;第 3～4 周可试着上下楼梯或出院。病情严重或有并发症者应适当延长卧床时间。

(3)介绍本病知识和监护室的环境。关心、尊重、鼓励、安慰患者,以和善的态度回答患者提出的问题,帮助其树立战胜疾病的信心。

(4)给予低钠、低脂、低胆固醇、无刺激、易消化的饮食,少量多餐,避免进食过饱。

(5)心肌梗死患者由于卧床休息、消化功能减退、哌替啶或吗啡等止痛药物的应用,使胃肠功能和膀胱收缩无力抑制,易发生便秘和尿潴留。应予以足够的重视,酌情给予轻泻剂,嘱患者排便时勿屏气,避免增加心脏负担和导致附壁血栓脱落。排便不畅时宜加用开塞露,对 5 日无大便者可保留灌肠或给低压盐水灌肠。对排尿不畅者,可采用物理或诱导法,协助排尿,必要时行导尿。

(6)吸氧:氧治疗可提高改善低氧血症,有利于心肌梗死的康复。急性期给患者高流量吸氧,持续48小时。氧流量在每分钟3～5 L,病情变化可延长吸氧时间。待疼痛减轻,休克解除,可减低氧流量。注意鼻导管的通畅,24小时更换1次。如果合并急性左心衰竭,出现重度低氧血症时。死亡率较高,可采用加压吸氧或酒精除泡沫吸氧。

(7)防止血栓性静脉炎或深部静脉血栓形成:血栓性静脉炎表现为受累静脉局部红、肿、痛,可延伸呈条索状,多因反复静脉穿刺输液和多种药物输注所致。所以行静脉穿刺时应严格无菌操作,患者感觉输液局部皮肤疼痛或红肿,应及时更换穿刺部位,并予以热敷或理疗。下肢静脉血栓形成一般在血栓较大引起阻塞时才出现患肢肤色改变,皮肤温度升高和可凹性水肿。应注意每天协助患者做被动下肢活动2～3次,注意下肢皮肤温度和颜色的变化避免选用下肢静脉输液。

(二)病情观察与护理

急性心肌梗死系危重疾病、应早期发现危及患者生命的先兆表现,如能得到及时处理,可使病情转危为安。故需严密观察以下情况:

1.血压

始发病时应0.5～1小时测量一次血压,随血压恢复情况逐步减少测量次数为每天4～6次,基本稳定后每天1～2次。若收缩压在12 kPa(90 mmHg)以下,脉压减小,且音调低落,要注意患者的神志状态、脉搏、面色、皮肤色泽及尿量等,是否有心源性休克的发生。此时,在通知医师的同时,对休克者采取抗休克措施,如补充血容量,应用升压药、血管扩张剂以及纠正酸中毒,避免脑缺氧,保护肾功能等。有条件者应准备好中心静脉压测定装登或漂浮导管测定肺微血管楔嵌压设备,以正确应用输液量及调节液体滴速。

2.心率、心律

在冠心病监护病房(CCU)进行连续的心电、呼吸监测,在心电监测示波屏上,应注意观察心率及心律变化。及时检出可能作为恶性心动过速先兆的任何室性期前收缩,以及室颤或完全性房室传导阻滞,严重的窦性心动过缓,房性心律失常等,如发现室性早搏为:①每分钟5次以上。②呈二联律、三联律。③多源性期前收缩。④室性期前收缩的R波落在前一次主搏的T波之上,均为转变阵发性室性心动过速及心室颤动的先兆,易造成心搏骤停。遇有上述情况,在立即通知医师的同时,需应用相应的抗心律失常药物,并准备好除颤器和人工心脏起搏器,协同医师抢救处理。

3.胸痛

急性心肌梗死患者常伴有持续剧烈的胸痛,因此,应注意观察患者的胸痛程度,因剧烈胸痛可导致低血压,加重心肌缺氧,扩大梗死面积,引起心力衰竭、休克及心律失常。常用的止痛剂有罂粟碱肌内注射或静脉滴注,硝酸甘油0.6 mg含服,疼痛较重者可用哌替啶或吗啡。在护理中应注意可能出现的药物不良反应,同时注意观察血压、尿量、呼吸及一般状态,确保用药的安全。

4.呼吸急促

注意观察患者的呼吸状态,对有呼吸急促的患者应注意观察血压,皮肤黏膜的血循环情况,肺部体征的变化以及血流动力学和尿量的变化。发现患者有呼吸急促,不能平卧,烦躁不安,咳嗽,咯泡沫样血痰时,立即取半坐位,给予吸氧,准备好快速强心、利尿剂,配合医师按急性心力衰竭处理。

5.体温

急性心肌梗死患者可有低热,体温在37～38.5℃,多持续3天左右。如体温持续升高,1周后仍不下降,应疑有继发肺部或其他部位感染,及时向医师报告。

6.意识变化

如发现患者意识恍惚,烦躁不安,应注意观察血流动力学及尿量的变化。警惕心源性休克的发生。

7.器官栓塞

在急性心肌梗死第1、2周内,注意观察组织或脏器有无发生栓塞现象。因左心室内附壁血栓可脱落,而引起脑、肾、四肢、肠系膜等动脉栓塞,应及时向医师报告。

8.心室膨胀瘤

在心肌梗死恢复过程中,心电图表现虽有好转,但患者仍有顽固性心力衰竭或心绞痛发作,应疑有心室膨胀瘤的发生。这是由于在心肌梗死区愈合过程中,心肌被结缔组织所替代,成为无收缩力的薄弱纤维瘢痕区。该区内受心腔内的压力而向外呈囊状膨出,造成心室膨胀瘤。应配合医师进行 X 线检查以确诊。

9.心肌梗死后综合征

需注意在急性心肌梗死后 2 周、数月甚至 2 年内,可并发心肌梗死后综合征。表现为肺炎、胸膜炎和心包炎征象,同时也有发热、胸痛、血沉和白细胞数量升高现象,酷似急性心肌梗死的再发。这是由于坏死心肌引起机体自身免疫变态反应所致。如心肌梗死的特征性心电图变化有好转现象又有上述表现时,应做好 X 线检查的准备,配合医师做出鉴别诊断。因本病应用激素治疗效果良好,若因误诊而用抗凝药物,可导致心腔内出血而发生急性心包填塞。故应严密观察病情,在确诊为本病后,应向患者及家属做好解释工作,解除顾虑,必要时给患者应用镇痛及镇静剂;做好休息、饮食等生活护理。

十、健康教育

(1)注意劳逸结合,根据心功能进行适当的康复锻炼。

(2)避免紧张、劳累、情绪激动、饱餐、便秘等诱发因素。

(3)节制饮食,禁忌烟酒、咖啡、酸辣刺激性食物,多吃蔬菜、蛋白质类食物,少食动物脂肪、胆固醇含量较高的食物。

(4)按医嘱服药,随身常备硝酸甘油等扩张冠状动脉药物,定期复查。

(5)指导患者及家属,病情突变时,采取简易应急措施。

（王　筱）

第六章

呼吸内科护理

第一节　急性呼吸道感染

　　急性呼吸道感染是具有一定传染性的呼吸系统疾病,本病重点要求了解其发病的常见诱因,能识别出急性上呼吸道感染和急性气管-支气管炎的临床表现;能找出主要的护理诊断及医护合作性问题并能采取有效的护理措施对患者进行护理。

　　急性呼吸道感染(acute respiratory tract infection)通常包括急性上呼吸道感染和急性气管-支气管炎。急性上呼吸道感染是鼻腔、咽或喉部急性炎症的总称。常见病原体为病毒,仅有少数由细菌引起。本病全年皆可发病,但冬春季节多发,具有一定的传染性,有时引起严重的并发症,应积极防治。急性气管-支气管炎(acute tracheo-bronchitis)是指感染、物理、化学、过敏等因素引起的气管-支气管黏膜的急性炎症。可由急性上呼吸道感染蔓延而来。多见于寒冷季节或气候多变时。或气候突变时多发。

一、护理评估

　　(一)病因及发病机制

　　1.急性上呼吸道感染

　　急性上呼吸道感染有70%～80%由病毒引起。其中主要包括流感病毒、副流感病毒、呼吸道合胞病毒、腺病毒、鼻病毒等。由于感染病毒类型较多,又无交叉免疫,人体产生的免疫力较弱且短暂,同时在健康人群中有病毒携带者,故一个人可有多次发病。细菌感染占20%～30%,可直接或继病毒感染之后发生,以溶血性链球菌最为多见,其次为流感嗜血杆菌、肺炎球菌和葡萄球菌等。偶见革兰氏阴性杆菌。当全身或呼吸道局部防御功能降低时,尤其是年老体弱或有慢性呼吸道疾病者更易患病,原先存在于上呼吸道或外界侵入的病毒和细菌迅速繁殖,引起本病。通过含有病毒的飞沫或被污染的用具传播,引起发病。

　　2.急性气管-支气管炎

　　(1)感染:由病毒、细菌直接感染,或急性上呼吸道病毒(如腺病毒、流感病毒)、细菌(如流感嗜血杆菌、肺炎链球菌)感染迁延而来,也可在病毒感染后继发细菌感染。亦可为衣原体和支原体感染。

　　(2)物理、化学性因素:过冷空气、粉尘、刺激性气体或烟雾的吸入使气管-支气管黏膜受到急性刺激和损伤,引起本病。

　　(3)变态反应:花粉、有机粉尘、真菌孢子等的吸入以及对细菌蛋白质过敏等,均可引起气管-支气管的变态反应。寄生虫(如钩虫、蛔虫的幼虫)移行至肺,也可致病。

　　(二)健康史

　　有无受凉、淋雨、过度疲劳等使机体抵抗力降低等情况,应注意询问本次起病情况,既往健康情况,有无呼吸道慢性疾病史等。

（三）身体状况

1.急性上呼吸道感染

急性上呼吸道感染主要症状和体征个体差异大,根据病因不同可有不同类型,各型症状、体征之间无明显界定,也可互相转化。

（1）普通感冒:又称急性鼻炎或上呼吸道卡他,以鼻咽部卡他症状为主要表现,俗称"伤风"。成人多为鼻病毒所致,起病较急,初期有咽干、咽痒或咽痛,同时或数小时后有打喷嚏、鼻塞、流清水样鼻涕,2～3日后分泌物变稠,伴咽鼓管炎可引起听力减退,伴流泪、味觉迟钝、声嘶、少量咳嗽、低热不适、轻度畏寒和头痛。检查可见鼻腔黏膜充血、水肿、有分泌物,咽部轻度充血。如无并发症,一般经5～7日痊愈。

流行性感冒（简称流感）则由流感病毒引起,起病急,鼻咽部症状较轻,但全身症状较重,伴高热、全身酸痛和眼结膜炎症状。而且常有较大或大范围的流行。

流行性感冒应及早应用抗流感病毒药物:起病1～2天内应用抗流感病毒药物治疗,才能取得最佳疗效。目前抗流感病毒药物包括离子通道 M_2 阻滞剂和神经氨酸酶抑制剂两类。离子通道 M_2 阻滞剂:包括金刚烷胺和金刚乙胺,主要对甲型流感病毒有效。金刚烷胺类药物是治疗甲型流感的首选药物,有效率达70%～90%。金刚烷胺的不良反应有神经质、焦虑、注意力不集中和轻微头痛等中枢神经系统不良反应,一般在用药后几小时出现,金刚乙胺的毒副作用较小。胃肠道反应主要为恶心和呕吐,停药后可迅速消失。肾功能不全的患者需要调整金刚烷胺的剂量,对于老年人或肾功能不全者需要密切监测不良反应。神经氨酸酶抑制剂:奥司他韦（商品名达菲）,作用机制是通过干扰病毒神经氨酸酶保守的唾液酸结合位点,从而抑制病毒的复制,对 A（包括 H5N1）和 B 不同亚型流感病毒均有效。奥司他韦成人每次口服75 mg,每天2次,连服5天,但须在症状出现2天内开始用药。奥司他韦不良反应少,一般为恶心、呕吐等消化道症状,也有腹痛、头痛、头晕、失眠、咳嗽、乏力等不良反应的报道。

（2）病毒性咽炎和喉炎:临床特征为咽部发痒、不适和灼热感、声嘶、讲话困难、咳嗽、咳嗽时咽喉疼痛,无痰或痰呈黏液性,有发热和乏力,伴有咽下疼痛时,常提示有链球菌感染,体检发现咽部明显充血和水肿、局部淋巴结肿大且触痛,提示流感病毒和腺病毒感染,腺病毒咽炎可伴有眼结合膜炎。

（3）疱疹性咽峡炎:主要由柯萨奇病毒 A 引起,夏季好发。有明显咽痛、常伴有发热,病程约一周。体检可见咽充血,软腭、腭垂、咽和扁桃体表面有灰白色疱疹及浅表溃疡,周围有红晕。多见儿童,偶见于成人。

（4）咽结膜热:常为柯萨奇病毒、腺病毒等引起。夏季好发,游泳传播为主,儿童多见。表现为发热、咽痛、畏光、流泪、咽及结膜明显充血。病程约4～6日。

（5）细菌性咽-扁桃体炎多由溶血性链球菌感染所致,其次为流感嗜血杆菌、肺炎球菌、葡萄球菌等引起。起病急,咽痛明显,伴畏寒、发热,体温超过39 ℃。检查可见咽部明显充血,扁桃体充血肿大,其表面有黄色点状渗出物,颌下淋巴结肿大伴压痛,肺部无异常体征。

本病如不及时治疗可并发急性鼻窦炎、中耳炎、急性气管-支气管炎。部分患者可继发病毒性心肌炎、肾炎、风湿热等。

2.急性气管-支气管炎

急性气管-支气管炎起病较急,常先有急性上呼吸道感染的症状,继之出现干咳或少量黏液性痰,随后可转为黏液脓性或脓性痰液,痰量增多,咳嗽加剧,偶可痰中带血。全身症状一般较轻,可有发热,38 ℃左右,多于3～5日后消退。咳嗽、咳痰为最常见的症状,常为阵发性咳嗽,咳嗽、咳痰可延续2～3周才消失,如迁延不愈,则可演变为慢性支气管炎。呼吸音常正常或增粗,两肺可听到散在干、湿性啰音。

（四）实验室及其他检查

1.血常规

病毒感染者白细胞正常或偏低,淋巴细胞比例升高;细菌感染者白细胞计数和中性粒细胞增高,可有核左移现象。

2.病原学检查

可做病毒分离和病毒抗原的血清学检查,确定病毒类型,以区别病毒和细菌感染。细菌培养及药物敏感试验,可判断细菌类型,并可指导临床用药。

3.X线检查

胸部 X 线多无异常改变。

二、主要护理诊断及医护合作性问题

(一)舒适的改变

鼻塞、流涕、咽痛、头痛与病毒和(或)细菌感染有关。

(二)潜在并发症

鼻窦炎、中耳炎、心肌炎、肾炎、风湿性关节炎。

三、护理目标

患者躯体不适缓解,日常生活不受影响;体温恢复正常;呼吸道通畅;睡眠改善;无并发症发生或并发症被及时控制。

四、护理措施

(一)一般护理

注意隔离患者,减少探视,避免交叉感染。患者咳嗽或打喷嚏时应避免对着他人。患者使用的餐具、痰盂等用具应按规定消毒,或用一次性器具,回收后焚烧弃去。多饮水,补充足够的热量,给予清淡易消化、高热量、丰富维生素、富含营养的食物。避免刺激性食物,戒烟、酒。患者以休息为主,特别是在发热期间。部分患者往往因剧烈咳嗽而影响正常的睡眠,可给患者提供容易入睡的休息环境,保持病室适宜温度、湿度和空气流通。保证周围环境安静,关闭门窗。指导患者运用促进睡眠的方式,如睡前泡脚、听音乐等。必要时可遵医嘱给予镇咳、祛痰或镇静药物。

(二)病情观察

关注疾病流行情况、鼻咽部发生的症状、体征及血常规和 X 线胸片改变。注意并发症,如耳痛、耳鸣、听力减退、外耳道流脓等提示中耳炎;如头痛剧烈、发热、伴脓涕、鼻窦有压痛等提示鼻窦炎;如在恢复期出现胸闷、心悸、眼睑水肿、腰酸和关节痛等提示心肌炎、肾炎或风湿性关节炎,应及时就诊。

(三)对症护理

1.高热护理

体温超过 37.5 ℃,应每 4 小时测体温 1 次,观察体温过高的早期症状和体征,体温突然升高或骤降时,应随时测量和记录,并及时报告医师。体温＞39 ℃时,要采取物理降温。降温效果不好可遵照医嘱选用适当的解热剂进行降温。患者出汗后应及时处理,保持皮肤的清洁和干燥,并注意保暖。鼓励多饮水。

2.保持呼吸道通畅

清除气管、支气管内分泌物,减少痰液在气管、支气管内的聚积。指导患者采取舒适的体位进行有效咳嗽。观察咳痰情况,如痰液较多且黏稠,可嘱患者多饮水,或遵照医嘱给予雾化吸入治疗,以湿润气道、利于痰液排出。

(四)用药护理

1.对症治疗

选用抗感冒复合剂或中成药减轻发热、头痛,减少鼻、咽充血和分泌物,如对乙酰氨基酚(扑热息痛)、银翘解毒片等。干咳者可选用右美沙芬、喷托维林(咳必清)等;咳嗽有痰可选用复方氯化铵合剂、溴己新(必嗽平),或雾化祛痰。咽痛者可含服喉片或草珊瑚片等。气喘者可用平喘药,如特布他林、氨茶碱等。

2.抗病毒药物

早期应用抗病毒药有一定疗效,可选用利巴韦林、奥司他韦、金刚烷胺、吗啉胍和抗病毒中成药等。

3.抗菌药物

如有细菌感染,最好根据药物敏感试验选择有效抗菌药物治疗,常可选用大环内酯类、青霉素类、氟喹诺酮类及头孢菌素类。

根据医嘱选用药物,告知患者药物的作用、可能发生的不良反应和服药的注意事项,如按时服药;应用抗生素者,注意观察有无迟发变态反应发生;对于应用解热镇痛药者注意避免大量出汗引起虚脱等。发现异常及时就诊等。

（五）心理护理

急性呼吸道感染预后良好,多数患者于一周内康复,仅少数患者可因咳嗽迁延不愈而发展为慢性支气管炎,患者一般无明显心理负担。但如果咳嗽较剧烈,加之伴有发热,可能会影响患者的休息、睡眠,进而影响工作和学习,个别患者产生急于缓解咳嗽等症状的焦虑情绪。护理人员应与患者进行耐心、细致的沟通,通过对病情的客观评价,解除患者的心理顾虑,建立治疗疾病的信心。

（六）健康指导

1.疾病知识指导

帮助患者和家属掌握急性呼吸道感染的诱发因素及本病的相关知识,避免受凉、过度疲劳,注意保暖;外出时可戴口罩,避免寒冷空气对气管、支气管的刺激。积极预防和治疗上呼吸道感染,症状改变或加重时应及时就诊。

2.生活指导

平时应加强耐寒锻炼,增强体质,提高机体免疫力。有规律生活,避免过度劳累。室内空气保持新鲜、阳光充足。少去人群密集的公共场所。戒烟、酒。

五、护理评价

患者舒适度改善;睡眠质量提高;未发生并发症或发生后被及时控制。

（何晓燕）

第二节 慢性支气管炎

慢性支气管炎是由于感染或非感染因素引起气管、支气管黏膜及其周围组织的慢性非特异性炎症。临床以咳嗽、咳痰或伴有喘息反复发作为特征,每年持续 3 个月以上,且连续 2 年以上。

一、病因和发病机制

慢性支气管炎的病因极为复杂,迄今尚有许多因素还不够明确,往往是多种因素长期相互作用的综合结果。

（一）感染

病毒、支原体和细菌感染是本病急性发作的主要原因。病毒感染以流感病毒、鼻病毒、腺病毒和呼吸道合胞病毒常见;细菌感染以肺炎链球菌、流感嗜血杆菌和卡他莫拉菌及葡萄球菌常见。

（二）大气污染

化学气体如氯气、二氧化氮、二氧化硫等刺激性烟雾,空气中的粉尘等均可刺激支气管黏膜,使呼吸道清除功能受损,为细菌入侵创造条件。

（三）吸烟

吸烟为本病发病的主要因素。吸烟时间的长短与吸烟量决定发病率的高低,吸烟者的患病率较不吸烟者高 2～8 倍。

(四)过敏因素

喘息型支气管患者,多有过敏史。患者痰中嗜酸性粒细胞和组胺的含量及血中 IgE 明显高于正常。此类患者实际上应属慢性支气管炎合并哮喘。

(五)其他因素

气候变化,特别是寒冷空气对慢支的病情加重有密切关系。自主神经功能失调,副交感神经功能亢进,老年人肾上腺皮质功能减退,慢性支气管炎的发病率增加。维生素 C 缺乏,维生素 A 缺乏,易患慢性支气管炎。

二、临床表现

(一)症状

患者常在寒冷季节发病,出现咳嗽、咳痰,尤以晨起显著,白天多于夜间。病毒感染痰液为白色黏液泡沫状,继发细菌感染,痰液转为黄色或黄绿色黏液脓性,偶可带血。慢性支气管炎反复发作后,支气管黏膜的迷走神经感受器反应性增高,副交感神经功能亢进,可出现过敏现象而发生喘息。

(二)体征

早期多无体征。急性发作期可有肺底部闻及干、湿性啰音。喘息型支气管炎在咳嗽或深吸气后可闻及哮鸣音,发作时,有广泛哮鸣音。

(三)并发症

(1)阻塞性肺气肿:为慢性支气管炎最常见的并发症。

(2)支气管肺炎:慢性支气管炎蔓延至支气管周围肺组织中,患者表现寒战、发热、咳嗽加剧、痰量增多且呈脓性;白细胞总数及中性粒细胞增多;X 线胸片显示双下肺野有斑点状或小片阴影。

(3)支气管扩张症。

三、诊断

(一)辅助检查

1.血常规

白细胞总数及中性粒细胞数可升高。

2.胸部 X 线

单纯型慢性支气管炎,X 线片检查阴性或仅见双下肺纹理增多、增粗、模糊、呈条索状或网状。继发感染时为支气管周围炎症改变,表现为不规则斑点状阴影,重叠于肺纹理之上。

3.肺功能检查

早期病变多在小气道,常规肺功能检查多无异常。

(二)诊断要点

凡咳嗽、咳痰或伴有喘息,每年发作持续 3 个月,连续 2 年或 2 年以上者,并排除其他心、肺疾患(如肺结核、肺尘埃沉着病、支气管哮喘、支气管扩张症、肺癌、肺脓肿、心脏病、心功能不全等)、慢性鼻咽疾患后,即可诊断。如每年发病不足 3 个月,但有明确的客观检查依据(如胸部 X 线片、肺功能等)亦可诊断。

(三)鉴别诊断

1.支气管扩张

多于儿童或青年期发病,常继发于麻疹、肺炎或百日咳后,并有咳嗽、咳痰反复发作的病史,合并感染时痰量增多,并呈脓性或伴有发热,病程中常反复略血。在肺下部周围可闻及不易消散的湿性啰音。晚期重症患者可出现杵状指(趾)。胸部 X 线上可见双肺下野纹理粗乱或呈卷发状。薄层高分辨 CT(HRCT)检查有助于确诊。

2.肺结核

活动性肺结核患者多有午后低热、消瘦、乏力、盗汗等中毒症状。咳嗽痰量不多,常有咯血。老年肺结核的中毒症状多不明显,常被慢性支气管炎的症状所掩盖而误诊。胸部 X 线上可发现结核病灶,部分患者痰结核菌检查可获阳性。

3.支气管哮喘

支气管哮喘常为特质性患者或有过敏性疾病家族史,多于幼年发病。一般无慢性咳嗽、咳痰史。哮喘多突然发作,且有季节性,血和痰中嗜酸性粒细胞常增多,治疗后可迅速缓解。发作时双肺布满哮鸣音,呼气延长,缓解后可消失,且无症状,但气道反应性仍增高。慢性支气管炎合并哮喘的患者,病史中咳嗽、咳痰多发生在喘息之前,迁延不愈较长时间后伴有喘息,且咳嗽、咳痰的症状多较喘息更为突出,平喘药物疗效不如哮喘等可资鉴别。

4.肺癌

肺癌多发生于 40 岁以上男性,并有多年吸烟史的患者,刺激性咳嗽常伴痰中带血和胸痛。X 线胸片检查肺部常有块影或反复发作的阻塞性肺炎。痰脱落细胞及支气管镜等检查,可明确诊断。

5.慢性肺间质纤维化

慢性咳嗽,咳少量黏液性非脓性痰,进行性呼吸困难,双肺底可闻及爆裂音(Velcro 啰音),严重者发绀并有杵状指。X 线胸片见中下肺野及肺周边部纹理增多紊乱呈网状结构,其间见弥漫性细小斑点阴影。肺功能检查呈限制性通气功能障碍,弥散功能减低,PaO_2 下降。肺活检是确诊的手段。

四、治疗

(一)急性发作期及慢性迁延期的治疗

以控制感染、祛痰、镇咳为主,同时解痉平喘。

1.抗感染药物

及时、有效、足量,感染控制后及时停用,以免产生细菌耐药或二重感染。一般患者可按常见致病菌用药。可选用青霉素 G 80 万 U 肌内注射;复方磺胺甲噁唑(SMZ),每次 2 片,2 次/天;阿莫西林 2~4 g/d,3~4 次口服;氨苄西林 2~4 g/d,分 4 次口服;头孢氨苄 2~4 g/d 或头孢拉定1~2 g/d,分 4 次口服;头孢呋辛 2 g/d 或头孢克洛 0.5~1 g/d,分 2~3 次口服。亦可选择新一代人环内酯类抗生素,如罗红霉素,0.3 g/d,2 次口服。抗菌治疗疗程一般 7~10 天,反复感染病例可适当延长。严重感染时,可选用氨苄西林、环丙沙星、氧氟沙星、阿米卡星、奈替米星或头孢菌素类联合静脉滴注给药。

2.祛痰镇咳药

刺激性干咳者不宜单用镇咳药物,否则痰液不易咳出。可给盐酸溴环己胺醇 30 mg 或羧甲基半胱氨酸 500 mg,3 次/天,口服。乙酰半胱氨酸(富露施)及氯化铵甘草合剂均有一定的疗效。α-糜蛋白酶雾化吸入亦有消炎祛痰的作用。

3.解痉平喘

解痉平喘主要为解除支气管痉挛,利于痰液排出。常用药物为氨茶碱 0.1~0.2 g,8 次/小时口服;丙卡特罗 50 mg,2 次/天;特布他林 2.5 mg,2~3 次/天。慢性支气管炎有可逆性气道阻塞者应常规应用支气管舒张剂,如异丙托溴铵(异丙阿托品)气雾剂、特布他林等吸入治疗。阵发性咳嗽常伴不同程度的支气管痉挛,应用支气管扩张药后可改善症状,并有利于痰液的排出。

(二)缓解期的治疗

应以增强体质,提高机体抗病能力和预防发作为主。

(三)中药治疗

采取扶正固本原则,按肺、脾、肾的虚实辨证施治。

五、护理措施

(一)常规护理

1.环境

保持室内空气新鲜,流通,安静,舒适,温湿度适宜。

2.休息

急性发作期应卧床休息,取半卧位。

3.给氧

持续低流量吸氧。

4.饮食

给予高热量、高蛋白、高维生素易消化饮食。

(二)专科护理

(1)解除气道阻塞,改善肺泡通气。及时清除痰液,神志清醒患者应鼓励咳嗽,痰稠不易咯出时,给予雾化吸入或雾化泵药物喷入,减少局部淤血水肿,以利痰液排出。危重体弱患者,定时更换体位,叩击背部,使痰易于咯出,餐前应给予胸部叩击或胸壁震荡。方法:患者取侧卧位,护士两手手指并拢,手背隆起,指关节微屈,自肺底由下向上,由外向内叩拍胸壁,震动气管,边拍边鼓励患者咳嗽,以促进痰液的排出,每侧肺叶叩击 3~5 分钟。对神志不清者,可进行机械吸痰,需注意无菌操作,抽吸压力要适当,动作轻柔,每次抽吸时间不超过 15 秒,以免加重缺氧。

(2)合理用氧减轻呼吸困难。根据缺氧和二氧化碳潴留的程度不同,合理用氧,一般给予低流量、低浓度、持续吸氧,如病情需要提高氧浓度,应辅以呼吸兴奋剂刺激通气或使用呼吸机改善通气,吸氧后如呼吸困难缓解、呼吸频率减慢、节律正常、血压上升、心率减慢、心律正常、发绀减轻、皮肤转暖、神志转清、尿量增加等,表示氧疗有效。若呼吸过缓,意识障碍加深,需考虑二氧化碳潴留加重,必要时采取增加通气量措施。

(何晓燕)

第三节 肺 炎

一、概述

肺炎(pneumonia)是指终末气道、肺泡和肺间质的炎症,可由病原微生物、理化因素、免疫损伤、过敏及药物所致。细菌性肺炎是最常见的肺炎。也是最常见的感染性疾病之一。尽管新的强效抗生素不断投入应用,但其发病率和病死率仍很高,其原因可能有社会人口老龄化、吸烟人群的低龄化、伴有基础疾病、免疫功能低下,加之病原体变迁、医院获得性肺炎发病率增加、病原学诊断困难、抗生素的不合理使用导致细菌耐药性增加和部分人群贫困化加剧等因素有关。

(一)分类

肺炎可按解剖、病因或患病环境加以分类。

1.解剖分类

(1)大叶性(肺泡性)肺炎:为肺实质炎症,通常并不累及支气管。病原体先在肺泡引起炎症,经肺泡间孔(Cohn)向其他肺泡扩散,导致部分或整个肺段、肺叶发生炎症改变。致病菌多为肺炎链球菌。

(2)小叶性(支气管)肺炎:指病原体经支气管入侵,引起细支气管、终末细支气管和肺泡的炎症。病原体有肺炎链球菌、葡萄球菌、病毒、肺炎支原体以及军团菌等。常继发于其他疾病,如支气管炎、支气管扩张、上呼吸道病毒感染以及长期卧床的危重患者。

（3）间质性肺炎：以肺间质炎症为主，病变累及支气管壁及其周围组织，有肺泡壁增生及间质水肿。可由细菌、支原体、衣原体、病毒或肺孢子菌等引起。

2.病因分类

（1）细菌性肺炎：如肺炎链球菌、金黄色葡萄球菌、甲型溶血性链球菌、肺炎克雷白杆菌、流感嗜血杆菌、铜绿假单胞菌、棒状杆菌、梭形杆菌等引起的肺炎。

（2）非典型病原体所致肺炎：如支原体、军团菌和衣原体等。

（3）病毒性肺炎：如冠状病毒、腺病毒、呼吸道合胞病毒、流感病毒、麻疹病毒、巨细胞病毒、单纯疱疹病毒等。

（4）真菌性肺炎：如白念珠菌、曲霉、放射菌等。

（5）其他病原体所致的肺炎：如立克次体（如 Q 热立克次体）、弓形虫（如鼠弓形虫）、寄生虫（如肺包虫、肺吸虫、肺血吸虫）等。

（6）理化因素所致的肺炎：如放射性损伤引起的放射性肺炎、胃酸吸入、药物等引起的化学性肺炎等。

3.患病环境分类

由于病原学检查阳性率低，培养结果滞后，病因分类在临床上应用较为困难，目前多按肺炎的获得环境分成两类，有利于指导经验治疗。

（1）社区获得性肺炎（community acquired pneumonia，CAP）是指在医院外罹患的感染性肺实质炎症，也称院外肺炎，包括具有明确潜伏期的病原体感染而在入院后平均潜伏期内发病的肺炎。常见致病菌为肺炎链球菌、流感嗜血杆菌、卡他莫拉菌和非典型病原体。

（2）医院获得性肺炎（hospital acquired pneumonia，HAP）简称医院内肺炎，是指患者入院时既不存在、也不处于潜伏期，而于入院 48 小时后在医院（包括老年护理院、康复院等）内发生的肺炎，也包括出院后 48 小时内发生的肺炎。无感染高危因素患者的常见病原体依次为肺炎链球菌、流感嗜血杆菌、金黄色葡萄球菌、铜绿假单胞菌、大肠埃希菌、肺炎克雷白杆菌等；有感染高危因素患者的常见病原体依次为金黄色葡萄球菌、铜绿假单胞菌、肠杆菌属、肺炎克雷白杆菌等。

（二）病因及发病机制

正常的呼吸道免疫防御机制（支气管内黏液-纤毛运载系统、肺泡巨噬细胞防御的完整性等）使气管隆凸以下的呼吸道保持无菌。肺炎的发生主要由病原体和宿主两个因素决定。如果病原体数量多、毒力强和（或）宿主呼吸道局部和全身免疫防御系统损害，即可发生肺炎。病原体可通过空气吸入、血行播散、邻近感染部位蔓延、上呼吸道定植菌的误吸引起社区获得性肺炎。医院获得性肺炎还可通过误吸胃肠道的定植菌（胃食管反流）和通过人工气道吸入环境中的致病菌引起。

二、肺炎链球菌肺炎

肺炎链球菌肺炎（streptoccus pneumonia）或称肺炎球菌肺炎（pneummococcal pneumonia），是由肺炎链球菌或称肺炎球菌所引起的肺炎，约占社区获得性肺炎的半数以上。通常急骤起病，以高热、寒战、咳嗽、血痰及胸痛为特征。X 线胸片呈肺段或肺叶急性炎性实变，近年来因抗菌药物的广泛使用，致使本病的起病方式、症状及 X 线改变均不典型。

肺炎链球菌为革兰氏染色阳性球菌，多成双排列或短链排列。有荚膜，其毒力大小与荚膜中的多糖结构及含量有关。根据荚膜多糖的抗原特性，肺炎链球菌可分为 86 个血清型。成人致病菌多属 1～9 及 12 型，以第 3 型毒力最强，儿童则多为 6、14、19 及 23 型。肺炎链球菌在干燥痰中能存活数月，但在阳光直射 1 小时，或加热至 52 ℃ 10 分钟即可杀灭，对石炭酸等消毒剂亦甚敏感。机体免疫功能正常时，肺炎链球菌是寄居在口腔及鼻咽部的一种正常菌群，其带菌率常随年龄、季节及免疫状态的变化而有差异。机体免疫功能受损时，有毒力的肺炎链球菌入侵人体而致病。肺炎链球菌除引起肺炎外，少数可发生菌血症或感染性休克，老年人及婴幼儿的病情尤为严重。

本病以冬季与初春多见,常与呼吸道病毒感染相伴行。患者常为原先健康的青壮年或老年与婴幼儿,男性较多见。吸烟者、痴呆者、慢性支气管炎、支气管扩张、充血性心力衰竭、慢性病患者以及免疫抑制宿主均易受肺炎链球菌侵袭。肺炎链球菌不产生毒素,不引起原发性组织坏死或形成空洞。其致病力是由于有高分子多糖体的荚膜对组织的侵袭作用,首先引起肺泡壁水肿,出现白细胞与红细胞渗出,含菌的渗出液经肺泡间孔(Cohn)向肺的中央部分扩展,甚至累及几个肺段或整个肺叶,因病变开始于肺的外周,故叶间分界清楚,易累及胸膜,引起渗出性胸膜炎。

病理改变有充血期、红肝变期、灰肝变期及消散期。表现为肺组织充血水肿,肺泡内浆液渗出及红、白细胞浸润,白细胞吞噬细菌,继而纤维蛋白渗出物溶解、吸收、肺泡重新充气。在肝变期病理阶段实际上并无确切分界,经早期应用抗菌药物治疗,此种典型的病理分期已很少见。病变消散后肺组织结构多无损坏,不留纤维瘢痕。极个别患者肺泡内纤维蛋白吸收不完全,甚至有成纤维细胞形成,形成机化性肺炎。老年人及婴幼儿感染可沿支气管分布(支气管肺炎)。若未及时使用抗菌药物,5%～10%的患者可并发脓胸,10%～20%的患者因细菌经淋巴管、胸导管进入血循环,可引起脑膜炎、心包炎、心内膜炎、关节炎和中耳炎等肺外感染。

(一)护理评估

1.健康史

肺炎的发生与细菌的侵入和机体防御能力的下降有关。吸入口咽部的分泌物或空气中的细菌、周围组织感染的直接蔓延、菌血症等均可成为细菌入侵的途径;吸烟、酗酒、年老体弱、长期卧床、意识不清、吞咽和咳嗽反射障碍、慢性或重症患者、长期使用糖皮质激素或免疫抑制剂、接受机械通气及大手术者均可因机体防御机制降低而继发肺炎。注意询问患者起病前是否存在机体抵抗力下降、呼吸道防御功能受损的因素,了解患者既往的健康状况。

2.身体状况

发病前常有受凉、淋雨、疲劳、醉酒、病毒感染史,多有上呼吸道感染的前驱症状。

(1)主要症状:起病多急骤,高热、寒战,全身肌肉酸痛,体温通常在数小时内升至39～40 ℃,高峰在下午或傍晚,或呈稽留热,脉率随之增速。可有患侧胸部疼痛,放射到肩部或腹部,咳嗽或深呼吸时加剧。痰少,可带血或呈铁锈色,食欲锐减,偶有恶心、呕吐、腹痛或腹泻,易被误诊为急腹症。

(2)护理体检:患者呈急性病容,面颊绯红,鼻翼扇动,皮肤灼热、干燥,口角及鼻周有单纯疱疹;病变广泛时可出现发绀。有败血症者,可出现皮肤、黏膜出血点,巩膜黄染。早期肺部体征无明显异常,仅有胸廓呼吸运动幅度减小,叩诊稍浊,听诊可有呼吸音减低及胸膜摩擦音。肺实变时叩诊浊音、触觉语颤增强并可闻及支气管呼吸音。消散期可闻及湿啰音。心率增快,有时心律不齐。重症患者有肠胀气,上腹部压痛多与炎症累及膈胸膜有关。重症感染时可伴休克、急性呼吸窘迫综合征及神经精神症状,表现为神志模糊、烦躁、呼吸困难、嗜睡、谵妄、昏迷等。累及脑膜时有颈抵抗及出现病理性反射。

本病自然病程大致1～2周。发病5～10天,体温可自行骤降或逐渐消退;使用有效的抗菌药物后可使体温在1～3天内恢复正常。患者的其他症状与体征亦随之逐渐消失。

(3)并发症:肺炎链球菌肺炎的并发症近年来已很少见。严重败血症或毒血症患者易发生感染性休克,尤其是老年人。表现为血压降低、四肢厥冷、多汗、发绀、心动过速、心律失常等,而高热、胸痛、咳嗽等症状并不突出。其他并发症有胸膜炎、脓胸、心包炎、脑膜炎和关节炎等。

3.实验室及其他检查

(1)血常规检查:血白细胞计数(10～20)×10⁹/L,中性粒细胞比例多在80%以上,并有核左移,细胞内可见中毒颗粒。年老体弱、酗酒、免疫功能低下者的白细胞计数可不增高,但中性粒细胞的百分比仍增高。

(2)痰直接涂片作革兰氏染色及荚膜染色镜检:发现典型的革兰氏染色阳性、带荚膜的双球菌或链球菌,即可初步作出病原诊断。

(3)痰培养:24～48小时可以确定病原体。痰标本送检应注意器皿洁净无菌,在抗菌药物应用之前漱口后采集,取深部咳出的脓性或铁锈色痰。

（4）聚合酶链反应（PCR）检测及荧光标记抗体检测：可提高病原学诊断率。

（5）血培养：10%～20%患者合并菌血症，故重症肺炎应做血培养。

（6）细菌培养：如合并胸腔积液，应积极抽取积液进行细菌培养。

（7）X线检查：早期仅见肺纹理增粗，或受累的肺段、肺叶稍模糊。随着病情进展，肺泡内充满炎性渗出物，表现为大片炎症浸润阴影或实变影，在实变阴影中可见支气管充气征，肋膈角可有少量胸腔积液。在消散期，X线显示炎性浸润逐渐吸收，可有片状区域吸收较快，呈现"假空洞"征，多数病例在起病3～4周后才完全消散。老年患者肺炎病灶消散较慢，容易出现吸收不完全而成为机化性肺炎。

4.心理-社会评估

肺炎起病多急骤，短期内病情严重，加之高热和全身中毒症状明显，患者及家属常深感不安。当出现严重并发症时，患者会表现出忧虑和恐惧。

（二）主要护理诊断及医护合作性问题

1.体温过高

与肺部感染有关。

2.气体交换受损

与肺部炎症、痰液黏稠等引起呼吸面积减少有关。

3.清理呼吸道无效

与胸痛、气管、支气管分泌物增多、黏稠及疲乏有关。

4.疼痛

胸痛与肺部炎症累及胸膜有关。

5.潜在并发症

感染性休克。

（三）护理目标

体温恢复正常范围；患者呼吸平稳，发绀消失；症状减轻呼吸道通畅；疼痛减轻，感染控制未发生休克。

（四）护理措施

1.一般护理

（1）休息与环境：保持室内空气清新，病室保持适宜的温、湿度，环境安静、清洁、舒适。限制患者活动，限制探视，避免因谈话过多影响体力。要集中安排治疗和护理活动，保证足够的休息，减少氧耗量，缓解头痛、肌肉酸痛、胸痛等症状。

（2）体位：协助或指导患者采取合适的体位。对有意识障碍患者，如病情允许可取半卧位，增加肺通气量；或侧卧位，以预防或减少分泌物吸入肺内。为促进肺扩张，每2小时变换体位1次，减少分泌物淤积在肺部而引起并发症。

（3）饮食与补充水分：给予高热量、高蛋白质、高维生素、易消化的流质或半流质饮食，以补充高热引起的营养物质消耗。宜少食多餐，避免压迫膈肌。若有明显麻痹性肠梗阻或胃扩张，应暂时禁食，遵医嘱给予胃肠减压，直至肠蠕动恢复。鼓励患者多饮水（1～2 L/天），来补充发热、出汗和呼吸急促所丢失的水分，并利于痰液排出。轻症者无须静脉补液，脱水严重者可遵医嘱补液，补液有利于加快毒素排泄和热量散发，尤其是食欲差或不能进食者。心脏病或老年人应注意补液速度，过快过多易导致急性肺水肿。

2.病情观察

监测患者神志、体温、呼吸、脉搏、血压和尿量，并做好记录。尤其应注意密切观察体温的变化。观察有无呼吸困难及发绀，及时适宜给氧。重点观察儿童、老年人、久病体弱者的病情变化，注意是否伴有感染性休克的表现。观察痰液颜色、性状和量，如肺炎球菌肺炎呈铁锈色，葡萄球菌肺炎呈粉红色乳状，厌氧菌感染者痰液多有恶臭等。

3.对症护理

（1）高热的护理。

（2）咳嗽、咳痰的护理：协助和鼓励患者有效咳嗽、排痰，及时清除口腔和呼吸道内痰液、呕吐物。痰液黏稠不易咳出时，在病情允许情况下可扶患者坐起，给予拍背，协助咳痰，遵医嘱应用祛痰药以及超声雾化吸入，稀释痰液，促进痰的排出。必要时吸痰，预防窒息。吸痰前，注意告知病情。

（3）气急发绀的护理：监测动脉血气分析值，给予吸氧，提高血氧饱和度，改善发绀，增加患者的舒适度。氧流量一般为每分钟 4～6 L，若为 COPD 患者，应给予低流量低浓度持续吸氧。注意观察患者呼吸频率、节律、深度等变化，皮肤色泽和意识状态有无改变，如果病情恶化，准备气管插管和呼吸机辅助通气。

（4）胸痛的护理：维持患者舒适的体位。患者胸痛时，常随呼吸、咳嗽加重，可采取患侧卧位，在咳嗽时可用枕头等物夹紧胸部，必要时用宽胶布固定胸廓，以降低胸廓活动度，减轻疼痛。疼痛剧烈者，遵医嘱应用镇痛、止咳药，缓解疼痛和改善肺通气，如口服可待因。此外可用物理止痛和中药止痛擦剂。物理止痛，如按摩、针灸、经皮肤电刺激止痛穴位或局部冷敷等，可降低疼痛的敏感性。中药经皮肤吸收，无创伤，且发挥药效快，对轻度疼痛效果好。中药止痛擦剂具有操作简便、安全，毒副作用小，无药物依赖现象等优点。

（5）其他：鼓励患者经常漱口，做好口腔护理。口唇疱疹者局部涂液体石蜡或抗病毒软膏，防止继发感染。烦躁不安、谵妄、失眠者酌情使用地西泮或水合氯醛，禁用抑制呼吸的镇静药。

4.感染性休克的护理

（1）观察休克的征象：密切观察生命体征、实验室检查和病情的变化。发现患者神志模糊、烦躁、发绀、四肢湿冷、脉搏细数、脉压变小、呼吸浅快、面色苍白、尿量减少（每小时少于 30 mL）等休克早期症状时，及时报告医师，采取救治措施。

（2）环境与体位：应将感染性休克的患者安置在重症监护室，注意保暖和安全。取仰卧中凹位，抬高头胸部 20°，抬高下肢约 30°，有利于呼吸和静脉回流，增加心排出量。尽量减少搬动。

（3）吸氧：应给高流量吸氧，维持动脉氧分压在 8.0 kPa（60 mmHg）以上，改善缺氧状况。

（4）补充血容量：快速建立两条静脉通路，遵医嘱给予右旋糖酐或平衡液以维持有效血容量，降低血液的黏稠度，防止弥散性血管内凝血。随时监测患者一般情况、血压、尿量、尿比重、血细胞比容等；监测中心静脉压，作为调整补液速度的指标，中心静脉压＜0.5 kPa（5 cmH$_2$O）可放心输液，达到 1.0 kPa（10 cmH$_2$O）应慎重。以中心静脉压不超过 1.0 kPa（10 cmH$_2$O）、尿量每小时在 30 mL 以上为宜。补液不宜过多过快，以免引起心力衰竭和肺水肿。若血容量已补足而 24 小时尿量仍＜400 mL、尿比重＜1.018 时，应及时报告医师，注意是否合并急性肾衰竭。

（5）纠正酸中毒：有明显酸中毒可静脉滴注 5％的碳酸氢钠，因其配伍禁忌较多，宜单独输入。随时监测和纠正电解质和酸碱失衡等。

（6）应用血管活性药物的护理：遵医嘱在应用血管活性药物，如多巴胺、间羟胺（阿拉明）时，滴注过程中应注意防止液体溢出血管外，引起局部组织坏死和影响疗效。可应用输液泵单独静脉输入血管活性药物，根据血压随时调整滴速，维持收缩压在 12.0～13.3 kPa（90～100 mmHg），保证重要器官的血液供应，改善微循环。

（7）对因治疗：应联合、足量应用强有力的广谱抗生素控制感染。

（8）病情转归观察：随时监测和评估患者意识、血压、脉搏、呼吸、体温、皮肤、黏膜、尿量的变化，判断病情转归。如患者神志逐渐清醒、皮肤及肢体变暖、脉搏有力、呼吸平稳规则、血压回升、尿量增多，预示病情已好转。

5.用药护理

遵医嘱及时使用有效抗感染药物，注意观察药物疗效及不良反应。

（1）抗菌药物治疗：一经诊断即应给予抗菌药物治疗，不必等待细菌培养结果。首选青霉素 G，用药途径及剂量视病情轻重及有无并发症而定：对于成年轻症患者，可用 240 万 U/d，分 3 次肌内注射，或用普鲁卡因青霉素每 12 小时肌内注射 60 万 U。病情稍重者，宜用青霉素 G 240 万～480 万 U/d，分次静脉滴注，每 6～8 小时 1 次；重症及并发脑膜炎者，可增至 1000 万～3000 万 U/d，分 4 次静脉滴注。对青霉素过敏者或耐青霉素或多重耐药菌株感染者,可用呼吸氟喹诺酮类、头孢噻肟或头孢曲松等药物,多重耐药菌株感染者可用万古霉素、替考拉宁等。药物治疗 48～72 小时后应对病情进行评价,治疗有效表现为体温下降、症状改善、白细胞逐渐降低或恢复正常等。如用药 72 小时后病情仍无改善,需及时报告医师并作相应处理。

(2)支持疗法:患者应卧床休息,注意补充足够蛋白质、热量及维生素。密切监测病情变化,注意防止休克。剧烈胸痛者,可酌情用少量镇痛药,如可待因 15 mg。不用阿司匹林或其他解热药,以免过度出汗、脱水及干扰真实热型,导致临床判断错误。鼓励饮水每天 1～2 L,轻症患者不需常规静脉输液,确有失水者可输液,保持尿比重在 1.020 以下,血清钠保持在 145 mmol/L 以下。中等或重症患者[$PaO_2 < 8.0$ kPa (60 mmHg)]或有发绀应给氧。若有明显麻痹性肠梗阻或胃扩张,应暂时禁食、禁饮和胃肠减压,直至肠蠕动恢复。烦躁不安、谵妄、失眠者酌用地西泮 5 mg 或水合氯醛 1～1.5 g,禁用抑制呼吸的镇静药。

(3)并发症的处理:经抗菌药物治疗后,高热常在 24 小时内消退,或数日内逐渐下降。若体温降而复升或 3 天后仍不降者,应考虑肺炎链球菌的肺外感染,如脓胸、心包炎或关节炎等。持续发热的其他原因尚有耐青霉素的肺炎链球菌(PRSP)或混合细菌感染、药物热或并存其他疾病。肿瘤或异物阻塞支气管时,经治疗后肺炎虽可消散,但阻塞因素未除,肺炎可再次出现。10%～20% 肺炎链球菌肺炎伴发胸腔积液者,应酌情取胸液检查及培养以确定其性质。若治疗不当,约 5% 并发脓胸,应积极排脓引流。

6.心理护理

患病前健康状态良好的患者会因突然患病而焦虑不安;病情严重或患有慢性基础疾病的患者则可能出现消极、悲观和恐慌的心理反应。要耐心给患者讲解疾病的有关知识,解释各种症状和不适的原因,讲解各项诊疗、护理操作目的、操作程序和配合要点,使患者清楚大部分肺炎治疗、预后良好。询问和关心患者的需要,鼓励患者说出内心感受,与患者进行有效的沟通。帮助患者祛除不良心理反应,树立治愈疾病的信心。

7.健康指导

(1)疾病知识指导:让患者及家属了解肺炎的病因和诱因,有皮肤疖、痈、伤口感染、毛囊炎、蜂窝织炎时应及时治疗。避免受凉、淋雨、酗酒和过度疲劳,特别是年老体弱和免疫功能低下者,如糖尿病、慢性肺病、慢性肝病、血液病、营养不良、艾滋病等。天气变化时随时增减衣服,预防上呼吸道感染。可注射流感或肺炎免疫疫苗,使之产生免疫力。

(2)生活指导:劝导患者要注意休息,劳逸结合,生活有规律。保证摄取足够的营养物质,适当参加体育锻炼,增强机体抗病能力。对有意识障碍、慢性病、长期卧床者,应教会家属注意帮助患者经常改变体位、翻身、拍背,协助并鼓励患者咳出痰液,有感染征象时及时就诊。

(3)出院指导:出院后需继续用药者,应指导患者遵医嘱按时服药,向患者介绍所服药物的疗效、用法、疗程、不良反应,不能自行停药或减量。教会患者观察疾病复发症状,如出现发热、咳嗽、呼吸困难等不适表现时,应及时就诊。告知患者随诊的时间及需要准备的有关资料,如 X 线胸片等。

(五)护理评价

患者体温恢复正常;能进行有效咳嗽,痰容易咳出,显示咳嗽次数减少或消失,痰量减少;休克发生时及时发现并给予及时的处理。

三、其他类型肺炎

(一)葡萄球菌肺炎评估

葡萄球菌肺炎是由葡萄球菌引起的急性肺部化脓性炎症。葡萄球菌的致病物质主要是毒素与酶,具有溶血、坏死、杀白细胞和致血管痉挛等作用。其致病力可用血浆凝固酶来测定,阳性者致病力较强,是化脓性感染的主要原因。但其他凝固酶阴性的葡萄球菌亦可引起感染。随着医院内感染的增多,由凝固酶阴性葡萄球菌引起的肺炎也不断增多。

医院获得性肺炎中,葡萄球菌感染占 11%～25%。常发生于有糖尿病、血液病、艾滋病、肝病或慢性阻塞性肺疾病等原有基础疾病者。若治疗不及时或不当,病死率甚高。

1.临床表现

起病多急骤,寒战、高热,体温高达 39～40 ℃,胸痛,咳大量脓性痰,带血丝或呈脓血状。全身肌肉和关节酸痛,精神萎靡,病情严重者可出现周围循环衰竭。院内感染者常起病隐袭,体温逐渐上升,咳少量脓痰。老年人症状可不明显。

早期可无体征,晚期可有双肺散在湿啰音。病变较大或融合时可出现肺实变体征。但体征与严重的中毒症状和呼吸道症状不平行。

2.实验室及其他检查

(1)血常规:白细胞计数及中性粒细胞显著增加,核左移,有中毒颗粒。

(2)细菌学检查:痰涂片可见大量葡萄球菌和脓细胞,血、痰培养多为阳性。

(3)X线检查:胸部 X 线显示短期内迅速多变的特征,肺段或肺叶实变,可形成空洞,或呈小叶状浸润,可有单个或多个液气囊腔,2～4周后完全消失,偶可遗留少许条索状阴影或肺纹理增多等。

3.治疗要点

为早期清除原发病灶,强有力的抗感染治疗,加强支持疗法,预防并发症。通常首选耐青霉素酶的半合成青霉素或头孢菌素,如苯唑西林、头孢呋辛等。对甲氧西林耐药株(MRSA)可用万古霉素、替考拉宁等治疗。疗程约 2～3 周,有并发症者需 4～6 周。

(二)肺炎支原体肺炎评估

肺炎支原体肺炎是由肺炎支原体引起的呼吸道和肺部的急性炎症。常同时有咽炎、支气管炎和肺炎。肺炎支原体是介于细菌和病毒之间,兼性厌氧、能独立生活的最小微生物。健康人吸入患者咳嗽、打喷嚏时喷出的口鼻分泌物可感染,即通过呼吸道传播。病原体通常吸附宿主呼吸道纤毛上皮细胞表面,不侵入肺实质,抑制纤毛活动和破坏上皮细胞。其致病性可能与患者对病原体及其代谢产物的变态反应有关。

支原体肺炎约占非细菌性肺炎的 1/3 以上,或各种原因引起的肺炎的 10%。以秋冬季发病较多,可散发或小流行,患者以儿童和青年人居多,婴儿间质性肺炎亦应考虑本病的可能。

1.临床表现

通常起病缓慢,潜伏期 2～3 周,症状主要为乏力、咽痛、头痛、咳嗽、发热、食欲不振、肌肉酸痛等。多为刺激性咳嗽,咳少量黏液痰,发热可持续 2～3 周,体温恢复正常后可仍有咳嗽。偶伴有胸骨后疼痛。

可见咽部充血、颈部淋巴结肿大等体征。肺部可无明显体征,与肺部病变的严重程度不相称。

2.实验室及其他检查

(1)血常规:血白细胞计数正常或略增高,以中性粒细胞为主。

(2)免疫学检查:起病 2 周后,约 2/3 的患者冷凝集试验阳性,滴度效价大于 1∶32,尤以滴度逐渐升高更有价值。约半数患者对链球菌 MG 凝集试验阳性。还可评估肺炎支原体直接检测、支原体 IgM 抗体、免疫印迹法和聚合酶链反应(PCR)等检查结果。

(3)X线检查:肺部可呈多种形态的浸润影,呈节段性分布,以肺下野为多见,有的从肺门附近向外伸展。3～4 周后病变可自行消失。

3.治疗要点

肺炎支原体肺炎首选大环内酯类抗生素,如红霉素。疗程一般为 2～3 周。

(三)病毒性肺炎评估

病毒性肺炎评估是由上呼吸道病毒感染,向下蔓延所致的肺部炎症。常见病毒为甲、乙型流感病毒、腺病毒、副流感病毒、呼吸道合胞病毒和冠状病毒等。患者可同时受一种以上病毒感染,气道防御功能降低,常继发细菌感染。病毒性肺炎为吸入性感染,常有气管-支气管炎。呼吸道病毒通过飞沫与直接接触而迅速传播,可暴发或散发流行。

病毒性肺炎约占需住院的社区获得性肺炎的 8%,大多发生于冬春季节。密切接触的人群或有心肺疾病者、老年人等易受感染。

1.临床表现

一般临床症状较轻,与支原体肺炎症状相似。起病较急,发热、头痛、全身酸痛、乏力等较突出。有咳嗽、少痰或白色黏液痰、咽痛等症状。老年人或免疫功能受损的重症患者,可表现为呼吸困难、发绀、嗜睡、精神萎靡,甚至并发休克、心力衰竭和呼吸衰竭,严重者可发生急性呼吸窘迫综合征。

本病常无显著的胸部体征,病情严重者有呼吸浅速、心率增快、发绀、肺部干湿啰音。

2.实验室及其他检查

(1)血常规:白细胞计数正常、略增高或偏低。

(2)病原体检查:呼吸道分泌物中细胞核内的包涵体可提示病毒感染,但并非一定来自肺部。需进一步评估下呼吸道分泌物或肺活检标本培养是否分离出病毒。

(3)X线检查:可见肺纹理增多,小片状或广泛浸润。病情严重者,显示双肺呈弥漫性结节浸润,而大叶实变及胸腔积液者不多见。

3.治疗要点

病毒性肺炎以对症治疗为主,板蓝根、黄芪、金银花、连翘等中药有一定的抗病毒作用。对某些重症病毒性肺炎应采用抗病毒药物,如选用利巴韦林(病毒唑)、阿昔洛韦(无环鸟苷)等。

(四)真菌性肺炎评估

肺部真菌感染是最常见的深部真菌病。真菌感染的发生是机体与真菌相互作用的结果,最终取决于真菌的致病性、机体的免疫状态及环境条件对机体与真菌之间关系的影响。广谱抗生素、糖皮质激素、细胞毒药物及免疫抑制剂的广泛使用,人免疫缺陷病毒(HIV)感染和艾滋病增多使肺部真菌感染的机会增加。

真菌多在土壤中生长,孢子飞扬于空气中,极易被人体吸入而引起肺真菌感染(外源性);或使机体致敏。引起表现为支气管哮喘的过敏性肺泡炎。有些真菌为寄生菌,如念珠菌和放线菌,当机体免疫力降低时可引起感染。静脉营养疗法的中心静脉插管如留置时间过长。白念珠菌能在高浓度葡萄糖中生长,引起念珠菌感染中毒症。空气中到处有曲霉属孢子,在秋冬及阴雨季节。储藏的谷草发热霉变时更多。若大量吸入可能引起急性气管-支气管炎或肺炎。

1.临床表现

真菌性肺炎多继发于长期应用抗生素、糖皮质激素、免疫抑制剂、细胞毒药物或因长期留置导管、插管等诱发,其症状和体征无特征性变化。

2.实验室及其他检查

(1)真菌培养:其形态学辨认有助于早期诊断。

(2)X线检查:可表现为支气管肺炎、大叶性肺炎、弥漫性小结节及肿块状阴影和空洞。

3.治疗要点

真菌性肺炎目前尚无理想的药物,两性霉素 B 对多数肺部真菌仍为有效药物,但由于其不良反应较多,使其应用受到限制。其他药物尚有氟胞嘧啶、米康唑、酮康唑、制霉菌素等也可选用。

(五)重症肺炎评估

目前重症肺炎还没有普遍认同的标准,各国诊断标准不一,但都注重肺部病变的范围、器官灌注和氧合状态。我国制定的重症肺炎标准为:①意识障碍。②呼吸频率＞30 次/分。③PaO_2＜8.0 kPa(60 mmHg),PO_2/FiO_2＜300,需行机械通气治疗。④血压＜12.0/8.0 kPa(90/60 mmHg)。⑤胸片显示双侧或多肺叶受累,或入院 48 小时内病变扩大≥50%。⑥少尿:尿量每小时＜20 mL,或每 4 小时＜80 mL,或急性肾衰竭需要透析治疗。

(何晓燕)

第七章

消化内科护理

第一节 反流性食管炎

反流性食管炎（reflux esophagitis，RE），是指胃、十二指肠内容物反流入食管所引起的食管黏膜炎症、糜烂、溃疡和纤维化等病变，甚至引起咽喉、气道等食管以外的组织损害。其发病男性多于女性，男女比例为（2～3）：1，发病率为1.92%。随着年龄的增长，食管下段括约肌收缩力的下降，胃、十二指肠内容物自发性反流，而使老年人反流性食管炎的发病率有所增加。

一、病因与发病机制

（一）抗反流屏障削弱

食管下括约肌是指食管末端3～4 cm长的环形肌束。正常人静息时压力为1.3～4.0 kPa（10～30 mmHg），为一高压带，防止胃内容物反流入食管。由于年龄的增长，机体老化导致食管下括约肌的收缩力下降引起食物反流。一过性食管下括约肌松弛也是反流性食管炎的主要发病机制。

（二）食管清除作用减弱

正常情况下，一旦发生食物的反流，大部分反流物通过1～2次食管自发和继发性的蠕动性收缩将食管内容物排入胃内，即容量清除，剩余的部分则由唾液缓慢地中和。老年人食管蠕动缓慢和唾液产生减少，影响了食管的清除作用。

（三）食管黏膜屏障作用下降

反流物进入食管后，可以凭借食管上皮表面黏液、不移动水层和表面 HCO_3^-、复层鳞状上皮等构成上皮屏障，以及黏膜下丰富的血液供应构成的后上皮屏障，发挥其抗反流物对食管黏膜损伤的作用。随着机体老化，食管黏膜逐渐萎缩，黏膜屏障作用下降。

二、护理评估

（一）健康史

询问患者的饮食结构及习惯、有无长期服用药物史。

（二）身体评估

1.反流症状

反酸、反食、反胃（指胃内容物在无恶心和不用力的情况下涌入口腔）、嗳气等，多在餐后明显或加重，平卧或躯体前屈时易出现。

2.反流物引起的刺激症状

胸骨后或剑突下烧灼感、胸痛、吞咽困难等。常由胸骨下段向上伸延，常在餐后1小时出现，平卧、弯腰或腹压增高时可加重。反流物刺激食管痉挛导致胸痛,常发生在胸骨后或剑突下。严重时可为剧烈刺痛,可放射到后背、胸部、肩部、颈部、耳后,有的酷似心绞痛的特点。

3.其他症状

咽部不适,有异物感、棉团感或堵塞感,可能与酸反流引起食管上段括约肌压力升高有关。

4.并发症

(1)上消化道出血:因食管黏膜炎症、糜烂及溃疡可以导致上消化道出血。

(2)食管狭窄:食管炎反复发作致使纤维组织增生,最终导致瘢痕性狭窄。

(3)Barrett 食管:在食管黏膜的修复过程中,食管-贲门交界处 2 cm 以上的食管鳞状上皮被特殊的柱状上皮取代,称之为 Barrett 食管。Barrett 食管发生溃疡时,又称 Barrett 溃疡。Barrett 食管是食管癌的主要癌前病变,其腺癌的发生率较正常人高 30~50 倍。

(三)辅助检查

1.内镜检查

内镜检查是反流性食管炎最准确、最可靠的诊断方法,能判断其严重程度和有无并发症,结合活检可与其他疾病相鉴别。

2. 24 小时食管 pH 监测

应用便携式 pH 记录仪在生理状态下对患者进行 24 小时食管 pH 连续监测,可提供食管是否存在过度酸反流的客观依据。在进行该项检查前 3 日,应停用抑酸药与促胃肠动力的药物。

3.食管吞钡 X 线检查

对不愿意接受或不能耐受内镜检查者行该检查。严重患者可发现阳性 X 线征。

(四)心理社会状况

反流性食管炎长期持续存在,病情反复、病程迁延,因此患者会出现食欲减退,体重下降,导致患者心情烦躁、焦虑;合并消化道出血时会使患者紧张、恐惧。应注意评估患者的情绪状态及对本病的认知程度。

三、常见护理诊断及问题

(一)疼痛:胸痛

与胃食管黏膜炎性病变有关。

(二)营养失调:低于机体需要量

与害怕进食、消化吸收不良等有关。

(三)有体液不足的危险

与合并消化道出血引起活动性体液丢失、呕吐及液体摄入量不足有关。

(四)焦虑

与病情反复、病程迁延有关。

(五)知识缺乏

缺乏对反流性食管炎病因和预防知识的了解。

四、诊断要点与治疗原则

(一)诊断要点

临床上有明显的反流症状,内镜下有反流性食管炎的表现,食管过度酸反流的客观依据即可做出诊断。

(二)治疗原则

以药物治疗为主,对药物治疗无效或发生并发症者可做手术治疗。

1.药物治疗

目前多主张采用递减法,即开始使用质子泵抑制剂加促胃肠动力药,迅速控制症状,待症状控制后再减量维持。

(1)促胃肠动力药:目前主要常用的药物是西沙必利。常用量为每次 5～15 mg,每天 3～4 次,疗程8～12 周。

(2)抑酸药。①H₂受体拮抗剂(H₂RA):西咪替丁 400 mg、雷尼替丁 150 mg、法莫替丁20 mg,每天 2 次,疗程 8～12 周。②质子泵抑制剂(PPI):奥美拉唑 20 mg、兰索拉唑 30 mg、泮托拉唑 40 mg、雷贝拉唑 10 mg 和埃索美拉唑 20 mg,一日 1 次,疗程 4～8 周。③抗酸药:仅用于症状轻、间歇发作的患者作为临时缓解症状用。反流性食管炎有并发症或停药后很快复发者,需要长期维持治疗。H₂RA、西沙必利、PPI 均可用于维持治疗,其中以 PPI 效果最好。维持治疗的剂量因患者而异,以调整至患者无症状的最低剂量为合适剂量。

2.手术治疗

手术为不同术式的胃底折叠术。手术指征为:①严格内科治疗无效。②虽经内科治疗有效,但患者不能忍受长期服药。③经反复扩张治疗后仍反复发作的食管狭窄。④确证由反流性食管炎引起的严重呼吸道疾病。

3.并发症的治疗

(1)食管狭窄:大部分狭窄可行内镜下食管扩张术治疗。扩张后予以长程 PPI 维持治疗可防止狭窄复发。少数严重瘢痕性狭窄需行手术切除。

(2)Barrett 食管:药物治疗是预防 Barrett 食管发生和发展的重要措施,必须使用 PPI 治疗及长期维持。

五、护理措施

(一)一般护理

为减少平卧时及夜间反流可将床头抬高 15～20 cm。避免睡前 2 小时内进食,白天进餐后亦不宜立即卧床。应避免食用使食管下括约肌压力降低的食物和药物,如高脂肪、巧克力、咖啡、浓茶及硝酸甘油、钙拮抗剂等。应戒烟及禁酒。减少一切影响腹压增高的因素,如肥胖、便秘、紧束腰带等。

(二)用药护理

遵医嘱给予药物治疗,注意观察药物的疗效及不良反应。

1.H₂受体拮抗剂

药物应在餐中或餐后即刻服用,若需同时服用抗酸药,则两药应间隔 1 小时以上。若静脉给药应注意控制速度,过快可引起低血压和心律失常。西咪替丁对雄性激素受体有亲和力,可导致男性乳腺发育、阳痿以及性功能紊乱,应做好解释工作。该药物主要通过肾排泄,用药期间应监测肾功能。

2.质子泵抑制剂

奥美拉唑可引起头晕,应嘱患者用药期间避免开车或做其他必须高度集中注意力的工作。兰索拉唑的不良反应包括荨麻疹、皮疹、瘙痒、头痛、口苦、肝功能异常等,轻度不良反应不影响继续用药,较严重时应及时停药。泮托拉唑的不良反应较少,偶可引起头痛和腹泻。

3.抗酸药

该药在饭后 1 小时和睡前服用。服用片剂时应嚼服,乳剂给药前应充分摇匀。

抗酸剂应避免与奶制品、酸性饮料及食物同时服用。

(三)饮食护理

(1)指导患者有规律地定时进餐,饮食不宜过饱,选择营养丰富,易消化的食物。避免摄入过咸、过甜、过辣的刺激性食物。

(2)制订饮食计划:与患者共同制订饮食计划,指导患者及家属改进烹饪技巧,增加食物的色、香、味,刺激患者食欲。

（3）观察并记录患者每天进餐次数、量、种类，以了解其摄入营养素的情况。

六、健康指导

（一）疾病知识的指导

向患者及家属介绍本病的有关病因，避免诱发因素。保持良好的心理状态，平时生活要有规律，合理安排工作和休息时间，注意劳逸结合，积极配合治疗。

（二）饮食指导

指导患者加强饮食卫生和饮食营养，养成有规律的饮食习惯；避免过冷、过热、辛辣等刺激性食物及浓茶、咖啡等饮料；嗜酒者应戒酒。

（三）用药指导

根据病因及病情进行指导，嘱患者长期维持治疗，介绍药物的不良反应，如有异常及时复诊。

（何晓燕）

第二节　消化性溃疡

消化性溃疡是一种常见的胃肠道疾病，简称溃疡病，通常指发生在胃或十二指肠球部的溃疡，并分别称之为胃溃疡或十二指肠溃疡。事实上，本病可以发生在与酸性胃液相接触的其他胃肠道部位，包括食管下端、胃肠吻合术后的吻合口及其附近的肠袢，以及含有异位胃黏膜的 Meckel 憩室。

消化性溃疡是一组常见病、多发病，人群中患病率高达 10％，严重危害人们的健康。本病可见于任何年龄，以 20～50 岁之间为多，占 80％，10 岁以下或 60 岁以上者较少。胃溃疡（GU）常见于中年和老年人，男性多于女性，二者之比约为 3∶1。十二指肠球部溃疡（DU）多于胃溃疡，患病率是胃溃疡的 5 倍。

一、病因及发病机制

消化性溃疡病因和发病机制尚不十分明确，学说甚多，归纳起来有三个方面：损害因素的作用，即化学性、药物性等因素的直接破坏作用；保护因素的减弱；易感及诱发因素（遗传、性激素、工作负荷等）。目前认为胃溃疡多以保护因素减弱为主，而十二指肠球部溃疡则以损害因素的作用为主。

（一）损害因素作用

1.胃酸及胃蛋白酶分泌异常

31％～46％的 DU 患者胃酸分泌率高于正常高限（正常男 11.6～60.6 mmol/h，女 8.0～40.1 mmol/h）。因胃蛋白酶原随胃酸分泌，故患者中胃蛋白酶原分泌增加的百分比大致与胃酸分泌增加的百分比相同。

多数 GU 患者酸分泌率正常或低于正常，仅少数患者（如卓-艾综合征）酸分泌率高于正常。虽然如此，并不能排除胃酸及胃蛋白酶是某些 GU 的病因。通常认为在胃酸分泌高的溃疡患者中，胃酸和胃蛋白酶是导致发病的重要因素。

基础胃酸分泌增加可由下列因素所致：①胃泌素分泌增加（卓-艾综合征等）。②乙酰胆碱刺激增加（迷走神经功能亢进）。③组织胺刺激增加（系统性肥大细胞病或嗜碱性粒细胞白血病）。

2.药物性因素

阿司匹林、糖皮质激素、非甾体抗炎药等可直接破坏胃黏膜屏障，被认为与消化性溃疡的发病有关。

3.胆汁及胰液反流

胆酸、溶血卵磷脂及胰酶是引起一些消化性溃疡的致病因素,尤其见于某些 GU。这些 GU 患者幽门括约肌功能不全,胆汁和(或)胰酶反流入胃造成胃炎,继发 GU。

胆汁及胰液损伤胃黏膜的机制可能是改变覆盖上皮细胞表面的黏液,损伤胃黏膜屏障,使黏膜更易受胃酸和胃蛋白酶的损害。

(二)保护因素减弱

1.黏膜防护异常

胃黏膜屏障由黏膜上皮细胞顶端的一层脂蛋白膜所组成,使黏膜免受胃内容损伤或在损伤后迅速地修复。黏液的分泌减少或结构异常均能使凝胶层黏液抵抗力减弱。胃黏膜血流减少导致细胞损伤与溃疡。胃黏膜缺血是严重内、外科疾病患者发生急性胃黏膜损伤的直接原因。胃小弯处易发溃疡可能与其侧枝血管较少有关。黏膜碳酸氢盐和前列腺素分泌减少亦可使黏膜防御功能降低。

2.胃肠道激素

胃肠道黏膜与胰腺的内分泌细胞分泌多种肽类和胺类胃肠道激素(胰泌素、胆囊收缩素、血管活性肠肽、高血糖素、肠抑胃肽、生长抑素、前列腺素等)。它们具有一定生理作用,主要参与食物消化过程,调节胃酸/胃蛋白酶分泌,并能营养和保护胃肠黏膜,一旦这些激素分泌和调节失衡,即易产生溃疡。

(三)易感及诱发因素

1.遗传倾向

消化性溃疡有相当高的家族发病率。曾有报告 20%～50%的患者有家族史,而一般人群的发病率仅为 5%～10%。许多临床调查研究表明,DU 患者的血型以"O"型多见,消化性溃疡伴并发症者也以"O"型多见,这与 50%DU 患者和 40%GU 患者不分泌 ABH 血型物质有关。DU 与 GU 的遗传易感基因不同。提示 GU 与 DU 是两种不同的疾病。GU 患者的子女患 GU 风险为一般人群的 3 倍,而 DU 患者的子女的风险则并不比一般人群高。曾有报道 62%的儿童 DU 患者有家族史。消化性溃疡的遗传因素还直接表现为某些少见的遗传综合征。

2.性腺激素因素

国内报道消化性溃疡的男女性别比为(3.9～8.5):1,这种差异被认为与性激素作用有关。女性激素对消化道黏膜具有保护作用。生育期妇女罹患消化性溃疡明显少于绝经期后妇女,妊娠期妇女的发病率亦明显低于非妊娠期。现认为女性性腺激素,特别是黄体酮,能阻止溃疡病的发生。

3.心理社会因素

研究认为,消化性溃疡属于心理生理疾患的范畴,特别是 DU 与心理社会因素的关系尤为密切。与溃疡病的发生有关的心理社会因素如下。

(1)长期的精神紧张:不良的工作环境和劳动条件,长期的脑力活动造成的精神疲劳,加之睡眠不足,缺乏应有的休息和调节导致精神过度紧张。

(2)强烈的精神刺激:重大的生活事件,生活情景的突然改变,社会环境的变迁,如丧偶、离婚、自然灾害、战争动乱等造成的心理应激。

(3)不良的情绪反应:指不协调的人际关系,工作生活中的挫折,无所依靠而产生的心理上的"失落感"和愤怒、抑郁、忧虑、沮丧等不良情绪。消化系统是情绪反应的敏感器官系统,所以这些心理社会因素就会在其他一些内外致病因素的综合作用下,促使溃疡病的发生。

4.个性和行为方式

个性特点和行为方式与本病的发生也有一定关系,它既可作为本病的发病基础,又可改变疾病的过程,影响疾病的转归。溃疡病患者的个性和行为方式有以下几个特点:

(1)竞争性强,雄心勃勃。有的人在事业上虽取得了一定成就,但其精神生活往往过于紧张,即使在休息时,也不能取得良好的精神松弛。

(2)独立和依赖之间的矛盾,生活中希望独立,但行动上又不愿吃苦,因循守旧、被动、顺从、缺乏创造性、依赖性强,因而引起心理冲突。

（3）情绪不稳定,遇到刺激,内心情感反应强烈,易产生挫折感。

（4）惯于自我克制。情绪虽易波动,但往往喜怒不形于色,即使在愤怒时,也常常是"怒而不发",情绪反应被阻抑,导致更为强烈的自主神经系统功能紊乱。

（5）其他,性格内向、孤僻、过分关注自己、不好交往、自负、焦虑、易抑郁、事无巨细、刻求井井有条等。

5.吸烟

吸烟与溃疡发病是否有关,尚不明确。但流行病学研究发现溃疡患者中吸烟比例较对照组高;吸烟量与溃疡病流行率呈正相关;吸烟者死于溃疡病者比不吸烟者多;吸烟者的 DU 较不吸烟者难愈合;吸烟者的 DU 复发率比不吸烟者高。吸烟与 GU 的发病关系则不清楚。

6.酒精及咖啡饮料

两者都能刺激胃酸分泌,但缺乏引起胃、十二指肠溃疡的确定依据。

二、症状和体征

（一）疼痛

溃疡疼痛的确切机制尚不明确。较早曾提出胃酸刺激是溃疡疼痛的直接原因。因溃疡疼痛发生于进餐后一段时期,此时胃内胃酸浓度达到最高水平。然而,以酸灌注溃疡病患者却不能诱发疼痛;"酸理论"亦不能解释十二指肠溃疡疼痛。由于溃疡痛与胃内压力的升高同步,故胃壁肌紧张度增高与十二指肠球部痉挛均被认为是溃疡痛的原因。溃疡周围水肿与炎症区域的肌痉挛,或溃疡基底部与胃酸接触可引起持续烧灼样痛。给溃疡病患者服用安慰剂,发现其具有与抗酸剂同样的缓解疼痛疗效,进食在有些患者反而会加重疼痛,因此溃疡疼痛的另一种机制可能与胃、十二指肠运动功能异常有关。

1.疼痛的性质与强度

溃疡痛常为绞痛、针刺样痛、烧灼样痛和钻痛,也可仅为烧灼样感或类似饥饿性胃收缩感以至难与饥饿感相区别。疼痛的程度因人而异,多数呈钝痛,可忍受,无须立即停止工作。老年人感觉迟钝,疼痛往往较轻。少数则剧痛,需使用止痛剂才可缓解。约 10% 的患者在病程中不觉疼痛,直至出现并发症时才被诊断,故被称之为无痛性溃疡。

2.疼痛的部位和放射

无并发症的 GU 的疼痛部位常在剑突下或上腹中线偏左;DU 多在剑突下偏右,范围较局限。疼痛常不放射。一旦发生穿透性溃疡或溃疡穿孔,则疼痛向背部、腹部其他部位,甚至肩部放射。有报道在一些吸烟的溃疡病患者,疼痛可向左下胸放射,类似心绞痛,称为胃心综合征。患者戒烟和溃疡治愈后,左下胸痛即消失。

3.疼痛的节律性

消化性溃疡病中一项最特别的表现是疼痛的出现与消失呈节律性,这与胃的充盈和排空有关。疼痛常与进食有明显关系。GU 疼痛多在餐后 0.5～2 小时出现,至下餐前消失,即有"进食→疼痛→舒适"的规律。DU 疼痛多在餐后 3～4 小时出现,进食后可缓解,即有"进食→舒适→疼痛"的规律。疼痛还可出现在晚间睡前或半夜痛醒,称为夜间痛。

4.疼痛的周期性

消化性溃疡的疼痛发作可延续数天或数周后自行缓解,称为溃疡痛小周期。每逢深秋至冬春季节交替时疼痛发作,构成溃疡痛的大周期。溃疡病病程的周期性原因不明,可能与机体全身反应,特别是神经系统兴奋性的改变有关,也与气候变化和饮食失调有关。一般饮食不当,情绪波动,气候突变等可加重疼痛;进食、饮牛奶、休息、局部热敷、服制酸药物可缓解疼痛。

（二）胃肠道症状

1.恶心、呕吐

溃疡病的呕吐为胃性呕吐，属反射性呕吐。呕吐前常有恶心且与进食有关。但恶心与呕吐并非是单纯性胃、十二指肠溃疡的症状。消化性溃疡患者发生呕吐很可能伴有胃潴留或与幽门附近溃疡刺激有关。刺激性呕吐于进食后迅速发生，患者在呕吐大量胃内容物后感觉轻松。幽门梗阻胃潴留所致呕吐很可能发生于清晨，呕吐物中含有隔宿的食物，并带有酸馊气味。

2.嗳气与胃灼热

（1）嗳气可见于溃疡病患者，此症状无特殊意义。多见于年轻的 DU 患者，可伴有幽门痉挛。

（2）胃灼热（亦称烧心）是位于心窝部或剑突后的发热感，见于 60%～80% 溃疡病患者，患者多有高酸分泌。可在消化性溃疡发病之前多年发生。胃灼热与溃疡痛相似，有在饥饿时与夜间发生的特点，且同样具有节律性与周期性。胃灼热发病机制仍有争论，目前多认为是由于反流的酸性胃内容物刺激下段食管的黏膜引起。

3.其他消化系统症状

消化性溃疡患者食欲一般无明显改变，少数有食欲亢进。由于疼痛常与进食有关，往往不敢多食。有些患者因长期疼痛或并发慢性胃、十二指肠炎，胃分泌与运动功能减退，导致食欲减退，这较多见于慢性 GU。有些 DU 患者有周期性唾液分泌增多，可能与迷走神经功能亢进有关。

痉挛性便秘是消化性溃疡常见症状之一，但其原因与溃疡病无关，而与迷走神经功能亢进，严重偏食使纤维食物摄取过少以及药物（铝盐、铋盐、钙盐、抗胆碱能药）的不良反应有关。

（三）全身性症状

除胃肠道症状外，患者可有自主神经功能紊乱的症状，如缓脉、多汗等。久病更易出现焦虑、抑郁和失眠等精神症状。疼痛剧烈影响进食者可有消瘦及贫血。

三、并发症

约 1/3 的消化性溃疡患者病程中出现出血、穿孔或梗阻等并发症。

（一）出血

出血是消化性溃疡最常见的并发症，见于 15%～20% 的 DU 和 10%～15%GU 患者。它标志着溃疡病变处于高度活动期。发生出血的危险率与病期长短无关，1/4～1/3 患者发生出血时无溃疡病史。出血多见于寒冷季节。

出血是溃疡腐蚀血管所致。急性出血最常见现象为黑粪和呕血。仅 50～75 mL 的少量出血即可表现为黑粪。GU 者大量出血时有呕血伴黑粪。DU 则多为黑粪，量多时反流入胃亦可表现为呕血。如大量血流快速通过胃肠道，粪色则为暗红或酱色。大量出血导致急性循环血量下降，出现体位性心动过速、血压脉压减小和直立性低血压，严重者发生休克。

（二）穿孔

溃疡严重，穿破浆膜层可致：十二指肠内容物经过溃疡穿孔进入腹膜腔即游离穿孔；溃疡侵蚀穿透胃、十二指肠壁，但被胰、肝、脾等实质器官所封闭而不形成游离穿孔；溃疡扩展至空腔脏器如胆总管、胰管、胆囊或肠腔形成瘘管。

6%～11% 的 DU 和 2%～5% 的 GU 患者发生游离穿孔，甚至以游离穿孔为起病方式。老年男性及服用非甾体抗炎药者较易发生游离穿孔。十二指肠前壁溃疡容易穿孔，偶有十二指肠后壁溃疡穿孔至小网膜囊引起背痛而非弥漫性腹膜炎症。GU 穿孔多位于小弯处。

游离穿孔的特点为突然出现、发展很快，有持续的剧烈疼痛。痛始于上腹部，很快发展为全腹痛，活动可加剧，患者多取仰卧不动的体位。腹部触诊压痛明显，腹肌广泛板样强直。由于体液向腹膜腔内渗出，常有血压降低、心率加快、血液浓缩及白细胞增高，而少有发热。16% 患者血清淀粉酶轻度升高。75% 患者的直立位胸腹部 X 线可见游离气体。经鼻胃管注入 400～500 mL 空气或碘造影剂后摄片，更易发现穿孔。

有时,游离穿孔的临床表现可不典型:如穿孔很快闭合,腹腔细菌污染很轻,临床症状可很快自动改善;老年或有神经精神障碍者,腹痛及腹部体征不明显,仅表现为原因不明的休克;体液缓慢渗漏入腹膜腔而集积于右结肠旁沟,临床表现似急性阑尾炎。

溃疡穿孔至胰腺者通常有难治性溃疡疼痛。十二指肠后壁穿透者血清淀粉酶及脂酶水平可升高。偶尔,穿孔可引起瘘管,如十二指肠穿孔至胆总管瘘管,胃溃疡穿通至结肠或十二指肠瘘管。

穿孔死亡率为 5%～15%,而靠近贲门的高位胃溃疡的死亡率更高。

（三）幽门梗阻

约 5%DU 和幽门溃疡患者出现幽门梗阻。梗阻由水肿、平滑肌痉挛、纤维化或诸种因素合并所致,梗阻多为溃疡病后期表现。消化性溃疡并发梗阻的死亡率为 7%～26%。

由于梗阻使胃排空延缓,患者常出现恶心、呕吐、上腹部饱满、胀气、食欲减退、早饱、畏食和体重明显下降。上腹痛经呕吐后可暂时缓解。呕吐多在进食后 1 小时或更长时间后出现,吐出量大,为不含胆汁的未消化食物,此种症状可持续数周至数月。体格检查可见血容量不足征象(低血压、心动过速、皮肤黏膜干燥),上腹部蠕动波及胃部振水音。

实验室检查常有血液浓缩、肾前性氮质血症等血容量不足征象及呕吐引起的低钾低氯代谢性碱中毒。若体重丧失明显,可出现低蛋白血症。

（四）癌变

少数 GU 发生癌变,发生率不详。凡 45 岁以上患者,内科积极治疗无效者以及营养状态差、贫血、粪便隐血试验持续阳性者均应做钡餐、纤维胃镜检查及活组织病理检查,以尽早发现癌变。

四、检查

（一）血清胃泌素含量

放免法检测胃泌素可检出卓-艾综合征及其他高胃酸分泌性消化性溃疡。未服过大剂量的抗酸剂、H_2 受体拮抗剂或质子泵抑制剂等药者,如空腹血清胃泌素水平＞200 pg/mL,应测定胃酸分泌量,以明确是否由于恶性贫血、萎缩性胃炎、胃癌或迷走神经切除等因素胃泌素反馈性增高。血清胃泌素含量及基础酸排量均增加仅见于少数疾病。测定静脉注射胰泌素后的血清胃泌素浓度,有助于确诊诊断不明的卓-艾综合征。

（二）胃酸分泌试验方法

胃酸分泌试验方法是在透视下将胃管置入胃内,管端位于胃窦,以吸引器吸取胃液,测定每次吸取的胃液量及酸浓度。健康人胃酸分泌量见表 7-1。GU 的酸排量与正常人相似,而 DU 则空腹和夜间均维持较高水平。胃酸分泌幅度在正常人和消化性溃疡患者之间重叠,GU 与 DU 之间亦有重叠,故胃酸分泌检查对溃疡病的定性诊断意义不大。对缺乏胃酸的溃疡病,应疑有癌变;胃酸很高,基础酸排量和最高酸排量明显增高,则提示胃泌素瘤可能。

表 7-1　健康男女性正常胃酸分泌的高限及低限值

	基础(mmol/h)	最高(mmol/h)	最大(mmol/h)	基础/最大(mmol/h)
男性(N=172)高限值	10.5	60.6	47.7	0.31
男性(N=172)低限值	0	11.6	9.3	0
女性(N=76)高限值	5.6	40.1	31.2	0.29
女性(N=76)低限值	0	8.0	5.6	0

（三）X 线钡餐检查

X 线钡餐检查是确定诊断的有效方法,尤其对临床表现不典型者。消化性溃疡在 X 线征象上出现形态和功能的改变,即直接征象与间接征象。由钡剂充填溃疡形成龛影为直接征象,是最可靠的诊断依据。

溃疡病周围组织的炎性病变与局部痉挛产生钡餐检查时的局部压痛或激惹现象及溃疡愈合形成瘢痕收缩使局部变形均属于间接征象。

(四)纤维胃镜检查

胃镜检查对消化性溃疡的诊断和鉴别诊断有很大价值。该检查可以发现 X 线所难以发现的浅小溃疡,确切地判断溃疡的部位、数目、大小、深浅、形态及病期(活动期、愈合期、瘢痕期),对随访溃疡的过程和判定治疗的效果有价值。胃镜检查还可在直视下作胃黏膜活组织检查等,故对溃疡良性、恶性的鉴别价值较大。

(五)粪便隐血试验

溃疡活动期,溃疡面有微量出血,粪隐血试验大都阳性,治疗 1～2 周后多转为阴性。如持续阳性,则疑有癌变。

(六)幽门螺杆菌(HP)感染检查

近来 HP 在消化性溃疡发病中的重要作用备受重视。我国人群中 HP 感染率为 40％～60％。HP 在 GU 和 DU 中的检出率更是分别高达 70％～80％和 90％～100％。诊断 HP 方法有多种:①直接从活检胃黏膜中细菌培养、组织涂片或切片染色查 HP。②用尿素酶试验、^{14}C 尿素呼吸试验、胃液尿素氮检测等方法测定胃内尿素酶活性。③血清学查抗 HP 抗体。④聚合酶链式反应技术查 HP。

五、护理

(一)护理观察

1.腹痛

观察腹痛的部位、性质、强度,有无放射痛,与进食、服药的关系,腹痛有无周期性。

2.呕吐

观察呕吐物性质、气味、量、颜色、呕吐次数及与进食关系,注意有无因呕吐而致脱水和低钾、低钠血症以及低氯性碱中毒。

3.呕血和黑粪

观察呕血、便血的量、次数和性质。注意出血前有无恶心、呕吐、上腹不适、血中是否混有食物,以便与咯血相区别。半数以上溃疡出血者有 38.5 ℃以下的低热,持续时间与出血时间一致,可作为出血活动的一个标志,故应每天多次测体温。

4.穿孔

由于老年人常有其他慢性病,穿孔时腹痛、腹肌紧张不明显,可无显著压痛和反跳痛,常易误诊,死亡率高,应予密切观察生命体征和腹部情况。

5.幽门梗阻观察以下情况可了解胃潴留程度

餐后 4 小时后胃液量(正常<300 mL),禁食 12 小时后胃液量(正常<200 mL),空腹胃注入 750 mL 生理盐水 30 分钟后胃液量(正常<400 mL)。

6.其他

注意观察有无影响溃疡愈合的焦虑和忧郁、饮食不节、熬夜、过度劳累、服药不正规,服用阿司匹林和肾上腺皮质激素、吸烟等。

(二)常规护理

1.休息

消化性溃疡属于典型的心身疾病,心理-社会因素对发病起着重要作用。因此,规律的生活和劳逸结合的工作安排,无论在本病的发作期或缓解期都十分重要。休息是消化性溃疡基本和重要的护理。休息包括精神休息和躯体休息。病情轻者可边工作边治疗,较重者应卧床数天至 2 周,继之休息 1～2 月。平卧休息时胆汁反流明显减少,对胃溃疡患者有利。另外应保证充足的睡眠,服用适量镇静剂。

2.戒烟、酒及其他嗜好品

吸烟者,消化性溃疡的发病率较不吸烟者多。吸烟可使溃疡恶化或延迟溃疡愈合。吸烟会削弱十二指肠液中和胃酸的能力,还能引起十二指肠液反流入胃。患者戒烟后溃疡症状明显改善。有研究认为就DU患者而言,戒烟比服西咪替丁更重要。

酒精能损坏胃黏膜屏障引起胃炎而加重症状,延迟愈合。此外,还能减弱胰泌素对胰外分泌腺分泌水和碳酸氢根的作用,降低了胰液中和胃酸的能力。临床观察也显示消化性溃疡患者停止饮酒后症状减轻,故应劝患者戒酒。

咖啡等物质能刺激胃酸与胃蛋白酶分泌,还可使胃黏膜充血,加剧溃疡病症状。故应不饮或少饮咖啡、可口可乐、茶、啤酒等。

3.饮食

饮食护理是消化性溃疡病治疗的重要组成部分。饮食护理的目的是减轻机械性和化学性刺激、缓解和减轻疼痛。合理营养有利改善营养状况、纠正贫血,促进溃疡愈合,避免发生并发症。

（三）饮食护理原则

1.宜少量多餐,定时,定量进餐

每天5~7餐,每餐量不宜过饱,约为正常量的2/3。因少量多餐可中和胃酸,减少胃酸对溃疡面的刺激,又可供给足够营养。少量多餐在急性消化性溃疡时更为适宜。

2.宜选食营养价值高、质软而易于消化的食物

如牛奶、鸡蛋、豆浆、鱼、嫩的瘦猪肉等食物,经加工烹调变得细软易消化,对胃肠无刺激。同时注意补充足够的热量及蛋白质和维生素。

3.蛋白质、脂肪、碳水化合物的供给要求

蛋白质按每天每千克体重1~1.5 g供给;脂肪按每天70~90 g供给,选择易消化吸收的乳融状脂肪（如奶油、牛奶、蛋黄、黄油、奶酪等）,也可用适量的植物油,碳水化合物按每天300~350 g供给。选择易消化的糖类如粥、面条、馄饨等,但蔗糖不宜供给过多,否则可使胃酸增加,且易胀气。

4.避免化学性和机械性刺激的食物

化学刺激性的食物有咖啡、浓茶、可可、巧克力等这些食物可刺激胃酸分泌增加;机械性刺激的食物有油炸猪排、花生米、粗粮、芹菜、韭菜、黄豆芽等,这些食物可刺激胃黏膜表面血管和溃疡面。总之溃疡病患者不宜吃过咸、过甜、过酸、过鲜、过冷、过热及过硬的食物。

5.食物烹调必须切碎制烂

可选用蒸、煮、余、烧、烩、焖等的烹调方法。不宜采用爆炒、滑溜、干炸、油炸、生拌、烟熏、腌腊等烹调方法。

6.必须预防便秘

溃疡病饮食中含粗纤维少,食物细软,易引起便秘,宜经常吃些润肠通便的食物如果子冻、果汁、菜汁等,可预防便秘。

溃疡病急性发作或出血刚停止后,进流质饮食,每天6~7餐。无消化道出血且疼痛较轻者宜进厚流质或少渣半流,每天6餐。病情稳定、自觉症状明显减轻或基本消失者,每天6餐细软半流质。基本愈合者每天3餐普食加2餐点心,不宜进食油煎、炸和粗纤维多的食物。

出现呕血、幽门梗阻严重或急性穿孔均应禁食。

（四）心理护理

在治疗护理过程中应注重教育,应把防病治病的基本知识介绍给患者,如让患者注意避免精神紧张和不良情绪的刺激,注意精神卫生,注意锻炼身体、增强体质、培养良好的生活习惯,生活有规律,注意劳逸结合,节制烟酒,慎用对胃黏膜有损害的药物等,使患者了解本病的规律性,治疗原则和方法,从而坚定战胜疾病的信心,自觉配合治疗和护理。在心理护理过程中,护士应当了解患者在疾病的不同时期所出现的心理反应,如否认、焦虑、抑郁、孤独感、依赖心理等心理反应,护理上重点要给患者以心理支持,特别帮助他

们克服紧张、焦虑、抑郁等常见的心理问题,帮助他们进行认识重建,即认识个人、认识社会,调整和处理好人与人、个人与社会之间的关系,重新找到自己新的起点,减少疾病造成的痛苦和不安。心理护理中,护士应当实施针对性、个性化的心理护理。如对那些具有明显心理素质上弱点的患者,有易暴怒、抑郁、孤僻及多疑倾向者应及早通过心理指导加强其个性的培养,对那些有明显行为问题者,如酗酒、吸烟、多食、缺少运动及 A 型行为等,应用心理学技术指导其进行矫正;对那些工作和生活环境里存在明显应激源的人,应及时帮助其进行适当的调整,减少不必要的心理刺激。

（五）药物治疗护理

1.制酸剂

胃酸、胃蛋白酶对消化性溃疡的发病有重要作用。制酸药能中和胃酸从而缓解疼痛并降低胃蛋白酶的活性。常用的制酸药分可溶性和不溶性两种。可溶性抗酸药主要为碳酸氢钠,该药止痛效果快,但自肠道吸收迅速,大量及长期应用可引起钠潴留和代谢性碱中毒,且与胃酸相遇可产生 CO_2,引起腹胀和继发胃酸增高,故不宜单独使用,而应小剂量与其他抗酸药混合服用。不溶性抗酸药有氢氧化铝、碳酸铝、氧化铝、三硅酸镁等,作用缓慢而持久,肠道不吸收,可单独或联合用药。各种抗酸剂均有其特点,临床上常联合应用,以提高疗效,减少不良反应。抗酸药对缓解溃疡疼痛十分有效,是否能促进溃疡愈合,尚无肯定结论。

使用抗酸药应注意:①在饭后 1~2 小时服,可延长中和作用时间,而不可在餐前或就餐时服药。睡前加服 1 次,可中和夜间所分泌的大量酸。②片剂嚼碎后服用效果较好,因药物颗粒越小溶解越快,中和酸的作用越大,因此凝胶或溶液的效果最好,粉剂次之,片剂较差。③抗酸药除可引起便秘、腹泻外,尚可引起一些其他不良反应,特别是当患者有肾功能不全或心力衰竭时,如碳酸氢钠可造成钠潴留和碱中毒;碳酸钙剂量过大时,高血钙可刺激 G 细胞分泌大量胃泌素,引起胃酸分泌反跳而加重上腹痛;长期大量服用氢氧化铝后,因铝结合饮食中的磷,使肠道对磷的吸收减少,严重缺磷可引起食欲缺乏、软弱无力等,甚至导致软骨病或骨质疏松。

2.抗胆碱能药

这类药物可抑制迷走神经功能,因而具有减少胃酸分泌、解除平滑肌和血管痉挛、改善局部营养和延缓胃排空等作用,后者有利于延长抗酸药和食物对胃酸的中和,达到止痛目的。但其延缓胃排空引起胃窦部潴留,可促使胃酸分泌所以认为不宜用于胃溃疡。抗胆碱能药服后 2 小时出现最大药理作用,故常于餐后 6 小时及睡前服用。抗胆碱能药物最大缺点是不但能抑制胃酸分泌,也抑制乙酰胆碱在全身的生理作用,故有口干、视力模糊、心动过速、汗闭、便秘和尿潴留等不良反应,故溃疡出血、幽门梗阻、反流性食管炎、青光眼、前列腺肥大等患者均不宜使用。常用的药物有:普鲁苯辛、溴甲阿托品、贝那替康、山莨菪碱、阿托品等。

3.H_2 受体阻滞剂

组织胺通过两种受体而产生效应,其中与胃酸分泌有关的是 H_2 受体。阻滞 H_2 受体能抑制胃酸的分泌。代表药是西咪替丁,它对胃酸的分泌具有强大抑制作用。口服后很快被小肠所吸收,在 1~2 小时内血液浓度达高峰,可完全抑制由饮食或胃泌素所引起的胃酸分泌达 7 小时。该药常于进餐时与食物同服。年龄大,伴有肾功能和其他疾病者易发生不良反应。常见的不良反应有:头痛、腹泻、嗜睡、疲劳、肌痛、便秘等。其他常用的药物还有:雷尼替丁、法莫替丁等。西咪替丁会影响华法林、茶碱或苯妥英的药物代谢,与抗酸剂合用时,间隔时间不小于 2 小时。

4.丙谷胺及其他减少胃酸分泌药

丙谷胺的分子结构与胃泌素的末端相似,能抑制基础酸排量和最大酸排量,竞争性抑制胃泌素受体,并对胃黏膜有保护和促进愈合作用,其抑酸和缓解症状的作用较西咪替丁弱。该药常于饭前 15 分钟服,无明显不良反应。哌仑西平,能选择性拮抗乙酰胆碱的促胃分泌效应而不拮抗其他效应,很少有不良反应,宜餐前 90 分钟服用。甲氧氯普胺为胃运动促进剂,能增强胃窦蠕动加速胃排空,减少食糜等对胃窦部的刺激而使胃酸分泌减少,还可减少胆汁反流,减轻胆汁对胃黏膜的损害。一般用药后 60~90 分钟可达作用高峰,故宜在餐前 30 分钟服用,严重的不良反应为锥体外系反应。

5.细胞保护剂

临床常用的细胞保护剂有多种。甘珀酸钠能加强胃黏液分泌,强固胃黏膜屏障,促进胃黏膜再生。但具有醛固酮样效应,可引起高血压、水肿、水钠潴留、低血钾等不良反应,故高血压、心脏病、肾脏病和肝脏病患者慎用。服药的最佳时间为餐前 15～30 分钟和睡前服。胶态次枸橼酸铋,在酸性胃液中与溃疡坏死组织螯合,形成保护性铋蛋白凝固物,使溃疡面与胃酸、胃蛋白酶隔离。宜在餐前 1 小时和睡前服。严重肾功能不全者忌用,少数人服药后便秘、转氨酶升高。硫糖铝可与胃蛋白酶直接络合或结合,使酶失去活性而发挥作用,宜餐前 30 分钟及睡前服,偶见口干、便秘、恶心等不良反应。前列腺素 E_1(喜克溃)抑制胃酸分泌,保护黏膜屏障,主要用于非类固醇抗炎药合用者,最常见不良反应是腹泻和腹痛,孕妇忌用。

6.质子泵抑制剂

奥美拉唑直接抑制质子泵,有强烈的抑酸能力,疗效明显起效快,不良反应少而轻,无严重不良反应。

(六)急性大量出血的护理

1.急诊处理

首先按医嘱插入鼻胃管,建立静脉通道,输液开始宜快,可选用等渗盐水、林格液、右旋糖酐或其他血浆代用品,一般不用高渗溶液。观察意识、血压、脉搏、体温、面色、鼻胃管引出胃液量和颜色、皮肤(干、湿、温度)、肠鸣、上腹压痛、出入量。

2.重症监护

急诊处理后,患者应予重症监护。除密切观察生命体征和出血情况外,应抽血查血红蛋白、血球压积(出血 4～6 小时后才开始变化)、血型和交叉反应、凝血酶原时间、部分凝血酶原时间或激活部分凝血酶原时间、血钠(开始代偿性升高,补液后降低)、血钾(大量呕吐后降低。多次输液后可增高)、尿素氮(急性出血后 24～48 小时内升高,一般丢失 1000 mL 血,尿素氮升高为正常值的 2～5 倍)、肌酐(肾灌注不足致肌酐升高)。向患者介绍为了确诊可能需做的钡餐、纤维胃镜、胃液分析等检查的过程,使患者受检时更好地合作。告知患者检查时体位、术前服镇静药可能会产生昏睡感,喉部喷局麻药会引起不适。及时了解胃镜检查结果,如无严重再出血应拔除鼻胃管以减少机械刺激。在恶心反射出现前,仍予禁食。

3.再出血

首先观察鼻胃管引出血量、颜色、患者生命体征。再次确定鼻胃管位置是否正确、引流瓶处于低位持续吸引,压力为 10.7 kPa(80 mmHg)。如明确再次出血,安慰患者不必紧张,使患者相信医护人员是可以很好地处理再次出血。

4.胃管灌注

为使血管收缩,减少黏膜血流量,达到一过性止血效果,常经胃管灌注冰生理盐水或冷开水。灌注时抬高头位 30°～45°,关闭吸引管。灌注时应加快滴注速度,观察血压、体温、脉搏、寒战。发生寒战可多盖被,给患者解释不必紧张。注意寒战易诱发心律失常。灌注后注意有无输液过多的症状(呼吸困难)和体征(脉搏快,颈静脉怒张,肺部捻发音)。

(七)急性穿孔的护理

任何消化性溃疡均可发生穿孔,穿孔前常无明显诱因,有些可能由服肾上腺皮质激素、阿司匹林、饮酒和过度劳累诱发。上腹部难以忍受的剧痛及恶心呕吐,常是穿孔引起腹膜炎的症状。患者两腿卷曲,腹肌强直伴反跳痛,甚至出现面色苍白、出冷汗、脉搏细速、血压下降、休克。一般在穿孔后 6 小时内及时治疗,疗效较佳,若不及时抢救可危及生命。一经确诊,患者就应绝对卧床休息,禁食并留置胃管抽吸胃内容物进行胃肠减压。补液、应用抗生素控制腹腔感染。密切观察生命体征,及时发现和纠正休克,迅速做好各种术前准备。

(八)幽门梗阻的护理

功能性或器质性幽门梗阻的早期处理基本相同,包括:①纠正体液和电解质紊乱,严格正确记录每天出入量,抽血测定血清钾、钠、氯及血气分析,了解电解质及酸碱失衡情况,及时补充液体和电解质。②胃肠减压:幽门梗阻者每天清晨和睡前用 3% 盐水或苏打水洗胃,保留 1 小时后排出。必要时行胃肠减压,连续 72 小时吸引胃内容物,可解除胃扩张和恢复胃张力,抽出胃液也可减轻溃疡周围的炎症和水肿。若对梗阻的性质不明,应作上消化道内镜或钡餐检查,同时也可估计治疗效果。病情好转给流质饮食,每晚餐后4 小时洗胃 1 次,测胃内潴留量,准确记录颜色、气味、性质。临床操作过程中常遇胃管不畅的情况,通常原因是胃管扭曲在口腔或咽部;胃管置入深度不够;胃管置入过深至幽门部或十二指肠内;胃管侧孔紧贴胃壁;食物残渣或凝血块阻塞。有报道胃肠减压过程中发生少见的并发症,如下胃管困难致环杓关节脱位,减压器故障大量气体入胃致腹膜炎,蛔虫堵塞致无效减压,胃管结扎致拔管困难等。③能进流质时,同时服用抗酸剂、西咪替丁等药物治疗。禁用抗胆碱能药物。

对并发症观察经处理后病情是否好转,若未见改善,做好手术准备,考虑外科手术。

(何晓燕)

第八章

乳腺外科护理

第一节　乳腺囊性增生病

乳腺囊性增生病是女性多发病,常见于中年妇女。是乳腺组织的良性增生,可发生于腺管周围并伴有大小不等的囊肿形成;也可发生于腺管内,表现为不同程度的乳头状增生伴乳管囊性扩张,也有发生在小叶实质者,主要为乳管及腺泡上皮增生。

一、病因

本病的发生与内分泌失调有关。一是体内雌、孕激素比例失调,黄体素分泌减少、雌激素量增多导致乳腺实质增生过度和复旧不全;二是部分乳腺实质中女性雌激素受体的质与量的异常,致乳腺各部分发生不同程度的增生。

二、临床表现

(一)症状

乳房胀痛,部分患者具有周期性。表现为月经来潮前疼痛加重,月经结束后减轻或消失,有时整个月经周期都有疼痛。

(二)体征

一侧或双侧乳腺有弥漫性增厚,可呈局限性改变,多位于乳房外上象限,轻度触痛;乳房肿块也可分散于整个乳腺。肿块呈颗粒状、结节状或片状,大小不一,质韧而不硬,增厚区与周围乳腺组织分界不明显,与皮肤无粘连。

本病病程较长,发展缓慢。少数患者可有乳头溢液,呈黄绿色或血性,偶为无色浆液。

三、治疗原则及要点

(一)非手术治疗

主要是观察和药物治疗。观察期间可用中医中药调理,如口服中药逍遥散3~9 g,每天3次。若肿块无明显消退,或观察过程中对局部病灶有恶变可疑者,应切除并作快速病理检查。

(二)手术治疗

病理检查证实有不典型上皮增生,则可结合其他因素决定手术范围。

四、护理评估

见乳腺癌护理评估。

五、护理措施

（一）减轻疼痛

（1）心理护理：解释疼痛发生的原因，消除患者的思想顾虑，保持心情舒畅。

（2）用宽松乳罩托起乳房。

（3）按医嘱服用中药调理或其他对症治疗药物。

（二）自我检测

定期复查和乳房自我检查，以便及时发现恶性变。

（三）健康教育

见乳腺癌健康教育。

（袁燕燕）

第二节 乳腺良性肿瘤

一、乳腺纤维腺瘤

（一）疾病概述

乳腺纤维腺瘤是乳腺疾病中最常见的良性肿瘤，可发生于青春期后的任何年龄，多在20～30岁之间。其发生与雌激素刺激有关，所以很少发生在月经来潮前或绝经期后的妇女。单侧或双侧均可发生。少数可发生恶变，一般为单发，但有15％～20％的病例可以多发。

1.病因

本病产生的原因是小叶内纤维细胞对雌激素的敏感性异常增高，可能与纤维细胞所含雌激素受体的量或质的异常有关。

2.临床表现

除肿块外，患者常无明显自觉症状。肿块增大缓慢，质似硬橡皮球的弹性感，表面光滑，易于推动。

3.治疗原则

手术切除是治疗纤维腺瘤唯一有效的方法。

4.护理要点

（1）心理护理向患者介绍疾病的性质及治疗方法，打消患者的顾虑，消除其紧张恐惧心理，积极配合治疗。

（2）完善术前准备。

（3）术后注意生命体征的观察。

（4）术后伤口护理注意保护切口，观察切口有无渗血渗液。

（5）术后管路护理保持创腔引流通畅，妥善固定引流管，观察引流液的颜色、性质及量。

（二）健康教育

1.术前健康教育

（1）饮食指导：患者应合理饮食，加强营养，宜进食富含蛋白质、维生素、易消化的食物，增强机体抵抗力。

（2）呼吸道准备：吸烟者需戒烟，进行深呼吸、咳嗽等练习。

（3）饮食与营养：合理饮食，加强营养，食富含蛋白质、维生素且易消化的食物，增强机体抵抗力。

（4）术前一天准备：术区备皮。术前一天晚22：00后禁食、禁水。

（5）手术当天晨准备：术晨监测生命体征，若患者体温升高或女患者月经来潮，及时通知医师；高血压、糖尿病患者需口服药物者，术日晨6:00饮5 mL温水将药物吞服；协助患者更衣，检查活动性义齿是否取下，避免佩戴手表及饰物。

2.术后健康教育

（1）患者清醒后取半卧位，生命体征稳定，无头晕等不适，应早期下床活动。

（2）病情观察给予鼻导管吸氧3 L/min，应用心电监护仪监测心率、血压及血氧饱和度情况。

（3）伤口护理注意保护切口，观察敷料是否干燥，如有大量渗血及时通知医师给予处理，术后第二天即可佩戴文胸，以减轻切口张力。

（4）管路护理保持创腔引流管通畅，妥善固定。连接空针者，护士会定时抽吸引流液。

（5）并发症的预防和护理观察伤口局部有无渗血、渗液，伤口周围有无瘀斑，患者应体会有无胀痛的感觉，保持引流的通畅，有异常及时通知医师。

（6）心理护理保持心情开朗，学会自我调整，积极参加社会活动。

3.出院健康教育

（1）休息与运动：注意劳逸结合，通常术后1周即可参加轻体力劳动。

（2）饮食指导：饮食合理搭配，进高蛋白、高热量、富含维生素的饮食。

（3）康复指导：保持切口敷料干燥，特别在夏季要避免出汗，1周后切口愈合良好方可沐浴，定期进行乳房自检。

（4）复诊须知：1周复诊检查切口愈合情况。

二、乳管内乳头状瘤

乳管内乳头状瘤多见于40～50岁妇女，本病恶变率为6%～8%，75%发生在大乳管近乳头的壶腹部，瘤体很小，且有很多壁薄的血管，容易出血。

（一）临床表现

一般无自觉症状，乳头溢出血性液为主要表现。因瘤体小，常不能触及；偶可在乳晕区扪及质软、可推动的小肿块，轻压此肿块，常可见乳头溢出血性液。

（二）治疗原则及要点

诊断明确者以手术治疗为主，行乳腺区段切除并作病理学检查，若有恶变应施行根治性手术。

（三）护理措施

（1）告之患者乳头溢液的病因、手术治疗的必要性，解除患者的思想顾虑。

（2）术后保持切口敷料清洁干燥，按时回院换药。

（3）定期回院复查。

（袁燕燕）

第三节　乳　腺　癌

一、疾病概述

乳腺癌是起源于乳腺小叶、导管的恶性肿瘤。

（一）病因

乳腺癌的病因至今尚未明确，可能与多种因素有关。

（1）性别女性：男性＝135∶1。

（2）年龄20岁后发病率迅速上升,45～50岁较高,绝经后发病率继续上升。

（3）生育月经初潮年龄早、绝经年龄晚、不孕及初次足月产的年龄与发病均有关。

（4）家族史一级亲属中有乳腺癌病史者,发病危险性是普通人群的2～3倍。

（5）内分泌雌酮及雌二醇与乳腺癌的发病有直接关系。

（6）乳腺良性疾病乳腺小叶上皮高度增生或不典型增生可能与发病有关。

（7）环境因素及生活方式与乳腺癌的发病有一定关系。

（8）营养过剩、肥胖、高脂肪饮食可增加发病机会。

（二）临床表现

根据疾病进程,表现不同,常见表现如下。

1.早期表现

患侧乳房出现无痛、单发的小肿块,肿块质硬,表面不光滑,与周围组织分界不清,在乳房内不易被推动。随肿瘤增大,可出现"酒窝征""橘皮样改变"等。

2.中晚期表现

肿块侵及胸膜、胸肌,固定于胸壁不易推动,皮肤可破溃形成溃疡,转移至肺、骨、肝时,可出现相应的症状。

（三）治疗原则

手术治疗是乳腺癌的主要治疗方法,还有辅助化学药物、内分泌、放射治疗及生物治疗。

二、护理要点

（一）乳腺癌患者术前护理

1.术前心理疏导

乳腺癌手术是大手术,需要在全麻下进行,常见的手术方式有乳腺癌改良根治术,单纯乳房切除＋腋窝淋巴结清扫,乳房皮下腺体切除＋假体植入等,无论哪种手术方式对患者都有较大创伤,患者术前存在不同程度的焦虑、紧张、恐惧心理,而疾病本身引起的心理压力超过了手术本身,患者处于两难境地,一方面不做手术生命受到威胁,另一方面做手术又恐惧术后胸部变形,乳房缺如会影响家庭生活与社会交往。因此医护人员及亲属都应多体贴患者、关心患者,努力换位思考,耐心倾听患者的诉说,加强心理疏导,特别是患者丈夫及亲属的心理疏导,对帮助患者树立战胜疾病的信心与勇气很重要,鼓励患者用接纳的心态对待手术,通过医护人员良好的言行使患者感到被支持、被理解、被尊重,增强正性情绪,以良好的心态接受手术。

2.术前准备

乳腺癌术前常规行乳房、锁骨上下、腋窝淋巴结彩超检查,三大常规、肝肾功能、出凝血时间等检验检查,腹部B超,胸部X摄片及心电图检查,必要时行乳房X线摄片或钼靶摄片检查,乳房磁共振检查,术前一天在核医学科注入示踪剂,术中行前哨淋巴结探测。多数患者术前需行多个疗程新辅助化疗,特别是阿霉素类药对心脏毒性反应较大,因此应观察患者临床表现,必要时行超声心动图检查,总之术前准备要充分,要全面评估患者,确保手术安全。术前一天做好皮肤准备:强调乳腺腔镜手术主要采取腋窝入路手术,其次经乳晕入路,故要保持腋窝、乳房周围皮肤清洁、无腋毛和汗毛;进行乳房切除二期假体植入需行皮瓣转移者,做好供皮区(常选择腹部、大腿区域皮肤)皮肤准备。训练患者在床上大小便,以便术后卧床时能适应。训练腹式呼吸,女性一般采用的是胸式呼吸,但手术部位在胸部,故需训练腹式呼吸,以减少胸式呼吸对手术的干扰,保证手术顺利完成。做好饮食宣教工作,术前鼓励患者多进高蛋白、高热量、高维生素和富含膳食纤维的饮食,为术后创面愈合创造有利条件并保持术后大便通畅,术前一天晚24:00后禁食,可少量饮水,术前4小时禁饮。

（二）乳腺癌患者术后护理

1.病情观察

乳腺癌手术是大手术，在全麻下完成，手术时间较长，故术后需严密观察病情。虽术后回病房时患者已清醒，但仍采取患者去枕平卧，头侧向一边的卧位方式，以防发生呕吐时误吸而引起窒息。术后常规持续低流量（1～2 L/min）吸氧，持续心电监护、血压及脉搏氧饱和度监测12～24小时，保持呼吸道通畅，观察皮肤、口唇颜色。部分患者术后血压低于正常水平，但患者无主观不适，尿量、心率也处于正常范围，这种情况主要是麻醉药物所致，麻醉药中的肌松剂在松弛全身肌肉的同时也扩张了外周血管，使部分血液滞留在外周血管，随着肌张力的逐渐恢复，血压也会逐渐恢复到正常范围，必要时再使用多巴胺升高血压。术后患者只要在监护条件下，并且脉搏氧饱和度在90%以上，患者可以入睡。偶尔患者脉搏氧饱和度低于90%主要是患者处于深睡状态使舌后坠或氧饱和度插件接触不良引起，可以呼叫患者、鼓励患者做深呼吸，适当变换头部位置，检查电源、氧饱和度插件，使氧饱和度维持在90%以上。术后心率持续超过100次/分，但患者无心慌、口渴等主观症状，血压、尿量、氧饱和度也在正常范围，可暂不处理。如果心率超过120次/分，则须抽血查电解质，检查皮下有无积血，适当加快输液速度，必要时使用M受体阻断剂如普萘洛尔等以减慢心率。由于麻醉肌松剂及镇痛泵的应用，使术后患者多有恶心、呕吐表现，一般在夜间和凌晨容易出现，可能也与副交感神经兴奋性增高有关，因此，患者术后6～8小时内最好不进食，为润湿咽喉部和食管，可少量饮水，次日晨开始进清淡流质或半流质饮食，逐步过渡到普食。

2.伤口敷料观察

观察伤口敷料有无渗血渗液，乳房是软组织、体表器官，乳腺手术后需在切口处覆盖棉垫，腋窝处填塞棉垫，外层以绷带包扎，一方面压迫止血，另一方面使皮瓣紧贴胸壁、腋窝，以减少皮下积血、积液的发生。由于乳腺手术是体表手术，出血主要以伤口敷料渗血渗液为表现形式，应观察其颜色、性质、渗出范围，用画线标记法标出渗出范围，小范围（直径5 cm）浆液性或淡血性渗出，不作特殊处理，渗出范围不断扩大，渗出液为鲜红色，则说明伤口有活动性出血，需打开敷料检查出血点，必要时再次手术清创止血。

3.患侧上肢远端血循环或皮瓣血循环观察

一方面，乳腺癌手术，特别是行腋窝淋巴结清扫的患者，术中有可能损伤淋巴管或静脉而引起术后患侧上肢肿胀，术后也需用棉垫覆盖胸壁切口，棉垫填塞腋窝，外用绷带加压包扎胸壁和腋窝，使皮瓣紧贴胸壁和腋窝，防止皮下积血积液。但另一方面，也会影响静脉血和淋巴液回流，甚至动脉供血，轻者表现为患肢远端肿胀，重者表现为患肢上臂内侧出现张力性毛细血管紫癜或患肢远端肿胀明显、皮肤颜色变深、动脉搏动减弱。因此，术后需用软枕垫高患肢，肩上臂制动，有利于静脉血和淋巴液回流。观察患肢远端皮肤颜色、手指动度、脉搏搏动情况，若皮肤呈青紫色伴皮肤温度降低、脉搏不能扪及，提示腋部血管受压，应及时调整绷带或胸带的松紧度；若患者手指远端感觉稍迟钝、上臂包扎处疼痛难忍并出现了紫癜或张力性水泡也说明包扎过紧，应适当松解绷带或胸带；若绷带或胸带松脱，应及时加压包扎。乳房皮下腺体切除＋假体植入术、保留乳头乳晕的乳癌小切口手术包扎时通常将乳头乳晕暴露在外，以便观察乳头乳晕皮肤颜色及血运情况，避免碰撞、压迫，如乳头部位皮肤出现发紫、肿胀，说明静脉血回流障碍，须松解绷带。行乳房皮下腺体切除＋假体植入术后，由于乳房皮肤薄、血运差，乳房容易发生缺血、坏死，应观察乳房皮肤有无水肿、颜色有无变化，并注意乳房皮肤保暖，避免局部受压，同时也要观察再造乳房形态，避免乳房假体滑动、上移，避免剧烈活动。

4.伤口引流管护理

乳腺癌手术患者术后均置有伤口引流管，以及时引流皮瓣下的渗血渗液，使皮瓣紧贴创面，避免皮下积血积液、皮瓣感染、坏死，促进伤口愈合。根据手术部位深浅、创伤大小、出血多少而选择不同的负压引流方式，常用的有一次性注射器行负压吸引、一次性负压引流、中心负压吸引、高负压引流。如乳房手术较表浅、出血范围较小，术毕放置硅胶小管径引流管（内径0.2 cm），术后接一次性注射器行负压吸引；而全麻腔镜乳腺手术患者，由于乳房切口小、创伤小、出血少，术毕安置乳胶管，术后多数接一次性负压引流袋［最大负压5.2 kPa（39 mmHg）］、一次性负压引流球［最大负压5.9 kPa（44 mmHg）］，患者携带方便，特别是一次性负压引流球容易计量。传统乳腺癌根治术或乳腺癌改良根治术患者术后大多接中心负压吸引瓶[(负压调节 26.7~53.2 kPa(200~400 mmHg)]或高负压引流瓶[(最大负压 80.0 kPa(600 mmHg)],前者使患者活动受限,后者不影响患者活动。应妥善固定引流管,衔接引流装置,确保有效负压、引流通畅,嘱咐患者在入睡、翻身、起床、活动时避免引流管牵拉、扭曲、折叠、脱落,并保持引流管处于功能位置,防止逆行感染。经常挤压伤口引流管,根据引流情况及时或 24 小时更换注射器、引流袋(球)或中心负压吸引瓶,高负压引流瓶没有负压时才更换。观察引流液的量、颜色、性质,一般中心负压吸引或高负压引流瓶术后 24 小时引流液在 100~200 mL,呈暗红色,以后逐渐减少。乳腺癌术后患者,在术后 5~7 天当引流量少于 10 mL 或引流袋(球、瓶)内几乎没有引流液,检查皮瓣无积液、创面紧贴皮肤则具备了拔管指征。若拔管后仍有皮下积液,可在严格消毒后抽液并局部加压包扎或重新放置引流管。

5.并发症防治

乳腺癌术后的主要并发症有患侧上肢肿胀、皮下积液、皮瓣坏死、气胸。患侧上肢肿胀:与患侧腋窝淋巴结切除后上肢淋巴回流不畅或头静脉被结扎、腋静脉栓塞、局部积液或感染等因素导致回流障碍有关。患者术后出现患肢肿胀,其主要防治措施是抬高患侧上肢,目前多采用术后卧床时软枕垫高患侧上肢,下床活动时用健侧手托扶或吊带(三角巾)托扶患侧前臂;自患肢远端开始推拿、按摩前臂上臂、肩背部,进行手握拳、放松运动、肘部伸屈运动,肿胀严重者戴弹力袖;禁止在患侧上肢测血压、抽血、输液、注射;必要时抗生素治疗。腔镜辅助下的腋窝淋巴结清扫,借助腔镜显像系统的放大功能,使手术解剖清晰,可以确认和保留腋窝重要的血管神经结构,最大限度地避免对腋窝血管淋巴管和神经的损伤,因而术后出现患侧上肢肿胀和疼痛等并发症较少。患者出现皮下积液与患者体质或绷带包扎力度不够有关,因而要注意术后绷带包扎伤口的力度要适宜,不能过早活动肩关节,需他人扶持时只能扶健侧,以免摆动腋窝淋巴结;出现皮下积液时则需延长伤口引流时间,必要时严格消毒抽液后再包扎或重新放置伤口引流管。皮瓣坏死与手术方式及患者体质有关,如皮瓣厚薄不均、皮瓣太薄、损伤了皮下血管、乳房太大、中央区易缺血,故要求手术操作要熟练,缩短手术时间,减少超声刀、电刀的长时间使用,绷带包扎伤口不宜过紧,一旦发现过紧征象则松绑;出现皮瓣坏死则需清除坏死皮瓣必要时植皮。乳腺癌扩大根治术、乳腺癌改良根治术＋内乳淋巴链切除均有可能损伤胸膜而导致气胸发生,术后观察患者有无心慌、胸闷、呼吸困难,必要时行胸腔闭式引流,做好胸腔闭式引流护理。

(三)乳腺癌患者术后心理康复指导

乳腺癌是目前严重威胁妇女身心健康的重大疾病,其发病率在逐年上升,特别是在大中型城市,乳腺癌已跃居女性恶性肿瘤发病率之首。乳腺癌患者在经历了从术前化疗到手术的过程中,也经历了否认、愤怒、接纳的心理过程,也从沮丧、绝望、痛苦中逐渐得到平复,一方面需要患者具备一定的信心和勇气,另一方面也需要家庭、医护人员提供情感支持和社会支持。乳腺癌患者在完成住院期间的全部治疗后,就要从患者角色转换成社会人角色,即可以从事一般家务劳动或感兴趣的工作、学习以及其他的活动,这样可以分散注意力、淡忘不良认知,有利于疾病康复。外表可通过佩戴义乳、乳房重建、使用假发、戴帽子等方式弥补女性美的缺陷。在伤口拆线后即可佩戴义乳,佩戴义乳不仅是形体美的需要,还可纠正斜肩、凹胸、预防颈椎倾斜、畸形等发生。患者若不能正确面对乳房切除后外观改变的现实,不能调整好心态就会发生抑郁症。因此可采取多种方式帮助患者调整心态,采取积极的应对方式,鼓励患者参加社会活动,同他人建立良好的人际关系,增强自信心,快乐生活。如:与性格开朗、乐观向上的乳腺癌患者个别谈心受到启发;听勇于与病魔搏斗的乳腺癌患者的现身说法受到震撼;还可参加乳腺癌病友联谊会,得到知识、信息和情感支持、社会支持。乳腺病友联谊会是一项以关注乳腺癌患者身心健康,促进乳腺癌患者身心康复的公益活动,是对乳腺癌患者进行社会支持的具体体现,通过此项活动,使乳腺癌患者感到被关心、被理解、被尊重、被支持,增强了乳腺癌患者战胜疾病的信心和勇气,提高了乳腺癌患者生存质量,使乳腺癌患者能勇敢面对,快乐生活。因此,乳腺癌病友联谊会对促进乳腺癌患者术后康复发挥了积极作用。

(四)乳腺癌患者术后患肢功能康复指导

乳腺癌术后患肢功能障碍,主要表现为上肢肿胀,肩关节运动受限,肌力低下,运动后迅速出现疲劳及精细运动功能障碍,其程度取决于手术方式、放化疗的差异及功能锻炼等。通过术后康复训练,使机体肌肉代偿、瘢痕组织延长,静脉和淋巴液回流加强,促进患者身心康复。患者在不同阶段有不同的训练要领,专业护士指导、家属参与、患者坚持,按照正确的方法循序渐进地进行锻炼才能达到预期的康复效果。通常将术后康复训练分为3个阶段:第一阶段指手术当天至拔出伤口引流管前,应特别重视第一阶段的锻炼即早期锻炼,对患者后期功能康复起到事半功倍的效果。医师片面嘱咐患者术后"不要动",主要担心患者不会正确动,怕动后引起伤口出血、皮下积液、皮瓣愈合不良,所以需要专业护士对患者进行功能康复指导。主要有患者术毕返回病房后,垫高患肢,肩上臂制动,6~8小时后协助患者活动手指关节、腕关节和肘关节。术后第1天开始帮助患者行患肢前臂、上臂的推拿、按摩、肩背部按摩及肩部穴位按压,每天3~4次,每次10~15分钟,以达到疏经活络、促进血循环目的,从而减轻患者患肢及肩背部酸痛麻木感,也有利于患者睡眠。术后第1天或第2天开始帮助患者捂住伤口,嘱咐患者用患肢手轻轻拍打对侧肩背部,触摸对侧耳廓及同侧耳廓,患侧上肢反手到背部,手背手心轮流触摸健侧肩胛骨,每天3~4次,每次5~6个轮回,以活动肩关节,防止肩韧带粘连,肩关节僵直。第二阶段指拔出伤口引流管至伤口拆线前,通常在术后5~7天,主要是增大患肢肩关节的运动幅度,鼓励患者用患侧手洗脸、刷牙、进食等,专业护士用手捂住患者伤口或患者用自己健侧手捂住伤口后,患肢逐渐外展、上举肩关节触摸患侧头顶,借助墙壁支撑缓慢上移患肢。第三阶段指伤口拆线后,乳腺癌患者手术切口大,术后皮瓣紧贴胸肋骨,局部血循环较差,因此要求间断拆线,一般需要1~1.5个月,应根据患者伤口愈合情况加大动作幅度和锻炼范围,伤口未拆完线时仍捂住伤口,上举患肢摸对侧耳朵,做肩关节的内旋外展的划圈运动。伤口全部拆线后,双手协同运动,做耸肩、伸展、扩胸、上举、拉吊环等运动,可按功能康复操要求进行局部与全身运动。乳腺癌术后患者只要一开始就坚持正确锻炼,一般1~1.5个月后患肢运动幅度、运动范围就可达到或接近正常人水平。

(五)乳腺癌患者化疗期间的护理

化疗是乳腺癌综合治疗中的重要环节,新辅助化疗是近年来乳腺癌治疗的一大进展,新辅助化疗也称术前化疗,术前全身治疗。新辅助化疗的目的是降低肿瘤细胞增殖活力,使瘤体缩小;减少术中肿瘤转移扩散机会;估计化疗敏感性,以便选择后续化疗药物,而术后化疗目的是防止复发和转移。乳腺癌化疗周期长,一般术前行2~6个疗程化疗,术后还要行4~6个疗程化疗,每个疗程持续3~8天不等,且一个化疗周期为21天,因此,要做好乳腺癌化疗期间护理。

1.化疗药输注过程中的注意事项

根据患者肿瘤临床分期、病理类型、经济承受能力选择不同的化疗方案,常用的化疗方案有CMF(环磷酰胺+甲氨蝶呤+氟尿嘧啶),CEF(环磷酰胺+表柔比星或吡柔比星+氟尿嘧啶),AT(表柔比星+紫杉醇或多西他赛),TG(紫杉醇+吉西他滨)。当出现乳腺癌术后复发时需解救治疗,常用的化疗方案有NE(长春瑞滨+吉西他滨)、NT(长春瑞滨+紫杉醇)、TG(紫杉醇+吉西他滨)。在配制化疗药时应注意正确配制,如表柔比星、长春瑞滨、吉西他滨、环磷酰胺、氟尿嘧啶只能注入0.9%氯化钠注射液中,吡柔比星只能注入5%葡萄糖注射液或注射用水中,紫杉醇既可注入0.9%氯化钠注射液也可注入5%葡萄糖注射液或5%葡萄糖氯化钠注射液中,多西他赛可注入0.9%氯化钠注射液或5%葡萄糖注射液中。在输注化疗药前,应了解不同化疗药的输注速度,有的化疗药要求输注速度要快,如表柔比星、吡柔比星、长春瑞滨输注速度为100~120滴/分,环磷酰胺输注速度为80~100滴/分;有的化疗药要求输注速度要慢,如紫杉醇、多西他赛、吉西他滨的输注速度为40~60滴/分。

2.化疗副作用的观察与护理

化疗是乳腺癌综合治疗中的重要环节,对预防或减少全身转移发挥着重要作用,大多数乳腺癌患者手术前后需要化疗,化疗药物在发挥治疗作用的同时也带来了副作用,常见的有胃肠道反应、骨髓抑制、头发脱落、肝肾毒性反应、神经毒性反应、口腔黏膜炎等。

(1)胃肠道反应:常见的胃肠道反应有厌食、恶心、呕吐、便秘、腹泻,以化疗药阿霉素、氟尿嘧啶、环磷酰胺多见。出现反应的时间、程度与患者体质有关,一般患者在用药后3~4小时出现,应嘱咐患者化疗期间多饮水,减轻药物对消化道黏膜的刺激,有利于毒素排泄。化疗前后1小时不进食,化疗期间以少油腻、易消化、刺激小、含维生素多的食物为宜，鼓励少食多餐，只要对麻辣食物有食欲，也可少量食用。适当使用镇吐剂，化疗前 30 分钟肌内注射甲氧氯普胺或静脉输入格雷司琼、托烷司琼等药物，必要时加用镇静剂如异丙嗪、地塞米松等减轻胃肠道反应。有的抗癌药物的神经毒性，也可使肠蠕动变慢，鼓励患者多饮水，多食新鲜蔬菜、水果、进纤维素多食物以增强肠蠕动，同时也鼓励患者适当运动，养成良好的排便习惯，严重便秘者，给予开塞露通便或甘油灌肠。出现腹泻，应观察其量、颜色、性质，并密切观察全身表现、电解质情况，防止水电解质紊乱，要进行补液、对症、支持治疗。

（2）骨髓抑制：化疗药物的主要危险是骨髓抑制，化疗过程中常见，且引起的后果较为严重，如白细胞低下可导致抵抗力下降，诱发全身性感染或肠源性感染而对患者生命造成威胁，因此必须高度重视。化疗期间每 3～5 天监测一次血常规，了解白细胞情况，当白细胞计数低于 $4.0×10^9/L$，血小板计数下降至 $10×10^{12}/L$ 时，停止化疗，行保护性隔离，防止交叉感染。尤其是当白细胞计数低于 $1.0×10^9/L$ 时，则下达病重医嘱，患者最好入住单人间病室，严格控制陪伴与探视人员，医护人员进入病室戴口罩。保持室内整洁、空气清新，每晚病室用循环风紫外线灯空气消毒 1 次，湿式扫床，消毒液擦地每周 2 次，严格无菌操作，患者用物经消毒处理后方可使用。观察患者有无出血倾向，如牙龈、鼻出血，皮肤瘀斑，血尿及便血等。保持室内适宜的温度及湿度，患者的鼻黏膜和口唇部可涂石蜡油防止干裂，静脉穿刺时慎用止血带，注射完毕时压迫针眼 5 分钟，严防利器损伤患者皮肤，及时皮下注射升白细胞药物，并按时监测白细胞。

（3）肝、肾、神经毒性反应：化疗药有时会引起肝功能损害导致患者转氨酶升高，因此要注意监测肝功能变化。环磷酰胺可引起出血性膀胱炎，化疗过程中应注意观察尿量、颜色及性质变化，24 小时尿量 ≥2000 mL，嘱多饮水，每天 ≥1500 mL，必要时给予呋塞米 20～40 mg 静注，以促进排尿，排出化疗代谢产物。抗癌药物的神经毒性体现在中老年患者应用紫杉醇时常出现四肢神经末梢感觉异常，肢端麻木，为减轻症状，可口服维生素 B_1 或复合 B 族维生素，注意肢体保暖，化疗结束后症状逐渐消失。

（4）口腔黏膜炎、脱发：某些化疗药物，尤其是大剂量使用时常引起严重的口腔炎、口腔糜烂、坏死。化疗期间嘱患者多饮水以减轻药物对黏膜的毒性刺激，保持口腔清洁，1:5000 呋喃西林液漱口，每天 4 次。发生口腔炎后用 3% 过氧化氢漱口，给予西瓜霜等局部治疗，嘱患者不要使用牙刷，而用棉签轻轻擦洗口腔牙齿，涂药前先轻轻除去坏死组织，反复冲洗，溃疡者可用甲紫或紫草油涂抹患处。给予无刺激性软食，因口腔疼痛而致进食困难者给予 2% 普鲁卡因含漱，止痛后再进食。化疗药另一常见不良反应就是脱发，常见于阿霉素、紫杉醇的反应，应让患者了解这一可逆性反应，化疗结束后头发可再生，化疗前也可头颅置冰帽，以减轻脱发，但临床较少用。

3.化疗性静脉炎或皮下渗漏的防治

化疗药对血管刺激性大小取决于 pH、渗透压大小，pH 在 6.0～8.0 时对血管内膜刺激小、pH<4.1 时血管内膜改变明显、pH>8.0 时血管内膜粗糙，容易形成血栓。渗透压越高，对血管刺激性越大，当药物渗透压>600 mOsm/L 时可在 24 小时内造成化学性静脉炎。化疗药物，故从外周静脉输入该药物时可导致化疗性静脉炎或皮肤渗漏坏死发生，因此主张从大血管特别是中心静脉输入化疗药。虽然颈外静脉相对较粗，血流量大，回心快，可迅速稀释化疗药物，减少静脉炎发生，但浅静脉留置针留置时间最多 72～96 小时，留置时间相对较短，不能满足多个疗程化疗的需要。由于乳腺癌患者中年女性偏多，皮下脂肪较厚，血管不易显现，导致 PICC 操作难度较大；而锁骨下静脉穿刺置入 CVC 风险较大，也影响医师手术操作，因此，采用颈内静脉穿刺插管，既解决乳腺癌患者手术后输液部位的限制及手术前后多个疗程化疗的问题，又预防或减少静脉炎、皮肤渗漏发生，减轻患者痛苦，确保化疗顺利进行，由于颈内静脉是深静脉，血管粗大，血流速度快，药物很快被稀释，故化疗药物不会与血管壁接触，患者在输化疗药期间无疼痛、麻木等感觉，不影响休息和活动，护理得当，颈内静脉可长时间保留直到完成全部疗程的化疗。

表柔比星的 pH 为 4.0～5.5，长春瑞滨的 pH 为 3.5～5.5，这些呈酸性化疗药从外周静脉输入时，会造成对血管刺激，引起血管痉挛、局部供血减少，导致组织缺血缺氧、使血管内膜通透性增加，从而导致静脉炎发生或药物渗漏至皮下，引起皮肤皮下组织坏死或发生更严重后果，因此发生化疗药渗漏，必须早期、及时、正确处理，才能避免严重后果发生。在输注化疗药过程中一旦发现有渗漏，立即停止化疗药输入，保留输液针头,回抽针头及血管内药液,回抽的血及液体量以 3~5 mL 为宜,然后注入生理盐水 10 mL 后拔出针头,并压迫穿刺部位 3 分钟以上,以防药液外渗。必要时遵医嘱用 2% 利多卡因 100 mg、地塞米松 5 mg 加入生理盐水 10 mL 中配制成封闭液,将其 1/2 量从原静脉通路缓慢注入静脉血管内,以保护血管内皮,然后把注射针头从血管内轻轻退入皮下,边退针边推注剩余的 1/2 封闭液,这样可使封闭液更易接近外渗的细胞毒药物。同时还要进行皮下封闭,即用 2% 利多卡因 100 mg、地塞米松 5 mg 加入生理盐水 5 mL 中,沿外渗边缘做环形皮下封闭,封闭范围要大于渗漏区,深度至渗漏区底部,注射时应抽回血,对于轻度渗漏者,第 1 天封闭 2 次,每次间隔 6~8 小时,第 2 天、第 3 天视情况封闭 1~2 次;对于渗漏严重者,第 1 天封闭 3~4 次,第 2 天、第 3 天各 2 次,每次间隔 6~8 小时。

发生化疗药渗漏时还要进行局部冰敷和湿敷。冰敷可使局部血管收缩,减少化疗药物吸收、减轻渗漏,应早期进行,即在局部封闭后 24 小时内间断冰敷,每次冰敷时间为 15~30 分钟,间隔时间为 1~2 小时,第 2 天、第 3 天可每天敷 4~5 次,禁止热敷,阿霉素类等强刺激化疗药 1 个月内禁止热敷,也不要用热水洗手或烤火。湿敷对局部皮肤有消炎消肿作用,且高渗葡萄糖和维生素 B_{12} 还可给损伤组织的修复提供能量及营养,可将 50% 葡萄糖 20 mL、25% 硫酸镁 10 mL、维生素 B_{12} 500 μg 混合液浸湿于纱布上,将纱布完全覆盖于渗漏处皮肤,持续湿敷 2 天以上。此外渗漏局部也可中药外敷或涂喜疗妥、激素类软膏。

（六）出院健康教育

1.休息与运动

生活规律,作息正常,注意劳逸结合,患肢功能恢复后可适当运动如打太极拳、做操,以不疲劳为宜。

2.饮食指导

可选用易消化的高蛋白、丰富维生素饮食(如野生鸽子、黑鱼、瘦肉等)以及各种新鲜蔬菜、水果等。动物性雌激素相对高的食品应慎用,如蜂王浆及其制品、胎盘及其制品、花粉及其制品以及未知成分的保健品。

3.康复指导

根据切口愈合情况循序渐进地进行患肢功能锻炼,最终使患肢能轻松抬高绕过头顶摸对侧耳廓,做好患肢终身保护。

4.用药指导

需要长期服药的患者一定要坚持按时服药。

5.心理指导

调整良好的心态,保持心情开朗,学会自我调整,积极参加社会活动。

6.复诊须知

术后第 1 年到第 2 年,每 3 个月随访一次;第 3 年到第 5 年,每半年随访一次;5 年以后,每年随访一次,直至终身。保管门诊病历,随访时带好相应资料。

（袁燕燕）

第九章

妇产科护理

第一节　经前期综合征

经前期综合征是指妇女在月经来潮前出现的一系列异常现象,如头痛、乳房胀痛、失眠、情绪不稳定、抑郁、焦虑、全身水肿等。严重时影响正常的生活和社会活动。

一、护理评估

(一)病史

经前期综合征常发生于30~40岁的妇女,年轻女性很少出现。症状在排卵后即开始,月经来潮前几天达高峰,经血出现后消失。

(二)身心状况

主要表现为紧张、烦躁易怒、抑郁、焦虑、失眠、注意力不集中、疲乏无力、头痛等。有些妇女出现手足及面部水肿、乳房胀痛,少数妇女因肠黏膜水肿而出现腹泻现象。

(三)检查

盆腔检查及实验室检查均属正常。

二、护理诊断

(一)焦虑

其与一系列精神症状及不被人理解有关。

(二)体液过多

其与水钠潴留有关。

三、护理目标

让患者正确认识经前期综合征,以减轻症状。

四、护理措施

(1)进行关于经前期综合征的有关知识的教育和指导,避免经前过度紧张,注意休息和充足的睡眠。

(2)帮助患者适当控制食盐和水的摄入。

(3)给患者服用适当的镇静剂如地西泮,也可服用谷维素来控制神经和精神症状,还可服用适当的利尿剂减轻水肿,以改善头痛等不适。

(4)遵医嘱用孕激素或雄激素拮抗雌激素与醛固酮的作用。

五、评价

(1)患者能够了解经前期综合征的相关知识。

(2)患者症状减轻,自我控制能力增强。

(袁燕燕)

第二节　痛　　经

痛经(dysmenorrhea)是指在行经前、后或月经期出现下腹疼痛、坠胀伴腰酸及其他不适,严重影响生活和工作质量者。痛经分为原发性痛经与继发性痛经两类。前者指生殖器官无器质性病变的痛经,称功能性痛经;后者指盆腔器质性病变引起的痛经,如子宫内膜异位症等。本节仅叙述原发性痛经。

一、护理评估

(一)健康史

原发性痛经常见于青少年,多发生在有排卵的月经周期,精神紧张、恐惧、寒冷刺激及经期剧烈运动可加重疼痛。评估时需了解患者的年龄和月经史、疼痛特点及与月经的关系、伴随症状和缓解疼痛的方法等。

(二)身体状况

1.痛经

痛经是主要症状,多自月经来潮后开始,最早出现在月经来潮前12小时,月经第1日疼痛最剧烈,持续2～3日后逐渐缓解。疼痛呈痉挛性,多位于下腹正中,常放射至腰骶部、外阴与肛门,少数人的疼痛可放射至大脚内侧。可伴面色苍白、出冷汗、恶心、呕吐、腹泻、头晕、乏力等。痛经多于月经初潮后1～2年发病。

2.妇科检查

生殖器官无器质性病变。

(三)心理-社会状况

患者缺乏痛经的相关知识,担心痛经可能影响健康及婚后的生育能力,表现为情绪低落、烦躁、焦虑;伴随着月经的疼痛,常常使患者抱怨自己是女性。

(四)辅助检查

B超检查生殖器官有无器质性病变。

(五)处理要点

以解痉、镇痛等对症治疗为主,并注意对患者的心理治疗。

二、护理问题

(一)急性疼痛

与经期宫缩有关

(二)焦虑

与反复疼痛及缺乏相关知识有关。

三、护理措施

(一)一般护理

(1)下腹部局部可用热水袋热敷。

(2)鼓励患者多饮热茶、热汤。

(3)注意休息,避免紧张。

(二)病情观察

(1)观察疼痛的发生时间、性质、程度。

(2)观察疼痛时的伴随症状,如恶心、呕吐、腹泻。

(3)了解引起疼痛的精神因素。

(三)用药护理

遵医嘱给予解痉、镇痛药,常用药物有前列腺素合成酶抑制剂如吲哚美辛(消炎痛)、布洛芬等,亦可选用避孕药或中药治疗。

(四)心理护理

讲解有关痛经的知识及缓解疼痛的方法,使患者了解经期下腹坠胀、腰酸、头痛等轻度不适是生理反应。原发性痛经不影响生育,生育后痛经可缓解或消失,从而消除患者紧张、焦虑的情绪。

(五)健康指导

进行经期保健的教育,包括注意经期清洁卫生,保持精神愉快,加强经期保护,避免剧烈运动及过度劳累,防寒保暖等。疼痛难忍时一般选择非麻醉性镇痛药治疗。

(袁燕燕)

第三节　闭　　经

闭经(amenorrhea)是妇科常见症状,分为原发性闭经和继发性闭经两类。原发性闭经指年龄超过16岁,第二性征已发育,或年龄超过14岁,第二性征尚未发育,且无月经来潮者;继发性闭经指正常月经建立后,因病理性原因月经停止6个月,或按自身原来月经周期计算停经3个周期以上者。青春期以前、妊娠期、哺乳期以及绝经后的无月经均属生理现象。

一、护理评估

(一)健康史

原发性闭经较少见,常由于遗传性因素或先天性发育缺陷所致,评估时应注意患者生殖器官和第二性征发育情况及家族史。继发性闭经发病率高,病因复杂,评估时应详细询问患者月经史,已婚者应注意有无产后大出血、不孕及流产史。根据控制正常月经周期的四个环节,按病变部位将闭经分为下丘脑性闭经、垂体性闭经、卵巢性闭经及子宫性闭经。

1.下丘脑性闭经

最常见,以功能性原因为主。

(1)精神因素:精神创伤、紧张忧虑、环境改变、过度劳累、盼子心切或畏惧妊娠等可使内分泌调节功能紊乱而发生闭经。闭经多为一时性,可自行恢复。

(2)剧烈运动、体重下降和神经性厌食:均可诱发闭经。因初潮发生和月经维持有赖于一定比例(17%~20%)的机体脂肪,中枢神经对体重下降极为敏感。

(3)药物:一般在停药后3~6个月月经恢复。

2.垂体性闭经

垂体器质性病变或功能失调可影响卵巢功能而引起闭经。

(1)垂体梗死:常见于产后出血使垂体缺血坏死,出现闭经、性欲减退、毛发脱落、第二性征衰退等希恩综合征。

(2)垂体肿瘤:可引起闭经溢乳综合征。

3.卵巢性闭经

因性激素水平低落,子宫内膜不发生周期性变化而导致闭经。

(1)卵巢功能早衰:40岁前绝经者称卵巢功能早衰,常伴有围绝经期综合征的表现。

(2)卵巢功能性肿瘤、卵巢切除或组织破坏。

(3)多囊卵巢综合征:表现为闭经、不孕、多毛、肥胖、双侧卵巢增大。

4.子宫性闭经

月经调节功能及第二性征发育正常,但子宫内膜受到破坏或对卵巢激素不能产生正常的反应而引起闭经。

(1)先天性子宫发育不良或子宫切除术后者。

(2)子宫内膜损伤:子宫腔放射治疗后、结核性子宫内膜炎、子宫腔粘连综合征,后者因人工流产刮宫过度,使子宫内膜损伤粘连而无月经产生。

5.其他内分泌功能异常

甲状腺功能减退或亢进、肾上腺皮质功能亢进、糖尿病等可引起闭经。

（二）身体状况

了解患者的闭经类型、时间及伴随症状。注意观察患者精神状态、智力发育、营养与健康状况;检查全身发育状况,测量身高、体重、四肢与躯干比例;第二性征如音调、毛发分布、乳房发育状况,挤压乳腺有无乳汁分泌;妇科检查生殖器官有无发育异常和肿瘤等。

（三）心理-社会状况

患者担心闭经对自己的健康、性生活及生育能力有影响,病程过长及治疗效果不佳会加重患者及其家属的心理压力,产生情绪低落、焦虑,反过来又加重闭经。

（四）辅助检查

1.子宫功能检查

(1)诊断性刮宫:适用于已婚妇女,必要时可在宫腔镜直视下检查。

(2)子宫输卵管碘油造影:了解子宫腔及输卵管情况。

(3)药物撤退试验:①孕激素试验可评估内源性雌激素水平;②雌、孕激素序贯疗法。

2.卵巢功能检查

通过B超检查、基础体温测定、宫颈黏液结晶检查、阴道脱落细胞检查、血清激素测定、诊断性刮宫,了解排卵情况及体内性激素水平。

3.垂体功能检查

如垂体兴奋试验等。

4.其他检查

B超检查、染色体检查及内分泌检查等。

（五）处理要点

(1)全身治疗积极治疗全身性疾病,增强体质,加强营养,保持正常体重。

(2)心理治疗精神因素所致闭经,应行心理疏导。

(3)病因治疗子宫腔粘连、先天畸形、卵巢及垂体肿瘤等采取相应手术治疗。

(4)性激素替代疗法:根据病变部位及病因,给予相应激素治疗,常用雌激素替代疗法,雌、孕激素序贯疗法和雌、孕激素合并疗法。

(5)诱发排卵常用氯米芬、HCG。

二、护理问题

(一)焦虑

与担心闭经对健康、性生活及生育的影响有关。

(二)功能障碍性悲哀

与长期闭经及治疗效果不佳,担心丧失女性形象有关。

三、护理措施

(一)一般护理

1.鼓励患者增加营养

营养不良引起的闭经者,应供给足够的营养。

2.保证睡眠

工作紧张引起的闭经者,鼓励患者加强锻炼,增强体质,注意劳逸结合。如为肥胖引起的闭经,指导患者进低热量饮食,但需要富有维生素和矿物质,嘱咐患者适当增加运动量。

(二)病情观察

(1)观察患者情绪变化,有无引起闭经的精神因素,如工作、家庭、生活等情况。

(2)对有人工流产、剖宫产史的闭经患者,应监测阴道流血情况及月经变化。

(3)注意患者体重增加或减少的数据和时间,与闭经前、后的关系。

(4)观察患者甲状腺有无肿大、有无糖尿病症状。

(三)用药护理

指导患者合理使用性激素,说明性激素的作用、不良反应、用药方法及注意事项。

(四)心理护理

讲解月经的生理知识,使患者了解闭经与女性特征、生育及健康的关系,减轻心理压力,避免闭经加重。对原发性闭经者,特别是生殖器官畸形者进行心理疏导,保持心情舒畅,正确对待疾病,提高对自我形象的认识。

(五)健康指导

(1)告知患者要耐心坚持规范治疗,在医师的指导下接受全身系统检查。

(2)短期治疗效果可能不明显,要有心理准备,不要放弃治疗,树立战胜疾病的信心。

（袁燕燕）

第四节　围绝经期综合征

绝经是每一个妇女生命过程中必然发生的生理过程。绝经提示卵巢功能衰退,生殖功能终止,绝经过渡期是指围绕绝经前、后的一段时期,包括从绝经前出现与绝经有关的内分泌、生理学和临床特征起,至最后一次月经后一年。

围绝经期综合征(menopausal syndrome,MPS)以往称为更年期综合征,是指妇女在绝经前、后由于卵巢功能衰退、雌激素水平波动或下降所致的以自主神经功能紊乱为主,伴有神经心理症状的一组症候群。多发生于45～55岁,约2/3的妇女出现不同程度的低雌激素血症引发的一系列症状。绝经分为自然绝经和人工绝经。自然绝经是指卵巢内卵泡生理性耗竭所致的绝经;人工绝经是指双侧卵巢经手术切除或受放射线损坏导致的绝经,后者更易发生围绝经期综合征。

一、护理评估

(一)健康史

了解患者的发病年龄、职业、文化水平及性格特征,询问月经情况及生育史,有无卵巢切除或盆腔肿瘤放疗,有无心血管疾病及其他疾病病史。

(二)身体状况

1.月经紊乱

半数以上妇女出现2~8年无排卵性月经,表现为月经频发、不规则子宫出血、月经稀发(月经周期超过35天)以至绝经,少数妇女可突然绝经。

2.雌激素下降相关征象

(1)血管舒缩症状:主要表现为潮热、出汗,是血管舒缩功能不稳定的表现,是围绝经期综合征最突出的特征性症状。潮热起自前胸,涌向头颈部,然后波及全身。在潮红的区域患者感到灼热,皮肤发红,紧接着大量出汗。持续数秒至数分钟不等。此种血管功能不稳定可历时1年,有时长达5年或更长。

(2)精神神经症状:常有焦虑、抑郁、激动、喜怒无常、脾气暴躁、记忆力下降、注意力不集中、失眠多梦等。

(3)泌尿生殖系统症状:出现阴道干燥、性交困难及老年性阴道炎,排尿困难、尿频、尿急、尿失禁及反复发作的尿路感染。

(4)心血管疾病:绝经后妇女冠状动脉粥样硬化性心脏病(简称冠心病)、高血压和脑出血的发病率及死亡率逐渐增加。

(5)骨质疏松症:绝经后妇女约有25%患骨质疏松症、腰酸背痛、腿抽搐、肌肉关节疼痛等。

3.体格检查

全身检查注意血压、精神状态、皮肤、毛发、乳房改变及心脏功能,妇科检查注意生殖器官有无萎缩、炎症及张力性尿失禁。

(三)心理-社会状况

因家庭和社会环境的变化或绝经前曾有精神状态不稳定等,更易引起患者心情不畅、忧虑、多疑、孤独等。

(四)辅助检查

根据患者的具体情况不同,可选择血常规、尿常规、心电图及血脂检查、B超、宫颈刮片及诊断性刮宫等。

(五)处理要点

1.一般治疗

加强心理治疗及体育锻炼,补充钙剂,必要时选用镇静剂、谷维素。

2.激素替代疗法

补充雌激素是关键,可改善症状、提高生活质量。

二、护理问题

(一)自我形象紊乱

与对疾病不正确认识及精神神经症状有关。

(二)知识缺乏

缺乏性激素治疗相关知识。

三、护理措施

(一)一般护理

改善饮食,摄入高蛋白质、高维生素、高钙饮食,必要时可补充钙剂,能延缓骨质疏松症的发生,达到抗衰老效果。

(二)病情观察

(1)观察月经改变情况,注意经量、周期、经期有无异常。

(2)观察面部潮红时间和程度。

(3)观察血压波动、心悸、胸闷及情绪变化。

(4)观察骨质疏松症的影响,如关节酸痛、行动不便等。

(5)观察情绪变化,如情绪不稳定、易怒、易激动、多言多语、记忆力降低。

(三)用药护理

指导应用性激素。

1.适应证

主要用于治疗雌激素缺乏所致的潮热多汗、精神症状、老年性阴道炎、尿路感染,预防存在高危因素的心血管疾病、骨质疏松症等。

2.药物选择及用法

在医师指导下使用,尽量选用天然性激素,剂量个体化,以最小有效量为佳。

3.禁忌证

原因不明的子宫出血、肝胆疾病、血栓性静脉炎及乳腺癌等。

4.注意事项

(1)雌激素剂量过大可引起乳房胀痛、白带多、头痛、水肿、色素沉着、体重增加等,可酌情减量或改用雌三醇。

(2)用药期间可能发生异常子宫出血,多为突破性出血,但应排除子宫内膜癌。

(3)较长时间的口服用药可能影响肝功能,应定期复查肝功能。

(4)单一雌激素长期应用,可使子宫内膜癌危险性增加,雌、孕激素联合用药能够降低风险。坚持体育锻炼,多参加社会活动;定期健康体检,积极防治围绝经期妇女常见病。

(四)心理护理

使患者及其家属了解围绝经期是必然的生理过程,介绍减轻压力的方法,改变患者的认知、情绪和行为,使其正确评价自己。

(五)健康指导

(1)向围绝经期妇女及其家属介绍绝经是一个生理过程,绝经发生的原因及绝经前、后身体将发生的变化,帮助患者消除因绝经变化产生的恐惧心理,并对将发生的变化做好心理准备。

(2)介绍绝经前、后减轻症状的方法,适当的摄取钙质和维生素 D;坚持锻炼如散步、骑自行车等。合理安排工作,注意劳逸结合。

(3)定期普查,更年期妇女最好半年至一年进行 1 次体格检查,包括妇科检查和防癌检查,有选择地做内分泌检查。

(4)绝经前行双侧卵巢切除术者,宜适时补充雌激素。

(袁燕燕)

第五节　功能失调性子宫出血

功能失调性子宫出血(dysfunctional uterine bleeding,DUB)简称功血,为妇科常见病。它是由于调节生殖系统的神经内分泌机制失常引起的异常子宫出血,而全身及内、外生殖器官无器质性病变存在。常表现为月经周期长短不一、经期延长、经量过多或不规则阴道出血。功血可分为排卵性功血和无排卵性功血两类,约85%病例属无排卵性功血。功血可发生于月经初潮至绝经期间的任何年龄,约50%患者发生于绝经前期,育龄期约占30%,青春期约占20%。

一、护理评估

(一)健康史

1.无排卵性功血

(1)青春期:与下丘脑-垂体-卵巢轴调节功能未健全有关,过度劳累、精神紧张、恐惧、忧伤、环境及气候改变等应激刺激,及肥胖、营养不良等因素易导致下丘脑-垂体-卵巢轴调节功能紊乱,卵巢不能排卵。

(2)绝经过渡期:因卵巢功能衰退,卵巢对促性腺激素敏感性降低,卵泡在发育过程中因退行性变而不能排卵。

(3)生育期:可因内、外环境改变,如劳累、应激、流产、手术或疾病等引起短暂无排卵。亦可因肥胖、多囊卵巢综合征、高泌乳素血症等因素长期存在,引起持续无排卵。

2.排卵性功血

黄体功能不足原因在于神经内分泌调节功能紊乱,导致卵泡期卵泡刺激素(FSH)缺乏,卵泡发育缓慢,雌激素分泌减少,正反馈作用不足,黄体生成素(LH)峰值不高,使黄体发育不全、功能不足。子宫内膜不规则脱落者,由于下丘脑-垂体-卵巢轴调节功能紊乱或黄体机制异常引起萎缩过程延长。

评估时注意了解患者的发病年龄、月经史、婚育史及发病诱因,有无性激素治疗不当及全身性出血性疾病史。

(二)身体状况

1.月经紊乱

(1)无排卵性功血:最常见的症状是子宫不规则性出血,特点是月经周期紊乱,经期长短不一,经量多少不定。可先有数周或数月停经,然后阴道流血,量较多,持续2~3周或更长时间,不易自止,无腹痛或其他不适。

(2)排卵性功血:黄体功能不足者月经周期缩短,月经频发(月经周期短于21天),不易受孕或怀孕早期易流产;子宫内膜不规则脱落者月经周期正常,但经期延长,长达9~10天,多发生于产后或流产后。

2.贫血

因出血多或时间长,患者出现头晕、乏力、面色苍白等贫血征象。

3.体格检查

体格检查包括全身检查和妇科检查,排除全身性疾病及生殖器官器质性病变。

(三)心理-社会状况

青春期患者常因害羞而影响及时诊治,生育期患者担心影响生育而焦虑,围绝经期患者因治疗效果不佳或怀疑为恶性肿瘤而焦虑、紧张、恐惧。

(四)辅助检查

1.诊断性刮宫

诊断性刮宫可了解子宫内膜反应、子宫内膜病变,达到止血的目的。不规则流血者可随时刮宫,用以止血。确定有无排卵或黄体功能,于月经前一天或者月经来潮6小时内做诊断性刮宫,无排卵性功血的子宫内膜呈增生期改变,黄体功能不足显示子宫内膜分泌不良。子宫内膜不规则脱落,于月经周期第5～6天进行诊断性刮宫,增生期与分泌期子宫内膜共存。

2.B超检查

了解子宫内膜厚度及生殖器官有无器质性改变。

3.血常规及凝血功能检查

了解有无贫血、感染及凝血功能障碍。

4.宫腔镜检查

直接观察子宫内膜,选择病变区进行活组织检查。

5.卵巢功能检查

判断卵巢有无排卵或黄体功能。

(五)处理要点

1.无排卵性功血

青春期和生育期患者以止血、调整周期、促排卵为原则。围绝经期患者以止血、防止子宫内膜癌变为原则。

2.排卵性功血

黄体功能不足的治疗原则是促进卵泡发育,刺激黄体功能及黄体功能替代,分别应用氯米芬、人绒毛膜促性腺激素(HCG)和黄体酮;子宫内膜不规则脱落的治疗原则是促使黄体及时萎缩,子宫内膜及时完整脱落,常用药物有孕激素和HCG。

二、护理问题

(一)潜在并发症

贫血。

(二)知识缺乏

缺乏性激素治疗的知识。

(三)有感染的危险

与经期延长、机体抵抗力下降有关。

(四)焦虑

与性激素使用及药物不良反应有关。

三、护理措施

(一)一般护理

患者体质往往较差,应加强营养,改善全身情况,可补充铁剂、维生素C和蛋白质。成人体内大约每100 mL血中含50 mg铁,行经期妇女,每天从食物中吸收铁0.7～2.0 mg,经量多者应额外补充铁。向患者推荐含铁较多的食物如猪肝、胡萝卜、葡萄干等。按照患者的饮食习惯,为患者制订适合于个人的饮食计划,保证患者获得足够的营养。

(二)病情观察

观察并记录患者的生命体征、出量及入量,嘱患者保留出血期间使用的会阴垫及内裤,以便更准确地估计出血量,出血较名者,督促其卧床休息,避免过度疲劳和剧烈活动,贫血严重者,遵医嘱做好配血、输血、止血措施,执行治疗方案,维持患者正常血容量。

(三)对症护理

1.无排卵性功血

(1)止血:对大量出血患者,要求在性激素治疗8小时内见效,24～48小时内出血基本停止,若96小时以上仍不止血者,应考虑有器质性病变存在。

性激素止血:①雌激素:应用大剂量雌激素可迅速提高血内雌激素浓度,促使子宫内膜生长,短期内修复创面而止血,主要用于青春期功血。目前多选用妊马雌酮 2.5 mg 或己烯雌酚 1～2 mg。②孕激素:适用于体内已有一定水平雌激素的患者。常用药物如甲羟孕酮或炔诺酮,用药原则同雌激素。③雄激素:拮抗雌激素、增加子宫平滑肌及子宫血管张力而减少出血,主要用于围绝经期功血患者的辅助治疗,可随时停用。④联合用药:止血效果优于单一药物,可用三合激素或口服短效避孕药,血止后逐渐减量。

刮宫术:止血及排除子宫内膜癌变,适用于年龄大于 35 岁、药物治疗无效或存在子宫内膜癌高危因素的患者。

其他止血药:卡巴克洛和酚磺乙胺可减少微血管的通透性,氨基己酸、氨甲苯酸、氨甲环酸等可抑制纤维蛋白溶酶,有减少出血量的辅助作用,但不能赖以止血。

(2)调整月经周期:一般连续用药 3 个周期。在此过程中务必积极纠正贫血,加强营养,以改善体质。

雌、孕激素序贯疗法:人工周期,通过模拟自然月经周期中卵巢的内分泌变化,将雌、孕激素序贯应用,使子宫内膜发生相应变化,引起周期性脱落。适用于青春期功血或生育期功血者,可诱发卵巢自然排卵。雌激素自月经来潮第 5 日开始用药,妊马雌酮 1.25 mg 或己烯雌酚 1 mg,每晚 1 次,连服 20 日,于服雌激素最后 10 日加用甲羟孕酮每天 10 mg,两药同时用完,停药后 3～7 日出血。于出血第 5 日重复用药,一般连续使用 3 个周期。用药 2～3 个周期后,患者常能自发排卵。

雌、孕激素联合疗法:可周期性口服短效避孕药,适用于生育期功血、内源性雌激素水平较高者或绝经过渡期功血者。

后半周期疗法:于月经周期的后半周期开始(撤药性出血的第 16 日)服用甲羟孕酮,每天 10 mg,连服10 日为 1 个周期,共 3 个周期为一个疗程。适用于青春期或绝经过渡期功血者。

(3)促排卵:适用于育龄期功血者。常用药物如氯米芬、人绒毛膜促性腺激素(HCG)等。于月经第5 日开始每天口服氯米芬 50 mg,连续 5 日,以促进卵泡发育。B 超监测卵泡发育接近成熟时,可大剂量肌内注射 HCG 5000 U 以诱发排卵。青春期不提倡使用。

(4)手术治疗:以刮宫术最常用,既能明确诊断,又能迅速止血。绝经过渡期出血患者激素治疗前宜常规刮宫,最好在子宫镜下行分段诊断性刮宫,以排除子宫内细微器质性病变。对青春期功血刮宫应持慎重态度。必要时行子宫次全切除或子宫切除术。

2.排卵性功血

(1)黄体功能不足:药物治疗如下。①黄体功能替代疗法:自排卵后开始每天肌内注射黄体酮 10 mg,共 10～14 日,用以补充黄体分泌黄体酮的不足。②黄体功能刺激疗法:通常应用 HCG 以促进及支持黄体功能。于基础体温上升后开始,隔日肌内注射 HCG 1000～2000 U,共 5 次,可使血浆黄体酮明显上升,随之正常月经周期恢复。③促进卵泡发育:于月经第 5 日开始,每晚口服氯米芬 50 mg,共 5 日。

(2)子宫内膜不规则脱落:药物治疗如下。①孕激素:自排卵后第 1～2 日或下次月经前 10～14 日开始,每天口服甲羟孕酮 10 mg,连续 10 日,有生育要求可肌内注射黄体酮。②HCG:用法同黄体功能不足。

3.性激素治疗的注意事项

(1)严格遵医嘱正确用药,不得随意停服或漏服,以免使用不当引起子宫出血。

(2)药物减量必须按规定在血止后开始,每 3 日减量 1 次,每次减量不超过原剂量的 1/3,直至维持量,持续用至血止后 20 日停药。

(3)雌激素口服可能引起恶心、呕吐等胃肠道反应,可饭后或睡前服用;对存在血液高凝倾向或血栓性疾病史者禁忌使用。

(4)雄激素用量过大可能出现男性化不良反应。

(四)预防感染

(1)测体温、脉搏。

(2)指导患者保持会阴部清洁,出血期间禁止盆浴及性生活。

(3)注意有无腹痛等生殖器官感染征象。

（4）按医嘱使用抗生素。

（五）心理护理

注意情绪调节,避免过度紧张与精神刺激。特别是青春期少女,父母们不仅要关注女孩的学习状况与膳食状况,还要重视女孩的情绪变化,与其多沟通,了解其内心世界的变化,帮助其释放不良情绪,以使其保持相对稳定的精神-心理状态,避免情绪上的大起大落。

（六）健康指导

（1）宜清淡饮食,多食富含维生素C的新鲜瓜果、蔬菜。注意休息,保持心情舒畅。

（2）强调严格掌握雌激素的适应证,并合理使用,对更年期及绝经后妇女更应慎用,应用时间不宜过长,量不宜大,并应严密观察反应。

（3）月经期避免剧烈运动,禁止盆浴及性生活,保持会阴部清洁。

（袁燕燕）

第六节　外阴炎及阴道炎

一、外阴炎

外阴炎是妇科常见病,是外阴部的皮肤与黏膜的炎症,可发生于任何年龄,以生育期及绝经后妇女多见。

（一）护理评估

1.健康史

（1）病因评估:外阴炎主要指外阴部的皮肤与黏膜的炎症,以大、小阴唇为多见。由于外阴与尿道、肛门、阴道邻近且暴露,同时,阴道分泌物、月经血、产后的恶露、尿液、粪便的刺激、糖尿病患者的糖尿的长期浸渍,均可引起外阴不同程度的炎症,此外,穿化纤内裤、紧身内裤、使用卫生巾使局部透气性差等,均可诱发外阴部的炎症。

（2）病史评估:评估有无外阴炎的因素存在,有无糖尿病、阴道炎病史。

2.身心状况

（1）症状:外阴瘙痒、疼痛、红、肿、灼热,性交及排尿时加重。

（2）体征:局部充血、肿胀、糜烂,常有抓痕,严重者形成溃疡或湿疹。慢性炎症者,外阴局部皮肤或黏膜增厚、粗糙、皲裂等。

（3）心理-社会状况:了解病程,了解患者对症状的反应,有无烦躁、不安等心理。

（二）护理诊断及合作性问题

（1）皮肤或黏膜完整性受损:与皮肤黏膜炎症有关。

（2）舒适改变:与外阴瘙痒、疼痛、分泌物增多有关。

（3）焦虑:与性交障碍、行动不便有关。

（三）护理目标

（1）患者皮肤与黏膜完整。

（2）患者病情缓解或好转,舒适感增加。

（3）患者情绪稳定,积极配合治疗与护理。

（四）护理措施

1.一般护理

炎症期间宜进食清淡且富含营养的食物,禁食辛辣、刺激性食物。

2.心理护理

患者常出现烦躁不安、焦虑紧张,应帮助患者树立信心,减轻心理负担,坚持治疗,讲究患者常出现烦躁不安、焦虑紧张,应帮助患者树立信心,减轻心理负担,坚持治疗,讲究卫生。

3.病情监护

积极寻找病因,消除刺激原。

4.治疗护理

(1)治疗原则:去除病因,积极治疗原发病,如阴道炎、尿瘘、粪瘘、糖尿病等。

(2)治疗配合:保持外阴清洁干燥,局部使用约 40 ℃的 1∶5000 高锰酸钾溶液坐浴,每天 2 次,每次 15～30 分钟,5～10 次为一疗程。如有破溃,可涂抗生素软膏或紫草油,急性期可用物理治疗。

(五)健康指导

(1)卫生宣教,指导妇女穿棉质内裤,减少分泌物刺激,对公共场所,如游泳池、公共浴室等谨慎出入,注意经期、孕期、产期及流产后的生殖道清洁,防止感染。

(2)定期妇科检查,积极参与普查与普治。

(3)指导用药方法及注意事项。

(4)加强性道德教育,纠正不良性行为。

(六)护理评价

(1)患者诉说外阴瘙痒症状减轻,舒适感增加。

(2)患者焦虑缓解或消失,掌握了卫生保健常识,能养成良好卫生习惯。

二、前庭大腺炎

细菌侵入前庭大腺腺管内致腺管充血、水肿称为前庭大腺炎。

(一)护理评估

1.健康史

(1)病因评估:前庭大腺腺管开口位于小阴唇与处女膜之间,在性交、流产、分娩或其他情况污染外阴部时,病原体易侵入引起炎症,因此,以育龄妇女多见,主要病原体为葡萄球菌、链球菌、大肠埃希菌、淋病奈瑟菌及沙眼衣原体等。急性炎症发作时,细菌先侵犯腺管,腺管口因炎症肿胀阻塞,渗出物不能排出,积存而形成脓肿,称为前庭大腺脓肿(又称巴氏腺脓肿),多发于一侧。如急性炎症消退,腺管口粘连阻塞,分泌物不能外流,脓液转清,则形成前庭大腺囊肿,多为单侧,大小不等,可持续数年不增大。患者往往无自觉症状。

(2)病史评估:了解患者有无反复的外阴感染史及卫生习惯。

2.身心状况

(1)症状:初起时局部肿胀、疼痛、烧灼感,行走不便,可伴有大小便困难等。有时可出现发热等全身症状(表 9-1)。

表 9-1　前庭大腺炎临床类型及身体状况

临床类型	身体状况
急性期	(1)大阴唇下 1/3 处疼痛、肿胀,严重时行走受限。检查局部可见皮肤红、肿、热、压痛。 (2)脓肿形成时,可触及波动感,脓肿直径可达 6 cm,可自行破溃。如破口大,引流通畅,脓液流出后炎症消退;如破口小,引流欠佳,炎症持续不退或反复发作。 (3)可出现全身不适、发热等全身症状
慢性期	慢性期囊肿形成,患者感到外阴部有坠胀感或性交不适。检查时局部可触及囊性肿物,大小不一,有时可反复急性发作

(2)体征:外阴部皮肤红肿、压痛明显。当脓肿形成时,疼痛加剧,并可触及波动感,脓肿直径可达 6 cm。

（3）心理-社会状况：了解病程，了解患者对症状的反应，有无烦躁、不安等心理，患者常有因害羞或怕痛而未及时诊治的心理障碍。

（二）辅助检查

取前庭大腺开口处分泌物做细菌培养，确定病原体。

（三）护理诊断及合作性问题

（1）皮肤完整性受损：与脓肿自行破溃或手术切开引流有关。

（2）疼痛：与局部炎症刺激有关。

（四）护理目标

（1）患者皮肤保持完整。

（2）疼痛缓解或好转。

（五）护理措施

1.一般护理

急性期患者应卧床休息，饮食易消化，富含营养。

2.心理护理

患者常常烦躁不安、焦虑紧张，应尊重患者，为患者保密，以解除其忧虑，使其积极治疗，帮助其建立治愈疾病的信心和生活的勇气。

3.病情监护

观察患者的生命体征，重点观察体温变化，观察伤口愈合情况。

4.治病护理

（1）治疗原则：急性期局部热敷或坐浴，抗生素消炎治疗；脓肿形成或囊肿较大时，切开引流或行囊肿造口术，保持腺体功能，防止复发。

（2）治疗配合：急性炎症发作时，取前庭大腺开口处分泌物做细菌培养，确定病原体。根据细菌培养结果和药物敏感试验选用抗生素口服或肌内注射。脓肿形成或囊肿较大时，切开引流或行囊肿造口术，并放置引流条。术后保持局部清洁，引流条每天更换一次，外阴用 1∶5000 氯己定棉球擦拭，每天擦洗外阴 2 次，也可用清热解毒中药热敷或坐浴，每天 2 次。

（六）健康指导

（1）向患者及家属讲解此病的病因及预防措施，指导患者注意外阴清洁卫生。

（2）告知患者及家属月经期、产褥期禁止性交；月经期应使用消毒卫生巾预防感染；术后注意事项及正确用药。告知患者相关卫生保健常识，养成良好卫生习惯。

（七）护理评价

（1）患者诉说外阴不适症状减轻，舒适感增加。

（2）患者接受医护人员指导，焦虑缓解或消失。

阴道炎是阴道黏膜及黏膜下结缔组织的炎症，是妇科常见病。正常健康妇女由于解剖结构、组织特点，阴道对病原体的侵入有自然防御功能。当各种因素导致自然防御功能降低，阴道内生态平衡遭到破坏时，病原体侵入导致阴道炎症。幼女及绝经后妇女由于雌激素缺乏，阴道上皮薄，阴道抵抗力低，比青春期及育龄期妇女更易受感染。

三、滴虫性阴道炎

滴虫性阴道炎（trichomonal vaginitis）是由阴道毛滴虫引起的最常见的阴道炎。阴道毛滴虫主要寄生于女性阴道，也可存在于尿道、尿道旁腺及膀胱。男性可存在于包皮皱襞、尿道及前列腺内。滴虫适宜生长在温度为 25～40 ℃，pH 为 5.2～6.6 的潮湿环境。月经前后，阴道内酸性减弱，接近中性，隐藏在腺体及阴道皱襞中的滴虫常得以繁殖，而发生滴虫性阴道炎。此病的传播途径有经性交的直接传播及经游泳池、浴盆、厕所、衣物、器械等途径的间接传播。

（一）护理评估

1.健康史

（1）病因评估：阴道毛滴虫呈梨形，体积为多核白细胞的 2～3 倍。滴虫顶端有 4 根鞭毛，体部有波动膜，后端尖并有轴柱凸出。活的滴虫透明无色，如水滴，鞭毛随波动膜的波动而活动（图 9-1）。阴道毛滴虫极易传播，pH 在 4.5 以下时便受到抑制甚至致死。pH 上升至 7.5 时，其繁殖可完全被抑制。在妊娠期和月经来潮前后，阴道 pH 升高，可使阴道毛滴虫的感染率和发病率升高。

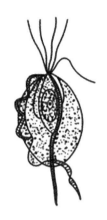

图 9-1　滴虫模式图

（2）病史评估：评估发作与月经周期的关系，既往阴道炎病史，个人卫生情况；分析感染经过；了解治疗经过。

2.身心状况

（1）症状：主要症状为白带呈稀薄泡沫状，量多及伴有外阴、阴道口瘙痒。如有其他细菌混合感染，白带可呈黄绿色、血性、脓性且有臭味。局部可有灼热、疼痛、性交痛。合并尿路感染，可有尿频、尿痛、血尿。阴道毛滴虫能吞噬精子，阻碍乳酸生成，影响精子在阴道内存活，可致不孕。

（2）体征：妇科检查时可见阴道黏膜充血，严重时有散在的出血点。有时可见阴道后穹隆处有液性或脓性泡沫状分泌物。

（3）心理-社会状况：患者常因炎症反复发作而烦恼，出现无助感。

（二）辅助检查

（1）悬滴法：在玻片上加 1 滴温生理盐水，自阴道后穹隆处取少许分泌物混于生理盐水中，用低倍镜检查，如有滴虫，可见其活动。阳性率可达 90%。取分泌物检查前 24～48 小时，避免性交、阴道灌洗及阴道上药。

（2）培养法：适于症状典型而悬滴法未见滴虫者，可用培养基培养，其准确率可达 98%。

（三）护理诊断及合作性问题

（1）知识缺乏：缺乏对疾病传染途径的认识及缺乏阴道炎治疗的知识。

（2）舒适改变：与外阴瘙痒、分泌物增多有关。

（3）组织完整性受损：与分泌物增多、外阴瘙痒、搔抓有关。

（四）护理目标

（1）患者能说出疾病传染的途径、阴道炎的治疗与日常防护知识。

（2）患者分泌物减少.舒适度提高。保持组织完整性，无破损。

（五）护理措施

1.一般护理

注意个人卫生，保持外阴部清洁、干燥，避免搔抓外阴导致皮肤破损。

2.心理护理

解除患者因疾病带来的烦恼,减轻其对确诊后的心理压力,增强治疗疾病的信心。告知患者夫妇滴虫性阴道炎的传播途径、临床表现、治疗方法和注意事项,减轻他们的焦虑心理,同时鼓励他们积极配合治疗。

3.病情观察

观察患者的外阴瘙痒症状、阴道分泌物的量及颜色等。

4.治疗护理

(1)治疗原则:杀灭阴道毛滴虫,保持阴道的自净作用,防止复发,夫妻双方要同时治疗,切断直接传染途径。

(2)治疗配合:①局部治疗:增强阴道酸性环境,用 1% 乳酸溶液、0.5% 醋酸溶液或 1：5000 高锰酸钾溶液冲洗阴道后,每晚睡前用甲硝唑 200 mg,置于阴道后穹隆,每天一次,10 天为一个疗程。②全身治疗:甲硝唑(灭滴灵)200～400 mg/次,每天 3 次口服,10 天为 1 个疗程。③指导患者正确用药,按疗程坚持用药,注意冲洗液的浓度、温度。④观察用药后反应:甲硝唑口服后偶见胃肠道反应,如食欲缺乏、恶心、呕吐及白细胞减少、皮疹等,一旦发现,应报告医师并停药。妊娠期、哺乳期妇女应慎用,因为药能通过胎盘进入胎儿体内,并可由乳汁排泄。

(六)健康指导

(1)做好卫生宣教,积极开展普查普治,消灭传染源,严格禁止滴虫阴道炎或带虫者进入游泳池。医疗单位做好消毒隔离,防止交叉感染。治疗期间勤换内裤,内裤、坐浴及洗涤用物应煮沸消毒 5～10 分钟以消灭病原体,禁止性生活,避免交叉或重复感染的机会。哺乳期妇女在用药期间或用药后 24 小时内不宜哺乳。经期暂停坐浴、阴道冲洗及阴道用药。

(2)夫妻应双双检查,男方若查出毛滴虫,夫妻应同治,有助于提高疗效,治疗期间应禁止性生活。

(3)治愈标准:治疗后应在每次月经干净后复查 1 次,连续 3 次均为阴性,方为治愈。

(七)护理评价

(1)患者自诉外阴不适症状减轻,舒适感增加,悬滴法试验连续 3 个周期复查为阴性。

(2)患者正确复述预防及治疗此疾病的相关知识。

四、外阴阴道假丝酵母菌病

外阴阴道假丝酵母菌病(vulvovaginal candidiasis,VVC)也称外阴阴道念珠菌病,是一种常见的外阴、阴道炎,80%～90% 的病原体为白假丝酵母菌,其发病率仅次于滴虫阴道炎。白假丝酵母菌是真菌,不耐热,加热至 60 ℃,持续 1 小时,即可死亡;但对干燥、日光、紫外线及化学制剂的抵抗力较强。

(一)护理评估

1.健康史

(1)病因评估:念珠菌为条件致病菌,可存在口腔、肠道和阴道而不引起症状。当阴道内糖原增多、酸度增加、局部细胞免疫力下降时,念珠菌可繁殖并引起炎症,故外阴阴道假丝酵母菌病多见于孕妇、糖尿病患者及接受大量雌激素治疗者。此外,长期应用抗生素、服用类固醇皮质激素或免疫缺陷综合征等,可以改变阴道内微生物之间的相互制约关系,易发此症;紧身化纤内裤、肥胖可使会阴局部的温度及湿度增加,也易使念珠菌得以繁殖而引起感染。

(2)传播途径评估:①内源性感染为主要感染,假丝酵母菌除寄生阴道外,还可寄生于人的口腔、肠道,这些部位的假丝酵母菌可互相传染。②通过性交直接传播。③通过接触感染的衣物等间接传播。

(3)病史评估:了解有无糖尿病及长期使用抗生素、雌激素、类固醇皮质激素病史,了解个人卫生习惯及有无不洁性生活史。

2.身心状况

(1)症状:外阴、阴道奇痒,坐卧不安,痛苦异常,可伴有尿痛、尿频、性交痛。阴道分泌物为干酪样或豆渣样。

（2）体征：妇科检查见小阴唇内侧、阴道黏膜红肿并附着白色块状薄膜，容易剥离，下面为糜烂及溃疡。

（3）心理-社会状况：患者常因外阴瘙痒痛苦不堪，由于影响休息与睡眠，产生忧虑与烦躁，评估患者心理障碍及影响疾病治疗的原因。

3.辅助检查

（1）悬滴法：在玻片上加 1 滴温生理盐水，自阴道后穹隆处取少许分泌物混于生理盐水中，用低倍镜检查，若找到白假丝酵母菌的芽孢和假菌丝即可确诊。

（2）培养法：适于症状典型而悬滴法未见白假丝酵母菌者，可用培养基培养。

（二）护理诊断及合作性问题

1.焦虑

与易复发，影响休息与睡眠有关。

2.组织完整性受损

与分泌物增多、外阴瘙痒、搔抓有关。

（三）护理目标

（1）患者情绪稳定，积极配合治疗与护理。

（2）患者病情改善，舒适度提高。

（3）保持组织完整性，组织无破损。

（四）护理措施

1.一般护理

注意个人卫生，保持外阴部清洁、干燥，避免搔抓外阴以免皮肤破损。

2.心理护理

向患者讲解外阴阴道假丝酵母菌病的病因、治疗方法和注意事项等，消除患者的顾虑和焦虑心理，使其积极配合治疗。

3.病情观察

观察患者的外阴瘙痒症状、阴道分泌物的量及颜色等。

4.治疗护理

（1）治疗原则：消除诱因，改变阴道酸碱度，根据患者情况选择局部或全身应用抗真菌药杀灭致病菌。

（2）用药护理：①局部治疗：用 2％～4％碳酸氢钠溶液冲洗阴道或坐浴，再选用制霉菌素栓剂、克霉唑栓剂、咪康唑栓剂等置于阴道内，一般 7～10 天为一个疗程。②全身用药：若局部用药效果较差或病情顽固者，可选用伊曲康唑、氟康唑、酮康唑等口服。③用药注意：孕妇要积极治疗，否则阴道分娩时新生儿易感染发生鹅口疮。妊娠期坚持局部治疗，禁用口服唑类药物。勤换内裤，内裤、坐浴及洗涤用物应煮沸消毒 5～10 分钟以消灭病原体，避免交叉和重复感染的机会。④用药护理：嘱阴道灌洗或坐浴应注意药液浓度和治疗时间，灌洗药物要充分溶化，温度一般为 40 ℃，切忌过烫，以免烫伤皮肤。

（五）健康指导

（1）做好卫生宣教，养成良好的卫生习惯，每天洗外阴、换内裤。切忌搔抓。

（2）约 15％男性与女性患者接触后患有龟头炎，对有症状男性也应进行检查与治疗。

（3）鼓励患者坚持用药，不随意中断疗程。

（4）嘱积极治疗糖尿病等疾病，正确使用抗生素、雌激素，以免诱发外阴阴道假丝酵母菌病。

（六）护理评价

（1）患者分泌物减少，性状转为正常，舒适感增加。

（2）患者正确复述预防及治疗此疾病的相关知识，做到积极配合并坚持治疗。

五、萎缩性阴道炎

萎缩性阴道炎属非特异性阴道炎，常见于绝经后及卵巢切除后或盆腔放射治疗者。绝经后的萎缩性阴道炎又称老年性阴道炎。

（一）护理评估

1.健康史

(1)病因评估：①妇女绝经后；②手术切除卵巢；③产后闭经；④药物假绝经治疗；⑤盆腔放射治疗后等。由于雌激素水平降低，阴道上皮萎缩变薄，上皮细胞内糖原减少，阴道内 pH 增高，阴道自净作用减弱，局部抵抗力降低，致病菌入侵后易繁殖引起炎症。

(2)病史评估：了解有无糖尿病及长期使用抗生素、雌激素、皮质类固醇激素病史；了解个人卫生习惯及有无不洁性生活史；了解有无进行盆腔放疗等。

2.身心状况

(1)症状：白带增多，多为黄水状，严重感染时可呈脓性，有臭味。黏膜有浅表溃疡时，分泌物可为血性，有的患者可有点滴出血，可伴有外阴瘙痒、灼热、尿频、尿痛、尿失禁等症状。

(2)体征：妇科检查可见阴道皱襞消失，上皮菲薄，黏膜出血，表面可有小出血点或片状出血点；严重时可形成浅表溃疡，阴道弹性消失、狭窄，慢性炎症、溃疡还可引起阴道粘连，导致阴道闭锁。

(3)心理-社会状况：老年人常因思想比较保守，不愿就医而出现无助感。其他患者常因知识缺乏而病急乱投医，因此，应注意评估影响患者不愿就医的因素及家庭支持系统。

3.辅助检查

取分泌物检查，悬滴法排除滴虫性阴道炎和外阴阴道假丝酵母菌病；有血性分泌物时，常需做宫颈刮片或分段诊刮排除宫颈癌和子宫内膜癌。

（二）护理诊断及合作性问题

(1)舒适改变：与外阴瘙痒、疼痛、分泌物增多有关。

(2)知识缺乏：与缺乏绝经后妇女预防保健知识有关。

(3)有感染的危险：与局部分泌物增多、破溃有关。

（三）护理目标

(1)患者分泌物减少，性状转为正常，舒适感增加。

(2)患者正确复述预防及治疗此疾病的相关知识，做到积极配合并坚持治疗。

(3)患者无感染发生或感染被及时发现和控制，体温、血象正常。

(4)患者无感染发生或感染被及时发现和控制，体温、血象正常。

（四）护理措施

1.一般护理

嘱患者保持外阴清洁，勤换内裤。穿棉织内裤，减少刺激等。

2.心理护理

使患者了解老年性阴道炎的病因和治疗方法，减轻其焦虑；对卵巢切除、放疗者给予心理安慰与相关医学知识解释，增强其治疗疾病的信心；解释雌激素替代疗法可缓解症状，帮助其建立治愈疾病的信心。

3.病情观察

观察白带性状、量、气味，有无外阴瘙痒、灼热及膀胱刺激症状等。

4.治疗护理

(1)治疗原则：增强阴道黏膜的抵抗力，抑制细菌生长繁殖。

(2)治疗配合：①增加阴道酸度：用 0.5%醋酸或 1%乳酸溶液冲洗阴道，每天 1 次。阴道冲洗后，将甲硝唑 200 mg 或氧氟沙星 200 mg，放入阴道深部，每天 1 次，7～10 日为 1 个疗程。②增加阴道抵抗力：针对病因给予雌激素制剂，可局部用药，也可全身用药。将己烯雌酚 0.125～0.25 mg，每晚放入阴道深部，7 日为 1 个疗程。③全身用药：可口服尼尔雌醇，首次 4 mg，以后每 2～4 周 1 次，每晚 2 mg，维持2～3 个月。

（五）健康指导

（1）对围绝经期、老年妇女进行健康教育，使其掌握预防老年性阴道炎的措施及技巧。

（2）指导患者及其家属阴道灌洗、上药的方法和注意事项。用药前洗净双手及会阴，减少感染的机会。自己用药有困难者，指导其家属协助用药或由医务人员帮助使用。

（3）告知使用雌激素治疗可出现的症状，嘱乳癌或子宫内膜癌患者慎用雌激素制剂。

（六）护理评价

（1）患者分泌物减少，性状转为正常，舒适感增加。

（2）患者正确复述预防及治疗此疾病的相关知识，做到积极配合并坚持治疗。

（袁燕燕）

第七节　盆腔炎性疾病

盆腔炎性疾病（PID）是指女性上生殖道的一组炎性疾病，主要包括子宫内膜炎、输卵管炎、输卵管卵巢脓肿、盆腔腹膜炎。最常见的是输卵管炎及输卵管卵巢脓肿。

女性生殖系统具有比较完善的自然防御功能，当自然防御功能遭到破坏，或机体免疫力降低、内分泌发生变化或外源性病原体入侵而导致子宫内膜、输卵管、卵巢、盆腔腹膜、盆腔结缔组织发生炎症。感染严重时，可累及周围器官和组织，当病原体毒性强、数量多、患者抵抗力低时，常发生败血症及脓毒血症，若未得到及时治疗可能发生盆腔炎性疾病后遗症。

一、护理评估

（一）健康史

（1）了解既往疾病史、用药史、月经史及药物过敏史。

（2）了解流产、分娩的时间、经过及处理。

（3）了解本次患病的起病时间、症状、疼痛性质、部位，有无全身症状。

（二）生理状况

1.症状

（1）轻者无症状或症状轻微不易被发现，常表现为持续性下腹痛，活动或性交后加重；发热、阴道分泌物增多等。

（2）重者可表现为寒战、高热、头痛、食欲减退；月经期发病者可表现为经量增多、经期延长；腹膜炎者出现消化道症状，如恶心、呕吐、腹胀等；若脓肿形成，可有下腹包块及局部刺激症状。

2.体征

（1）急性面容、体温升高、心率加快。

（2）下腹部压痛、反跳痛及肌紧张。

（3）检查见阴道充血；大量脓性臭味分泌物从宫颈口外流；穹隆有明显触痛；宫颈充血、水肿、举痛明显；子宫体增大有压痛且活动受限；一侧或双侧附件增厚，有包块，压痛。

3.辅助检查

（1）实验室检查：宫颈黏液脓性分泌物，或阴道分泌物0.9％氯化钠溶液湿片中见到大量白细胞；红细胞沉降率升高；血C反应蛋白升高；宫颈分泌物培养或革兰氏染色涂片淋病奈瑟菌阳性或沙眼衣原体阳性。

（2）阴道超声检查：显示输卵管增粗，输卵管积液，伴或不伴有盆腔积液、输卵管卵巢肿块。

（3）腹腔镜检查：输卵管表面明显充血；输卵管壁水肿；输卵管伞端或浆膜面有脓性渗透物。

（4）子宫内膜活组织检查证实子宫内膜炎。

（三）高危因素

1.年龄

盆腔炎性疾病高发年龄为 15～25 岁。

2.性活动及性卫生

初次性交年龄小、有多个性伴侣、性交过频以及性伴侣有性传播疾病；有使用不洁的月经垫、经期性交等。

3.下生殖道感染

性传播疾病，如淋病奈瑟菌性宫颈炎、衣原体性宫颈炎以及细菌性阴道病。

4.子宫腔内手术操作后感染

刮宫术、输卵管通液术、子宫输卵管造影术、宫腔镜检查、人工流产、放置宫内节育器等手术时，消毒不严格或术前适应证选择不当，导致感染。

5.邻近器官炎症直接蔓延

如阑尾炎、腹膜炎等蔓延至盆腔。

6.复发

盆腔炎性疾病再次发作。

（四）心理-社会因素

1.对健康问题的感受

是否存在因无明显症状或症状轻，而不重视致延误治疗。

2.对疾病的反应

是否由于慢性疾病过程长，患者思想压力大而产生焦虑、烦躁情绪；若病情严重，则担心预后，患者往往有恐惧、无助感。

3.家庭、社会及经济状况

是否存在因炎症反复发作，严重影响妇女生殖健康甚至导致不孕，且增加家庭与社会经济负担。

二、护理诊断

（一）疼痛

其与感染症状有关。

（二）体温过高

其与盆腔急性炎症有关。

（三）睡眠形态紊乱

其与疼痛或心理障碍有关。

（四）焦虑

其与病程长治疗效果不明显或不孕有关。

（五）知识缺乏

其与缺乏经期卫生知识有关。

三、护理措施

（一）症状护理

1.密切观察

分泌物增多，观察阴道分泌物颜色、性状、气味及量，选择合适的药液进行阴道冲洗。在不清楚阴道炎的种类时，不可滥用冲洗液，指导患者勤换会阴垫及内裤，保持外阴清洁干燥。

2.支持疗法

卧床休息，取半卧位，有利于脓液积聚于直肠子宫陷凹，使炎症局限；给高热量、高蛋白、高维生素饮食

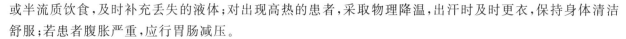

或半流质饮食,及时补充丢失的液体;对出现高热的患者,采取物理降温,出汗时及时更衣,保持身体清洁舒服;若患者腹胀严重,应行胃肠减压。

3.症状观察

密切监测生命体征,测体温、脉搏、呼吸、血压,每 4 小时 1 次;物理降温后 30 分钟测体温,以观察降温效果。若患者突然出现腹痛加剧,寒战、高热、恶心、呕吐、腹胀,应立即报告医师,同时做好剖腹探查的准备。

(二)用药护理

1.门诊治疗

指导患者遵医嘱用药,了解用药方案并告知注意事项。常用方案:头孢西丁钠 2 g,单次肌内注射,同时口服丙磺舒 1 g,然后改为多西环素 100 mg,每天 2 次,连服 14 天,可同时加服甲硝唑 400 mg,每天 2～3 次,连服 14 天;或选用其他第三代头孢菌素与多西环素、甲硝唑合用。

2.住院治疗

严格遵医嘱用药,了解用药方案并密切观察用药反应。

(1)头孢菌素类药物:头孢西丁钠 2 g,静脉滴注,每 6 小时 1 次。头孢替坦二钠 2 g,静脉滴注,每 12 小时 1 次。加多西环素 100 mg,每 12 小时 1 次,静脉输注或口服。对不能耐受多西环素者,可用阿奇霉素替代,每次 500 mg,每天 1 次,连用 3 天。对输卵管卵巢脓肿患者,可加用克林霉素或甲硝唑。

(2)克林霉素与氨基糖苷类药物联合方案:克林霉素 900 mg,每 8 小时 1 次,静脉滴注;庆大霉素先给予负荷量(2 mg/kg),然后予维持量(1.5 mg/kg),每 8 小时 1 次,静脉滴注;临床症状、体征改善后继续静脉应用 24～48 小时,克林霉素改口服,每次 450 mg,1 天4 次,连用 14 天;或多西环素 100 mg,每 12 小时 1 次,连续用药 14 天。

3.观察药物疗效

若用药后 48～72 小时,体温持续不降,患者症状加重,应及时报告医师处理。

4.中药治疗

主要为活血化瘀、清热解毒药物。可遵医嘱指导服中药或用中药外敷腹部,若需进行中药保留灌肠,按保留灌肠操作规程完成。

(三)手术护理

1.药物治疗无效

经药物治疗 48～72 小时,体温持续不降,患者中毒症状加重或包块增大者。

2.脓肿持续存在

经药物治疗病情好转,继续控制炎症数天(2～3 周),包块仍未消失但已局限化。

3.脓肿破裂

突然腹痛加剧,寒战、高热、恶心、呕吐、腹胀,检查腹部拒按或有中毒性休克表现。

(四)心理护理

(1)关心患者,倾听患者诉说,鼓励患者表达内心感受,通过与患者进行交流,建立良好的护患关系,尽可能满足患者的合理需求。

(2)加强疾病知识宣传,解除患者思想顾虑,增加其对治疗的信心。

(3)与家属沟通,指导家属关心患者,与患者及家属共同探讨适合个人的治疗方案,取得家人的理解和帮助,减轻患者心理压力。

四、健康指导

(一)讲解疾病知识

向患者讲解盆腔炎性疾病的疾病知识,告知及时就诊和规范治疗的重要性。

（二）个人卫生指导

保持会阴清洁做好经期、孕期及产褥期的卫生宣传。

（三）性生活指导及性伴侣治疗

注意性生活卫生,月经期禁止性交。

（四）饮食生活指导

给高热量、高蛋白、高维生素饮食,增加营养,积极锻炼身体,注意劳逸结合,不断提高机体抵抗力。

（五）随访指导

对于抗生素治疗的患者,应在 72 小时内随诊,明确有无体温下降、反跳痛减轻等临床症状改善。若无改善,需做进一步检查。对沙眼衣原体以及淋病奈瑟菌感染者,可在治疗后 4~6 周复查病原体。

五、注意事项

（一）倾听患者主诉

应仔细倾听患者主诉,全面了解患者疾病史,认真阅读治疗方案,制订相应的护理计划,配合完成相应治疗和处理。

（二）预防宣传

(1)注意性生活卫生,减少性传播疾病。

(2)及时治疗下生殖道感染。

(3)进行公共卫生教育,提高公民对生殖道感染的认识,明白预防感染的重要性。

(4)严格掌握妇科手术指征,做好术前准备,严格无菌操作,预防感染。

(5)及时治疗盆腔炎性疾病,防止后遗症发生。

（袁燕燕）

第八节　性传播疾病

一、尖锐湿疣

尖锐湿疣(condyloma acuminate)是由人类乳头瘤病毒(human papilloma virus,HPV)感染引起的鳞状上皮疣状增生性病变的性传播疾病。它已成为女性常见的性传播疾病,其发病率仅次于淋病,居第二位,常与多种性传播疾病同时存在。温暖、潮湿的外阴皮肤、黏膜交界处有利于其生长繁殖,因此见于外阴部、大小阴唇、阴阜、肛门周围,约 30% 同时见于阴道、宫颈。妊娠、糖尿病、影响细胞免疫功能的全身疾病等,使尖锐湿疣生长迅速。

（一）护理评估

1.健康史

(1)病因评估:人类乳头瘤病毒是一种最小的 DNA(脱氧核糖核酸)病毒,呈球形,分型较多,HPV 还与生殖道恶性肿瘤有关。有不洁性生活史及多个性伴侣者最易感染;早年性交、多个性伴侣、免疫力低下、吸烟及高激素水平为高危因素。

(2)传播途径评估:①直接传播:性交是主要传播途径。②间接传播:偶有通过污染的衣物、器械间接传播。③其他传播:孕期有垂直传播的危险,分娩时可通过产道传播。

(3)病史评估:评估性伴侣及性生活史,症状出现的严重程度等。

2.身心状况

(1)症状:大多数患者无症状,部分患者有瘙痒、烧灼痛或性交后疼痛等症状。潜伏期为 2 周~8 个月,多见于20~30岁妇女。病变以性交时容易受损伤的部位多见,如舟状窝附近,大、小阴唇,肛门周围,尿道口,也可累及阴道和宫颈。

(2)体征:初起时为微小散在的乳头状疣,质软,粉色或污灰色。疣逐渐增多增大,互相融合形成鸡冠状或菜花状,顶端可有角化和感染溃烂。对典型病例,肉眼可诊断,对体征不典型者,可通过细胞学检查、病理组织学检查等来确诊。

(3)心理-社会状况:了解病程,了解患者对症状的反应,患者常因不正常的性接触产生自责、愤怒或迁怒及恐惧心理,不及时诊治或找小诊所而错过早期及时诊断治疗的机会,转为慢性或反复发作,严重危害患者的身体健康。

3.辅助检查

(1)涂醋酸试验:有助于鉴别亚临床HPV感染。

(2)阴道镜检查:有助于鉴别亚临床HPV感染和精确取材进行病理组织检查。

(3)病理组织学检查:主要用于不典型病例和排除恶性病变。

(4)聚合酶链反应方法:可以检测极微量的人类乳头瘤病毒感染。

(二)护理诊断及合作性问题

(1)皮肤或黏膜完整性受损:与人类乳头瘤病毒感染有关。

(2)舒适改变:与外阴瘙痒、性交疼痛有关。

(3)焦虑:与担心预后,怕他人知道自己患性病而不接纳有关。

(三)护理目标

(1)患者皮肤或黏膜完整无受损。

(2)患者主要症状明显改善,甚至完全消失,舒适感增加。

(3)患者焦虑缓解,能积极配合治疗与护理。

(四)护理措施

1.一般护理

指导患者加强营养,注意劳逸结合,增强机体抵抗力,注意外阴清洁卫生。

2.心理护理

以耐心、热情、诚恳的态度对待患者,了解其思想顾虑,为患者介绍疾病相关知识,解除其焦虑心理,鼓励患者及早到医院接受正规诊断和治疗。

3.病情观察

观察有无外阴瘙痒、烧灼痛等。疾病部位的乳头状疣的颜色、质地是否角化或溃烂等。

4.治疗护理

(1)治疗原则:以局部治疗为主,去除疣体,改善症状和体征。治疗方法主要是药物、物理及手术治疗,尽量减少对患者身体的损害,防止配偶、胎儿及新生儿感染。

(2)用药护理:①局部治疗:小病灶选用30%~50%三氯醋酸、1%酚丁胺软膏、5%氟尿嘧啶等药物涂于患处。干扰素具有抗病毒、调节免疫的作用,可作为辅助用药。氟尿嘧啶、敌疣在妊娠期用时,可引起畸胎,应禁用。使用药物外涂时,保护好正常部位的皮肤不受损伤。②物理疗法:大病灶、有蒂或多次顽固性复发的病灶应及时取活检排除恶性病变,采用手术方法切除病灶,包括激光、微波、冷冻、电灼等。激光治疗后,很少会发生外阴肿胀及出血,也不会出现瘢痕;冷冻、电灼治疗也安全有效,可用于妊娠各期。

(3)孕妇患病的护理:妊娠期应做好外阴护理,由于分娩后病灶可能消退,故主张孕期暂不处理;孕足月病灶局限于外阴者,可冷冻或手术切除;足月或近足月孕妇病灶大,累及阴道或宫颈,影响阴道分娩者应选择剖宫产术。

(五)健康指导

(1)保持外阴清洁卫生,避免混乱的性关系,预防为主,强调配偶或性伴侣同时治疗。

(2)注意隔离,被污染的衣裤、生活用品要及时消毒、暴晒,禁止与婴儿同床,卫生用具分开使用。

(3)坚持复查,反复生长的尖锐湿疣应防止恶变。

（六）护理评价

(1)患者是否无局部瘙痒及疼痛,舒适感是否增加。

(2)患者焦虑情绪是否缓解,是否能正确复述与此疾病的相关知识,积极配合治疗。

二、淋病

淋病(gonorrhea)是我国近年发病率最高的性传播疾病,是当下性病防治的重点。它由革兰氏阴性的淋病奈瑟菌(简称淋菌)感染引起,以侵袭生殖、泌尿器官黏膜的柱状上皮及移行上皮为特点,可波及尿道、尿道旁腺、前庭大腺等处,以宫颈管感染最多见。任何年龄均可发生,多见于20～30岁。

（一）护理评估

1.健康史

(1)病因评估:淋病奈瑟菌为革兰氏阴性双球菌,呈肾形,成双排列,离开人体不易生存,喜潮湿,怕干燥,在微湿的衣裤、毛巾、被褥中可生存10～17小时,离体后在完全干燥情况下1～2小时死亡。一般消毒剂或肥皂液均能使其迅速灭活。

(2)传播途径评估:①直接传播:性交是主要传播途径。②间接传播:接触患者污染的衣物、床上用品、浴盆、坐便器垫及消毒不严格的检查器械等可间接传播。③其他传播:妊娠合并淋菌感染其发病率为0.5%～5%,分娩时经产道传给新生儿致新生儿结膜炎。

(3)病史评估:评估性伴侣及有无性生活紊乱史,症状出现的严重程度等。

2.身心状况

淋病潜伏期为3～7日。60%～70%的患者无症状,易被忽视。感染初期病变局限于下生殖道、泌尿道,如病情发展可累及上生殖道。

(1)急性淋病:最早症状为尿急、尿痛、尿频等急性尿道炎的症状。白带增多,呈脓性。外阴红肿、有烧灼样痛。继而出现前庭大腺炎、急性宫颈炎的表现。如病程发展至上生殖道时,可发生子宫内膜炎、急性输卵管炎、输卵管卵巢囊肿、盆腔脓肿、弥漫性腹膜炎,甚至中毒性休克。表现为发热、寒战、恶心、呕吐、下腹两侧疼痛等。

(2)慢性淋病:急性淋病未经治疗或治疗不彻底可转为慢性。临床表现为慢性尿道炎、尿道旁腺炎、前庭大腺炎、慢性宫颈炎、慢性输卵管炎、输卵管积水等。淋菌可长期潜伏在尿道旁腺、前庭大腺或宫颈黏膜腺体深处,可引起反复急性发作。

3.心理-社会状况

了解患者对疾病的反应,患者因性生活紊乱而得病常产生自责、愤怒或迁怒及恐惧心理,不及时诊治或找小诊所而错过早期诊治时机,转为慢性或反复发作,严重危害患者的身体健康。

（二）辅助检查

1.涂片检查

取尿道或宫颈脓性分泌物染色涂片,在核心细胞内见到多个革兰氏阴性双球菌即可初步诊断。

2宫颈管分泌物淋菌培养

对涂片可疑或临床表现可疑但涂片阴性者,再做分泌物培养。

（三）护理诊断及合作性问题

1.知识缺乏

与不了解病因及预防措施有关。

2.舒适改变

与疼痛、分泌物增多有关。

3.焦虑

与担心预后及对妊娠、胎儿的影响有关。

（四）护理目标

（1）患者正确复述预防及治疗此疾病的相关知识，做到积极配合并坚持治疗。

（2）患者分泌物减少，性状转为正常，舒适感增加。

（3）患者情绪稳定，能配合治疗与护理。

（五）护理措施

1.一般护理

嘱患者卧床休息，保持外阴清洁，做好严密的床边隔离。将患者接触过的生活用品进行严格的消毒灭菌，污染的手需经消毒液浸泡消毒等，防止交叉感染。

2.心理护理

给予患者关心、安慰，解除患者的思想顾虑，帮助患者树立治愈的信心。

3.病情观察

观察患者有无尿急、尿痛、尿频等尿路刺激症状；有无脓性白带、外阴灼痛等急性盆腔炎的症状。

4.治疗护理

（1）治疗原则：治疗原则为尽早、彻底。急性淋病以药物治疗为主，遵循及时、足量、规则用药的原则，目前将第三代头孢菌素作为首选药物。慢性淋病者需综合治疗。

（2）用药护理：①急性淋病：首选头孢曲松钠加用红霉素、阿奇霉素或多西环素，主张一次大剂量，能彻底治愈，性伴侣同时治疗。淋病合并衣原体感染，需同时治疗。②慢性淋病者单纯药物治疗效果差，应采用综合疗法，包括支持疗法、对症处理、物理疗法、封闭疗法及手术治疗等。

（3）孕妇患病的护理：①在淋病高发地区，孕妇应于产前常规筛查淋菌，最好在妊娠早、中、晚期各做1次宫颈分泌物涂片镜检淋菌，进行淋菌培养，以便及早确诊并得到彻底治疗。②孕期禁用喹酮类和四环素类药。③淋病孕妇娩出的新生儿，应预防性地用青霉素静脉滴注，用红霉素眼药膏涂双眼。新生儿可发生播散性淋病，于生后不久出现淋菌关节炎、脑膜炎、败血症等，治疗不及时可致死亡。

（六）健康指导

（1）治疗期间严禁性交，配偶或性伴侣同时治疗，指导治愈后随访。

（2）治愈标准：一般治疗后 7 日复查分泌物，以后每月查一次，连续 3 次阴性，方可确定治愈。

（3）消毒隔离：患者的内裤、毛巾、浴盆应煮沸消毒 5～10 分钟，患者所接触的物品及器具宜用 1% 石炭酸溶液浸泡。

（七）护理评价

（1）患者症状是否消失。

（2）患者焦虑情绪是否缓解，是否能正确叙述疾病的发生、发展及治疗。

（3）患者是否积极治疗，是否能纠正不洁性生活，患病期间是否能禁止性生活。

三、梅毒

梅毒（syphilis）是由苍白密螺旋体引起的慢性、全身性的性传播疾病。苍白密螺旋体可累及全身多个脏器，并可通过胎盘传给胎儿，导致流产、早产、死产和先天梅毒。

（一）护理评估

1.健康史

（1）病因评估：梅毒的病原体是一种苍白密螺旋体，它可存在于梅毒患者皮肤黏膜、皮疹、体液中。当与健康人性交时，螺旋体就随分泌物进入健康人体内有破损的皮肤黏膜（即使很细微的肉眼与健康人性交时，螺旋体就随分泌物进入健康人体内有破损的皮肤黏膜（即使很细微的肉眼看不见的损伤），而使接触者感染。苍白密螺旋体在体内可长期生存繁殖，只要条件适宜，它便可繁殖。苍白密螺旋体在体外不易生存，煮沸、干燥、肥皂水和一般的消毒剂容易将其杀死。

（2）传播途径评估：①直接传播：性交是主要传播途径，未经治疗的患者在感染后 1 年内最具传染性，随病程延长,传染性越来越小。②间接传播:通过输血、哺乳、衣裤、接吻、握手可间接传播。③垂直传播:妊娠可通过胎盘传给胎儿引起晚期流产、早产、死产或分娩先天梅毒儿,也可通过产道感染新生儿。

(3)病史评估:评估性伴侣及有无性生活紊乱史,曾否发生一期、二期、三期梅毒性皮疹史,妇女患者有无流产、早产、死胎及分娩先天梅毒儿史,性伴侣有无梅毒病史及治疗史,疑为先天梅毒者,询问其生母有无梅毒病史。

2.身心状况

60%～70%患者无症状,易被忽视或致他人感染。感染初期病变局限于下生殖道、泌尿道,如病情发展可累及上生殖道。

临床表现:梅毒的潜伏期为2～4周,早期主要表现为皮肤黏膜受损,晚期可侵犯心血管、神经系统等重要脏器,造成劳动力丧失甚至死亡。根据梅毒的症状、体征、发展经过,可将其分为三期:

(1)一期梅毒:又称为硬下疳。①症状:外阴、阴唇、阴蒂、子宫颈等部位出现无痛性红色炎性结节。②体征:大部分发生于生殖器部位,男性多在阴茎、包皮等部位,女性多在大小阴唇、阴蒂等部位。呈圆形,直径1 cm左右,表面呈浅表溃疡,边缘整齐、隆起。经3～8周后常可自行愈合。

(2)二期梅毒:①症状:一期梅毒自然愈合后1～3个月,出现皮肤黏膜的广泛病变,即梅毒疹,并可见骨骼、心血管、神经系统等病变。②体征:躯干、四肢、面部、前额部出现梅毒疹,表现为斑丘疹、疱疹或脓疱疹。

(3)三期梅毒:一类发生于皮肤、黏膜、骨骼,不危及生命,成为良性晚期梅毒;另一类则累及心血管、神经系统等,称为恶性晚期梅毒。

3.心理-社会状况

患者易遭受社会及家庭的歧视,缺乏对梅毒相关知识的认知,或对其了解不透,因此易产生恐惧,故评估患者及伴侣的认知程度及心理状态。

(二)辅助检查

1.梅毒螺旋体血凝试验(TPHA)

在一期梅毒的硬下疳部位取少许血清,放于玻片上,置暗视野显微镜下观察,依据苍白密螺旋体强折光性和运动方式进行检测,对早期梅毒的诊断有重要意义。

2.梅毒血清学检查

硬下疳初期,梅毒血清反应大多呈阴性,以后阳性率逐渐升高,硬下疳出现6～8周后,血清反应全部变为阳性。此检查包括非梅毒螺旋体抗原试验和梅毒螺旋体抗原试验,前者用于普查、婚检、产前检查等筛查及疗效观察,后者用于证实试验,不适用于疗效观察。

3.脑脊液检查(CSF)

晚期梅毒患者,当出现神经症状,经过驱梅治疗无效时,应做脑脊液检查。

(三)护理诊断及合作性问题

1.意识缺乏

与不了解防治方法及对胎儿的影响有关。

2.舒适改变

与感染部位皮肤黏膜受损有关。

3.焦虑

与担心预后及对妊娠、胎儿的影响有关。

4.有感染的危险

与疾病恶化治疗无效有关。

(四)护理目标

(1)患者正确复述预防及治疗此疾病的相关知识,做到积极配合并坚持治疗。

(2)患者皮肤黏膜无受损,舒适感增加。

(3)患者能表达焦虑,与医护人员讨论疾病,积极参与治疗及护理。

(4)患者无感染发生或感染被及时发现和控制。

(五)护理措施

1.一般护理

嘱患者卧床休息,做好饮食护理,必要时静脉补充营养。保持外阴清洁,做好严密的床边隔离,将患者接触过的生活用品进行严格的消毒灭菌,污染过的手需经消毒液浸泡消毒等,防止交叉感染。

2.心理护理

正确对待患者,尊重患者,帮助其建立治愈的信心、恢复生活的勇气。

3.病情监护

观察外阴、阴唇、阴蒂、子宫颈等部位出现的无痛性红色炎性结节,皮肤黏膜的梅毒疹等。观察皮肤、黏膜损害的程度,有无继发感染,局部或全身淋巴结是否肿大,有无神经和心血管的损害。

4.治疗护理

(1)治疗原则:早期明确诊断,及时治疗,用药足量,疗程规则。首选苄星青霉素,对青霉素过敏者行脱敏治疗,治疗无效时可选用头孢类抗生素。治疗期间应避免性生活,男女双方同时接受检查和治疗。

(2)用药护理:①早期梅毒(包括一、二期梅毒及早期潜伏梅毒):苄星青霉素 240 万 U 分两侧臀部肌内注射,每周 1 次,共 2～3 次。青霉素过敏者应用盐酸四环素 500 mg,每天 4 次口服,连用 15 日。②晚期梅毒(包括三期皮肤、黏膜、骨骼梅毒,晚期潜伏梅毒)及二期复发梅毒:苄星青霉素 240 万 U 分两侧臀部肌内注射,每周 1 次,共 3 次。青霉素过敏者应用盐酸四环素 500 mg,每天 4 次口服,连用 30 日。

(3)孕妇患病的护理:孕妇早期和晚期梅毒,首选青霉素疗法,若青霉素过敏,改用红霉素,禁用四环素类药物。

(六)健康指导

(1)养成健康的性行为:治疗期间严禁性交,配偶或性伴侣同时接受检查及治疗。

(2)坚持随访:第 1 年每 3 个月复查 1 次,以后每半年复查 1 次,连续 2～3 年,包括临床表现和血清。对于神经梅毒患者主要是随访脑脊液检查,每半年 1 次,直到脑脊液检查完全转为正常,如在治疗 6 个月内血清滴度不下降或滴度升高 4 倍,应视为治疗无效或再度感染,需加倍治疗。对所有梅毒患者都要进行 HIV 检测。

(七)护理评价

(1)患者焦虑情绪缓解,主观感受良好。

(2)患者能基本明确该疾病的治疗及随访要求。

四、获得性免疫缺陷综合征

获得性免疫缺陷综合征(acquired immune-deficiency syndrome,AIDS,艾滋病)是由人类免疫缺陷病毒(human immune-dificiency virus,HIV)引起的一种以人体免疫功能严重损害为临床特征的高度传染性疾病,它造成机体多系统、多器官条件性感染和恶性肿瘤为特征的致死性传染病。患者机体完全丧失抵御各种微生物侵袭的能力,极易导致各种机会性感染及多种罕见肿瘤,死亡率高,确诊后 1 年病死率为 50%,且目前尚无治疗良方。

(一)护理评估

1.健康史

(1)病因评估:HIV 主要侵袭辅助 T 淋巴细胞,使机体细胞免疫功能部分或完全丧失,患者机体完全丧失抵御各种微生物侵袭的能力,极易导致各种机会性感染及多种罕见肿瘤。HIV 属寄生性病毒,对外界抵抗力较弱,离开人体后不易存活,对热敏感,可被许多化学物质迅速灭活。

(2)传播途径评估:HIV 主要存在于人的血液、体液、精液、眼泪、唾液、阴道分泌物、胎盘和乳汁中,主要传播途径有:①血液传播:输入污染的血制品、吸毒共用针管等。②性传播:性接触是目前主要的传播途径。③垂直传播:孕妇可通过胎盘传给胎儿。④其他传播:分娩时经软产道及出生后母乳喂养。

(3)病史评估:评估有无性生活紊乱史;有无其他性病史;有无药物依赖史;是否有接受血制品史;性伴侣是否已证实感染 HIV;是否来自 HIV 高发区。

2.身心状况

(1)临床表现:潜伏期 6 个月至 5 年或更长,儿童最短,妇女最长,患病后死亡率高。艾滋病患者常无明显异常,部分患者有原因不明的淋巴结肿大,颈部、腋窝最明显,表现为全身性、进行性病变至衰竭死亡。①机会性感染:感染范围广,发生率高,病原体多为正常宿主中罕见的、对生命威胁大的病原体。主要病原体为卡式肺囊虫、弓形虫、隐球菌、念珠菌、巨细胞病毒、疱疹病毒等。其起病缓慢,全身表现为原因不明的发热、乏力、不适、消瘦;呼吸系统表现为发热、咳嗽、胸痛、呼吸困难等;中枢神经系统表现为头痛、人格改变、意识障碍、局限性感觉障碍及运动神经障碍;消化系统表现为慢性腹泻、体重下降,严重者电解质紊乱,酸中毒死亡。②恶性肿瘤:卡式肉瘤最常见,多见于青壮年,肉瘤呈多发性,除皮肤广泛损害外,常累及口腔、直肠和淋巴。③皮肤表现:口腔、咽喉、食管、腹股沟、肛周等部位感染。

(2)心理-社会状况:患者易遭到社会及家庭的歧视,易产生报复心理;缺乏对 HIV 相关知识的认知,或对其了解不透而恐惧,因此易产生自杀;由于目前尚无治疗良方,易产生焦虑、抑郁、情感异常反应等心理障碍。

3.辅助检查

(1)HIV 抗体检测:初筛试验包括酶联免疫吸附试验和颗粒凝集试验;确认试验包括免疫印迹试验。

(2)病毒培养:病毒分离培养是诊断 HIV 感染最可靠的方法,但敏感度低。

(3)病毒相关抗原检测:双抗体夹心法检测 HIV 相关抗原。

(4)核酸检测:PCR 技术检测血浆中 HIV 和 RNA。

(二)护理诊断及合作性问题

(1)知识缺乏:与不了解相关防护知识有关。

(2)绝望:与对疾病治疗的无望性及社会歧视有关。

(3)有感染的危险:与疾病不断恶化、无治疗方法有关。

(三)护理目标

(1)患者正确复述预防此疾病的相关知识,做到积极配合并坚持治疗。

(2)患者绝望与焦虑情绪得到缓解,正确对待疾病,积极治疗。

(3)患者感染减轻或感染被及时发现和控制。

(四)护理措施

1.一般护理

正确对待艾滋病患者。在护理过程中,与患者及其家人、朋友一起学习艾滋病的相关知识,帮助人们正确认识和对待艾滋病,为艾滋病患者创造非歧视的社会环境。

2.心理护理

对 HIV 感染和艾滋病患者给予积极的心理护理和心理治疗。

3.病情观察

观察有无发热、乏力、消瘦、咳嗽、胸痛、头痛等症状。

4.治痛护理

(1)治疗原则:目前无特效药物,多为对症治疗。常用的药物为抗病毒药物、干扰素、免疫刺激剂等促免疫功能治疗、对感染的特异性治疗及中医治疗。

(2)药物治疗护理:抗 HIV 药物有较严重的不良反应,可出现恶心、呕吐、发热、头痛等症状,还可引起肝功能损害及骨髓抑制,同时抗病毒药需连续用药才能达到效果。

(3)对症护理:对患者出现的各种症状,如发热、乏力、腹泻、疼痛等进行对症处理,密切观察患者的病情变化。

(4)预防继发感染:口腔及皮肤常成为 HIV 入侵的门户,应加强口腔护理及皮肤护理,预防感染的发生。

(5)新生儿哺乳:母亲感染 HIV,应禁止其哺乳,采用人工喂养新生儿。

(五)健康指导

(1)健康行为宣传。健康行为的宣传教育被认为是当今 HIV 预防最有效的方法,利用各种形式积极、科学地宣传艾滋病的防治知识,呼吁人们洁身自爱,拒绝毒品。

(2)针对高危人群开展大量的宣传教育和行为干预工作,帮助人们建立健康的生活方式,杜绝艾滋病的传播。

(3)对 HIV 阳性者进行随访,防止继续传播,并检查配偶及性伴侣的健康状况。

(4)孕妇感染 HIV 者可引起流产、早产、低体重儿及死胎,在妊娠 20～40 周、分娩过程中、母乳喂养这 3 个阶段易感染,应引起足够的重视,加强宣教。

(六)护理评价

(1)患者焦虑情绪是否得到缓解,是否能平和接受隔离及治疗。

(2)患者对该疾病是否有比较正确的认识及对待。

(3)患者是否能延长生命,提高生活质量。

(袁燕燕)

第九节 葡 萄 胎

葡萄胎是因妊娠后胎盘滋养细胞增生,间质高度水肿,出现大小不一的水泡,水泡间借蒂相连成串,形如葡萄而得名,也称水泡状胎块。葡萄胎分为完全性葡萄胎和部分性葡萄胎两类,其中大多数为完全性葡萄胎。其主要病理变化:完全性葡萄胎表现为水泡状胎块占满整个子宫腔,无胎儿及其附属物。镜下见绒毛体积增大,滋养细胞增生,间质高度水肿和间质内胎源性血管消失。部分性葡萄胎表现为仅部分绒毛变为水泡,常合并胚胎组织,胎儿多已死亡。镜下见部分绒毛水肿,滋养细胞轻度增生,间质内可见有核红细胞的胎源性血管,还可见胚胎和胎膜的组织结构。

一、护理评估

(一)健康史

了解患者有无导致葡萄胎的高危因素,如妊娠年龄、社会经济地位、营养状况等。了解患者及其家族的既往疾病史,包括滋养细胞疾病史、月经史、生育史等。

(二)身体状况

1.症状

(1)停经后阴道流血:最常见症状,多在停经 8～12 周后出现不规则阴道流血,量多少不定,呈反复性,有时血中可发现水泡状物排出。葡萄胎反复出血如不及时治疗,可导致贫血及继发感染。

(2)妊娠呕吐:较正常妊娠发生早,症状严重而持续时间长。

(3)妊娠期高血压疾病征象:可在妊娠 20 周前出现高血压、水肿和蛋白尿且症状严重。

(4)腹痛:由葡萄胎生长迅速使子宫过度扩张所致,表现为阵发性下腹痛,一般不剧烈,能忍受。若发生黄素化囊肿扭转或破裂,可出现急腹症。

2.体征

(1)子宫异常增大、变软:大多数葡萄胎患者的子宫大于相应的停经月份的妊娠子宫,质地变软,并伴有血清 HCG 水平异常升高。

(2)卵巢黄素化囊肿:由于大量 HCG 刺激卵巢,卵泡内膜细胞发生黄素化而形成囊肿,称为卵巢黄素化囊肿。常为双侧,葡萄胎清除后 2～4 个月可自行消退。

(三)心理-社会状况

患者知情后会出现极大的情绪不安,担心疾病会恶变或对今后生育有影响,并表现出对清宫手术的恐惧和担心。

(四)辅助检查

1.人绒毛膜促性腺激素(HCG)测定

葡萄胎因滋养细胞高度增生,产生大量 HCG,患者血清、尿中的 HCG 均增高,且持续不降。如血清中的 β-HCG 在 100 kU/L 以上。

2.B 超检查

可见子宫大于相应孕周大小的子宫,无妊娠囊或胎心搏动,子宫腔内充满不均质密集状或短条状回声,呈"落雪状",若水泡较大而形成大小不等的回声区,则呈"蜂窝状"。

(五)处理要点

1.清宫术

葡萄胎一经确诊,应及时清除子宫腔内容物。术后选取水泡小、贴近子宫壁的组织送病理检查。子宫大一次刮净有困难时,可于 1 周后行第二次刮宫。

2.预防性化疗

下列情况可考虑采用预防性化疗:①清宫后 HCG 持续不降或下降缓慢者;②子宫明显大于相应孕周大小的子宫者;③黄素化囊肿直径大于 6 cm 者;④年龄大于 40 岁者;⑤无条件随访者。常选用甲氨蝶呤、氟尿嘧啶或放线菌素-D 单一药物化疗 1 个疗程。

3.子宫切除术

对于年龄大于 40 岁、无生育要求者,可行全子宫切除术,保留双侧卵巢。但子宫切除不能防止转移,不能替代化疗。手术后仍需定期随访。

二、护理问题

(一)焦虑/恐惧

与担心疾病预后有关。

(二)有感染的危险

与反复阴道流血及清宫术有关。

(三)知识缺乏

与缺乏疾病的信息和随访的有关知识有关。

三、护理措施

(一)一般护理

保持病房内空气清新、安静舒适,告知患者卧床休息。鼓励患者进高热量、高蛋白质、高维生素、易消化的食物,以增强机体的抵抗力。

(二)病情观察

1.严密观察

阴道流血情况排出物中有无水泡样组织,并嘱患者保留会阴垫,以便准确估计出血量。

2.监测生命体征

发现患者阴道大量流血及清宫术中大出血时,应立即报告医师,并严密观察患者面色、血压、脉搏、呼吸等征象。

（三）对症护理

（1）术前应建立静脉通路,补充血容量,吸氧,备好缩宫素、抢救药品及物品。

（2）保持外阴部清洁,每天擦洗。

（3）遵医嘱使用抗生素,复查血常规。

（四）心理护理

引导患者说出心理感受,评估患者对疾病的心理承受能力、接受清宫术的心理准备及目前存在的主要心理问题。多与患者沟通,解答患者疑问,解除不必要的思想顾虑。

（五）健康指导

葡萄胎患者作为高危人群,其随访有重要意义。通过定期随访,可早期发现妊娠滋养细胞肿瘤并及时治疗。随访应包括:①HCG 定量测定,葡萄胎清宫术后每周测定 1 次,直至降低到正常水平。随后 3 个月内仍每周 1 次,此后 3 个月每 2 周 1 次,然后每月检查 1 次持续半年,此后每半年 1 次,共随访 2 年。②在随访 HCG 的同时,应注意月经是否规则,有无异常阴道流血、咳嗽、咯血及其他转移灶症状,定时做妇科检查、盆腔 B 超检查及胸部 X 线检查。

葡萄胎随访期间必须严格避孕 1 年。首选避孕套,一般不选用宫内节育器或药物避孕,以免穿孔或混淆子宫出血的原因。

（袁燕燕）

第十节　侵蚀性葡萄胎与绒毛膜癌

侵蚀性葡萄胎(invasive mole)是指葡萄胎组织侵入子宫肌层引起组织破坏或转移至子宫以外,是继发于葡萄胎之后,具有恶性肿瘤行为,但恶性程度不高,多发生在葡萄胎清除后 6 个月内。绒毛膜癌(choriocarcinoma,CC)是一种高度恶性肿瘤,可继发于正常或异常妊娠之后,早期即可通过血行转移至全身,破坏组织及器官,引起出血坏死。

侵蚀性葡萄胎病理特点为大体可见子宫肌层内有大小不等、深浅不一的水泡状组织。病灶接近子宫浆膜层时,表面可见紫蓝色结节。镜下可见侵入子宫肌层的水泡状组织的形态和葡萄胎相似,绒毛结构及滋养细胞增生和分化不良。绒毛膜癌原发于子宫,肿瘤常位于子宫肌层内,也可突向子宫腔或穿破浆膜,病灶为单个或多个,与周围组织分界清,质地软而脆,暗红色,伴出血坏死。镜下表现为滋养细胞极度不规则增生,肿瘤中不含间质和自身血管,无绒毛或水泡状结构。

一、护理评估

（一）健康史

详细询问患者月经史、生育史及避孕情况,有无妊娠史;如果是葡萄胎清宫术后患者,应详细了解第一次刮宫情况,包括刮宫时间、水泡大小、刮宫量及病理检查结果;了解葡萄胎排空后的随访情况,流产、足月产、异位妊娠后的恢复情况。

（二）身体状况

1.症状

（1）不规则阴道流血:在葡萄胎清宫术、流产或分娩后,出现持续不规则的阴道流血,量多少不定,可继发贫血。

（2）假孕症状:由于肿瘤分泌的 HCG 及雌、孕激素的作用,表现为乳房增大,乳头及乳晕着色,甚至有初乳样分泌,外阴、阴道、子宫颈着色,生殖道质地变软。

（3）腹痛:一般无腹痛。若病灶穿破子宫浆膜层时,可引起急性腹痛。

（4）转移灶症状：侵蚀性葡萄胎及绒毛膜癌主要转移途径是血行播散，出现肺转移、阴道转移、肝转移、脑转移。

2.体征

子宫增大，质地软，形态不规则，有时可触及两侧或一侧卵巢黄素化囊肿。如肿瘤穿破子宫导致腹腔内出血，可有腹部压痛及反跳痛。

（三）心理-社会状况

患者对疾病的预后产生无助感，恐惧化疗和手术。常因子宫切除造成生育无望而绝望，迫切希望得到其亲人的理解和帮助。

（四）辅助检查

1.血 β-HCG 测定

在葡萄胎排空后 9 周或流产、足月产、异位妊娠后 4 周持续阳性。

2.B 超检查

子宫肌层内可见无包膜的强回声团块等。

3.胸部 X 线检查

最初 X 线征象为肺纹理增粗，典型表现为棉絮状或团块状阴影。

4.MRI 检查

可发现肺、脑、肝等部位的转移病灶。

5.组织病理学检查

观察侵犯范围、有无绒毛结构，可区别葡萄胎、侵蚀性葡萄胎及绒毛膜癌（表 9-2）。

表 9-2　葡萄胎、侵蚀性葡萄胎、绒毛膜癌的鉴别

项目	葡萄胎	侵蚀性葡萄胎	绒毛膜癌
病史	无	多发生在葡萄胎清宫术后 6 个月以内	常发生在各种妊娠后 12 个月以上
绒毛结构	有	有	无
浸润深度	蜕膜层	肌层	肌层
组织坏死	无	有	有
肺转移	无	有	有
肝、脑转移	无	少	较易
HCG 测定	＋	＋	＋

（五）处理要点

以化疗为主，手术和放疗为辅。年轻未生育者尽可能不切除子宫，以保留生育能力。

如不得已切除子宫者仍可保留正常的卵巢。需手术治疗者一般主张先化疗，待病情基本控制后再行手术，对肝、脑有转移的重症患者，除以上治疗外，可加用放疗治疗。

二、护理问题

（一）有感染的危险

与阴道流血、化疗导致机体抵抗力降低，晚期患者长期卧床有关。

（二）预感性悲哀

与担心疾病预后有关。

（三）潜在并发症

阴道转移、肺转移、脑转移。

三、护理措施

（一）一般护理

保持病室空气清新,温度适宜,定期进行病房消毒。嘱患者卧床休息,鼓励患者进高蛋白质、高维生素、易消化的饮食。

（二）病情观察

除观察患者阴道流血及腹痛情况外,还应注意有无咯血、呼吸困难等肺转移症状,及有无头痛、呕吐、视力障碍、偏瘫等脑转移征象。发现异常情况,立即报告医师并配合抢救工作。

（三）对症护理

1.预防感染

(1)监测体温、血常规的变化,对全血细胞减少或白细胞减少的患者遵医嘱少量多次输新鲜血或行成分输血,并进行保护性隔离。

(2)限制探陪人员,嘱患者少去公共场所,以防感染。

(3)遵医嘱应用抗生素。

2.有转移病灶患者的护理

(1)阴道转移患者的护理:①禁止做不必要的阴道检查,密切观察阴道出血情况;②备血并准备好各种抢救器械和物品;③如破溃大出血,应立即通知医师并配合抢救。

(2)肺转移患者的护理:①卧床休息,有呼吸困难者给予半卧位,并吸氧;②对大咯血患者,应严密观察有无窒息及休克,如发现异常应立即通知医师,给予头低侧卧位,轻叩背部,排出积血,保持呼吸道通畅。

(3)脑转移患者的护理:①采取相应的护理措施,预防跌倒、吸入性肺炎、压疮等情况;②积极配合医师治疗,按医嘱补液,给予止血剂、脱水剂、吸氧、化疗等;③配合医师做好 HCG 测定、腰椎穿刺、CT 等检查。

（四）心理护理

主动与患者交谈,鼓励其宣泄内心的痛苦。耐心讲解疾病有关知识、治疗方法与治疗效果,列举治疗成功的病例,帮助患者树立战胜疾病的信心。

（五）健康指导

指导患者严密随访。第 1 年每月随访 1 次,1 年后每 3 个月随访 1 次共 3 年,以后每年 1 次共 5 年。随访内容及避孕指导同葡萄胎的相关内容。

（袁燕燕）

第十一节　子宫脱垂

子宫脱垂是指子宫从正常位置沿阴道下降,子宫颈外口达到坐骨棘水平以下,甚至子宫部分或全部脱出阴道口外,常伴有阴道前后壁膨出。

一、护理评估

（一）健康史

1.病因与发病机制

(1)分娩损伤:分娩损伤是最主要的原因。在分娩过程中,产妇过早屏气,第二产程延长或经阴道手术助产,盆底肌肉、筋膜以及子宫韧带过度伸展,甚至撕裂,分娩后未及时修补或修补不佳。产褥期产妇过早体力劳动,过高的腹压会压迫子宫向下移位发生脱垂。

(2)长期腹压增加:如长期慢性咳嗽、习惯性便秘、久站、久蹲等使腹内压增高,迫使子宫向下移位,导致脱出,产褥期腹压增加更容易导致子宫脱垂。

(3)盆底组织发育不良或退行性变:子宫脱垂偶见于未产妇女,主要为先天性盆底组织发育不良所致。老年妇女盆底组织萎缩退化或支持组织削弱,也可发生子宫脱垂。

2.病史评估

了解患者分娩史,评估其有无第二产程延长、阴道助产等难产史,产后恢复情况;了解患者有无慢性病病史,如长期慢性咳嗽等;是否存在先天性盆底组织发育不良。

(二)身心状况

1.症状

子宫脱垂轻度时(Ⅰ度)可无自觉症状,加重后(Ⅱ、Ⅲ度)出现以下症状:

(1)下坠感及腰背酸痛:常在久站、走路与重体力劳动时加重,卧床休息后症状减轻。

(2)肿物自阴道脱出:走路、蹲或排便等腹压增加时,阴道口有一肿物脱出。轻者平卧休息后可自行恢复,重者不能自行恢复,需用手还纳,甚至用手也难以还纳,行走不便。

(3)阴道分泌物增多:脱出的子宫及阴道壁由于反复摩擦而发生感染,有脓血性分泌物渗出。

(4)大小便异常:由于膀胱、尿道膨出,患者常伴有尿频、尿急甚至尿潴留或压力性尿失禁。直肠膨出的患者可伴有便秘和排便困难等。

2.体征

患者取膀胱截石位,根据患者向下用力屏气时子宫下降的程度,将子宫脱垂分为三度。

Ⅰ度:轻型为子宫颈外口距处女膜处小于 4 cm,但未达处女膜缘;重型为宫颈外口已达处女膜缘,检查时在阴道口可见子宫颈。

Ⅱ度:轻型为宫颈已脱出阴道口,但宫体仍在阴道内;重型为宫颈或部分宫体脱出阴道口外。

Ⅲ度:子宫颈及宫体全部脱出至阴道口外。脱出的子宫及阴道壁由于长期暴露摩擦,导致宫颈及阴道壁可见溃疡,有少量阴道出血或脓性分泌物。

3.心理-社会状况

由于长期的子宫脱垂使患者行动不便,不能从事体力劳动,使工作和生活受到影响,患者感到烦恼、痛苦;严重会影响性生活,患者常出现烦躁、焦虑、情绪低落等。

二、辅助检查

注意检查血常规,注意张力性尿失禁及妇科检查情况。

三、护理诊断及合作性问题

(1)焦虑:与长期的子宫脱出影响日常生活和工作有关。

(2)舒适的改变:与子宫脱出影响行动有关。

(3)组织完整性受损:与外露子宫、阴道前后壁长期摩擦有关。

四、护理目标

(1)患者情绪稳定,能配合治疗、护理活动。

(2)患者病情缓解,舒适感增加。

(3)患者组织完整,无受损。

五、护理措施

(一)一般护理

(1)指导患者保持外阴干燥、清洁,每天用流水冲洗外阴,禁止使用刺激性强的药液。有溃疡者每天用0.02%高锰酸钾液坐浴1~2 次,每次 20~30 分钟,勤换内衣裤。

(2)有肿块脱出者及早就医,及时回纳脱出物并教会患者正确的回纳手法,病情重不能回纳者,应卧床休息,减少下地活动次数和时间。

(3)教给患者做盆底肌肉锻炼,如做提肛运动;指导患者避免增加腹压的因素,如咳嗽、久站及久蹲等;保持大便通畅,每天进食蔬菜应保持 500 g。

(4)每天为患者提供酸性果汁,可保持尿液呈酸性,不利于细菌生长;指导患者练习卧床排尿;若有肿块脱出影响排尿,指导患者排尿前先将脱出物还纳;尿潴留留置尿管者,应间歇放尿以训练膀胱功能。排尿功能恢复正常后,鼓励患者每天饮水 2000 mL 以上。

(5)嘱患者加强营养,进食高蛋白、高维生素食物,增强体质。

(二)心理护理

帮助患者树立战胜疾病的信心,耐心讲解子宫脱垂的知识和预后,鼓励病友间交流沟通,促进积极因素。

(三)病情监护

观察患者有无外阴异物感,子宫脱垂的程度;注意阴道分泌物的颜色、气味、性状。

(四)治疗护理

1.治疗原则

治疗以安全、简单、有效为原则。

(1)非手术治疗:用于Ⅰ度轻型子宫脱垂,年老不能耐受手术或需要生育者。①支持疗法:注意休息,增加营养,保持大便通畅,避免重体力劳动,治疗增加腹压的疾病,加强盆底肌的锻炼。②子宫托:子宫托是一种支持子宫和阴道壁使其维持在阴道内不脱出的工具,适用于各度子宫脱垂及阴道前后壁膨出的患者。重度子宫脱垂伴盆底肌明显萎缩以及宫颈或阴道壁有炎症或有溃疡者均不宜使用,经期和妊娠期停用。

(2)手术治疗:适用于非手术治疗无效或Ⅱ度、Ⅲ度子宫脱垂者。手术方式主要包括:阴道前后壁修补术;阴道前后壁修补加主韧带缩短及宫颈部分切除术,也叫曼彻斯特(Manchester)手术;经阴道子宫全切除及阴道前后壁修补术;阴道纵隔成形术等。

2.治疗配合及特殊专科护理

(1)支持治疗的护理.教会患者做盆底肌肉锻炼增强盆底肌肉张力。做缩肛运动,用力收缩 3～10 秒,放松 5～10 秒,每次连续 5～10 分钟,每天 3～4 次,持续 3 个月。

(2)教会患者使用子宫托(图 9-2)。①放托:患者排空直肠、膀胱,洗净双手,取半卧位或蹲位,双腿分开,一手持子宫托盘呈倾斜位进入阴道内,将托柄向内、向上旋转,直至托盘达子宫颈,向下屏气,使托盘吸附于宫颈,托柄弯曲度朝前,对正耻骨弓后面。②取托:手指捏住托柄轻轻摇晃,待负压消失后向后外方牵拉取出。③注意事项:放置子宫托之前阴道应有一定水平的雌激素作用,绝经后的妇女可用阴道雌激素霜剂,4～6 周后再使用子宫托;经期和妊娠期停用;选择大小合适的子宫托,以放置后不脱出又无不适为宜;每晚取出洗净,次晨放入,切忌久置不取,以免过久压迫导致生殖道糜烂、溃疡甚至瘘;放托后,分别于第 1 个月、第 3 个月、第 6 个月时到医院检查 1 次,以后每 3～6 个月到医院复查。

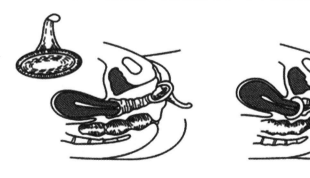

图 9-2　喇叭形子宫托及放置

（3）做好术前、术后护理。术前护理同外阴、阴道手术护理。术后除按外阴、阴道手术患者的护理外，应卧床休息 7～10 天，留尿管 10～14 天。避免增加腹压，坚持肛提肌锻炼。

六、健康指导

休息 3 个月，3 个月内禁止性生活、盆浴，半年内避免重体力劳动；术后第 2 个月、第 3 个月分别门诊复查；宣传产后护理保健知识，进行产后体操锻炼和盆底肌锻炼，增强体质；积极治疗便秘、慢性咳嗽等长期性疾病；实行计划生育。

七、护理评价

评价护理目标是否达到，护理措施的实施情况，健康指导是否落实到位，有无新的护理问题出现。

（袁燕燕）

第十二节　子宫内膜异位症

子宫内膜异位症是指具有生长功能的子宫内膜生长在子宫腔内壁以外引起的症状和体征。异位的子宫内膜绝大多数局限在盆腔内的生殖器官和邻近器官的腹膜面，故临床上称为盆腔子宫内膜异位症。当子宫内膜生长在子宫肌层内称子宫腺肌病，部分患者两者可合并存在。

子宫内膜异位症的发病率近年来明显增高，是目前常见的妇科病之一。多见于 30～40 岁的妇女。本病为良性病变，但有远距离转移和种植能力。初潮前无发病者，绝经后异位的子宫内膜组织可逐渐萎缩吸收，妊娠或使用性激素抑制卵巢功能可暂时阻止本病的发展，因此，子宫内膜的发病与卵巢的周期性变化有关。也发生周期性出血，引起周围组织纤维化、粘连，病变局部形成紫蓝色硬结或包块。卵巢的子宫内膜异位症最为常见，卵巢内的异位内膜因反复出血而形成多个囊肿，但以单个多见，故又称为卵巢子宫内膜异位囊肿。囊肿内含暗褐色黏稠的陈旧血，状似巧克力液体，故又称为卵巢巧克力囊肿。

一、护理评估

（一）病史

1.月经史

初潮年龄，月经周期、经期、经量是否正常，有无痛经或其他伴随症状。痛经的性质，是否为进行性加重。

2.婚育史

结婚年龄，婚次，夫妻性生活情况，有无经期性交，生育情况，足月产、早产、流产次数，现有子女数等。

3.既往病史

有无先天性生殖道畸形、子宫手术或经期盆腔检查等情况。

（二）身心状态

1.身体状态

（1）痛经：痛经是子宫内膜异位症的典型症状，其特点为继发性和进行性加重。疼痛多位于下腹部和腰骶部，可放射至阴道、会阴、肛门或大腿，常于月经来潮前 1～2 天开始，经期第一天最为剧烈，以后逐渐减轻，至月经干净时消失。

（2）月经失调：部分患者有经量增多和经期延长，少数出现经前期点滴出血。月经失调可能与卵巢无排卵、黄体功能不足等有关。

（3）性交痛：由于异位的内膜出现在子宫直肠陷凹或病变导致子宫后倾固定，性交时子宫颈受到碰撞及子宫收缩和向上提升，可引起疼痛。

(4)不孕:占 40% 左右,其不孕的原因可能与盆腔内器官和组织广泛粘连和输卵管的蠕动减弱,影响卵细胞的排出、摄取和受精卵的运行有关。

2.心理状态

由于疼痛、不孕造成患者顾虑重重,心理压力大,需要手术的患者会有紧张、恐惧等心理问题。

(三)诊断性检查

1.妇科检查

典型者子宫后倾固定,盆腔检查可扪及盆腔内有触痛性结节或子宫旁有不活动的囊性包块。

2.辅助检查

(1)B超检查:可确定卵巢子宫内膜异位囊肿的位置、大小和形状。

(2)腹腔镜检查:可发现盆腔内器官或子宫直肠陷凹、子宫骶骨韧带等处有紫蓝色结节。

二、护理诊断

(一)焦虑

其与不孕和需要手术有关。

(二)知识缺乏

其与缺乏自我照顾及与手术相关的知识有关。

(三)舒适改变

其与痛经及手术后伤口有关。

三、护理目标

(1)患者能正确认识疾病的性质及发生原因,解除紧张、恐惧的心理,坚定治疗信心。

(2)患者自觉疼痛症状缓解。

四、护理措施

(1)心理护理:许多年轻患者因顽固的痛经、不孕等情况而焦虑。护理人员应多关心和理解患者,说明该病只要坚持用药或采取必要的手术便可改善症状,鼓励患者树立信心,积极配合治疗,对尚未生育的患者应给予指导和帮助,促使其尽早受孕。

(2)做好卫生宣传教育工作,防止经血逆流,如有先天性生殖道畸形或后天性炎性阴道狭窄、宫颈粘连等应及时手术。凡进入宫腔内的经腹手术,应保护腹壁切口和子宫切口,防止子宫内膜种植到腹壁切口或子宫切口。经期应避免盆腔检查和性交。

(3)使用激素治疗患者,应介绍服药的注意事项及用后可能出现的反应(恶心、食欲缺乏、闭经、乏力或体重增加等),使其解除思想顾虑,提高治疗效果。

(4)用药期间注意有无卵巢子宫内膜异位囊肿破裂的征象,如出现急性腹痛应及时通知医师,并做好剖腹探查的各项准备。

(5)对需要手术者应按腹部手术做好术前准备和术后护理。

(6)出院健康教育,加强患者对病程及治疗的认识,指导伤口处理和康复教育,术后6周避免盆浴和性生活,6周后来院复查。

五、评价

(1)患者无焦虑的表现并对治疗充满信心。

(2)患者能按时服药并了解药物的反应。

(3)自觉症状缓解和消失。

(王春艳)

第十三节 子宫腺肌病

子宫腺肌病是指当子宫内膜腺体和间质侵入子宫肌层时,形成弥漫或局限性的病变,是妇科常见病。多发生于30～50岁经产妇;约15％患者同时合并子宫内膜异位症;约50％患者合并子宫肌瘤;临床病理切片检查,发现10％～47％子宫肌层中有子宫内膜组织,但35％无临床症状。

多次妊娠及分娩、人工流产、慢性子宫内膜炎等造成子宫内膜基底层损伤,子宫内膜自基底层侵入子宫肌层内生长,可能是主要原因。此外,由于内膜基底层缺乏黏膜下层的保护,在解剖机构上子宫内膜易于侵入肌层。腺肌病常合并子宫肌瘤和子宫内膜增生,提示高水平雌孕激素刺激,也可能是促进内膜向肌层生长的原因之一。

应视患者症状、年龄、生育要求而定。药物治疗,适用于症状较轻,有生育要求和接近绝经期的患者;年轻或希望生育的子宫腺肌瘤患者,可试行病灶挖除术;症状严重、无生育要求或药物治疗无效者,应行全子宫切除术。

一、护理评估

（一）健康史

了解患者年龄、婚姻、月经史、婚育史、生育史、出现典型症状的情况以及对患者身心的影响,了解患者既往患病史。子宫腺肌病多发生于生育年龄的经产妇,常合并内异症和子宫肌瘤,有多次妊娠及分娩或过度刮宫史。生殖道阻塞,如单角子宫、宫颈阴道不通畅患者等常同时合并腺肌病。

（二）生理状况

1.症状

询问患者是否有经量过多、经期延长和逐渐加重的进行性痛经。

2.体征

妇科检查时子宫均匀性增大或局限性隆起、质硬且有压痛。

3.辅助检查

阴道B超提示子宫增大,肌层中不规则回声增强;盆腔MRI可协助诊断;宫腔镜下取子宫肌肉活检,可确诊。

（三）高危因素

1.年龄

40岁以上的经产妇。

2.子宫损伤

多次妊娠、人工流产、慢性子宫内膜炎等造成子宫内膜基底层损伤。

3.先天不足

生殖道阻塞,如单角子宫、宫颈阴道不通、有子宫无阴道的先天畸形等。

4.卵巢功能失调

高水平雌孕激素刺激者,如子宫肌瘤、子宫内膜增生患者。

（四）心理-社会因素

了解患者对疾病的认知,是否存在焦虑、恐惧等表现;了解患者家庭关系,是否因不孕或继发不孕影响夫妻、家庭关系;了解患者的经济水平等。

二、护理诊断

(一)焦虑

其与月经改变和痛经有关。

(二)知识缺乏

其与缺乏自我照顾及与手术相关的知识有关。

(三)舒适改变

其与痛经有关。

三、护理目标

(1)患者能正确认识疾病的性质及发生原因,解除紧张、恐惧的心理,坚定治疗信心。

(2)患者自觉疼痛症状缓解。

四、护理措施

(一)症状护理

1.月经改变

经量增多者,指导患者使用透气棉质卫生巾,保留卫生巾称重,以评估月经量;经期延长者,早晚用温开水清洗外阴各 1 次,以防逆行感染。若合并贫血,需指导患者遵医嘱服用药物,观察贫血的改善情况。

2.痛经

询问患者疼痛部位、性质、疼痛开始时间及持续时间。疼痛轻者,指导患者腹部热敷、卧床休息;疼痛重者,遵医嘱给予前列腺素合成酶抑制剂。

(二)用药护理

1.口服避孕药

其适用于轻度内异症患者,常用低剂量高效孕激素和炔雌醇复合制剂,用法为每天 1 片,连续用 6～9 个月,护士需观察药物疗效,观察有无恶心、呕吐等不良反应。

2.促性腺激素释放激素激动剂

常用药物:亮丙瑞林 3.75 mg,月经第 1 天皮下注射后,每隔28 天注射 1 次,共 3～6 次。需观察有无潮热、阴道干燥、性欲减退和骨质丢失等不良反应,停药后可消失。连续用药 3 个月以上者,需添加小剂量雌激素和孕激素,以防止骨质丢失。

3.左炔诺孕酮宫内节育器(LNG-ZUS)

治疗初期部分患者会出现淋漓出血、下移甚至脱落等,需加强随访。

(三)手术护理

1.保守手术

如小病灶挖除术或子宫肌壁楔形切除术,可明显减轻症状并增加妊娠概率。指导其术后 6 个月受孕。

2.子宫切除术

年轻或未绝经的患者可保留卵巢;绝经后或合并严重子宫内膜异位症者,可行双卵巢切除术。

(四)心理护理

(1)痛经、月经改变以及贫血者影响生活质量,患者焦虑烦躁,向患者说明月经时轻度疼痛不适是生理反应,给予舒缓的音乐、舒适的环境,保证足够的休息和睡眠,患者及家属、护士共同制订规律而适度的锻炼计划,家属督促患者适度锻炼,可缓解患者的心理压力。

(2)手术患者担心预后和性生活,说明子宫切除术后症状可基本消失,生活质量会得到改善。此外,子宫是月经来潮和孕育胎儿的器官,切除子宫不会男性化,增加对治疗的信心。

（五）健康指导

(1)指导患者随访:手术患者出院后3个月到门诊复查,了解术后康复情况。

(2)保守手术和子宫切除患者,术后休息1～3个月,3个月之内避免性生活及阴道冲洗,避免提举重物,防止正在愈合的腹部肌肉用力,并应逐渐加强腹部肌肉的力量。未经医护人员许可避免从事可增加盆腔充血的活动,如跳舞、久站等。

(3)有生殖道阻塞疾病时,嘱患者积极治疗,实施整形手术。

(4)对实施保守手术治疗的患者,指导其术后6个月受孕。

(5)注意高危因素与妇科疾病的相关性,定期做好妇科病普查。

五、评估

(1)医务人员避免过度刮宫,减少内膜碎片进入肌层的机会。

(2)药物治疗过程中如出现严重的绝经期症状,可酌情反向添加治疗提高雌激素水平,降低相关血管症状和骨质疏松的发生,也可提高患者的顺应性。

（王春艳）

第十四节　尿　　瘘

尿瘘是指人体泌尿系统与其他系统之间形成的异常通道。其表现为患者无法自主排尿,尿液不断外流。根据尿瘘的发生部位,它可分为膀胱阴道瘘、尿道阴道瘘、膀胱宫颈瘘、膀胱尿道阴道瘘、膀胱宫颈阴道瘘及输尿管阴道瘘等。临床上以膀胱阴道瘘最多见,有时可同时并存两种以上的尿瘘。

一、护理评估

（一）健康史

1.病因评估

导致尿瘘的原因很多,以产伤和妇科手术损伤为多见。

(1)产伤:难产是造成尿瘘的主要原因,在我国约占90％。根据损伤过程,尿瘘分为坏死型和创伤型两类。坏死型尿瘘是由于产程过长,软产道组织被压迫过久以致局部组织缺血坏死形成;创伤型尿瘘是由于剖宫产手术或产科助产手术操作不当直接损伤所致。

(2)妇科手术创伤:经阴道或经腹的手术时,盆腔粘连操作不细致而误伤膀胱、尿道或输尿管所致。

(3)其他:药物侵蚀、生殖系统肿瘤、放射治疗、结核浸润膀胱、尿道,长期放置子宫托等导致。

2.病史评估

询问患者分娩史,了解有无难产、盆腔手术史;有无外伤及阴道用药;极少数有生殖器、膀胱肿瘤、结核、放疗等病病史。评估患者目前存在的问题。

（二）身心状况

1.症状

(1)漏尿:漏尿为主要的临床表现,尿液不断由阴道排出,无自主排尿。漏尿出现时间的早晚与尿瘘形成的原因有关,手术直接损伤者术后立即出现,坏死型尿瘘多在产后或手术后3～7天出现。

(2)外阴皮炎:外阴皮肤由于尿液长期刺激,导致外阴、臀部,甚至大腿内侧常出现湿疹或皮炎,继发感染后,患者感外阴灼痛、行动不便等。

(3)尿路感染:多伴尿路感染可出现尿频、尿急、尿痛症状。

2.体征

妇科检查可发现尿液从阴道流出的部位,可见外阴、臀部和大腿内侧皮肤炎症部位出现湿疹,甚至浅表溃疡,还能明确漏孔的位置、大小等。

3.心理-社会状况

生殖器官瘘管是一种极为痛苦的损伤性疾病,由于排尿不能自行控制,使外阴部长期浸泡在尿液中,生活不便,身体发出异常的气味,不仅给患者带来了肉体上的痛苦,而且患者因害怕与人群接近,精神上负担也很大,表现为自卑、无助。

二、辅助检查

(一)亚甲蓝试验

目的是鉴别患者漏孔类型。将 200 mL 稀释好的亚甲蓝经尿道注入膀胱,膀胱宫颈瘘可自宫颈外口流出,膀胱阴道瘘者可见蓝色液体从阴道壁小孔溢出,阴道内流出清亮液体,说明流出的尿液来自肾脏,为输尿管阴道瘘。

(二)靛胭脂试验

将靛胭脂 5 mL,静脉推注,10 分钟内看见蓝色液体流入阴道,可确诊者输尿管阴道瘘。适用于亚甲蓝试验阴道流出清亮尿液的患者。

(三)其他

膀胱镜检查可了解膀胱内瘘孔位置和数目;亦可做肾盂输尿管造影,以了解输尿管的情况。

三、护理诊断及合作性问题

(一)皮肤完整性受损
与尿液长期刺激外阴皮肤有关。

(二)社交孤立
与长期漏尿,身体有异味,不愿与人交往有关。

(三)有感染危险
与留置导尿管时间长,机体抵抗力低有关。

四、护理目标

(1)患者皮肤完整性无受损,舒适感增加。
(2)患者恢复信心,情绪稳定,积极配合治疗与护理。
(3)患者无感染发生或感染被及时发现和控制,体温、血象正常。

五、护理措施

(一)一般护理
指导患者保持外阴部清洁、干燥,鼓励患者多饮水。由于尿漏,很多患者为了减少排尿,往往自己限制饮水量,造成对皮肤刺激更大的酸性尿液,而多饮水可达到稀释尿液,减少对皮肤的刺激作用,还能起到自身冲洗膀胱的目的。护理人员应向患者解释限制饮水的危害,指导患者每天饮水不少于 3000 mL。

(二)心理护理
关心体贴患者,理解患者因疾病所导致的不良心理反应和痛苦,耐心讲解尿瘘相关知识,回答患者所提出的各种问题,消除其思想顾虑。

(三)病情监测
观察患者尿液流出位置,漏尿时的伴随症状,对已手术的患者,注意观察术后的愈合情况。

（四）治疗护理

1.治疗要点

手术为首选治疗。对分娩或妇科手术后 7 日内发生的漏尿，可先长时间留置导尿管和（或）放置输尿管导管，并变换体位，部分患者可自愈。根据瘘孔部位及类型选择经腹、经阴道或经阴道腹部联合手术的方式。

2.护理配合

（1）术前护理：除按外阴、阴道手术术前常规准备外，有外阴湿疹、溃疡者，需治疗待痊愈后再行手术。老年妇女或闭经者，术前 1 周给予雌激素口服，促使阴道上皮增生，有利于术后伤口的愈合。有尿路感染者应先遵医嘱控制感染后，再行手术。

（2）术后护理：术后护理是手术能否成功的关键，除按外阴、阴道手术术后常规护理外，还应注意：①术后体位，应根据患者瘘孔位置决定，原则上是使瘘孔处于高位，减少尿液浸渍感染。瘘孔在侧面者可采取健侧卧位；膀胱阴道瘘若瘘孔在后底部，应采取俯卧位；由于患者手术后俯卧位会压迫伤口，而又难以保持一种姿势时，多采用侧卧位与平卧位交替进行。②尿管护理，术后保留尿管或耻骨上膀胱造瘘 10～14 cm，注意固定尿管，保持引流通畅，发现阻塞及时处理。尿管拔除后协助患者每 1～2 小时排尿一次，以后逐步延长排尿时间。③术后遵医嘱给予抗生素，每天补液 2500～3000 mL，鼓励患者多饮水，稀释尿液，防止发生血尿或尿液浓缩沉积过多形成结石。④术后加强盆底肌锻炼，预防咳嗽和便秘等使腹压增加的因素。

六、健康指导

3 个月内避免性生活，鼓励患者适当活动，避免重体力劳动；尿瘘修补术手术成功者妊娠后应加强孕期保健，并提前住院行剖宫产；如手术失败，指导患者保护会阴，尽量避免外阴皮肤的刺激，同时告之下次手术时间，增强患者再次手术的信心。

七、护理评价

评价护理目标是否达到，护理措施的实施情况，健康指导是否落实到位，有无新的护理问题出现。

（王春艳）

第十五节　妊娠剧吐

妊娠剧吐是指妊娠期恶心，频繁呕吐，不能进食，导致脱水，酸、碱平衡失调以及水、电解质紊乱，甚至肝肾功能损害，严重可危及孕妇生命。其发生率为 0.3%～1%。

一、病因

尚未明确，可能与下列因素有关。

（一）绒毛膜促性腺激素（HCG）水平增高

因早孕反应的出现和消失的时间与孕妇血清 HCG 值上升、下降的时间一致；另外多胎妊娠、葡萄胎患者 HCG 值，显著增高，发生妊娠剧吐的比率也增高；而终止妊娠后，呕吐消失。但症状的轻重与血 HCG 水平并不一定呈正相关。

（二）精神及社会因素

恐惧妊娠、精神紧张、情绪不稳、经济条件差的孕妇易患妊娠剧吐。

（三）幽门螺杆菌感染

近年研究发现妊娠剧吐的患者与同孕周无症状孕妇相比，血清抗幽门螺杆菌的 IgG 浓度升高。

（四）其他因素

维生素缺乏,尤其是维生素 B_6 缺乏可导致妊娠剧吐;变态反应;研究发现几种组织胺受体亚型与呕吐有关,临床上抗组胺治疗呕吐有效。

二、病理生理

（1）频繁呕吐导致失水、血容量不足、血液浓缩、细胞外液减少,钾、钠等离子丢失使电解质平衡失调。

（2）不能进食,热量摄入不足,发生负氮平衡,使血浆尿素氮及尿酸升高;由于机体动用脂肪组织供给热量,脂肪氧化不全,导致丙酮、乙酰乙酸及 β-羟丁酸聚集,产生代谢性酸中毒。

（3）由于脱水、缺氧血转氨酶值升高,严重时血胆红素升高。机体血液浓缩及血管通透性增加,另外,钠盐丢失,不仅尿量减少,尿中可出现蛋白及管型。肾脏继发性损害,肾小管有退行性变,部分细胞坏死,肾小管的正常排泄功能减退,终致血浆中非蛋白氮、肌酐、尿酸的浓度迅速增加。肾功能受损和酸中毒使细胞内钾离子较多地移到细胞外,出现高钾血症,严重时心脏停搏。

（4）病程长达数周者,可致严重营养缺乏,由于维生素 C 缺乏,血管脆性增加,可致视网膜出血。

三、临床表现

（一）恶心、呕吐

多见于年轻初孕妇,一般停经 6 周左右出现恶心、呕吐,逐渐加重直至频繁呕吐不能进食。

（二）水电解质紊乱

严重呕吐、不能进食导致失水、电解质紊乱,使氢、钠、钾离子大量丢失,出现低钾血症。营养摄入不足可致负氮平衡,使血浆尿素氮及尿素增高。

（三）酸、碱平衡失调

机体动用脂肪组织供给能量,使脂肪代谢中间产物酮体增多,引起代谢性酸中毒。病情发展,可出现意识模糊。

（四）维生素缺乏

频繁呕吐、不能进食可引起维生素 B_1 缺乏,导致 Wernicke-Korsakoff 综合征。维生素 K 缺乏,可致凝血功能障碍,常伴血浆蛋白及纤维蛋白原减少,增加孕妇出血倾向。

四、辅助检查

（1）尿液检查:患者尿比重增加,尿酮体阳性,肾功能受损时,尿中可出现蛋白和管型。

（2）血液检查:血液浓缩,红细胞计数增多,红细胞比容上升,血红蛋白值增高;血酮体可为阳性,二氧化碳结合力降低;肝、肾功能受损害时胆红素、转氨酶、肌酐和尿素氮升高。

（3）眼底检查:严重者出现眼底出血。

五、诊断及鉴别诊断

根据病史、临床表现及妇科检查,诊断并不困难。可用 B 超检查排除滋养叶细胞疾病,此外尚需与可引起呕吐的疾病,如急性病毒性肝炎、胃肠炎、胰腺炎、胆管疾病、脑膜炎、脑血管意外及脑肿瘤等鉴别。

六、并发症

（一）Wernicke-Korsakoff 综合征

发病率为妊娠剧吐患者的 10%,是由于妊娠剧吐长期不能进食,导致维生素 B_1 缺乏引起的中枢系统疾病,Wernicke 脑病和 Korsakoff 综合征是一个病程中的先后阶段。

维生素 B_1 是糖代谢的重要辅酶,参与糖代谢的氧化脱羧代谢,维生素 B_1 缺乏时,体内丙酮酸及乳酸堆积,发生糖代谢的三羧酸循环障碍,使得主要靠糖代谢供给能量的神经组织、骨骼肌和心肌代谢出现严重障碍。病理变化主要发生在丘脑、下丘脑的脑室旁区域、中脑导水管的周围区灰质、乳头体、第四脑室底部、迷走神经运动背核，可出现不同程度的神经细胞和神经纤维轴索或髓鞘的丧失，伴有星形细胞和小胶质细胞的增生。毛细血管扩张，血管的外膜和内皮细胞明显增生，有散在小出血灶。

Wernicke 脑病表现为眼球震颤、眼肌麻痹等眼部症状，躯干性共济失调及精神障碍，可同时出现，但大多数患者精神症状迟发。Korsakoff 综合征表现为严重的近事记忆障碍，表情呆滞、缺乏主动性，产生虚构与错构。部分伴有周围神经病变。严重时发展为永久性的精神、神经功能障碍，出现神经错乱、昏迷甚至死亡。

（二）Mallory-Weis 综合征

胃-食管连接处的纵向黏膜撕裂出血，引起呕血和黑粪。严重时，可使食管穿孔，表现为胸痛、剧吐、呕血，需急症手术治疗。

七、治疗与护理

治疗原则：休息，适当禁食，计出入量，纠正脱水、酸中毒及电解质紊乱，补充营养，并需要良好的心理支持。

（一）补液治疗

每天应补充葡萄糖液、生理盐水、平衡液，总量 3000 mL 左右，加维生素 B_6 100 mg。维生素 C 2～3 g，维持每天尿量≥1000 mL，肌内注射维生素 B_1，每天 100 mg。为了更好地利用输入的葡萄糖，可适当加用胰岛素。根据血钾、血钠情况决定补充剂量。根据二氧化碳结合力值或血气分析结果，予以静脉滴注碳酸氢钠溶液。

一般经上述治疗 2～3 日后，病情大多迅速好转，症状缓解。待呕吐停止后，可试进少量流食，以后逐渐增加进食量，调整静脉输液量。

（二）终止妊娠

经上述治疗后，若病情不见好转，反而出现下列情况，应迅速终止妊娠：①持续黄疸。②持续尿蛋白；③体温升高，持续在 38 ℃ 以上。④心率大于 120 次/分。⑤多发性神经炎及神经性体征。⑥出现 Wernicke-Korsakoff 综合征。

（三）妊娠剧吐并发 Wernicke-Korsakoff 综合征的治疗

如不紧急治疗，该综合征的死亡率高达 50%，即使积极处理，死亡率约 17%。在未补给足量维生素 B_1 前，静脉滴注葡萄糖会进一步加重三羧酸循环障碍，使病情加重，导致患者昏迷甚至死亡。对长期不能进食的患者应给维生素 B_1，400～600 mg 分次肌内注射，以后每天 100 mg 肌内注射至能正常进食为止，然后改口服，并给予多种维生素。同时应对其内分泌及神经状态进行评价，对病情严重者及时终止妊娠。早期大量维生素 B_1 治疗，上述症状可在数日至数周内有不同程度的恢复，但仍有 60% 患者不能得到完全恢复，特别是记忆恢复往往需要 1 年左右的时间。

八、预后

绝大多数妊娠剧吐患者预后良好，仅少数病例因病情严重而需终止妊娠。然而对胎儿方面，曾有报道妊娠剧吐发生酮症者，所生后代的智商较低。

（王春艳）

第十六节　自然流产

流产是指妊娠不足 28 周、胎儿体重不足 1000 g 而终止者。流产发生于妊娠 12 周前者称早期流产，发生在妊娠 12 周至不足 28 周者称晚期流产。流产又分为自然流产和人工流产,本节内容仅限于自然流产。自然流产的发生率占全部妊娠的 15% 左右,多数为早期流产,是育龄妇女的常见病,严重影响了妇女生殖健康。

一、病因和发病机制

导致自然流产的原因很多,可分为胚胎因素和母体因素。早期流产常见的原因是胚胎染色体异常、孕妇内分泌异常、生殖器官畸形、生殖道感染、血栓前状态、免疫因素异常等;晚期流产多由宫颈功能不全等因素引起。

（一）胚胎因素

胚胎染色体异常是自然流产最常见的原因。据文献报道,46%～54% 的自然流产与胚胎染色体异常有关。流产发生越早,胚胎染色体异常的频率越高,早期流产中染色体异常的发生率为 53%,晚期流产为 36%。

胚胎染色体异常包括数量异常和结构异常。在数量异常中第一位的是染色三体,占 52%,除 1 号染色三体未见报道外,各种染色三体均有发现,其中 13、16、18、21 及 22 号染色体最常见,18 三体约占 1/3;第二位的是 45,X 单体,约占 19%;其他依次为三倍体占 16%,四倍体占 5.6%。染色体结构异常主要是染色体易位,占 3.8%,嵌合体占 1.5%,染色体倒置、缺失和重叠也见有报道。

多数三体胚胎是以流产或死胎告终,但也有少数能成活,如 21 三体、13 三体、18 三体等。单体是减数分裂不分离所致,以 X 单体最为多见,少数胚胎如能存活,足月分娩后即形成特纳综合征。三倍体常与胎盘的水泡样变性共存,不完全水泡状胎块的胎儿可发育成三倍体或第 16 号染色体的三体,流产较早,少数存活,继续发育后伴有多发畸形,未见活婴。四倍体活婴极少,绝大多数极早期流产。在染色体结构异常方面,不平衡易位可导致部分三体或单体,易发生流产或死胎。总之,染色体异常的胚胎多数结局为流产,极少数可能继续发育成胎儿,但出生后也会发生某些功能异常或合并畸形。若已流产,妊娠产物有时仅为一空孕囊或已退化的胚胎。

（二）母体因素

1.夫妇染色体异常

习惯性流产与夫妇染色体异常有关,习惯性流产者夫妇染色体异常发生频率为 3.2%,其中多见的是染色体相互易位,占 2%,罗伯逊易位占 0.6%。着床前配子在女性生殖道时间过长,配子发生老化,流产的机会也会增加。在促排卵及体外受精等辅助生殖技术中,是否存在配子老化问题目前尚不清楚。

2.内分泌因素

(1)黄体功能不良(luteal phase defect,LPD):黄体中期黄体酮峰值低于正常标准值,或子宫内膜活检与月经时间同步差 2 天以上即可诊断为 LPD。高浓度黄体酮可阻止子宫收缩,使妊娠子宫保持相对静止状态;黄体酮分泌不足,可引起妊娠蜕膜反应不良,影响受精卵着床和发育,导致流产。孕期黄体酮的来源有两条途径:一是由卵巢黄体产生,二是胎盘滋养细胞分泌。孕 6～8 周后卵巢黄体产生黄体酮逐渐减少,之后由胎盘产生黄体酮替代,如果两者衔接失调则易发生流产。在习惯性流产中有 23%～60% 的病例存在黄体功能不全。

(2)多囊卵巢综合征(polycystic ovarian syndrome,PCOS):有人发现在习惯性流产中多囊卵巢的发生率可高达 58%,而且其中有 56% 的患者 LH 呈高分泌状态。现认为 PCOS 患者高浓度的 LH 可能导致卵细胞第二次减数分裂过早完成,从而影响受精和着床过程。

(3)高泌乳素血症:高水平的泌乳素可直接抑制黄体颗粒细胞增生及其分泌功能。高泌乳素血症的临床主要表现为闭经和泌乳,当泌乳素水平高于正常值时,则可表现为黄体功能不全。

(4)糖尿病:血糖控制不良者流产发生率可在 15%～30%,妊娠早期高血糖还可能造成胚胎畸形的危险因素。

(5)甲状腺功能:目前认为甲状腺功能减退或亢进与流产有着密切的关系,妊娠前期和早孕期进行合理的药物治疗,可明显降低流产的发生率。有学者报道,甲状腺自身抗体阳性者流产发生率显著升高。

3.生殖器官解剖因素

(1)子宫畸形:米勒管先天性发育异常导致子宫畸形,如单角子宫、双角子宫、双子宫、子宫纵隔等。子宫畸形可影响子宫血供和宫腔内环境造成流产。母体在孕早期使用或接触己烯雌酚可影响女胎子宫发育。

(2)Asherman综合征:由宫腔创伤(如刮宫过深)、感染或胎盘残留等引起宫腔粘连和纤维化。宫腔镜下行子宫内膜切除或黏膜下肌瘤切除手术也可造成宫腔粘连。子宫内膜受损伤可影响胚胎种植,导致流产发生。

(3)宫颈功能不全:是导致中晚期流产的主要原因。宫颈功能不全在解剖上表现为宫颈管过短或宫颈内口松弛。由于存在解剖上的缺陷,随着妊娠的进程子宫增大,宫腔压力升高,多数患者在中、晚期妊娠出现无痛性的宫颈管消退、宫口扩张、羊膜囊突出、胎膜破裂,最终发生流产。宫颈功能不全主要由于宫颈局部创伤(分娩、手术助产、刮宫、宫颈锥形切除、Manchester手术等)引起,先天性宫颈发育异常较少见;另外,胚胎时期接触己烯雌酚也可引起宫颈发育异常。

(4)其他:子宫肿瘤可影响子宫内环境,导致流产。

4.生殖道感染

有一些生殖道慢性感染被认为是早期流产的原因之一。能引起反复流产的病原体往往是持续存在于生殖道而母体很少产生症状,而且此病原体能直接或间接导致胚胎死亡。生殖道逆行感染一般发生在妊娠12周以前,过此时期,胎盘与蜕膜融合,构成机械屏障,而且随着妊娠进程,羊水抗感染力也逐步增强,感染的机会减少。

(1)细菌感染:布鲁菌属和弧菌属感染可导致动物(牛、猪、羊等)流产,但在人类还不肯定。

(2)沙眼衣原体:文献报道,妊娠期沙眼衣原体感染率为3%～30%,但是否直接导致流产尚无定论。

(3)支原体:流产患者宫颈及流产物中支原体的阳性率均较高,血清学上也支持人支原体和解脲支原体与流产有关。

(4)弓形虫:弓形虫感染引起的流产是散发的,与习惯性流产的关系尚未完全证明。

(5)病毒感染:巨细胞病毒经胎盘可累及胎儿,引起心血管系统和神经系统畸形,致死或流产。妊娠前半期单纯疱疹感染流产发生率可高达70%,即使不发生流产,也易累及胎儿、新生儿。妊娠初期风疹病毒感染者流产的发生率较高。人免疫缺陷病毒感染与流产密切相关,Temmerman等报道,HIV-1抗体阳性是流产的独立相关因素。

5.血栓前状态

系凝血因子浓度升高,或凝血抑制物浓度降低而产生的血液易凝状态,尚未达到生成血栓的程度,或者形成的少量血栓正处于溶解状态。

血栓前状态与习惯性流产的发生有一定的关系,临床上包括先天性和获得性血栓前状态,前者是由于凝血和纤溶有关的基因突变造成,如凝血因子Ⅴ突变、凝血酶原基因突变、蛋白C缺陷症、蛋白S缺陷症等;后者主要是抗磷脂抗体综合征、获得性高半胱氨酸血症以及机体存在各种引起血液高凝状态的疾病等。

各种先天性血栓形成倾向引起自然流产的具体机制尚未阐明,目前研究得比较多的是抗磷脂抗体综合征,并已肯定它与早、中期胎儿丢失有关。普遍的观点认为高凝状态使子宫胎盘部位血流状态改变,易形成局部微血栓,甚至胎盘梗死,使胎盘血供下降,胚胎或胎儿缺血缺氧,引起胚胎或胎儿发育不良而流产。

6.免疫因素

免疫因素引起的习惯性流产,可分自身免疫型和同种免疫型。

(1)自身免疫型:主要与患者体内抗磷脂抗体有关,部分患者同时可伴有血小板减少症和血栓栓塞现象,这类患者可称为早期抗磷脂抗体综合征。在习惯性流产中,抗磷脂抗体阳性率约为21.8%。另外,自身免疫型习惯性流产还与其他自身抗体有关。

在正常情况下,各种带负电荷的磷脂位于细胞膜脂质双层的内层,不被免疫系统识别;一旦暴露于机体免疫系统,即可产生各种抗磷脂抗体。抗磷脂抗体不仅是一种强烈的凝血活性物质,激活血小板和促进凝血,导致血小板聚集,血栓形成;同时可直接造成血管内皮细胞损伤,加剧血栓形成,使胎盘循环发生局部血栓栓塞,胎盘梗死,胎死宫内,导致流产。近来的研究还发现,抗磷脂抗体可能直接与滋养细胞结合,从而抑制滋养细胞功能,影响胎盘着床过程。

(2)同种免疫型:现代生殖免疫学认为,妊娠是成功的半同种异体移植现象,孕妇由于自身免疫系统产生一系列的适应性变化,从而对宫内胚胎移植物表现出免疫耐受,不发生排斥反应,妊娠得以继续。

在正常妊娠的母体血清中,存在一种或几种能够抑制免疫识别和免疫反应的封闭因子,也称封闭抗体,以及免疫抑制因子,而习惯性流产患者体内则缺乏这些因子。因此,使得胚胎遭受母体的免疫打击而排斥。封闭因子既可直接作用于母体淋巴细胞,又可与滋养细胞表面特异性抗原结合,从而阻断母儿之间的免疫识别和免疫反应,封闭母体淋巴细胞对滋养细胞的细胞毒作用。还有认为封闭因子可能是一种抗独特型抗体,直接针对 T 淋巴细胞或 B 淋巴细胞表面特异性抗原受体(BCR/TCR),从而防止母体淋巴细胞与胚胎靶细胞起反应。

几十年来,同种免疫型习惯性流产与 HLA 抗原相容性的关系一直存有争议。有学者提出习惯性流产可能与夫妇 HLA 抗原的相容性有关,在正常妊娠过程中夫妇或母胎间 HLA 抗原是不相容的,胚胎所带的父源性 HLA 抗原可以刺激母体免疫系统,产生封闭因子。同时,滋养细胞表达的 HLA-G 抗原能够引起抑制性免疫反应,这种反应对胎儿具有保护性作用,能够抑制母体免疫系统对胎儿胎盘的攻击。

7.其他因素

(1)慢性消耗性疾病:结核和恶性肿瘤常导致早期流产,并威胁孕妇的生命;高热可导致子宫收缩;贫血和心脏病可引起胎儿胎盘单位缺氧;慢性肾炎、高血压可使胎盘发生梗死。

(2)营养不良:严重营养不良直接可导致流产。现在更强调各种营养素的平衡,如维生素 E 缺乏也可造成流产。

(3)精神、心理因素:焦虑、紧张、恐吓等严重精神刺激均可导致流产。近来还发现,噪音和振动对人类生殖也有一定的影响。

(4)吸烟、饮酒等:近年来育龄妇女吸烟、饮酒,甚至吸毒的人数有所增加,这些因素都是流产的高危因素。孕期过多饮用咖啡也增加流产的危险性。

(5)环境毒性物质:影响生殖功能的外界不良环境因素很多,可以直接或间接对胚胎造成损害。过多接触某些有害的化学物质(如砷、铅、苯、甲醛、氯丁二烯、氧化乙烯等)和物理因素(如放射线、噪音及高温等),均可引起流产。

尚无确切的依据证明使用避孕药物与流产有关,然而,有报道宫内节育器避孕失败者,感染性流产发生率有所升高。

二、病理

早期流产时胚胎多数先死亡,随后发生底蜕膜出血,造成胚胎的绒毛与蜕膜层分离,已分离的胚胎组织如同异物,引起子宫收缩而被排出。有时也可能蜕膜海绵层先出血坏死或有血栓形成,使胎儿死亡,然后排出。8 周以内妊娠时,胎盘绒毛发育尚不成熟,与子宫蜕膜联系还不牢固,此时流产妊娠产物多数可以完整地从子宫壁分离而排出,出血不多。妊娠 8～12 周时,胎盘绒毛发育茂盛,与蜕膜联系较牢固。此时若发生流产,妊娠产物往往不易完整分离排出,常有部分组织残留宫腔内影响子宫收缩,致使出血较多。妊娠 12 周后,胎盘已完全形成,流产时往往先有腹痛,然后排出胎儿、胎盘。有时由于底蜕膜反复出血,凝固的血块包绕胎块,形成血样胎块稽留于宫腔内。血红蛋白因时间长久被吸收形成肉样胎块,或纤维化与子宫壁粘连。偶有胎儿被挤压,形成纸样胎儿,或钙化后形成石胎。

三、临床表现

（一）停经

多数流产患者有明显的停经史,根据停经时间的长短可将流产分为早期流产和晚期流产。

（二）阴道流血

发生在妊娠12周以内流产者,开始时绒毛与蜕膜分离,血窦开放,即开始出血。当胚胎完全分离排出后,由于子宫收缩,出血停止。早期流产的全过程均伴有阴道流血,而且出血量往往较多。晚期流产者,胎盘已形成,流产过程与早产相似,胎盘继胎儿分娩后排出,一般出血量不多。

（三）腹痛

早期流产开始阴道流血后宫腔内存有血液,特别是血块,刺激子宫收缩,呈阵发性下腹痛,特点是阴道流血往往出现在腹痛之前。晚期流产则先有阵发性的子宫收缩,然后胎儿胎盘排出,特点是往往先有腹痛,然后出现阴道流血。

四、临床类型

根据临床发展过程和特点的不同,流产可以分为7种类型。

（一）先兆流产

先兆流产(threatened abortion)指妊娠28周前,先出现少量阴道流血,继之常出现阵发性下腹痛或腰背痛。

妇科检查:宫颈口未开,胎膜未破,妊娠产物未排出,子宫大小与停经周数相符。妊娠有希望继续者,经休息及治疗后,若流血停止及下腹痛消失,妊娠可以继续;若阴道流血量增多或下腹痛加剧,则可能发展为难免流产。

（二）难免流产

难免流产(inevitable abortion)是先兆流产的继续,妊娠难以持续,有流产的临床过程,阴道出血时间较长,出血量较多,而且有血块排出,阵发性下腹痛,或有羊水流出。

妇科检查:宫颈口已扩张,羊膜囊突出或已破裂,有时可见胚胎组织或胎囊堵塞于宫颈管中,甚至露见于宫颈外口,子宫大小与停经周数相符或略小。

（三）不全流产

不全流产(incomplete abortion)指妊娠产物已部分排出体外,尚有部分残留于宫腔内,由难免流产发展而来。妊娠8周前发生流产,胎儿胎盘成分多能同时排出;妊娠8～12周时,胎盘结构已形成并密切连接于子宫蜕膜,流产物不易从子宫壁完全剥离,往往发生不全流产。由于宫腔内有胚胎组织残留,影响子宫收缩,以致阴道出血较多,时间较长,易引起宫内感染,甚至因流血过多而发生失血性休克。

妇科检查:宫颈口已扩张,不断有血液自宫颈口内流出,有时尚可见胎盘组织堵塞于宫颈口或部分妊娠产物已排出于阴道内,而部分仍留在宫腔内。一般子宫小于停经周数。

（四）完全流产

完全流产(complete abortion)指妊娠产物已全部排出,阴道流血逐渐停止,腹痛逐渐消失。

妇科检查:宫颈口已关闭,子宫接近正常大小。常常发生于妊娠8周以前。

（五）稽留流产

稽留流产(missed abortion)又称过期流产,指胚胎或胎儿已死亡滞留在宫腔内尚未自然排出者。患者有停经史和(或)早孕反应,按妊娠时间计算已达到中期妊娠但未感到腹部增大,病程中可有少量断续的阴道流血,早孕反应消失。尿妊娠试验由阳性转为阴性,血清 β-HCG 值下降,甚至降至非孕水平。B超检查子宫小于相应孕周,无胎动及心管搏动,子宫内回声紊乱,难以分辨胎盘和胎儿组织。

妇科检查:阴道内可少量血性分泌物,宫颈口未开,子宫较停经周数小,由于胚胎组织机化,子宫失去正常组织的柔韧性,质地不软,或已孕4个月尚未听见胎心,触不到胎动。

（六）习惯性流产

习惯性流产(habitual abortion)指自然流产连续发生 3 次或 3 次以上者。每次流产多发生于同一妊娠月份，其临床经过与一般流产相同。早期流产的原因常为黄体功能不足、多囊卵巢综合征、高泌乳素血症、甲状腺功能低下、染色体异常、生殖道感染及免疫因素等。晚期流产最常见的原因为宫颈内口松弛、子宫畸形、子宫肌瘤等。宫颈内口松弛者于妊娠后，常于妊娠中期，胎儿长大，羊水增多，宫腔内压力增加，胎囊向宫颈内口突出，宫颈管逐渐短缩、扩张。患者多无自觉症状，一旦胎膜破裂，胎儿迅即排出。

（七）感染性流产

感染性流产(infected abortion)是指流产合并生殖系统感染。各种类型的流产均可并发感染，包括选择性或治疗性的人工流产，但以不全流产、过期流产和非法堕胎为常见。感染性流产的病原菌常常是阴道或肠道的寄生菌（条件致病菌），有时为混合性感染。厌氧菌感染占 60% 以上，需氧菌中以大肠杆菌和假芽孢杆菌为多见，也见有 β-溶血链球菌及肠球菌感染。患者除了有各种类型流产的临床表现和非法堕胎史外，还出现一系列感染相关的症状和体征。

妇科检查：宫口可见脓性分泌物流出，宫颈举痛明显，子宫体压痛，附件区增厚或有痛性包块。严重时感染可扩展到盆腔、腹腔乃至全身，并发盆腔炎、腹膜炎、败血症及感染性休克等。

五、病因筛查及诊断

诊断流产一般并不困难。根据病史及临床表现多能确诊，仅少数需进行辅助检查。确诊流产后，还应确定流产的临床类型，同时还要对流产的病因进行筛查，这对决定流产的处理方法很重要。

（一）病史

应询问患者有无停经史和反复流产史，有无早孕反应、阴道流血，应询问阴道流血量及其持续时间，有无腹痛，腹痛的部位、性质及程度，还应了解阴道有无水样排液，阴道排液的色、量及有无臭味，有无妊娠产物排出等。

（二）体格检查

观察患者全身状况，有无贫血，并测量体温、血压及脉搏等。在消毒条件下进行妇科检查，注意宫颈口是否扩张，羊膜囊是否膨出，有无妊娠产物堵塞于宫颈口内；宫颈阴道部是否较短，甚至消退，内外口松弛，可容一指通过，有时可触及羊膜囊或见有羊膜囊突出于宫颈外口。子宫大小与停经周数是否相符，有无压痛等。并应检查双侧附件有无肿块、增厚及压痛。检查时操作应轻柔，尤其对疑为先兆流产者。

（三）辅助检查

对诊断有困难者，可采用必要的辅助检查。

1.B超显像

目前应用较广，对鉴别诊断与确定流产类型有实际价值。对疑为先兆流产者，可根据妊娠囊的形态、有无胎心反射及胎动来确定胚胎或胎儿是否存活，以指导正确的治疗方法。一般妊娠 5 周后宫腔内即可见到孕囊光环，为圆形或椭圆形的无回声区，有时由于着床过程中的少量出血，孕囊周围可见环形暗区，此为早孕双环征。孕 6 周后可见胚芽声像，并出现心管搏动。孕 8 周可见胎体活动，孕囊约占宫腔一半。孕 9 周可见胎儿轮廓。孕 10 周孕囊几乎占满整个宫腔。孕 12 周胎儿出现完整形态。不同类型的流产及其超声图像特征有所差别，可帮助鉴别诊断。

(1)先兆流产声像图特征：子宫大小与妊娠月份相符，少量出血者孕囊一侧见无回声区包绕，出血多者宫腔有较大量的积血，有时可见胎膜与宫腔分离，胎膜后有回声区，孕 6 周后可见到正常的心管搏动。

(2)难免流产声像图特征：孕囊变形或塌陷，宫颈内口开大，并见有胚胎组织阻塞于宫颈管内，羊膜囊未破者可见到羊膜囊突入宫颈管内或突出宫颈外口，心管搏动多已消失。

(3)不全流产声像图特征：子宫较正常妊娠月份小，宫腔内无完整的孕囊结构，代之以不规则的光团或小暗区，心管搏动消失。

(4)完全流产声像图特征：子宫大小正常或接近正常，宫腔内空虚，见有规则的宫腔线，无不规则光团。

B超检查在确诊宫颈机能不全引起的晚期流产中也很有价值。通过B超可以观察宫颈长度、内口宽度、羊膜囊突出等情况,能够客观地评价妊娠期宫颈结构,且具有无创伤可重复等优点,近年来临床应用较多。可作为宫颈功能评价的超声指标较多,如宫颈长度、宫颈内口宽度、宫颈漏斗宽度、羊膜囊楔度等。一般认为,宫颈结构随着妊娠进程有所变化,故动态观察妊娠期宫颈结构变化的意义更大。目前国内规定:孕12周时如三条径线中有一异常即提示宫颈功能不全,这包括宫颈长度<25 mm、宽度>32 mm和内径>5 mm。

另外,以超声多普勒血流频谱显示孕妇子宫动脉和胎儿脐动脉,可判断宫内胎儿健康状况及母体并发症。目前常用动脉血流频谱的收缩期速度峰值与舒张期速度最低值的比值,估计动脉血管的阻力,早孕期动脉阻力高者,胎儿血供和营养不足,可诱发胚胎发育停止。

2.妊娠试验

用免疫学方法,近年临床多用试纸法,对诊断妊娠有意义。为进一步了解流产的预后,多选用血清β-HCG的定量测定。一般妊娠后8~9天在母血中即可测出β-HCG,随着妊娠的进程,β-HCG逐渐升高,早孕期β-HCG倍增时间为48小时左右,孕8~10周达高峰。血清β-HCG值低或呈下降趋势,提示可能发生流产。

3.其他激素测定

其他激素主要有血黄体酮的测定,可以协助判断先兆流产的预后。甲状腺功能低下和亢进均易发生流产,测定游离T_3和T_4有助于孕期甲状腺功能的判断。人胎盘泌乳素(HPL)的分泌与胎盘功能密切相关,妊娠6~7周时血清HPL正常值为0.02 mg/L,8~9周为0.04 mg/L。HPL低水平常常是流产的先兆。正常空腹血糖值为5.9 mmol/L,异常时应进一步做糖耐量试验,排除糖尿病。

4.血栓前状态测定

血栓前状态的妇女可能没有明显的临床表现,但母体的高凝状态使子宫胎盘部位血流状态改变,形成局部微血栓,甚至胎盘梗死,使胎盘血供下降,胚胎或胎儿缺血缺氧,引起胚胎或胎儿发育不良而流产。如下诊断可供参考:D-二聚体、FDP数值增加表示已经产生轻度凝血-纤溶反应的病理变化;而对虽有危险因子参与,但尚未发生凝血-纤溶反应的患者,却只能用血浆凝血机能亢进动态评价,如血液流变学和红细胞形态检测;另外凝血和纤溶有关的基因突变造成凝血因子V突变、凝血酶原基因突变、蛋白C缺陷症、蛋白S缺陷症、抗磷脂抗体综合征、获得性高半胱氨酸血症以及机体存在各种引起血液高凝状态的疾病等均需引起重视。

(四)病因筛查

引发流产发生的病因众多,特别是针对习惯性流产者,进行系统的病因筛查,明确诊断,及时干预治疗,为避免流产的再次发生是必要的。筛查内容包括胚胎染色体及夫妇外周血染色体核型分析、生殖道微生物检测、内分泌激素测定、生殖器官解剖结构检查、凝血功能测定、自身抗体检测等。

六、处理

流产为妇产科常见病,一旦发生流产症状,应根据流产的不同类型,及时进行恰当的处理。

(一)先兆流产处理原则

(1)休息镇静:患者应卧床休息,禁止性生活,阴道检查操作应轻柔,精神过分紧张者可使用对胎儿无害的镇静剂,如苯巴比妥(鲁米那)0.03~0.06 g,每天3次。加强营养,保持大便通畅。

(2)应用黄体酮或HCG:黄体功能不足者,可用黄体酮20 mg,每天或隔日肌内注射1次,也可使用HCG以促进黄体酮合成,维持黄体功能,用法为1000 U,每天肌内注射1次,或2000 U,隔日肌内注射1次。

(3)其他药物:维生素E为抗氧化剂,有利孕卵发育,每天100 mg口服。基础代谢率低者可以服用甲状腺素片,每天1次,每次40 mg。

(4)出血时间较长者,可选用无胎毒作用的抗生素,预防感染,如青霉素等。

(5)心理治疗:要使先兆流产患者的情绪安定,增强其信心。

（6）经治疗两周症状不见缓解或反而加重者，提示可能胚胎发育异常，进行 B 超检查及 β-HCG 测定，确定胚胎状况，给以相应处理，包括终止妊娠。

（二）难免流产处理原则

（1）孕 12 周内可行刮宫术或吸宫术，术前肌内注射催产素 10 U。

（2）孕 12 周以上可先催产素 5～10 U 加于 5％葡萄糖液 500 mL 内静脉滴注，促使胚胎组织排出，出血多者可行刮宫术。

（3）出血多伴休克者，应在纠正休克的同时清宫。

（4）清宫术后应详细检查刮出物，注意胚胎组织是否完整，必要时做病理检查或胚胎染色体分析。

（5）术后应用抗生素预防感染。出血多者可使用肌内注射催产素以减少出血。

（三）不全流产处理原则

（1）一旦确诊，无合并感染者应立即清宫，以清除宫腔内残留组织。

（2）出血时间短，量少或已停止，并发感染者，应在控制感染后再做清宫术。

（3）出血多并伴休克者，应在抗休克的同时行清宫术。

（4）出血时间较长者，术后应给予抗生素预防感染。

（5）刮宫标本应送病理检查，必要时可送检胎儿的染色体核型。

（四）完全流产处理原则

如无感染征象，一般不需特殊处理。

（五）稽留流产处理原则

1.早期过期流产

宜及早清宫，因胚胎组织机化与宫壁粘连，刮宫时有可能遇到困难，而且此时子宫肌纤维可发生变性，失去弹性，刮宫时出血可能较多并有子宫穿孔的危险。故过期流产的刮宫术必须慎重，术时注射宫缩剂以减少出血，如一次不能刮净可于 5～7 天后再次刮宫。

2.晚期过期流产

均为妊娠中期胚胎死亡，此时胎盘已形成，诱发宫缩后宫腔内容物可自然排出。若凝血功能正常，可先用大剂量的雌激素，如己烯雌酚 5 mg，每天 3 次，连用 3～5 天，以提高子宫肌层对催产素的敏感性，再静脉滴注缩宫素（5～10 单位加于 5％葡萄糖液内），也可用前列腺素或依沙吖啶等进行引产，促使胎儿、胎盘排出。若不成功，再做清宫术。

3.预防 DIC

胚胎坏死组织在宫腔稽留时间过长，尤其是孕 16 周以上的过期流产，容易并发 DIC。所以，处理前应检查血常规、出凝血时间、血小板计数、血纤维蛋白原、凝血酶原时间、凝血块收缩试验、D-二聚体、纤维蛋白降解产物及血浆鱼精蛋白副凝试验（3P 试验）等，并做好输血准备。若存在凝血功能异常，应及早使用纤维蛋白原、输新鲜血或输血小板等，高凝状态可用低分子肝素，防止或避免 DIC 发生，待凝血功能好转后再行引产或刮宫。

4.预防感染

过期流产病程往往较长，且多合并有不规则阴道流血，易继发感染，故在处理过程中应使用抗生素。

（六）习惯性流产处理原则

有习惯性流产史的妇女，应在怀孕前进行必要的检查，包括夫妇双方染色体检查与血型鉴定及其丈夫的精液检查，女方尚需进行内分泌、生殖道感染、血栓前状态、生殖道局部或全身免疫等检查及生殖道解剖结构的详细检查，查出原因者，应于怀孕前及时纠治。

1.染色体异常

若每次流产均由于胚胎染色体异常所致，这提示流产的病因与配子的质量有关。如精子畸形率过高者建议到男科治疗，久治不愈者可行供者人工授精（AID）。如女方为高龄，胚胎染色体异常多为三体，且多次治疗失败可考虑做赠卵体外受精——胚胎移植术（IVF）。夫妇双方染色体异常可做 AID，或赠卵

IVF 及种植前诊断(PGD)。

2.生殖道解剖异常

完全或不完全子宫纵隔可行纵隔切除术。子宫黏膜下肌瘤可在宫腔镜下行肌瘤切除术,壁间肌瘤可经腹肌瘤挖出术。宫腔粘连可在宫腔镜下做粘连分离术,术后放置宫内节育器 3 个月。宫颈内口松弛者,于妊娠前作宫颈内口修补术。若已妊娠,最好于妊娠 14～16 周行宫颈内口环扎术,术后定期随诊,提前住院,待分娩发动前拆除缝线,若环扎术后有流产征象,治疗失败,应及时拆除缝线,以免造成宫颈撕裂。国际上有对于有先兆流产症状的患者进行紧急宫颈缝扎术获得较好疗效的报道。

3.内分泌异常

黄体功能不全者主要采用孕激素补充疗法。孕时可使用黄体酮 20 mg 隔日或每天肌内注射至孕 10 周左右,或 HCG 1000～3000 U,隔日肌内注射 1 次。如患者存在多囊卵巢综合征、高泌乳素血症、甲状腺功能异常或糖尿病等,均宜在孕前进行相应的内分泌治疗,并于孕早期加用孕激素。

4.感染因素

孕前应根据不同的感染原进行相应的抗感染治疗。

5.免疫因素

自身免疫型习惯性流产的治疗多采用抗凝剂和免疫抑制剂治疗。常用的抗凝剂有阿司匹林和肝素,免疫抑制剂以泼尼松为主,也有使用人体丙种球蛋白治疗成功的报道。同种免疫型习惯性流产采用主动免疫治疗,自 20 世纪 80 年代以来,国外有学者开始采用主动免疫治疗同种免疫型习惯性流产。即采用丈夫或无关个体的淋巴细胞对妻子进行主动免疫致敏,其目的是诱发女方体内产生封闭抗体,避免母体对胚胎的免疫排斥。

6.血栓前状态

目前多采用低分子肝素(LMWH)单独用药或联合阿司匹林是目前主要的治疗方法。一般 LMWH 5000 IU 皮下注射,每天 1～2 次。用药时间从早孕期开始,治疗过程中必须严密监测胎儿生长发育情况和凝血-纤溶指标,检测项目恢复正常,即可停药。但停药后必须每月复查凝血-纤溶指标,有异常时重新用药。有时治疗可维持整个孕期,一般在终止妊娠前 24 小时停止使用。

7.原因不明习惯性流产

当有怀孕征兆时,可按黄体功能不足给以黄体酮治疗,每天 10～20 mg 肌内注射,或 HCG 2000 U,隔日肌内注射一次。确诊妊娠后继续给药直至妊娠 10 周或超过以往发生流产的月份,并嘱其卧床休息,禁忌性生活,补充维生素 E 并给予心理治疗,以解除其精神紧张,并安定其情绪。同时在孕前和孕期尽量避免接触环境毒性物质。

(七)感染性流产

流产感染多为不全流产合并感染。治疗原则应积极控制感染,若阴道流血不多,应用广谱抗生素 2～3 日,待控制感染后再行刮宫,清除宫腔残留组织以止血。若阴道流血量多,静脉滴注广谱抗生素和输血的同时,用卵圆钳将宫腔内残留组织夹出,使出血减少,切不可用刮匙全面搔刮宫腔,以免造成感染扩散。术后继续应用抗生素,待感染控制后再行彻底刮宫。若已合并感染性休克者,应积极纠正休克。若感染严重或腹、盆腔有脓肿形成时,应行手术引流,必要时切除子宫。

七、护理

(一)护理评估

1.病史

停经、阴道流血和腹痛是流产孕妇的主要症状。应详细询问患者停经史、早孕反应情绪;阴道流血的持续时间与阴道流血量;有无腹痛,腹痛的部位、性质及程度。此外,还应了解阴道有无水样排液,排液的色、量和有无臭味,以及有无妊娠产物排出等。对于既往病史,应全面了解孕妇在妊娠期间有无全身性疾病、生殖器官疾病、内分泌功能失调及有无接触有害物质等,以识别发生流产的诱因。

2.身心诊断

流产孕妇可因出血过多而出现休克,或因出血时间过长、宫腔内有残留组织而发生感染。因此,护士应全面评估孕妇的各项生命体征。判断流产类型,尤其须注意与贫血及感染相关的征象(表9-3)。

表9-3　各型流产的临床表现

类型	病史			妇科检查	
	出血量	下腹痛	组织排出	宫颈口	子宫大小
先兆流产	少	无或轻	无	闭	与妊娠周数相符
难免流产	中~多	加剧	无	扩张	相符或略小
不全流产	少~多	减轻	部分排出	扩张或有物堵塞或闭	小于妊娠周数
完全流产	少~无	无	全部排出	闭	正常或略大

流产孕妇的心理状况以焦虑和恐惧为特征。孕妇面对阴道流血往往会不知所措,甚至有过度严重化情绪,同时对胎儿健康的担忧也会直接影响孕妇的情绪反应,孕妇可能会表现伤心、郁闷、烦躁不安等。

3.诊断检查

(1)产科检查:在消毒条件下进行妇科检查,进一步了解宫颈口是否扩张、羊膜是否破裂、行无妊娠产物堵塞于宫颈口内;子宫大小与停经周数是否相符、有无压痛等,并应检查双侧附件有无肿块、增厚及压痛等。

(2)实验室检查:多采用放射免疫方法对绒毛膜促性腺激素(HCG)、胎盘生乳素(HPL)、雌激素和孕激素等进行定量测定,如测定的结果低于正常值,提示有流产可能。

(3)B超显像:超声显像可显示有无胎囊、胎动、胎心等,从而可诊断并鉴别流产及其类型,指导正确处理。

(二)可能的护理诊断

1.有感染的危险

与阴道出血时间过长、宫腔内有残留组织等因素有关。

2.焦虑

与担心胎儿健康等因素有关。

(三)预期目标

(1)出院时护理对象无感染征象。

(2)先兆流产孕妇能积极配合保胎措施,继续妊娠。

(四)护理措施

对于不同类型的流产孕妇,处理原则不同,其护理措施亦有差异。护理在全面评估孕妇身心状况的基础上,综合病史及诊断检查,明确基本处理原则,认真执行医嘱,积极配合医师为流产孕妇进行诊断,并为之提供相应的护理措施。

1.先兆流产孕妇的护理

先兆流产孕妇需卧床休息,禁止性生活,禁用肥皂水灌肠,以减少各种刺激。护士除了为其提供生活护理外,通常遵医嘱给孕妇适量镇静剂、孕激素等。随时评估孕妇的病情变化,如是否腹痛加重、阴道流血量增多等。此外,由于孕妇的情绪状态也会影响其保胎效果,因此护士还应注意观察孕妇的情绪反应,加强心理护理,从而稳定孕妇情绪,增强保胎信心。护士须向孕妇及家属讲明以上保胎措施的必要性,以取得孕妇及家属的理解和配合。

2.妊娠不能再继续者的护理

护士应积极采取措施,及时采取终止妊娠的措施,协助医师完成手术过程,使妊娠产物完全排出,同时开放静脉,做好输液、输血准备。并严密检测孕妇的体温、血压及脉搏。观察其面色、腹痛、阴道流血及与休克有关的征象。有凝血功能障碍者应予以纠正,然后再行引产或手术。

3.预防感染

护士应检测患者的体温、血常规及阴道流血,以及分泌物的性质、颜色、气味等,并严格执行无菌操作规程,加强会阴部的护理。指导孕妇使用消毒会阴垫,保持会阴部清洁,维持良好的卫生习惯。当护士发现感染征象后应及时报告医师,并按医嘱进行抗感染处理。此外,护士还应嘱患者流产后1个月返院复查,确定无禁忌证后,方可开始性生活。

4.协助患者顺利渡过悲伤期

患者由于失去婴儿,往往会出现伤心、悲哀等情绪反应。护士应给予同情和理解,帮助患者及家属接受现实,顺利渡过悲伤期。此外,护士还应与孕妇及家属共同讨论此次流产的原因,并向他们讲解有关流产的相关知识,帮助他们为再次妊娠做好准备。有习惯性流产史的孕妇在下一次妊娠确诊后卧床休息,加强营养,禁止性生活。补充B族维生素、维生素E、维生素C等,治疗期必须超过以往发生流产的妊娠月份。病因明确者,应积极接受对因治疗。黄体功能不足者。按医嘱正确使用黄体酮治疗,以预防流产;子宫畸形者须在妊娠前先进行矫正手术。宫颈内口松弛者应在未妊娠前做宫颈内口松弛修补术。如已妊娠,则可在妊娠14～16周时行子宫内口缝扎术。

(五)护理评价

(1)护理对象体温正常,血红蛋白含量及白细胞数正常,无出血、感染征象。

(2)先兆流产孕妇配合保胎治疗,继续妊娠。

(王春艳)

第十章

儿 科 护 理

第一节 正常足月新生儿护理

正常足月新生儿(normal term neonate)是指出生时胎龄满 37～42 周,体重在 2500 g 以上,无畸形和疾病的活产婴儿。

一、足月新生儿特点

(一)外观特点

正常足月儿体重在 2500 g 以上,身长 47 cm 以上,哭声响亮,肌肉有一定张力,四肢屈曲,皮肤红润,胎毛少,耳壳软骨发育良好,乳晕清楚,乳头突起,乳房可扪及结节,整个足底有较深的足纹,男婴睾丸下降,女婴大阴唇覆盖小阴唇。

(二)呼吸系统

胎儿在宫内不需要肺的呼吸,但有微弱的呼吸运动。胎儿肺内充满液体,出生时经产道挤压,1/3 肺液由口鼻排出,其余由肺间质毛细血管和淋巴管吸收,如吸收延迟,则出现湿肺症状。分娩后新生儿在第 1 次吸气后紧接着啼哭,肺泡张开。其呼吸较浅快,频率为 40 次/分左右,常呈腹式呼吸。

(三)循环系统

胎儿出生后血液循环发生巨大变化:①脐带结扎。②肺血管阻力降低。③卵圆孔和动脉导管出现功能性关闭。心率波动较大,100～160 次/分,平均 120～140 次/分,血压平均为 9.3/6.7 kPa(70/50 mmHg)。

(四)消化系统

足月儿消化道面积相对较大,有利于吸收。而胃呈水平位,贲门括约肌发育较差,幽门括约肌发育较好,易发生溢乳和呕吐。新生儿肠壁较薄,通透性高,有利于吸收母乳中营养物质,也易使肠腔内毒素及消化不全产物通过肠壁而进入血液循环,引起中毒症状和过敏现象。足月儿除胰淀粉酶不足外,其余消化酶均能满足生理需要。胎粪呈墨绿色,由肠黏膜脱落上皮细胞、羊水及消化液组成。出生后 12 小时内开始排泄,3～4 天排完,若超过 24 小时还未见胎粪排出,应检查是否为肛门闭锁。足月儿肝葡萄糖醛酸转移酶的活力较低,是出现生理性黄疸及对某些药物解毒能力低下的原因之一。

(五)血液系统

由于胎儿期处于相对缺氧状态,故足月儿出生时血液中红细胞数和血红蛋白量较高,血红蛋白中胎儿血红蛋白(HbF)约占 70%,后渐被成人血红蛋白(HbA)替代。由于胎儿血红蛋白对氧有较强的亲和力,氧离曲线左移,不易将氧释放到组织,所以新生儿缺氧时发绀不明显。足月儿刚出生时白细胞数较高,第 3 天开始下降。足月儿血容量为 80～100 mL/kg。

(六)泌尿系统

足月儿一般生后第 1 天排尿,如生后 48 小时无尿,需要检查原因。新生儿肾小管稀释功能尚可,但肾小球滤过率低,浓缩功能较差,因此排出同样量的溶质需比成人多2～3倍的水。新生儿排磷功能较差,因此牛奶喂养儿易导致低钙血症。

(七)神经系统

新生儿脑相对较大,重300～400 g,占体重10%～12%(成人仅2%)。新生儿期间视觉、听觉、味觉、触觉、温觉发育良好,痛觉、嗅觉(除对母乳外)相对差些。足月儿出生时已具有原始的神经反射,如觅食反射、吸吮反射、握持反射、拥抱反射和交叉伸腿反射。由于锥体束发育不成熟,正常新生儿也可出现巴宾斯基征、凯尔尼格征、佛斯特征阳性。

(八)免疫系统

胎儿可从母体通过胎盘得到免疫球蛋白IgG,因此不易感染一些传染病如麻疹;而免疫球蛋白IgA和IgM则不能通过胎盘传给新生儿,因此新生儿易患呼吸道、消化道感染和大肠埃希菌、葡萄球菌败血症。新生儿单核-吞噬细胞系统和白细胞的吞噬作用较弱,血清补体比成人低,白细胞对真菌的杀灭能力也较低,这是新生儿易患感染的另一种原因。人乳的初乳中含较高分泌型免疫球蛋白IgA,应提倡母乳喂养,提高新生儿抵抗力。

(九)体温调节

新生儿体温调节功能差,皮下脂肪较薄,体表面积相对较大,容易散热,其产热主要依靠棕色脂肪的代谢。新生儿的环境温度要适宜。室温过高时足月儿能通过皮肤蒸发和出汗散热,但如体内水分不足,血液浓缩而出现发热,称"脱水热";室温过低时则可引起体温低下或寒冷损伤综合征。

(十)能量、水和电解质需要量

新生儿总的能量需要为:出生后第1天209.2～313.8 kJ/kg(50～75 kcal/kg),以后增至每天418.4～502.1kJ/kg(100～120 kcal/kg)。其体液总量占体重的65%～75%,每天液体需要量为:第1天为60～80 mL/kg,第2天为80～100 mL/kg,第3天以上为100～140 mL/kg;钠、钾每天需要量各约1～2 mmol/kg。新生儿患病时易发生酸碱失衡,其碳酸氢盐的肾阈值低,肾处理酸负荷能力不足,故特别容易发生代谢性酸中毒,需及时纠正。

(十一)常见几种特殊生理状态

(1)生理性体重下降:新生儿出生数日内,因丢失水分较多,出现体重下降,但一般不超过10%,生后10天左右,恢复到出生时体重。

(2)生理性黄疸:于新生儿出生后2～3天出现,4～5天达高峰,2周内消退,除皮肤及巩膜黄染外无临床症状,肝功能正常,血中非结合胆红素增加。

(3)乳腺肿大:生后第3～5天,男、女足月新生儿均可发生乳腺肿胀,如蚕豆到鸽蛋大小,系出生后母体雌激素影响中断所致。一般不需处理,切勿强行挤压,以免继发感染。生后2～3周内消退。

(4)口腔内改变:新生儿上腭中线和齿龈切缘上常有黄白色小斑点,分别俗称为"上皮珠"和"板牙",系上皮细胞堆积或黏液分泌物积留所致,于生后数周至数月自行消失。其两颊部的脂肪垫,俗称"螳螂嘴",对吸乳有利,不应挑割,以免发生感染。

(5)假月经:有些女婴生后5～7天阴道可见带血性分泌物,持续2～3天,称假月经。因妊娠后期母亲雌激素进入胎儿体内,生后突然中断,而形成类似月经的出血,一般不必处理。

二、常见护理问题

(一)有窒息的危险
与溢奶和呕吐有关。

(二)有体温改变的危险
与体温调节功能不完善有关。

(三)有感染的危险
与新生儿免疫功能不足有关。

（四）有受伤的危险

与没有自我防卫能力有关。

三、护理措施

（一）新生儿室要求

有条件的医院应设立新生儿病区或在病区中设立新生儿病室，并应安置在阳光充足、空气流通的朝南区域。病室内最好备有空调和空气净化设备，保持室温在 24～26 ℃、相对湿度在 55％～65％。每张病床占地面积为 2.5 m²，床间距离为 60 cm 以上。规模较大的病区应设入院观察室、危重监护室、足月儿室及早产儿室，另配 1～2 间空房间，供临时隔离或空气消毒时轮换使用，条件许可的还应设置血气分析等检查室。

（二）保持呼吸道通畅

（1）在新生儿娩出后开始呼吸前，应迅速清除口、鼻部的黏液及羊水，保持呼吸道通畅，以免引起吸入性肺炎。

（2）经常检查鼻孔是否通畅，清除鼻孔内的分泌物。

（3）保持新生儿适宜的体位，一般取右侧卧位，如仰卧时避免颈部前屈或过度后仰；给予俯卧位时，需专人看护，防止窒息。

（4）避免随意将物品阻挡新生儿口鼻腔或按压其胸部。

（三）维持体温稳定

新生儿体温调节功能尚不完善，因此应有足够的保暖措施，保暖方法有头戴帽、母体胸前怀抱、母亲"袋鼠"怀抱、热水袋、婴儿培养箱和远红外辐射床等。使用时因人而异，最好使婴儿处于"适中温度"的环境，"适中温度"系指能维持正常体核及皮肤温度的最适宜的环境温度，在此温度下，身体耗氧量最少，蒸发散热量最少，新陈代谢最低。此外，值得引起注意的是接触婴儿的手、仪器、物品等均应预热，以免导致传导散热。

（四）预防感染

（1）建立消毒隔离制度和完善的清洗设施：要求人人严格遵守，入室更衣换鞋，接触新生儿前后勤洗手，避免交叉感染。每季度对工作人员做 1 次咽拭子培养，对带菌者及患感染性疾病者应暂时调离新生儿室。病室应该使用湿法进行日常清洁，安装空气净化器，并要定期进行全面的清洁消毒，病室每月一次空气培养。

（2）脐部处理：一般在新生儿分娩后 1～2 分钟内结扎，遵守无菌操作，消毒处理后包扎脐残端。同时应每天检查脐部，一天二次用 3％过氧化氢溶液洗净后，再用 5％聚维酮碘溶液消毒，直至脐残端脱落，脐凹干燥。如有感染可局部使用抗生素。

（3）皮肤护理：新生儿出生后，初步处理皮肤皱褶处的血迹，擦干皮肤后给予包裹。每天沐浴 1 次，达到清洁皮肤和促进血液循环的目的。同时检查皮肤黏膜完整性及有无肛旁脓肿等情况。

（五）供给营养

（1）喂养：正常足月儿提倡早哺乳，一般生后 0.5 小时左右即可给予母乳喂哺，鼓励按需喂奶。确实无法母乳喂养者先试喂 5％～10％葡萄糖水，如无消化道畸形及吸吮吞咽功能良好者可给予配方乳。人工喂养者，奶具专用并消毒，奶流速以能连续滴出为宜。

（2）磅体重：定时、定磅秤，每次测定前均要调节磅秤零位点，确保测得体重的精确度，为了解营养状况提供可靠依据。

（六）确保新生儿安全

避免新生儿处于危险的环境，如高空台面，可能触及的热源、电源及尖锐物品。工作人员的指甲要短而光滑。

（七）健康教育

（1）促进母婴感情建立：目前国内外均大力提倡母婴同室和母乳喂养。因此，如母婴的情况允许，婴儿出生后，应尽早(30分钟内)将新生儿安放在母亲身旁，进行皮肤接触，鼓励早吸吮，促进感情交流，以利于婴儿身心发育。

（2）宣传育儿保健常识：向家长介绍喂养、保暖、预防感染、预防接种等有关知识。

（3）新生儿筛查：护理人员应了解新生儿筛查的项目，如先天性甲状腺功能低下症、先天性肾上腺皮质增生症、苯丙酮尿症和半乳糖血症等，按要求进行筛查。

四、出院指导

（一）喂养

1.提倡母乳喂养

母亲患有结核、肝炎等传染病时，不能再喂母奶；遇患重感冒、发热等暂停母乳喂养。有上述情况、无母乳或母乳不足时可选用专为婴儿配方的奶粉。

2.人工喂养儿应注意几点

（1）奶粉冲配法：按容量1∶4(1份奶粉∶4份水)配成全奶。奶粉不能冲得过浓或过稀，以免引起消化不良或营养不足。

（2）奶量：一周内30～45毫升/次，二周内45～60毫升/次，半月以上75～100毫升/次，每隔3小时左右喂一次。个别婴儿奶量视消化功能和需要而定。

（3）喂奶前试奶的温度：将奶滴在手腕内侧，以感觉温而不烫即可。喂奶时奶液要充满奶头，不要使婴儿吸入空气而引起吐奶。最好抱起婴儿或托起婴儿头肩部，并将其头侧向一边喂奶。

（4）吃奶后应竖抱，轻拍背部，让其嗳气后方可放下，以免吐奶。

（5）奶粉最好现配现喂，若一次配好宜冰箱冷藏，时间不超过12小时。每次喝剩的牛奶不能留至下次再喝。

（6）配奶和喂奶前均须洗净双手，奶瓶和奶头至少每天煮沸消毒一次，每次用后，用开水冲洗并盖上干净纱布。

3.喂奶时须特别小心

若出现呛咳、憋气、面色发紫时应立即停喂，头低侧卧，拍背驱出气道内奶汁后急送医院。

4.观察婴儿是否吃饱

吃奶后婴儿精神活泼，不哭，能安静入睡3～4小时，体重增长每月在0.7 kg以上，说明奶量足够；如常哭闹不安，伴吸吮动作，吃奶后仍哭闹，说明奶量不足，需加量。新生儿奶量每次加15 mL左右。

（5）天气炎热时须在两次喂奶间适当喂些水。

（二）观察婴儿大便

（1）母乳喂养的小儿大便呈金黄色、糊状，每天3～4次。

（2）人工喂养儿大便为淡黄色，较干，有时可有白色小凝块，每天1～2次。

（3）泡沫样绿色大便、酸臭、婴儿腹部胀气，是由于糖太多，应减少糖的进量。

（4）大便干燥，有白色硬结块，臭味重，是因为蛋白质过多，没有完全消化，应减少奶量。

（5）绿色、黏液大便，量少、次数多，婴儿哭闹不安，可能奶量不足，应增加奶量。

（6）大便中粪与水分开、色黄、有不消化奶瓣、次数增多，为消化不良，可延长吃奶间隔时间、稀释奶液或口服助消化药，必要时去医院就医。

（7）大便次数多、水分多、似蛋花汤样或黏液脓血、有腥臭味，需立即去医院治疗。

（三）皮肤护理

（1）小婴儿衣服宜用柔软棉质布制作，穿着宜宽松，衣服不用纽扣以免损伤皮肤，开襟衫带子不能扎得过紧，避免擦伤腋下皮肤；久藏箱子的衣服，要晒洗后再穿，因个别婴儿接触樟脑丸后会产生溶血。

（2）每天需洗脸、洗手、洗臀部，注意头颈、腋窝、肘弯、会阴部、手心、指缝等处的清洁。脐带脱落者夏天每天洗澡，冬季每周1～2次。洗澡前要提高室温至29～30℃，洗澡时动作轻柔、及时擦干，可在皮肤皱褶部位扑爽身粉（将粉倒在手心里再均匀抹在婴儿身上，避免将粉吸入），并及时修剪指甲。对婴儿的皮肤、黏膜切勿针刺或艾灸，以免感染。

（四）脐部护理

脐带未脱落或脱落后脐窝仍潮湿者，每天用3％过氧化氢溶液洗净后，再用5％聚维酮碘溶液消毒两次，并保持局部清洁干燥，避免洗澡水和尿液污染脐部。如脐部有血或脓性分泌物，应去医院诊治。

（五）臀部护理

新生儿尽量不用纸尿裤，宜选用浅色、柔软、吸水性好的旧棉质尿布，并及时更换。每次便后用温水轻轻洗净臀部，用软毛巾吸干水分。轻度臀红时可给予呋锌油涂敷；若皮肤有破损，可在洗净臀部后涂红霉素软膏或爱疗素软膏，并采用臀部暴露疗法。

（宁向梅）

第二节　早产儿与低出生体重儿管理

一、呼吸系统管理

随着新生儿重症监护医学的进步和产前糖皮质激素、表面活性物质及无创通气的广泛应用，早产儿尤其超低出生体重儿（extremely low birth weight infants，ELBWI，出生体重小于1000 g）生存率逐年提高。由于这些早产儿生理不成熟，出生早期常需呼吸支持，各种出生前后不良刺激导致支气管肺发育不良（broncho pulmonary dysplasia，BPD）的发生。为减少肺损伤、提高早产儿生存率及生活质量，过去40年间新生儿学者在诸多方面进行了有益的探索，使早产儿呼吸管理策略不断完善。

（一）出生前管理

早产常有先兆，允许足够时间进行干预，包括宫内转运、胎膜早破者应用抗生素、早期用药延迟出生等。常用药物为糖皮质激素，推荐用于胎龄小于35周有先兆早产的孕妇，其主要作用为促进肺成熟。

（二）分娩室的呼吸支持

主要针对ELBWI。由于缺乏表面活性物质，这些未成熟早产儿出生后需要适当呼吸支持，主要包括外源性表面活性物质替代治疗及鼻塞持续正压（CPAP）通气，胎龄小于28周的可能需要辅助通气。

1.氧气及复苏

血氧饱和度监测为呼吸支持提供了客观依据，但出生后数分钟内理想的血氧饱和度范围尚不清楚。胎儿宫内血氧饱和度为30％～40％，应避免生后短期内血氧迅速升高。学者建议ELBWI复苏时应以空气开始，五分钟内缓慢使血氧饱和度升至90％，故应有空氧混合气用于复苏。

2.气管插管

随着产前糖皮质激素的应用，ELBWI出生状况已明显改善，多数早产儿出生后不需机械通气即可建立自主呼吸。应根据呼吸情况决定是否需要复苏及其方式，目前主张胎龄小于27周的早产儿应尽早经气管插管给表面活性物质。

（三）无创性呼吸支持

CPAP是一种创伤性极小的无创性呼吸支持模式，用于心率正常，FRC及自主呼吸建立缓慢、有自主呼吸的新生儿。早期鼻塞持续气道正压（ENCPAP）可替代气管插管和机械通气，降低肺损伤程度，还可减少表面活性物质的应用、缩短机械通气时间。

（四）表面活性物质（surfactant）治疗

外源性表面活性物质具有降低表面张力、改善肺顺应性、增加氧合的作用。由于经气管插管提供表面活性物质为有创性,母亲接受产前糖皮质激素治疗者,RDS发生率逐渐下降,目前多数学者主张诊断明确后再应用。

欧洲RDS管理指南建议:①有RDS高危因素的早产儿,给予表面活性物质可降低死亡率及气漏发生;②胎龄小于27周者,生后15分钟内应预防性应用表面活性物质,预防性应用还可用于胎龄26～30周需在分娩室气管插管者或母亲产前未接受糖皮质激素治疗者;③早期提供表面活性物质用于明确诊断RDS的新生儿;④对于进行性加重的RDS,需持续吸氧、机械通气或CPAP通气压力6 cmH₂O,吸入氧浓度50%以上,可考虑第二次或第三次应用表面活性物质;⑤CPAP下需机械通气者,第二次应用表面活性物质;⑥在降低气漏及病死率方面,天然表面活性物质优于合成表面活性物质;⑦只要新生儿稳定,应尽早拔管,改为CPAP通气,缩短机械通气时间。

（五）机械通气（mechanical ventilation,MV）

各种呼吸模式的建立为早产儿生后呼吸支持提供了不同的通气及监护模式,无论以哪种模式通气,均应尽量缩短通气时间,尽早拔管以CPAP支持。MV有两种方式,即间歇正压通气（IPPV）及高频振荡通气（HFOV）,其原理是用适当的呼气末压（PEEP）维持肺容量（IPPV）或以持续扩张压（continuing distending pressure,CDP）使肺在整个呼吸周期中保持扩张（HFOV）。

（六）吸入一氧化氮（iNO）

1.指征

(1)足月及近足月儿原发及继发性PPHN。继发于各种肺实质疾病的PPHN,常于应用表面活性物质后与高频振荡通气同时应用,迅速改善氧合。

(2)早产儿:仅用于超声证实的PPHN患者。

(3)预防早产儿BPD。

2.方法及剂量

iNO通过呼吸及管路提供。开始剂量20×10^{-6},当FiO_2降至60%以下,患者稳定6小时,试行逐渐降低浓度。

3.监护

(1)高铁血红蛋白（metHb）大于7%时,应尽量停用或给予相应治疗。

(2)出院前听力测定。

二、早产儿发展性照顾

（一）前言

人类的脑部发展在怀孕最后3个月及出生后的头一段时间成长得最为快速,大脑皮质于受孕6周后就开始发育。神经元的移行自第八周开始,于24周达高峰。组织化自第7周开始,第5个月达高峰,一直到出生后几年间仍持续进行。这个过程包括神经元的排列、次序、神经元之间的连接及刺激与抑制连接间之平衡。脑回数目在怀孕6个月底开始增加,成鞘化则在出生至九岁中达高峰,一直持续进行到40岁左右。从24周左右开始,同时有分化性的细胞死亡及退化,可以根据个别神经元的预期需求而调整,对脑部组织的弹性发展极为重要。而感觉的输入会影响何种神经元会被留下来,何种神经元会被消除。

在胎儿时期,感觉系统发展的顺序是触觉、前庭感、嗅觉、味觉、听觉,最后是视觉。但是当早产儿出生后,在新生儿加护病房中他所接触到的感觉刺激最多的是视觉及听觉,其他的感觉输入相对少很多。当感觉输入与他的发展预期不一样时,可能会造成感觉输入的超载及压力,而影响到正常的神经发展。过早启动皮质的路径,可能抑制日后的分化而干扰脑部适当的发育及雕塑,尤其是与复杂的思维过程、注意力及自我调适有关的前叶连接。以脑部磁共振摄影检查比较早产儿及足月儿,可以发现早产儿即使到了预产期其前叶发展及胼胝体的发育仍然较足月婴儿差。以早产儿行为评估工具用于早产儿到达预产期后的两周检查,其表现仍然较足月婴儿差。

早产儿需要的是母亲的子宫、自己父母的身体及其家人的社会互动。Winnicott早在20世纪70年代就提出,对婴幼儿而言,依赖是必要的。儿童的成长过程就是由一个完全依赖迈向独立的过程。当婴儿被孤立太久没有和人接触时,他们会感觉到家庭破碎不完整,以致堕落并失去希望。但是如果有好的照顾时,破碎不完整的感觉会转变为放松及休息;堕落感会转变为被照顾的欢愉。当依赖的需求被持续满足时,对关系的失望将转变为自信,知道即使当他独自一人时也有人在意他且照顾他。对早产儿的父母而言,早产的过程也使得他们成为父母的过程被迫早产。正常的父母在经过一段足月的孕育准备后,在婴儿生下来之后持续和他们的婴儿在一起一段相当的时间;然后他们的小孩逐渐成长独立,而终于离开父母的怀抱。但是当婴儿提早来到世上时,父母也被迫和他们的小孩提早分开,这常使得他们不知所措。因此Winnicott也说:"当母亲有做母亲的简单能力时,我们不应去干扰。"因为此时她可能因为不了解,而不知道去争取自己的权利。她所知道的是,她受伤了。只是这个伤痛不是骨头断了或是皮肤擦伤,而是她的婴儿。

新生儿的安危直接影响家庭的整体平稳性,因此新生儿护理扮演着极重要的角色。新生儿专业护理对刚出生的危重婴儿医学监护在过去30年里已经有了长足的进步。胎龄24周、出生体重<1000 g的早产儿存活并非少见,新生儿存活率虽然提高了,但也存在很多的后遗症,比如脑性麻痹、智力迟钝、神经性耳聋以及视力障碍,而且常常是多种残疾同时存在。

所以早产儿仍面临发展上的问题。尽管围产医学正努力减少早产,加强对胎儿异常以及致命疾病的诊断,但目前还几乎没有证据显示在不久的将来,已知的预防措施可以消除这些问题。因此,在重症监护的过程中,NICU不再仅仅是让这些婴儿活下来,而且要产生良好的远期效果。这就要求护理人员在早产儿的照顾上不但要顾及急性期的需要,更要以减少恢复期或成长期并发症为照顾宗旨。自20世纪90年代起,发达国家的医务人员已开始对早产儿发育性照顾进行研究,根据相关研究发展性照顾已显示出能改善早产儿特别是极低体重儿的预后,目前在国外被广泛应用早产儿特别是极低体重儿的照顾。

(二)发展性照顾的概念

所谓发展性照顾就是视早产儿是一个主动参与的合作者,相信早产儿的行为可以提供照顾上最好的指标,同时支持监护中心的工作人员计划及执行对早产儿及家人的照顾,支持监护中心的工作人员帮助及促进早产儿及家人间的相互协调。因此早产儿或新生儿的照顾将是一个团队的照顾,除了新生儿科或监护中心医师、护士之外,社工人员、物理师、呼吸治疗师等相关人员与父母一起照顾早产儿或新生儿;另外有一个发展团队可以支持所有的工作人员执行他们的工作。这样的照顾是有持续性的,根据婴儿的表现及需求来调整照顾的步伐;提供适当的个人化的体位;个人化的喂食计划;提供皮肤对皮肤接触的机会。在各种评估检查中,父母都参与合作,支持婴儿过程中的舒适。提供安静平稳的环境,支持家人的舒适性。

(三)发展性照顾的理论依据

1.胎儿在宫内的环境

胎儿在子宫内声音分贝低频率,母亲活动作息有规律性,温暖,环境幽暗舒适,无侵入性刺激,有安全感。胎儿在妈妈子宫内动一下,给妈妈带来无比的喜悦,同时对胎儿来说因为碰到了妈妈,觉得很安全。

2.早产儿宫外环境

提早出生的早产儿刺激缺乏规律性,疼痛无法预期,杂音高频率及高分贝,无日夜之分,光线明亮刺眼,肢体活动无边界感,非预期侵入性操作频率高。

3.早产儿各系统发育不完善

(1)神经传导系统发育不完善:神经轴突、树突分支有限;神经元间相互连接有限;神经递质变化有限;髓鞘形成不足影响冲动传导。早产儿神经发育不完整的表现:行为状态缺乏规律,无法维持较长时间的清醒,肌张力增高或降低,体位及肢体协调能力差,缺乏原始反射:拥抱反射、握持反射、觅食反射。

(2)早产儿其他问题:神经行为协调能力差,慢性肺发育不良,支气管肺发育不良,颅内出血,坏死性小肠炎,感官系统异常(听力、眼睛、喂食),难以安抚,无法适应外界,身体抽搐,自主神经反射改变。例如:①吸吮-吞咽-呼吸协调能力差;②不成熟免疫能力及神经系统:易感染和脑室内出血;③体温控制能力不成熟;④较无体力长期维持某一体位因应或对抗地心引力;⑤较无能力对抗或因应外界刺激。

4.NICU 环境对早产儿的影响

NICU 的护理环境中的许多因素已经被确定是引起重症或早产儿不良刺激的潜在来源。研究表明来自 NICU 的有害刺激是导致终身残疾的重要原因,而且可能成为一种对重症患儿、早产儿的致命打击。NICU 环境中的有害因素包括光线和噪声、不舒适的体位、各种检查和操作、和父母分离。

(1)噪声对早产儿的影响:①降低血氧饱和度;②增加颅内压力;③增加呼吸及心跳速率;④刺激屏息及心跳减慢的机会;⑤使皮肤出现花纹般的微细血管收缩;⑥使睡眠受到干扰;⑦使生长激素降低不利发育。

NICU 噪声来源:电话铃声、人员交谈声、医护人员交接班声、仪器搬动声、开门关门声、仪器使用机械声、流水洗手声、监视器或仪器报警声、暖箱开关门声,奶瓶置放声等等。

(2)光线对早产儿的影响:光线对早产儿脑部发育有很大影响,光线刺激可使早产儿视网膜病变(retinopathy of prematurely,ROP)发生率增高,生长发育缓慢,持续性照明能致早产儿生物钟节律变化和睡眠剥夺。然而,大多数新生儿病房都采用持续的、高强度荧光照明。因此,必须采取措施,减少光线对早产儿的刺激,如拉上窗帘以避免太阳光照射,降低室内光线,暖箱上使用遮光罩,营造一个类似子宫内的幽暗环境。24 小时内至少应保证 1 小时的昏暗照明,以保证宝宝的睡眠。降低光源可促进睡眠,减少肢体活动,促进喂食,增加体重,并减少视网膜病变。

NICU 光线来源:治疗光线、自然光线、室内照明灯、暖床照明灯。

NICU 噪声及光线:①噪声:电话声 65 dB,监视器报警 55~88 dB,暖箱门关闭 79 dB,人员说话 80 dB,平常家庭婴儿所接触的分贝量是 40 dB。国外调查资料显示,在 NICU 中声音的水平在 50~90 dB,最高可达 120 dB,远远超过 1994 年美国环保署(EPA)推荐的白天 45 dB,晚上 35 dB 的指数。美国儿科学会建议新生儿加护病房暖箱内的噪声不超过 60 dB。②光线:NICU 光线明亮度约 60~90 foot-candles,加热灯200~300 foot-candles,照光机器300~400 foot-candles,日光>1000 foot-candles。美国儿科学会建议新生儿加护病房光线明亮度是60 foot-candles,特殊治疗时 100 foot-candles。

(3)体位、姿态对早产儿的影响:长时间俯卧可导致肩内缩、颈部过度外转及肩部后仰。国外有资料报道俯卧位可以减少早产呼吸暂停的发作和周期性呼吸,改善早产儿潮气量及动态肺顺应性,降低气道阻力。俯卧位对于改善早产儿呼吸和肺功能有很大作用。仰卧位时臀部和膝关节放松,容易建立脚的支撑,还可避免颈部伸展。但仰卧可增加惊吓反射及导致睡眠障碍。

俯卧和仰卧血氧分压研究:Fox&Molesky(1990)针对 25 位呼吸窘迫插管早产儿研究发现,俯卧动脉血氧分压 9.5 kPa(71.5 mmHg);仰卧动脉血氧分压 9.5 kPa(65.2 mmHg)。

早产儿肩膀的发展:Georgieff&Bernbaum(1986)发现,46%早产儿在 18 个月时发现有肩膀挛缩现象,无法屈曲其肩膀,限制婴儿爬行、坐起及持物,影响第一年的发展。

早产儿头部的塑性:扁平头是因颈部肌肉张力较差,头部重量偏向侧边,而导致颜颅变形;长时间的使用 CPAP 固定头部,使头部发展受限;特征是高而窄缩的前额,长型而窄的脸面,影响外观;长期仰卧或俯卧可导致髋部关节外翻,扁平变形,W 形手臂,形成类似青蛙式的姿势和早产儿髋部的姿势。

(4)各种检查和操作对早产儿的影响:可导致早产儿氧饱和度和生理状态的不稳定,对神经系统发育产生潜在的不良影响。

(5)与父母分离的影响:使父母产生恐惧、失控、不确定和无信心。

(四)早产儿的行为规律

由于早产儿不会说话,因此沟通的桥梁有赖行为表现,行为表现除了神智状态之外尚包含肢体、脸部表情、肠胃活动以及中枢神经操控的心跳、呼吸、肤色等变化。新生儿行为表现与中枢神经系统完整性息息相关,在清醒期新生儿的肌肉组织活动力与反向表现最佳,此代表行为状态(中枢功能)是主导互动主要因素,行为状态(behavioral state)与肌肉张力协调能力代表其是否能接受外界刺激或自外界互动过程中受益,著名的新生儿医师 Dr.Brazelton 将新生儿行为状态分为 6 期(deep sleep 深睡眠,light sleep 浅睡眠,drowsy 嗜睡,alert 清醒,active 活跃,crying 哭吵),并表示在不同的行为状态中新生儿对外界刺激均有不同反应,唯有当新生儿是清醒时,所有的互动方显得有意义(因为婴儿可以接收信息并能提供反应)。Dr.Brazelton 认为评估新生儿的行为反应的意义着重于以下几点。

(1)新生儿是否能选择外界刺激或互动并能出现较一致的反应的能力。

(2)新生儿是否能有自己控制自己的行为状态或意识形态的能力,以接受有利于己的良性互动或自负向互动中保护自己。

(3)新生儿是否有维持平稳的肌肉张力、良好肢体活动或行为状态的能力,或能否进行自我安抚行为(如吃手指,紧抓物品)。

(4)新生儿是否维持平稳生理状态之能力(肤色、体温、呼吸、心搏、肌张力)。

由此可见,行为状态是婴儿调适刺激的工具,因为行为会说话且有其特殊意义,由于婴儿不会说话,沟通的桥梁有赖于行为表现,行为表现除了神智状态之外尚包含肢体、脸部表情、肠胃活动以及中枢神经操控的心跳、呼吸、肤色等变化。

(五)高危险新生儿照顾理念的演变

随着时代的进步,对高危险新生儿的照顾方法上也逐渐地改变,在尝试与错误中我们领会早产儿的韧性,也更确定适当的照护方向,但这一步一脚印也为新生儿照护奠定基石。然而在时间的洪流中,我们是否察觉每送一位没有后遗症的早产儿出院,就等于为社会省医疗成本,也更凝聚家庭的完整性,也为一个新生命开启有意义的人生旅程,因此我们的任务何其重要。

因为早产和危重婴儿神经系统发育不完整,不能控制正常的生理和行为反应所以无法适应环境。这一认识大大地转变了 NICU 的监护观念并通过改变监护环境和监护活动,也促进了护理人员对早期有害刺激的预防。国外很多的 NICU 改变了以工作程序为中心的护理模式,发展成以个体生长发育需求为中心的护理。

个体化发展的护理强调照护新生儿时顾及其个别性,将新生儿视为一整体,只有在神经系统、行为状态、肌肉张力或活动力、自我规律与安抚行为上维持平衡,方能接受外界刺激或在互动的过程中受益。

由环境的改善开始做起,着重早产儿的个别性,呼吁提供规律性的照护措施,以行为表现作为提供护理的参考及个体化发展的护理。

(六)发展性照顾的实施方法

1.合理摆好早产儿体位

体态的不恰当使肌肉长期处于收缩或伸展状态,能量消耗多。正确的早产儿体位能促进肢体的伸展与屈曲以达平衡,增加肢体的支持以使肢体能趋向身体的中心部位,以便日后发展手-嘴统合能力,促进身体的对称性以便身体的屈曲及伸展能有平衡,预防不正常姿势及变形。

(1)俯卧:四肢屈曲配合髋关节屈曲以预防髋关节的外翻,可用小毛巾轻微地抬高骨盆,使前膝能承受重量,可在婴儿两侧以床单形成穴巢以提供触觉刺激及边界感,适当地包裹婴儿并使手能靠近嘴。

(2)侧卧:在婴儿背部提供支持,以预防背部的弓起,有利手臂的屈曲,利于吸吮,使用软枕置放于下肢之间,以维持下肢于正中体位置,放一片尿布于髋关节下以利关节的稳定,并轻微提高骨盆,促进髋部屈曲,协助上方的大腿屈曲。

(3)仰卧:头部可使用小枕支持维持正中,减少颅内压波动,使头部下巴向前胸,颈部避免过度屈曲及伸展,肢体的两侧给予穴巢式的支持,肩膀给予支持以减少肩膀外翻,两臂向前,置中屈曲,并使其有机会将手靠近嘴,屈曲髋部及膝关节,以小毛巾在膝下方支持,并在足部给予支持性的对抗。

(4)其他与体位相关的因素:尽量包裹早产儿并露出双臂使之能自由地靠近脸部,使用符合规定的水床以促进感发育,使用持续性气道正压通气(CPAP)时注意头部固定处勿太紧,使用氧气罩时尽可能使用较大尺寸的氧气罩。在进行护理活动时尽量让早产儿手握东西。

2.建立适当的环境

在新生儿重症监护病房的新生儿,其发育和行为发展不仅取决于出生体重、胎龄和临床过程,而且也取决于新生儿 ICU 的环境(光、声、医护程度)以及住院期间父母的互动。

(1)护理早产儿时的环境要求:降低灯光及噪声、遮盖暖箱以减少灯光刺激、限制收音机床旁的使用。

(2)护理人员应尽力营造一个安静的环境,如说话轻柔,尤其是在靠近婴儿时降低音量(彼此提醒,标志),最好不在早产儿暖箱或床旁说话,走动轻柔、避免穿响底鞋,轻柔地开关暖箱不要用力摔碰暖箱门,避免敲击暖箱等;注意暖箱马达声的刺激,勿置放仪器在暖箱上以减少震动刺激;监护仪及电话声音设定于最小音量,及时地回应监视器报警以减少噪声;注意呼吸机的管道勿积聚水分以避免噪声或震动。

3.促进早产儿适应

(1)每次护理早产儿时仅对其施与一项护理措施,并观察其反应以避免过度刺激,集中护理(但不过度刺激)以使其能有不被打扰的睡眠时段,在执行集中护理时如患儿出现疲惫时给予休息时段以促进其复原,勿突然地惊醒早产儿,在治疗前轻柔地唤醒或触摸患儿使其有所准备,在治疗后停留在患儿声旁观察患儿表现,以及了解是否出现异常行为,当患儿出现异常行为时,提供静止期以利早产儿恢复,并继续评估患儿。

(2)接触早产儿时,针对婴儿的肢体提供支持,在翻身、抽吸、给予侵入性治疗时多给予肢体支持,使其保持屈曲体位,以减少其不适及异常行为反应;肢体的支持可借助手、毛巾、床单、枕头、柔软衣物及玩具,使其双手,双腿靠近身体中线,呈屈曲体态使其更容易维持稳定的生理及肢体活动系统。

(3)俯卧时使其肢体屈曲,使用毛毯或毛巾以支持前胸;如无法俯卧,可使其侧卧,并使其肢体屈曲。

(4)接触早产儿时护理前后要有安抚动作促进恢复生理平稳,在量 TPR,换尿布,进行侵入性治疗,口鼻胃管喂食,协助更换体位,经口腔吸引时,早产儿出现自我安抚抓握动作时,多给予轻柔的帮助,以减少能量的消耗。

4.针对早产儿给予非营养性吸吮

在喂食前或处置前后使用安抚奶嘴可促进清醒行为状态以利喂食吸吮;减少哭泣;提高氧饱和度;促进尽早经口进食;促进体重增长;促进喂食的消化;促进口腔满足感;安抚婴儿,特别是在侵入性治疗之后。

5.促进早产儿的自我安抚及控制行为

使用毛巾或床单制作早产儿的"鸟巢",使其能安适地睡在鸟巢中,脚能触及衣物,手能触及毛巾床单,能感觉边际,使其感觉安全;可使用毛巾包裹婴儿使其肢体屈曲,包裹时确定婴儿的手能触及面部,使用面罩时考虑能包含头及手,促进头手互动;适当使用水床,摇篮以促进韵律感;提供奶嘴使其能有机会进行非营养性吸吮(提高血氧饱和度,降低心跳,促进睡眠,减少身体无意义活动,有利增加体重)。

6.促进父母的参与

(1)指导父母学习认识早产儿的行为及其意义,以增进父母对患儿的信心及认可,让父母参与早产儿的照顾,使其有机会学习,并建立信心,促进父母与患儿的互动,每天以电话联络早产儿的情况,减少焦虑,成立早产儿家长联谊会使父母分享照顾早产儿的心情。

(2)袋鼠式护理的开展:皮肤与皮肤接触和袋鼠式护理最初被用于早产儿保暖的方式,现在袋鼠式护理已经作为一种促进早产儿神经行为的发育、亲子关系和鼓励母乳喂养的干预措施被广泛应用在北美和欧洲的新生儿重症监护室中。袋鼠式护理是将病情允许的只包有尿片的早产儿俯卧放在父母裸露的胸口,然后盖上毯子,从而使父母与早产儿的皮肤直接接触。这种方式会给早产儿提供温暖的环境,父母胸廓的起伏会刺激早产儿前庭感觉,皮肤与皮肤的接触提供触觉感受。父母的气味和母亲柔和、安静的说话声音,呼吸声和心跳声提供听觉感受。这样,所有的早产儿早期发育所需的感觉输入都可得到满足。父母可根据婴儿的个体需要和耐受程度,每天给予早产儿1~2次的袋鼠式护理,每次 60 分钟或更长。应注意:早产儿需持续监护生命体征,必要时应提供保暖措施并监测体温;保护父母的个人隐私,着重指导父母如何观察与汇报早产儿的表现。

(七)早产儿发展性护理的预期结果

(1)在给予护理及措施时生命体征(心跳呼吸次数)变化小。

(2)在互动时或护理时能维持适当的肤色。

（3）促进体重增长,经口喂养开始的时间早。

（4）能促进喂食量的消化,减少胃残余量及反流。

（5）促进早产儿能出现平滑及协调的肢体活动。

（6）能适当地使用自我控制行为因应外界环境的刺激,以促进身体内部的平衡。

（7）能运用外界物质安抚自己。

（8）能促进治疗,减少住院日和住院费用。

（八）在执行发展性照顾上有几个重点

1.以过程为指引

不像以前的照顾都是以工作为导向,而是要依照婴儿的需求来调整我们的照顾。所以需要有弹性,不仅是要改善环境,还要注意婴儿的表现,给予个别化的照顾,这在一个急性的医疗工作环境中并不是很容易。

2.以关系为基础

强调照顾者与婴儿的关系建立,还有要支持父母与婴儿之间的关系建立,还有工作人员之间的关系都是很重要的。

3.系统导向

需要所有团队及整个病房的参与。

随着新世纪的来临,新生儿监护中心的照顾已经不再只是完成某些步骤、某些计划而已,而是开始以关系为基础,强调个人化及家庭为中心的照顾。早产儿只有一个脑部,而照顾的环境及行为都会影响他的塑造。每一个早产儿都是父母心爱的人。发展性照顾不仅是改变环境,提供婴儿及家人舒适的环境,更要求所有工作人员改变我们的工作形态,观察婴儿的行为,了解婴儿,思考我们的行为对婴儿可能会有的影响,然后给予适当的照顾。一个好的监护中心将可以提供支持婴儿、家人和所有工作人员持续成长发展的空间。

（宁向梅）

第三节　新生儿窒息与复苏

新生儿窒息（asphyxia of the newborn）是指生后 1 分钟内,无自主呼吸或未能建立规律呼吸而导致低氧血症和混合性酸中毒。凡能造成胎儿或新生儿缺氧的因素均可引起窒息。本病是引起新生儿伤残和死亡的重要原因之一,需要争分夺秒抢救。

一、临床特点

（一）胎动、胎心率改变

缺氧早期胎动增加,胎心率加快≥160 次/分;晚期为胎动减少或消失,胎心率减慢（<100 次/分）或消失。

（二）羊水呈黄绿或墨绿色

缺氧胎儿肛门括约肌松弛,排出胎粪污染羊水所致。

（三）Apgar 评分降低

0～3 分为重度窒息,4～7 分为轻度窒息,8～10 分为正常。如出生 1 分钟评分 8～10 分,5 分钟后复评降到 7 分及以下亦属窒息。窒息患儿 5 分钟再评分仍低于 6 分,神经系统损伤较大,预后较差（表 10-1）。

表 10-1　Apgar 评分标准

体征	0分	1分	2分
心率	无	<100 次/分	>100 次/分
呼吸	无	浅慢,哭声弱	正常、哭声响
肌张力	松弛	四肢稍屈曲	四肢动作好
刺激反应	无反应	少有动作,皱眉	咳嗽、喷嚏、哭
皮肤颜色	青紫或苍白	躯干红,四肢青紫	全身红

(四)部分患儿复苏后可出现各系统受损及并发症

1.呼吸系统

羊水、胎粪吸入性肺炎、肺透明膜病、呼吸暂停。

2.神经系统

颅内出血、缺氧缺血性脑病。

3.血液系统

出血倾向及 DIC。

4.消化系统

应激性溃疡、坏死性小肠结肠炎、肝功能损害。

5.泌尿系统

尿少、蛋白尿及管型,重者可发生急性肾小管坏死,有血尿素氮及肌酐增高、高钾血症等。

6.循环系统

心肌受损、三尖瓣闭锁不全、心力衰竭、心源性休克或肺动脉高压。

7.代谢紊乱

低血钙、低血糖或高血糖、酸中毒。

(五)辅助检查

1.血气分析

动脉血氧分压降低、二氧化碳分压增高、pH 下降。

2.血生化

血糖升高或降低、血钙降低、高血钾、心肌酶谱增高、血肌酐及尿素氮增高。

3.心电图

可有心肌受损改变。

4.胸部 X 线检查

可有肺气肿、肺不张等。

5.头颅 B 超或 CT 检查

缺氧缺血性脑病或颅内出血改变。

二、护理评估

(一)健康史

详细询问妊娠期孕母身体状况,产前的胎心和胎动以及破膜时间、胎盘脐带情况、胎位、产程长短、羊水情况等。

(二)症状、体征

评估皮肤颜色、呼吸情况、心率、四肢肌张力及对刺激的反应;观察皮肤、指甲有无胎粪污染;评估有无各系统受损表现。

（三）社会、心理

了解家长对小儿治疗预后的担忧和焦虑，对后遗症康复护理知识与方法的了解程度。

（四）辅助检查

了解血气分析电解质检查结果，尤其注意酸中毒程度及新生儿窒息时二氧化碳分压情况；了解血生化检查值及胸部 X 线摄片、头颅 B 超或 CT 检查结果。

三、常见护理问题

（一）不能进行有效呼吸

与肺动脉收缩、肺血管阻力增加、肺血流减少，羊水胎粪吸入，中枢神经系统受损有关。

（二）心输出量减少

与肺水肿、肺动脉收缩、液体转移到组织间隙、心肌受损有关。

（三）组织灌注改变

与低血容量、缺血有关。

（四）体温异常

与缺氧、体温调节中枢受损有关。

（五）有感染危险

与免疫功能低下、污染的羊水吸入有关。

（六）焦虑（家长）

与病情危重及担心预后有关。

四、护理措施

（一）早期预测

估计胎儿娩出后有窒息危险时应事先做好复苏准备。复苏必备物品：婴儿辐射保暖台（事先预热）、负压吸引器、吸引管（5Fr、6Fr、8Fr）、复苏皮囊及面罩、供氧系统、新生儿喉镜、气管插管（2.5 mm、3 mm、3.5 mm、4 mm）、胃管、脐静脉插管包、各种型号注射器、手套、胶布、听诊器、心电监护仪、氧饱和度监护仪等。复苏药品：1∶10000 肾上腺素、生理盐水、10％葡萄糖、5％碳酸氢钠、注射用水、多巴胺、纳洛酮、5％清蛋白等。

（二）正确复苏

熟练掌握复苏程序。新生儿娩出后立即对是否足月妊娠、羊水清否、有无呼吸及哭声、肌张力情况作快速评估，如果 4 个问题中有一个答案是"否"，则通常认为这个婴儿需要按顺序进行 ABCD 下列 4 种措施中的一种或多种。新生儿复苏过程中每隔 30 秒评估一次，并根据呼吸、心率、肤色同步评估决定是否需要进行下一步措施。

A（最初复苏步骤）：新生儿出生后快速评估新生儿羊水情况、呼吸及哭声、肌张力、是否足月，如回答有"否"，立即将婴儿置于已预热好辐射保暖台上或用预热的毯子裹住以减少热量散失。摆正体位，将头摆成"鼻吸位"（新生儿仰卧或侧卧，颈部轻度伸仰到吸气位置），为使新生儿保持正确体位，仰卧时可在其肩胛下垫一折叠的毛巾（垫高 2～3 cm）。迅速清理呼吸道，先吸口腔后吸鼻腔（因鼻腔较敏感，吸引鼻腔时比吸口腔时更容易受刺激而引发呼吸运动，易造成口腔咽部的黏液、羊水在清理之前被吸入肺内），过度用力吸引可能导致喉痉挛和迷走神经性的心动过缓并使自主呼吸出现延迟，因此应限制吸管插入的深度和吸引时间（<10 秒/次），吸引器的负压不超过 13.3 kPa（100 mmHg）。用温热干毛巾快速擦干全身。重新摆正头部，使颈部轻微伸仰保持气道最佳开放状态。如患儿仍无呼吸，可拍打或弹足底 2 次或沿身体长轴快速摩擦腰背皮肤 1～2 次来促使呼吸出现。如出现正常呼吸、心率＞100 次/分、肤色红润做好观察。如出现正常心率、呼吸，但有中心性发绀则予常压吸氧。如这些努力无效则需要正压通气。

B（正压通气）：如经上述处理仍无规律呼吸建立，出现持续呼吸暂停或喘息或心率＜100 次/分或婴儿经 100%浓度常压给氧仍持续中心性发绀,应进行正压通气。正压通气可使用气流充气式气囊、自动充气式气囊等设备。通气频率一般为 40～60 次/分(胸外按压时为 30 次/分)。最初的几次正压呼吸需要 2.9～3.9 kPa(30～40 cmH$_2$O)[早产儿 2.0～2.5 kPa(20～25 cmH$_2$O)],以后维持在 2.0 kPa(20 cmH$_2$O),如无法监测压力应该使用能使心率增加的最小压力。充分的人工呼吸应显示双肺扩张,可由胸廓起伏、呼吸音、心率及肤色来评价,如胸廓扩张不良可能与密闭不良、气道阻塞或压力不足有关,应重新调整面罩位置(面罩应正好封住口鼻)或纠正患儿头部位置或检查并清除气道分泌物或增大压力,必要时气管插管。在新生儿复苏过程中应用气管插管术有以下几个指征:需要气管内吸引胎粪;复苏囊面罩通气无效或需长时间使用;需要胸外按压;需要气管内给药。正压通气 30 秒后如有自主呼吸,且心率>100 次/分、肤色红润可停止正压通气。如自主呼吸不充分,或心率<100 次/分,须继续正压人工呼吸。如心率<60 次/分,继续正压人工呼吸并开始胸外按压。持续气囊面罩人工呼吸>2 分钟可产生胃充盈,应常规插入 8Fr 胃管,用注射器抽气和在空气中敞开端口来缓解。

C(胸外按压):100%氧充分正压通气 30 秒后如心率<60 次/分,开始胸外按压,并继续正压通气。胸外按压的部位位于胸骨下 1/3 处(两乳头连线下方,剑突之上)。按压深度为胸廓前后径的 1/3,产生可触及的脉搏为有效。按压有 2 种方法:双拇指重叠或并列按压,其余手指环抱胸廓支撑背部(双拇指-环抱术);或以右手食、中指指尖放在胸骨上按压,另一手支撑背部(双指法)。因为双拇指-环抱术比双指法可产生更高的收缩期峰值和冠状动脉灌注压,所以建议采用前者。然而当需要进行脐插管术时,双指法也许更合适。胸外按压下压时间稍短于放松时间,这样的按压比率在理论上可以提供更多的血流,同时胸外按压与通气应该协调一致,避免同时施行。在放松时,胸壁应被完全扩张,但复苏者的拇指不应离开胸壁。胸外按压与通气应达到 3∶1,即每分钟 120 次动作中给予 90 次胸外按压和 30 次通气,约 1/2 秒的时间完成每次动作,2 秒完成一个循环(做 3 次胸外按压和 1 次正压通气)。30 秒后再次评估心率,协调的胸外按压与通气应持续到自主心率>60 次/分。如心率仍<60 次/分,除继续胸外按压外,考虑使用肾上腺素。

D(用药):在新生儿复苏时,很少需要用药。但如果 30 秒 100%氧正压通气和胸外按压后心率仍持续<60 次/分,则需要使用肾上腺素。①1∶10000 肾上腺素 0.1～0.3 mL/kg,过去的指南推荐通过气管插管给予初始剂量的肾上腺素,然而动物实验研究表明使用该推荐剂量插管内给药无效,插管内给予肾上腺素其剂量需较现在的推荐剂量高出很多,而高浓度、大剂量肾上腺素可导致新生儿高血压、心肌功能下降和神经功能受损。因此现在主张通过静脉给药。需要时 3～5 分钟重复 1 次(心率>100 次/分停止给药)。②扩容剂:当怀疑新生儿有失血或出现休克症状(皮肤苍白、低灌注、脉搏弱)和对复苏措施无明显反应时,应考虑使用扩容剂。等张晶体液较清蛋白好,推荐用生理盐水,剂量为 10 mL/kg,静脉缓慢推入(>10 分钟),必要时可重复给予。当复苏早产儿时避免扩容剂输注太快,因为快速输注大量溶液可导致脑室内出血。③碳酸氢钠:在一般的心肺复苏过程中不鼓励使用碳酸氢钠,但在对其他治疗无反应时或严重代谢性酸中毒时可使用。剂量为 2 mmol/kg,用 5%(0.6 mmol/mL)碳酸氢钠溶液 3.3 mL/kg,用等量 5%～10%葡萄糖溶液稀释后经脐静脉或外周静脉缓慢注射(>5 分钟)。注意碳酸氢钠的高渗透性和产生 CO$_2$ 的特性可对心肌和大脑功能有害,应在建立充分的人工呼吸和血液灌注后应用。④纳洛酮:不推荐在产房新生儿呼吸抑制的初步复苏过程中使用纳洛酮。如果需要使用纳洛酮,心率和肤色必须首先被通气支持纠正。首选的途径是静脉或肌肉注射。推荐剂量为 0.1 mg/kg。有报告提示吸毒母亲出生的婴儿给纳洛酮后导致癫痫发作,因此纳洛酮应避免应用于那些长期暴露于阿片类物质母亲出生的新生儿身上。纳洛酮较母源性阿片类物质的半衰期更短,因此应严密监测新生儿,如反复呼吸暂停或通气不足,应给予后续剂量的纳洛酮。

(三)复苏后护理

1.加强监护

复苏后的新生儿不应将其视同正常新生儿对待,而必须给予密切观察监护,监护内容有以下几种。

(1)生命体征:包括呼吸、心率、血压、氧饱和度,呼吸是监护的重点,应密切观察呼吸的频率、节律的变化,注意有无呼吸困难。若复苏后患儿呼吸已正常 2 天后又加快者,常是继发肺炎的征兆。

（2）重要脏器受损的表现：观察患儿反应是否灵敏，有无两眼凝视、四肢抖动、肌张力改变、颅内压增高等神经系统表现；记录出入液量尤其注意小便的次数、量以及颜色，了解肾功能情况；注意观察有无腹胀、呕吐咖啡色物等应激性溃疡表现及腹胀、胃潴留、便血等坏死性小肠结肠炎表现等。

（3）皮肤颜色：如有发绀应仔细查找原因，及时处理。

（4）监测各种实验室检查结果：血气分析、血钾、血氯、血钠值；血糖、血胆红素、心肌酶谱、肌酐、尿素氮值等。

2.保证营养

维持血糖正常，严防低血糖造成神经系统损伤。如无并发症生后半小时可吸吮母亲乳头；重度窒息儿复苏恢复欠佳者，适当延迟开奶时间，并防止呕吐物吸入再次引起窒息，如果喂养不能保证营养者予静脉补液。

3.预防感染

曾气管插管、疑有感染者用抗生素预防感染，加强新生儿口腔、皮肤、脐部护理，工作人员应严格执行无菌操作技术，接触患儿前洗手。

（四）维持合适体温

有缺氧缺血损伤的婴儿应避免体温过高。必要时应用人工低温疗法如适度的全身低温（34～34.5 ℃）或选择性脑部低温（34～35 ℃），但目前尚无足够的证据常规推荐使用。

（五）安慰家长

耐心细致地解答病情，取得家长的理解，减轻家长的恐惧心理，得到家长最佳的配合。

（宁向梅）

第四节　新生儿缺氧缺血性脑病

新生儿缺氧缺血性脑病（HIE）是由各种围生期因素引起的缺氧和脑血流减少或暂停而导致胎儿或新生儿的脑损伤，病情重，病死率高，并可产生永久性功能缺陷，常遗留神经系统后遗症。目前对缺氧、缺血性脑病缺乏有效的治疗手段，仍采取以支持治疗为主的综合治疗方法，而护理是综合治疗的关键环节。

一、病情评估

（1）患儿家属评估：对有关疾病知识的了解程度、心理状态。

（2）意识和精神状态。

轻度表现为过度兴奋，易激惹，肢体可出现颤动，肌张力正常或增高，拥抱反射和吸吮反射稍活跃，一般无惊厥，呼吸规则，瞳孔无改变，1天内症状好转，预后佳。

中度表现为嗜睡，反应迟钝，肌张力降低，拥抱反射和吸吮反射减弱，常有惊厥，呼吸可能不规则，瞳孔可能缩小。症状在3天内已很明显。约1周消失。存活者可能留有后遗症。

重度时患儿意识不清，肌张力松软，拥抱反射和吸吮反射消失，反复发生惊厥，呼吸不规则，瞳孔不对称，对光反射消失，病死率高。多在1周内死亡，存活者症状可持续数周，留有后遗症。另外，无论患儿躁动或安静，都应做到动态观察，及时发现意识的细微变化，以获得救治机会。如患儿烦躁不安、脑性尖叫伴有抽搐，结合有分娩窒息史或有脐绕颈、剖宫产者，往往提示有小脑幕上出血，应及时报告医师给予镇静和止血治疗，并对抽搐持续的时间、次数做详细记录，为诊治提供依据。

囟门的观察：应经常观察患儿前囟门是否凸凹及紧张，前囟饱满紧张提示颅内压增高，可能有颅内出血情况，应及时报告医师应用脱水剂，以免引起脑疝。

生命体征：小儿神经功能稳定性差，对外界干扰有较强的反应，易出现生命体征的变化。要特别注意及时给予心肺监护,观察呼吸节律、频率的变化及有无呼吸暂停等,呼吸不规则是本病恶化的主要表现,同时还应注意有无体温不升或体温过高。

皮肤色泽:注意有无皮肤苍白、发绀、发花、黄染等。如皮肤苍白或青紫、黄染或发花,常伴有颅内出血情况,病情严重。

(3)有无潜在并发症的发生。

二、护理关键

(1)保持呼吸道通畅,根据缺氧情况选择给氧方式。

(2)协助患者绝对卧床休息。

(3)快速建立静脉通道,注意滴速及用药反应。

三、护理措施

(一)高压氧舱治疗的护理

(1)体位:患儿取右侧卧位,头部略高 20°～30°,防止呕吐物吸入。

(2)进舱不宜输液,注意保暖。

(3)患儿入舱后先虚掩舱门洗舱,常压下向舱内输入氧气,用以置换舱内空气,当测氧仪显示氧浓度为 50% 以上时即达洗舱目的。轻轻关上舱门,缓慢匀速升压,速度为 0.004～0.003 MPa/min,检查氧气管线路有无漏气、曲折,以保持吸氧的有效性和安全性。每隔 10 分钟换气一次,以保证舱内氧气浓度的恒定,稳压治疗时间为 30 分钟。首次治疗压力宜低,使患儿有一适应过程,新生儿压力一般为 0.03～0.04 MPa,升压时间持续 15 分钟。

(4)注意观察患儿有无呕吐、面肌抽搐、出冷汗等早期氧中毒症状,若有发生,应停止升压,并可适当排气减压至症状消失。

(5)压力升高后继续密切观察,稳压治疗时间为 40 分钟。

(6)在减压阶段,必须严格执行减压方案,缓慢等速减压,速度为 0.015～0.02 MPa/min,时间不得少于 15 分钟,否则体内溶解的大量氧气从组织中排出,游离成气态,以气泡形式在血管内外栓塞和压迫血管,使局部血液循环障碍,致组织缺氧缺血产生损伤而发生减压病等并发症。

(二)亚低温治疗的护理

(1)在进行亚低温治疗过程中患儿应始终保持头颈部在冰帽内,避免上移或下滑,并随时更换浸湿衣物,保持干燥;同时使机温控制在 32.5～33.0 ℃,以维持鼻咽温度为 (34.0±0.2)℃,并注意患儿的保暖,使腋温保持在正常范围内。

(2)观察患儿的面色、反应、末梢循环等情况,并总结 24 小时的出入液量,做好记录。在护理过程中应随时观察心率的变化,如出现心率过缓或心律失常,及时与医师联系是否停止亚低温治疗。

(3)在亚低温治疗期间低温时间不宜过长,否则易致呼吸道分泌物增多,发生肺炎或肺不张,因此要及时清除呼吸道分泌物,保持呼吸道通畅。

(4)不要搬动患儿,更不要将患儿突然抱起,以免发生直立性休克,危及生命。

(5)注意皮肤的血运情况,尤其是头部,由于低温期间皮肤血管收缩,血液黏稠度增高,血流缓慢,易发生皮肤破损或硬肿。

(6)输液患儿应防止静脉外渗,如有外渗应及时处理。

(7)亚低温治疗中患儿处于亚冬眠状态,一般不提倡喂奶,避免乳汁反流后窒息。但少数患儿有哭闹,可给予安慰奶嘴。如果热量不够,应给予静脉高营养摄入。

(三)心理护理

由于患儿病情危重,家长心理负担大,在康复期间做好心理护理是非常重要的,排除思想顾虑,安慰家属,使其配合治疗,增强治疗信心,保持乐观的情绪。

四、健康指导

(1)合理调整饮食,加强营养,增强免疫力。

(2)如有后遗症,鼓励坚持治疗和随访,康复期进行康复锻炼。

（宁向梅）

第五节　新生儿败血症

新生儿败血症(neonatal septicemia)系病原体侵入新生儿血液循环并在其中生长繁殖,产生毒素所造成的全身性感染。常见病原体为细菌,也可为真菌、病毒或其他病原体。细菌感染以葡萄球菌、大肠埃希菌为主。近年来,条件致病菌引起败血症有增多趋势。

一、临床特点

(一)产前、产时感染

一般在出生后 3 天内出现症状,而产后感染一般在出生 3 天后出现症状。

(二)临床表现

无特异性,表现为全身中毒症状,可累及多个系统。

(1)体温不稳定,可表现为发热或体温不升。面色苍白或青灰。

(2)神经系统:精神萎靡、嗜睡、反应低下、少哭少动、重者不哭不动。并发化脓性脑膜炎时则有激惹、凝视、颈部抵抗、前囟饱满、抽搐等。

(3)消化系统:少吃、不吃、呕吐、腹胀、腹泻、体重不增,严重患儿出现中毒性肠麻痹(腹胀、肠鸣音消失)和坏死性小肠结肠炎(吃奶量减少,胃潴留,腹胀,呕吐,腹泻,血便等)。

(4)呼吸系统:气促、发绀、呼吸暂停。

(5)循环系统:心率加快、脉搏细速、皮肤花纹、四肢末端凉或冷。重者出现毛细血管充盈时间延长、血压下降、酸碱平衡紊乱、出血、DIC 等循环衰竭表现。

(6)黄疸常加重,持续不退或退而复现,可伴肝、脾大。

(7)硬肿。

(8)迁徙性病灶:脓毒败血症时可出现局部蜂窝组织炎、脓气胸、骨髓炎、肝脓肿等。

(9)发病前可有脐炎、脓皮病、甲沟炎等。

(三)辅助检查

(1)血常规:白细胞总数低于 $5.0×10^9$/L 或超过 $20×10^9$/L,中性粒细胞比例升高,血小板小于$100×10^9$/L。

(2)末梢血 C 反应蛋白(CRP)增高,大于 8 mg/L。

(3)末梢血中性粒细胞杆状核细胞所占比例≥0.20。

(4)血培养阳性。

二、护理评估

(一)健康史

询问患儿有无宫内、产时和产后感染史,如母亲产前有无发热、胎膜早破、产程延长、羊水混浊发臭;是否为早产;患儿出生时有无复苏抢救史,是否接受过损伤性操作;近期有无皮肤黏膜破损,有无脐炎、脓疱疹等。

（二）症状、体征

注意体重增长情况。评估患儿的面色及肤色、反应、哭声、吃奶、体温情况；有无感染性病灶，特别是脐部和皮肤有无破损或化脓；有无腹胀、呼吸暂停、黄疸和肝大、脾大、硬肿、出血倾向及休克等；有无神经系统阳性体征。

（三）社会、心理

评估家长有无焦虑及家长对该病的认识程度、护理新生儿知识和技能的掌握程度、家庭的卫生习惯和居住环境等。

（四）辅助检查

注意白细胞总数、血小板值，有无中毒颗粒和核左移。了解血培养结果（但血培养阳性率低，约10%。阳性可确诊，阴性而症状和体征非常明显者仍不能排除败血症，尤其是在应用抗生素之后做血培养者）。了解CRP是否升高。

三、常见护理问题

（一）体温失调：体温升高或低于正常

与感染有关。

（二）皮肤黏膜完整性受损

与皮肤破损或化脓性感染有关。

（三）营养失调：低于机体需要量

与食欲缺乏、摄入量不足及疾病消耗增加有关。

（四）有血管损伤的可能

与败血症疗程长、需反复静脉穿刺有关。

（五）合作性问题

感染性休克、化脓性脑膜炎、骨髓炎等。

（六）知识缺乏

家长缺乏护理新生儿知识和技能。

四、护理措施

（一）血培养采集

应在抗生素使用之前抽血以提高血培养阳性率，抽血时严格无菌操作避免杂菌污染，取血量至少1 mL，采血后即送细菌室培养。必要时同时做双部位采血，分别培养。

（二）保证有效静脉用药

(1)抗生素现配现用，遵医嘱准时分次使用，以维持抗生素有效血浓度。熟悉所用抗生素的药理作用、用法、不良反应及配伍禁忌。

(2)遵医嘱正确静脉输入免疫球蛋白：部分患儿输注免疫球蛋白1小时内可出现头痛、哭闹、心率加快、恶心。因此最初半小时以5 mL/h速度输入，如无不良反应再加快速度。血管活性药物应尽可能使用上肢近心端静脉，以较快发挥效果。纠正酸中毒用碳酸氢钠一般稀释至1.4%，30～60分钟输完。

(3)本病治疗疗程长且需每12小时一次或每8小时一次用药，加上部分抗生素如万古霉素等药物静脉刺激性强，因此静脉损伤大。应注意保护静脉，如采用外周静脉置管，应从远端到近端有计划地使用静脉，提高静脉穿刺成功率，尽量做到一针见血。肘部静脉暂时保留以备必要时中心静脉置管用。对于血培养持续阳性或并发化脓性脑膜炎、脓胸、骨髓炎等估计抗生素使用达2周者应及早行中心静脉置管。

（三）清除局部病灶

脐部感染时先用3%过氧化氢溶液清洗，再涂5%聚维酮碘溶液，必要时用抗生素溶液湿敷；脓疱疹可用无菌针头刺破后涂5%聚维酮碘溶液或抗生素软膏；鹅口疮在吃奶后或两餐奶间涂制霉菌素甘油；皮肤破损者局部涂 5% 聚维酮碘溶液,创面大者必要时给予保温箱暴露疗法。

(四)维持正常体温

提供中性环境温度。体温偏低或体温不升时,及时予加盖包被、热水袋或保温箱保温;体温过高时给予松解包被、洗温水澡、多喂水,新生儿一般不用药物降温以免体温过度下降。

(五)耐心喂养,保证营养供给

不能进食时可行鼻饲或通过静脉补充能量和水分,必要时输注鲜血或血浆。

(六)密切观察病情,发现异常及时处理。

1.症状体征的观察

监测体温,观察面色、精神反应、哭声、吃奶、黄疸情况。注意有无出血倾向如皮肤黏膜出血,重症出血时可口吐咖啡色液体,应及时吸引清除防止窒息,并给予吸氧和止血药物。注意有无腹胀、潴留、呕吐、黏液血便等坏死性小肠结肠炎表现,必要时禁食,腹胀明显者给予胃肠减压、肛管排气。注意观察有无迁徙性病灶。

2.并发症的观察

如患儿出现持续发热、激惹、面色青灰、颈部抵抗、呕吐、前囟饱满、两眼凝视、呼吸暂停提示有化脓性脑膜炎可能;如患儿面色青灰、脉搏细速、毛细血管充盈时间延长、皮肤花纹、四肢厥冷、皮肤有出血点等应考虑感染性休克;黄疸突然加重伴拒食、嗜睡、肌张力减退提示胆红素脑病可能。出现以上情况应及早与医师联系,积极处理。

3.观察药物疗效和毒不良反应

抗生素应用后如病情无改善、反复或恶化,应及时与医师联系,以便适当调整抗生素。头孢类抗生素可引起二重感染和凝血功能障碍。万古霉素可造成听力、肾脏损害,输液速度宜慢,保证输注 1 小时以上,并监测尿常规,及时做听力检查。

接触患儿前洗手,保持患儿皮肤黏膜清洁、干燥、完整,做好脐部护理等,以防止院内继发感染。

五、出院指导

(1)出院后用药:新生儿败血症的抗菌治疗必须用足疗程。病情治愈出院者,出院后不必再用药,用药疗程未足而自动出院者,可遵医嘱带口服抗生素直至用足疗程,具体用药种类、剂量与方法必须遵照医嘱。口服药物一般在新生儿两餐奶间服用,服药时,将药物置于奶瓶中用适量的温开水溶化后套上奶嘴喂入,喂后再喂少许温开水,以冲尽奶瓶、奶嘴及口腔内的残余药液。

(2)出院时新生儿如存在某些问题,应告之家长做相应处理。脓疱疹每天 2 次在脓疱部位涂擦聚维酮碘溶液少许,勿用手挤压脓疱;脐炎者每天 2 次先用 3% 过氧化氢溶液清洗脐部,再涂 5% 聚维酮碘溶液至脐部完全愈合。

(3)家庭观察,需要引起警惕的异常症状:精神食欲欠佳、嗜睡、哭声减弱、体温改变、脐轮红肿、脐部有脓性渗液等。危险征兆:面色苍白或青灰、肢端厥冷、皮肤花斑等休克表现;并发化脓性脑膜炎时主要症状有发热、拒乳、呕吐、烦躁、颈部抵抗、尖叫、双眼发直、抽搐等。出现以上情况请立即就诊。

(4)做好日常护理,预防感染:保持婴儿皮肤黏膜、臀部及脐部的清洁干燥。勿用不洁布等揩洗新生儿口腔,不能针刺、艾灸、挑割和擦伤婴儿的皮肤黏膜。勤换尿布,每次大便后洗净臀部,预防尿布疹。避免尿液污染未愈合的脐部,包裹脐带的敷料必须无菌。接触婴儿前洗手,护理时动作应轻柔。减少探视,避免患病者护理婴儿。根据气候变化及时添减衣被,避免过冷或过热。

（宁向梅）

第六节　新生儿黄疸

新生儿黄疸(neonatal jaundice)又称高胆红素血症,是由于新生儿时期血清胆红素浓度升高而引起皮肤、巩膜等黄染的临床现象。分生理性黄疸及病理性黄疸两大类。严重者非结合胆红素进入脑部可引起胆红素脑病(核黄疸),危及生命或导致中枢神经系统永久性损害而留下智力落后、听力障碍等后遗症。

一、临床特点

(一)生理性黄疸

生理性黄疸主要由于新生儿肝葡萄糖醛酸转移酶活力不足引起。黄疸一般生后2~3天开始出现,4~5天达高峰,10~14天消退,早产儿可延迟到3~4周。血清胆红素足月儿<221 μmol/L(12.9 mg/dL),早产儿<256.5 μmol/L(15 mg/dL)。一般情况良好,以血中非结合胆红素升高为主。

(二)病理性黄疸

1.一般特点

一般特点如下:①黄疸出现早,一般在生后24小时内出现。②黄疸程度重,血清胆红素足月儿>221 μmol/L(12.9 mg/dL),早产儿>256.5 μmol/L(15 mg/dL)。③黄疸进展快,血清胆红素每天上升>85 μmol/L(5 mg/dL)。④黄疸持续时间长,足月儿超过2周或早产儿超过4周黄疸仍不退或退而复现。⑤血清结合胆红素>26 μmol/L(1.5 mg/dL)。⑥重者可引起胆红素脑病,又称核黄疸,是由于血中游离非结合胆红素通过血脑屏障引起脑组织的病理性损害。胆红素脑病一般发生在生后2~7天,早产儿更易发生。临床分警告期、痉挛期、恢复期、后遗症期。警告期表现:嗜睡、吸吮力减弱、肌张力低下,持续12~24小时。痉挛期表现:发热、两眼凝视、肌张力增高、抽搐、两手握拳、双臂伸直内旋、角弓反张,多数因呼吸衰竭或肺出血死亡,持续12~48小时。恢复期表现:抽搐减少或消失,恢复吸吮能力,反应好转,此期约持续2周。后遗症期于生后2个月或更晚时出现,表现为手足徐动、眼球运动障碍、听力障碍、牙釉质发育不良、智力障碍等。

2.不同病因引起病理性黄疸的特点

(1)胆红素来源增多引起病理性黄疸:以非结合胆红素增高为主。

新生儿溶血:①同族免疫性溶血如新生儿ABO或Rh溶血症或其他血型不合溶血。ABO或Rh溶血症往往于生后24小时内出现黄疸,并迅速加重,可有进行性贫血。ABO溶血病可呈轻中度贫血或无明显贫血;Rh溶血病贫血出现早且重,严重者死胎或出生时已有严重贫血、心力衰竭,部分患儿因抗体持续存在,可于生后3~6周发生晚期贫血。全身水肿,主要见于Rh溶血病;肝大、脾大,髓外造血活跃所致;低血糖,见于重症Rh溶血病大量溶血时造成还原型谷胱甘肽增高刺激胰岛素释放所致;重症者可有皮肤瘀点、瘀斑、肺出血等出血倾向;容易发生胆红素脑病。血型鉴定母婴Rh或ABO血型不合;血中有致敏红细胞及免疫性抗体,改良直接抗人球蛋白试验阳性,抗体释放试验阳性,游离抗体试验阳性。②红细胞酶缺陷溶血如葡萄糖6-磷酸脱氢酶(G-6-PD)缺乏症,往往生理性黄疸持续不退或进行性加重、贫血、易发生胆红素脑病、高铁血红蛋白还原率下降。③红细胞形态异常如遗传性球形或椭圆形、口形红细胞增多症等。球形红细胞增多症可早期出现溶血性贫血,外周血直径较小的球形红细胞增多,红细胞脆性试验阳性,有家族史。④血红蛋白病如地中海贫血,可引起胎儿水肿综合征、低色素小细胞性贫血、黄疸、肝大、脾大。

体内出血:头颅血肿、颅内出血、内脏出血等逸至血管外红细胞寿命会缩短而出现黄疸,有相应部位出血的表现。

红细胞增多症:常见于宫内缺氧、胎-胎输血、脐带结扎延迟等。一般在生后48小时出现黄疸加深,患儿有多血貌或青紫,呼吸暂停,静脉血红细胞$>6\times10^{12}$/L,血红蛋白>220 g/L,血细胞比容$>65\%$。

肠肝循环增加:①开奶延迟,吃奶少,大便排出延迟、排出少或不排(如肠闭锁等消化道畸形)使胆红素重吸收增加而出现黄疸。以非结合胆红素升高为主。②母乳性黄疸,见于母乳喂养儿,可能与母乳中 β-葡萄糖醛酸苷酶活性高使胆红素重吸收增加有关。黄疸于生后 3～8 天出现,1～3 周达高峰,6～12 周消退,停喂母乳 3～5 天黄疸明显减轻或消退,如重新母乳喂养黄疸可稍加重,患儿一般情况良好。

其他:维生素 E 缺乏、低锌血症可影响红细胞膜功能;孕母分娩前静脉滴注催产素(>5 U)和不含电解质的葡萄糖溶液使胎儿处于低渗状态导致红细胞通透性及脆性增加而溶血,母亲有分娩前用药史。以非结合胆红素升高为主。

(2)肝摄取结合胆红素减少:以非结合胆红素升高为主。

葡萄糖醛酸转移酶受抑制:家族性、窒息、缺氧、低体温、低血糖、使用水合氯醛、婴儿室应用酚类清洁剂可抑制肝酶活力。患儿有血糖及体温异常、窒息、用药等相应病史,以非结合胆红素升高为主。

先天性葡萄糖醛酸转移酶缺乏症(Crigler-Najjar 综合征):分两型。Crigler-Najjar Ⅰ 型为葡萄糖醛酸转移酶完全缺乏,常染色体隐性遗传病,多于生后 3 天内出现明显黄疸,并持续终身,黄疸不能被光疗所控制,需换血再行光疗方能奏效,如不换血大多发生胆红素脑病,酶诱导剂无效。Crigler-Najjar Ⅱ 型为葡萄糖醛酸转移酶部分缺乏,常染色体显性遗传病,酶诱导剂有效,个别发生胆红素脑病。

家族性暂时性新生儿高胆红素血症(Lucey-Driscoll 综合征):为母孕中、后期血清中一种能通过胎盘到达胎儿体内的孕激素抑制了葡萄糖醛酸转移酶所致。有明显家族史,多于生后 48 小时内出现严重黄疸,如不及时换血可发生胆红素脑病,生后 2 周内黄疸逐渐消退。

先天性非溶血性黄疸(Gilbert 综合征):常染色体显性遗传病。肝细胞摄取胆红素功能障碍,也可伴有葡萄糖醛酸转移酶活性部分减低。一般黄疸轻,呈慢性或间歇性。

酸中毒、低蛋白血症:影响非结合胆红素与清蛋白结合。血气分析 pH 降低或血清蛋白低。

药物:磺胺类、水杨酸盐、维生素 K_3、吲哚美辛、毛花苷 C 与胆红素竞争 Y、Z 蛋白结合位点;噻嗪类利尿剂可使胆红素与清蛋白分离等。患儿有用药史。

其他:甲状腺功能低下、脑垂体功能低下、先天愚型等常伴血胆红素升高或生理性黄疸消退延迟。甲状腺功能低下表现为少哭、喂奶困难、吸吮无力、肌张力低、腹膨大、便秘、生理性黄疸持续不退,血清 T_3、T_4 降低,TSH 增高。

(3)胆红素排泄障碍:引起结合胆红素增高或混合性高胆红素血症。

肝细胞对胆红素的排泄障碍:①新生儿肝炎综合征:如 TORCH(T:弓形虫;R:风疹病毒;C:巨细胞病毒;H:单纯疱疹病毒;O:其他如乙肝病毒、梅毒螺旋体、EB 病毒等感染)引起,以巨细胞病毒感染最常见。感染可经胎盘传给胎儿或在通过产道时被感染,常在生后 1～3 周或更晚时出现黄疸,粪便色浅或灰白,尿色深黄,可有厌食、呕吐、肝大、肝功能异常;血清巨细胞病毒、疱疹病毒、风疹病毒、弓形虫 IgM 抗体阳性;巨细胞病毒(CMV)感染者还可有 CMV 特异性结构蛋白 PP65 阳性、尿 CMV-DNA 阳性;梅毒患儿梅毒螺旋体间接血凝试验(TPHA)及快速血浆反应素试验(RPR)阳性。②先天性代谢缺陷病:如半乳糖血症,患儿进食乳类后出现黄疸、呕吐、体重不增、白内障、低血糖和氨基酸尿,红细胞 1-磷酸半乳糖尿苷转移酶活性低,血半乳糖升高。③先天性遗传性疾病:如家族性进行性胆汁淤积、先天性非溶血性黄疸(结合胆红素增高型)等。以结合胆红素升高为主。家族性进行性胆汁淤积初为间歇性黄疸,常诱发于感染,以后转变为慢性进行性胆汁淤积,肝硬化。

胆管胆红素的排泄障碍:①新生儿先天性胆道闭锁:生后 1～3 周出现黄疸并逐渐加重,大便生后不久即呈灰白色,皮肤呈深黄绿色,肝脏明显增大,质硬,大多于 3～4 个月后发展为胆汁性肝硬化,以结合胆红素增高为主,腹部 B 超检查可发现异常。②先天性胆总管囊肿:呈间歇性黄疸、腹部肿块、呕吐、无黄色大便,超声检查可确诊。③胆汁黏稠综合征:严重新生儿溶血病时大量溶血造成胆总管被黏液或浓缩胆汁所阻塞。皮肤呈深黄绿色,大便呈灰白色,尿色深黄,以结合胆红素升高为主。④肝和胆道肿瘤、胆道周围淋巴结病压迫胆总管引起黄疸,以结合胆红素升高为主。腹部 B 超或 CT 协助诊断。

(4)混合性:如新生儿败血症,感染的病原体或病原体产生毒素破坏红细胞及抑制肝酶活性引起黄疸。常表现为生理性黄疸持续不退或退而复现或进行性加重,有全身中毒症状,有时可见感染灶,早期以非结合胆红素升高为主或两者均高,晚期有的以结合胆红素升高为主,血培养可阳性,白细胞总数、C反应蛋白增高。

（三）辅助检查

(1)血常规:溶血者红细胞和血红蛋白降低(早期新生儿小于 145 g/L),网织红细胞显著增高(大于6％),有核红细胞增高(大于 10/100 个白细胞)。

(2)血清总胆红素增高,结合和(或)非结合胆红素升高。

二、护理评估

（一）健康史

了解母亲妊娠史(胎次、有无不明原因的流产、早产及死胎、死产史和输血史,妊娠并发症,产前有无感染和羊膜早破);有无黄疸家族史;患儿的兄、姐有无在新生儿期死亡或者明确有新生儿溶血病;询问父母血型、母婴用药史;了解患儿喂养方式(母乳或人工喂养)、喂养量和大小便颜色、量;了解患儿有无接触樟脑丸、萘;询问黄疸出现时间及动态变化。

（二）症状、体征

评估黄疸程度、范围;有无皮肤黏膜苍白、水肿、肝大、脾大;评估患儿有无心率快等心力衰竭表现及嗜睡、角弓反张、抽搐等胆红素脑病的表现;检查有无头颅血肿;注意有无脓疱疹、脐部红肿等感染灶;注意大小便颜色及大便次数、量。

（三）社会、心理

评估家长对黄疸病因、预后、治疗、护理的认识程度;了解家长心理状态。有无认识不足和焦虑。

（四）辅助检查

了解母子血型,血红蛋白、网织红细胞、血清胆红素值尤其是非结合胆红素是否升高,抗人球蛋白试验、红细胞抗体释放试验等是否阳性。了解红细胞脆性试验、肝功能检查是否异常。高铁血红蛋白还原率是否小于 75％。了解血培养是否阳性、白细胞总数、C反应蛋白是否增高。了解血、宫内感染病原学检查结果及腹部 B 超等检查结果。

三、常见护理问题

（一）合作性问题
胆红素脑病。

（二）有体液不足的危险
与光照使失水增加有关。

（三）皮肤完整性受损
与光照疗法引起结膜炎、皮疹、腹泻致尿布疹有关。

（四）有感染的危险
与机体免疫功能低下有关。

（五）知识缺乏
家长缺乏黄疸的护理知识。

四、护理措施

（一）密切观察病情
(1)观察黄疸的进展和消退情况:监测胆红素值;观察皮肤黄染程度、范围及其变化;注意大小便色泽。
(2)注意有无拒食、嗜睡、肌张力减退等胆红素脑病的早期表现。

（3）观察贫血进展情况：严密监测患儿贫血的实验室检查结果。观察患儿面色、呼吸、心率、尿量、水肿、肝脏大小等情况，判断有无心力衰竭。

（二）减少胆红素产生，促进胆红素代谢，预防胆红素脑病

1.做好蓝光疗法和换血疗法准备工作与护理工作

具体见蓝光疗法和换血疗法。需做换血疗法者用无菌生理盐水持续湿敷脐带残端保持新鲜，防止脐血管干燥闭合，为脐动脉插管做准备。

2.遵医嘱给予血浆、清蛋白和肝酶诱导剂

非结合胆红素增高明显者遵医嘱尽早使用血浆、清蛋白以降低胆红素脑病的危险。清蛋白一般稀释至 5% 静脉输注。溶血症者遵医嘱正确输注丙种球蛋白以抑制溶血。

3.杜绝一切能加重黄疸、诱发胆红素脑病的因素

避免发生低温、低血糖、窒息、缺氧、酸中毒、感染，避免不恰当使用药物等。①做好保暖工作，监测体温，维持体温正常。②供给足够的热量和水分，如病情允许及早、足量的喂养，不能进食者由静脉补充液体和热量。监测血糖，及时处理低血糖。③监测血气分析、电解质，缺氧时给予吸氧，及时纠正酸中毒。④避免使用影响胆红素代谢的药物如磺胺类、吲哚美辛等。⑤防止感染：加强皮肤、黏膜、脐带、臀部护理，接触患儿前洗手。⑥保持大便通畅，必要时开塞露灌肠，促进胆红素排泄。⑦避免快速输入高渗性药液，以免血脑屏障暂时开放而使胆红素进入脑组织。

（三）减轻心脏负担，防止心力衰竭

（1）保持患儿安静，减少不必要的刺激，各项治疗护理操作尽量集中进行。

（2）清蛋白静脉输注 4 小时左右，必要时在输注后遵医嘱预防性使用呋塞米以减轻心脏负荷。

（3）心力衰竭时输液速度 5 mL/(kg·h) 左右。遵医嘱给予利尿剂和洋地黄类药物，并密切观察药物反应，防止中毒。

五、出院指导

（一）用药

出院时若黄疸程度较轻，日龄已大，可不必再服用退黄药物。出院时黄疸仍明显，可能需要服用苯巴比妥与尼可刹米联合制剂（酶诱导剂）3～6 天。贫血者强调铁剂的补充。G-6-PD 缺陷者，可因某些药物如维生素 K_3、磺胺类、解热镇痛药及新生霉素等引起溶血和黄疸，乳母和小儿都应避免应用。肝炎综合征病程较长，一般需 4～6 个月，出院后常需要服用保肝药，如葡醛内酯、胆酸钠等，同时小儿要加强脂溶性维生素 A、D、E、K 的补充。

（二）复查

疑有胆红素脑病或已确诊胆红素脑病，应加强神经系统方面的随访，以便尽早做康复治疗。新生儿溶血病的小儿，一般在生后 2～3 个月内每 1～2 周复查一次血红蛋白，若血红蛋白降至 80 g/L 以下，应输血以纠正贫血。患肝炎综合征的小儿，应每隔 1～2 个月复查肝功能，直至完全康复。

（三）就诊

孩子出现下列情况如小儿黄疸持续时间较长，足月儿大于 2 周，早产儿大于 4 周，黄疸消退或减轻后又再出现或加重，更换尿布时发现大便颜色淡黄或发白甚至呈陶土色，尿色变深黄或呈茶色，或者皮肤出现瘀斑、瘀点、大便变黑等，家长要引起重视，及时就诊。

（四）喂养

母乳营养高、吸收快、无菌且含有多种免疫活性物质，即使是新生儿溶血病仍提倡母乳喂养，可按需喂养。若为 G-6-PD 缺陷者，乳母和小儿忌食蚕豆及其制品。母乳性黄疸，若黄疸较深可暂停或减少母乳喂养，改喂其他乳制品，2～4 天后黄疸会减退，再喂母乳时黄疸再现，但较前为轻且会逐渐消退，所以不必因黄疸而放弃母乳喂养。

（五）促进孩子康复的措施

婴儿和产妇的房间应该空气清新，阳光充足。抱孩子适当户外活动，多晒太阳。保持大便通畅，如大便秘结及时用开塞露灌肠排出大便减少胆红素吸收。由于低温、低血糖会加重黄疸，应避免受寒和饥饿。G-6-PD 缺陷者衣服保管时勿放樟脑丸。

溶血症患儿母亲如再次妊娠，需做好产前监测与处理。孕期监测抗体滴度，不断增高者，可采用反复血浆置换术。胎儿水肿，或胎儿 Hb 低于 80 g/L，而肺尚未成熟者，可行宫内输血；重症 Rh 阴性孕妇既往有死胎、流产史，再次妊娠中 Rh 抗体效价升高，羊水中胆红素增高，且羊水中磷脂酰胆碱/鞘磷脂比值大于 2，可提前分娩，减轻胎儿受累。胎儿娩出后及时送新生儿科诊治。

（宁向梅）

第七节　新生儿溶血病

新生儿溶血病是因母婴血型不合引起的同种免疫性溶血，治疗不及时将导致严重的贫血、心力衰竭，或留有神经系统后遗症，甚至危及患儿生命。新生儿溶血病以 ABO 溶血病和 Rh 溶血病最为常见。

一、护理关键

（1）观察患儿皮肤黄染的部位和范围，估计血清胆红素，判断其发展速度。

（2）协助患儿绝对卧床休息。

（3）做好家属心理护理，避免精神紧张，积极配合治疗。

（4）预防并发症。

二、一般护理

（1）频繁哺乳促进患儿康复：对溶血病患儿，应当坚持早期、足量母乳喂养，每天可哺乳 8～12 次。频繁有效的哺乳可减少患儿体内胆红素的肠肝循环。特别在患儿出生后的最初 3～4 天，做到频繁有效的吸吮，可有效干预高胆红素血症的发生。

（2）为患儿营造温暖、清洁的环境：患儿体温过低不利于血清胆红素的降低，因此，室温以 22～24 ℃为宜，相对湿度以 50%～60% 为宜。为患儿换衣服、换尿布、洗澡等操作应尽量集中进行，动作快速、轻柔，避免患儿受凉。要保持居室清洁，应用湿布擦灰，以防灰尘扬起。室内每天可用紫外线灯消毒 1 次，用消毒液拖地 1 次。室内严禁吸烟，尽量减少亲友探视，不要让宠物入内，以免患儿发生感染。此外，患儿的各类用品可用水煮、日晒、消毒液浸泡等方法消毒。

（3）患儿基础护理。①脐部护理：观察脐部有无渗血渗液、红肿、脓性分泌物等现象，如感染可用络合碘不定时涂抹，并把尿裤敞开，避免摩擦。②眼睛护理：观察双眼是否有分泌物增多、发炎等现象，如有感染，可涂红霉素眼膏。③皮肤护理：做到四勤，勤翻身、勤换尿布、勤沐浴、勤换衣，保证患儿的皮肤清洁舒适。

（4）还应密切观察是否有潜在的并发症，有无惊厥及抽搐，如双眼凝视、上翻、四肢抽动等现象。

三、症状护理

（一）监测体温和箱温变化

光疗时应每 2～4 小时测体温 1 次或根据病情、体温情况随时测量，使体温保持在 36～37 ℃为宜，根据体温调节箱温。光疗最好在空调病室中进行。冬天要特别注意保暖，夏天则要防止过热，若光疗时体温上升超过 38.5 ℃时，要暂停光疗，经处理体温恢复正常后再继续治疗。

（二）保证水分及营养供给

光疗过程中,应按医嘱静脉输液,按需喂奶,因光疗时患儿不显性失水比正常小儿高 2～3 倍,故应在奶间喂水,观察出入量。

（三）严密观察病情

光疗前后及期间要监测血清胆红素变化,以判断疗效。光疗过程要观察患儿精神反应及生命体征;注意黄疸的部位、程度及其变化;大小便颜色与性状;皮肤有无发红、干燥、皮疹;有无呼吸暂停、烦躁、嗜睡、发热、腹胀、呕吐、惊厥等;注意吸吮能力、哭声变化。若有异常须及时与医师联系,以便检查原因,及时进行处理。

一般采用光照 12～24 小时才能使血清胆红素下降,光疗总时间按医嘱执行,一般情况下,血清胆红素低于 171 $\mu mol/L$ 时可停止光疗。出箱时给患儿穿好衣服,除去眼罩,抱回病床,并做好各项记录。

四、并发症护理

（一）黄疸

做好病情观察、实施光照和换血疗法,并做好相应护理。

（二）胆红素脑病

做好病情观察及给药护理。

（三）溶血性贫血

做好病情观察及给药护理,加强营养。

五、心理护理

患儿患溶血病时,父母常表现出忧虑和恐慌,这种情绪会感染患儿,不利于患儿的康复。爸爸妈妈应消除紧张、焦虑的心理,用笑脸来面对患儿,和患儿一起积极地战胜疾病。

六、健康指导

(1)使家长了解病情,取得家长的配合。

(2)对于新生儿溶血症,做好产前咨询及孕妇预防性服药。

(3)发生胆红素脑病者,注意后遗症的出现,给予康复治疗和护理。

(4)若为母乳性黄疸,可继续母乳喂养,如吃母乳后仍出现黄疸,可改为隔次母乳喂养逐步过渡到正常母乳喂养。若黄疸严重,患儿一般情况差,可考虑暂停母乳喂养,黄疸消退后再恢复母乳喂养。

(5)若为红细胞 G-6-PD 缺陷者,需忌食蚕豆及其制品,患儿衣物保管时勿放樟脑丸,并注意药物的选用,以免诱发溶血。

（宁向梅）

第八节 新生儿颅内出血

新生儿颅内出血(intracranial hemorrhage of the newborn,ICHN)是主要由缺氧或产伤引起的严重脑损伤性疾病,主要表现为神经系统的兴奋或抑制症状。早产儿多见,病死率高,存活者常留有神经系统后遗症。

一、概述

新生儿颅内出血主要由缺氧和产伤引起。

（一）缺氧

凡能引起缺氧的因素均可导致颅内出血，以早产儿多见。如宫内窘迫、产时及产后窒息缺氧，导致脑血管壁通透性增加，血液外渗，出现脑室管膜下、蛛网膜下腔、脑实质出血。

（二）产伤

产伤以足月儿、巨大儿多见。如胎头过大、头盆不称、急产、臀位产、高位产钳、负压吸引助产等，使胎儿头部受挤压、牵引导致大脑镰、小脑幕撕裂，引起硬脑膜下出血，脑表面静脉撕裂常伴有蛛网膜下腔出血。

（三）其他

快速输入高渗液体、机械通气不当、血压波动过大、颅内先天性血管畸形或全身出血性疾病等也可引起。

二、护理评估

（一）健康史

评估患儿有无窒息缺氧及产伤史；评估患儿惊厥发作的次数、部位、程度、持续时间及意识障碍、发绀、脑性尖叫等症状。

（二）身体状况

临床表现主要与出血部位和出血量有关，多于生后 1～2 天内出现。

（1）意识改变：激惹、过度兴奋或表情淡漠、嗜睡、昏迷等。

（2）颅内压增高表现：脑性尖叫、惊厥、前囟隆起、颅缝增宽等。

（3）眼部症状：凝视、斜视、眼球固定、眼震颤，并发脑疝时可出现两侧瞳孔大小不等、对光反射迟钝或消失。

（4）呼吸改变：增快或减慢、不规则或暂停等。

（5）肌张力及原始反射改变：肌张力早期增高以后减低，原始反射减弱或消失。

（6）其他表现：黄疸和贫血。

（7）后遗症：脑积水、智力低下、癫痫、脑瘫等。

（三）心理-社会状况

多数家长对本病的严重性、预后缺乏认识；因担心孩子致残，家长可出现焦虑、恐惧、内疚、悲伤等反应。应重点评估家长对本病的认知态度及心理、经济承受能力。

（四）辅助检查

头颅 B 超、CT 检查可提供出血部位和范围，有助于确诊和判断预后；腰穿脑脊液检查为均匀血性，镜下有皱缩红细胞，有助于脑室内及蛛网膜下腔出血的诊断，但病情重者不宜行腰穿检查。

（五）治疗原则及主要措施

（1）镇静止惊：选用苯巴比妥钠、地西泮等。

（2）止血：选用维生素 K_1、酚磺乙胺（止血敏）、卡巴克络（安络血）、巴曲酶（立止血）等，必要时输新鲜血、血浆。

（3）降低颅内压：选用呋塞米静脉注射，并发脑疝时应用小剂量 20% 甘露醇静脉注射。

（4）给氧：呼吸困难、发绀者吸氧。

三、常见护理诊断/问题

（1）潜在并发症：颅内压增高。

（2）低效性呼吸形态：与呼吸中枢受损有关。

（3）有窒息的危险：与惊厥、昏迷有关。

（4）营养失调：低于机体需要量与摄入不足及呕吐有关。

（5）体温调节无效：与体温调节中枢受损有关。

（6）焦虑、恐惧（家长）：与患儿病情危重及预后差有关。

四、护理措施

（一）降低颅内压

（1）减少刺激，保持安静：所有护理操作与治疗尽量集中进行，动作要轻、稳、准，尽量减少移动和刺激患儿，静脉穿刺选用留置针，减少反复穿刺，以免加重颅内出血。

（2）护理体位：抬高头肩部15°～30°，侧卧位或头偏向一侧。

（3）严密观察病情：观察患儿生命体征、神志、瞳孔、囟门、神经反射及肌张力等变化，及时发现颅内高压。

（4）遵医嘱降颅压：有颅内压增高时选用呋塞米降颅压；当出现两侧瞳孔大小不等、对光反射迟钝或消失、呼吸节律不规则等应考虑并发脑疝，选用20%甘露醇降颅压。

（二）防止窒息，改善呼吸功能

及时清除呼吸道分泌物，保持呼吸道通畅，防止窒息；合理用氧，改善呼吸功能，呼吸衰竭或严重呼吸暂停者需气管插管、机械通气。

（三）保证营养和能量供给

不能进食者，应给予鼻饲，遵医嘱静脉输液，每天液体量为60～80 mL/kg，速度宜慢，于24小时内均匀输入，以保证患儿营养和能量的供给。

（四）维持体温稳定

体温过高时给予物理降温，体温过低时采用远红外辐射保温床、暖箱或热水袋保暖。

（宁向梅）

第九节　新生儿肺出血

新生儿肺出血是指两叶以上融合出血，不包括散在、局灶性出血者。是新生儿死亡最重要原因之一，其发病机制尚未明了。

一、护理关键

(1)协助患儿侧卧位。

(2)注意保暖；合理喂养；做好口腔、皮肤护理。

(3)保持呼吸道通畅，间断或持续给氧，必要时使用呼吸机。

(4)快速建立静脉通道，注意滴速及用药反应。

二、一般护理

(1)有条件的患儿应置于单人抢救室或心血管监护室，给予床边心电、呼吸、血压的监测，室内应配备必要的抢救设备和用物，如氧气装置、吸引装置、人工呼吸机、急救车，各种抢救机械包及药品等。

(2)卧床休息。协助患儿侧卧位，有利于呼吸。

(3)给予吸氧，根据血氧采取不同方式和流量。准确测量体温、呼吸。认真填写抢救过程中的治疗和用药及护理、交接班记录等。

(4)建立好静脉通道，严格掌握好输液速度及输液量，了解药物药理作用及可能出现的不良反应。

(5)急性期做好生活护理，保持皮肤和口腔的清洁。

三、症状护理

(1)加强心电监护,密切观察24小时心电图、血压、呼吸,必要时进行血流动力学监测,注意尿量、意识等情况。

(2)气体交换受损,使用呼吸机的护理要点如下。

保持气管的通畅,要及时吸痰,注意无菌操作,床头铺一无菌治疗盘(内放已消毒的弯盘、钳子2把,治疗碗1个内装呋喃西林溶液、无菌手套1盒)待吸痰时使用,每次吸完痰后用呋喃西林溶液冲洗吸痰管,用完后并把吸痰管弃掉,关闭吸痰装置后把吸痰管接头端放到无菌盘内的治疗碗中。从而减少感染的发生。

注意气道的湿化,一般24小时内气管滴入50 mL左右生理盐水,痰液黏稠时用α-糜蛋白酶稀释,为预防和治疗呼吸道炎症可在雾化液内加入抗生素,如庆大霉素等。

注意呼吸频率、节律及血氧饱和度的观察,发现问题通知医师处理;并做好各项抢救措施。

患者出现高热,体温为38~39 ℃,考虑为肺部感染,应给予物理降温、头部冰敷及药物降温,并每天测4次体温,按医嘱应用抗生素;密切注意体温的变化,注意保暖。

(3)合并心力衰竭的护理,按心力衰竭护理常规执行。

(4)密切观察生命体征变化,预防并发症。

四、并发症护理

(一)感染

遵医嘱给予抗感染治疗,严格执行无菌操作及保护性措施。

(二)酸碱平衡失调

做好病情观察及给药护理。

五、心理护理

由让家属了解治疗过程,取得最佳配合,排除思想顾虑,安慰患儿家长,使其配合治疗,增强治疗信心,保持乐观的情绪。

六、健康指导

(1)积极治疗原发疾病。

(2)合理调整饮食,适当控制进食量,少食多餐。

(3)避免各种诱发因素,如上呼吸道感染。

(4)指导家属当病情突然变化时应采取简易应急措施。

(宁向梅)

第十节 小儿急性上呼吸道感染

急性上呼吸道感染是小儿最常见的疾病,主要侵犯鼻、鼻咽和咽部,常诊断为"急性鼻咽炎(普通感冒)""急性咽炎""急性扁桃体炎"等,也可统称为上呼吸道感染,或简称"上感"。

一、病因

各种病毒和细菌都可引起上呼吸道感染,尤以病毒为多见,占"上感"发病病原体的60%甚至90%以上,常见有鼻病毒、腺病毒、副流感病毒、流感病毒、呼吸道合胞病毒等,其他病毒如冠状病毒、肠道病毒、单纯疱疹病毒、EB 病毒等也可引起。细菌感染常继发于病毒感染之后,其中溶血性链球菌占重要地位,其次为肺炎链球菌、葡萄球菌、嗜血流感杆菌,偶尔也有革兰氏阴性杆菌。亦有报告肺炎支原体菌亦可引起上呼吸道感染。

二、病理改变

病变部位早期表现为毛细血管和淋巴管扩张,黏膜充血水肿、腺体及杯状细胞分泌增加及单核细胞和吞噬细胞浸润、以后转为中性粒细胞浸润,上皮细胞和纤毛上细胞坏死脱落。恢复期上皮细胞新生、黏膜修复、恢复正常。

三、临床表现

本病多为散发,偶然亦见流行。婴幼儿患病症状较重,年长儿较轻。婴幼儿患病时可有或无流涕、鼻塞、喷嚏等呼吸道症状,常突发高热、呕吐、腹泻,甚至因高热而引起惊厥。年长儿患者常有流涕、鼻塞、喷嚏、咽部不适、发热等症状,可伴有轻度咳嗽与声嘶。部分患儿发病早期可出现脐周围阵痛、咽炎、咽痛等症状,咽黏膜充血,若咽侧索也受累,则在咽两外侧壁上各见一纵行条索状肿块突出。疱疹性咽峡炎,在咽弓、软腭、悬雍垂黏膜上可见数个或数十个灰白色小疱疹,直径 1～3 mm,周围有红晕,1～2 天破溃成溃疡。咽结合膜热患者,临床特点为发热 39 ℃左右,咽炎及结膜炎同时存在,而有别于其他类型的上呼吸道感染。急性扁桃体炎除了发热咽痛外,扁桃体可见明显红肿,表面有黄白色脓点,可融合成假膜状。

四、实验室检查

病毒感染时白细胞计数多偏低或正常,粒细胞不增高。病因诊断除病毒分离与血清反应外,近年来广泛利用免疫荧光、酶联免疫等方法开展病毒学的早期诊断,对初步鉴别诊断有一定帮助。细菌感染时白细胞计数及中性粒细胞可增高;由链球菌引起者血清抗链球菌溶血素"O"滴度增高,咽拭子培养可有致病菌生长。

五、诊断

急性上呼吸道感染具有典型症状,如发热、鼻塞、咽痛、扁桃体肿大等全身和局部症状,结合季节、流行病学特点等,临床诊断并不困难,但对病原学的诊断则需依靠病毒学和细菌学检查。

六、鉴别诊断

(1)症状中以高热惊厥和腹痛严重者,须与中枢神经系统感染和急腹症等疾病相鉴别。

(2)很多急性传染病早期,也有上呼吸道感染的症状,虽然现在预防接种比较普遍及传染病发病率明显下降,但在传染病流行季节要仔细询问麻疹、猩红热、腮腺炎、百日咳、流感以及脊髓灰质炎的流行接触史。当夏季时尤要注意和中毒性疾病的早期相鉴别。

(3)如有高热、流涎、拒食、咽后壁及扁桃体周围有小疱疹及小溃疡者,可诊断为疱疹性咽峡炎;如高热、咽红伴眼结膜充血,可诊为咽结膜热;扁桃体红肿且有渗出者为急性扁桃体炎或化脓性扁桃体炎;如有明显流行史、高热、四肢酸痛、头痛等全身症状而较鼻咽部症状更重时,要考虑为流行性感冒。

七、治疗

(一)一般治疗

充分休息,多饮水,注意隔离,预防并发症。WHO 在急性呼吸道感染的防治纲要中指出,关于感冒的治疗主要是家庭护理和对症处理。

（二）对症治疗

1.高热

高热时口服阿司匹林类,剂量为 10 mg/(kg·次),持续高热可每 4 小时口服 1 次;亦可用对乙酰氨基酚,每次剂量为 5～10 mg/kg,市场上多为糖浆剂,便于小儿服用。高热时还可用赖氨匹林或安痛定等肌内注射,同时亦可用冷敷、温湿敷、酒精擦浴等物理方法降温。

2.高热惊厥

出现高热惊厥可针刺人中、十宣等穴位或每次肌内注射苯巴比妥钠 4～6 mg/kg,有高热惊厥史的小儿可在服退热剂同时服用苯巴比妥等镇静剂。

3.鼻塞

乳儿鼻塞妨碍喂奶时,可在喂奶前用 0.5％麻黄碱 1～2 滴滴鼻,年长儿亦可加用扑尔敏等脱敏剂。

4.咽痛

疱疹性咽峡炎时可用冰硼酸、锡类散、金霉素鱼肝油或碘甘油涂抹口腔内疱疹或溃疡处;年长儿可口含碘喉片及其他中药利咽喉片,如华素片、度美芬、四季润喉片、草珊瑚、西瓜霜润喉片等。

（三）病因治疗

如诊断为病毒感染,目前常用 1％利巴韦林滴鼻,每 2～3 小时双鼻孔各滴 2～3 滴,或口服利巴韦林口服液(威乐星),或用利巴韦林口含片。亦有用口服金刚烷胺、病毒灵(吗啉双呱片),但疗效不肯定。如明确腺病毒或单纯性溃疡病毒感染亦有用疱疹净(碘苷)、阿糖胞苷。近年来有报道用干扰素治疗重症病毒性感染取得较好疗效。如诊断为细菌感染,大多合并有中耳炎、鼻窦炎、化脓性扁桃体炎、淋巴结炎以及下呼吸道炎症时,可选用复方新诺明、氨苄西林、阿莫西林或其他抗生素。但多数上呼吸道感染病例不应滥用抗生素。

（四）风热两型

风热两型治法以清热解表为主,常用中成药有银翘解毒片、桑菊感冒片、感冒退热冲剂、板蓝根冲剂以及双黄连口服液等。

八、预防

减少上呼吸道感染的根本办法在于预防。平时要多户外活动,增强体质,要避免交叉感染,特别是在感冒流行季节要少去公共场所或串门;注意气候骤变,及时添减衣服;对体弱儿及反复呼吸道感染儿可服玉屏风散或左旋咪唑,0.25～3 mg/(kg·d),每周服 2 天停 5 天,3 个月为一疗程,亦可口服卡慢舒。这些治疗目的多是增强机体抵抗力,预防呼吸道感染复发。

九、并发症

正常 5 岁以下小儿平均每年患急性呼吸道感染 4～6 次。但有的患儿患呼吸道感染的次数过于频繁,可称为反复呼吸道感染,简称复感儿。

（一）影响因素

由于小儿正处在生长发育之中,身体的免疫系统还未发育完善,缺乏抵御微生物侵入的能力,故很容易患急性呼吸道感染,但有的患儿由于环境或机体本身条件比一般小儿更易患急性呼吸道感染,影响因素有以下几点。

1.机体条件

如患儿长期营养不良,婴儿母乳不足又未及时添加辅食,体内缺乏必需的蛋白质、脂肪及热量不足,影响器官组织的正常发育致抵抗力低下;也有的家庭经济条件并不差,但父母缺乏科学育儿知识,偏食或喂养不合理,特别是只喝牛奶、巧克力,缺乏多种维生素和微量元素如铁、锌等,也会对免疫系统造成损害,抗病能力下降而易患病。

2.环境因素

环境因素特别是大气污染或被动吸烟。如冬天屋内生炉子,空气中大量烟雾、粉尘以及有害物质进入小儿呼吸道;同样被动吸烟也是。这些有害物质不但损伤呼吸道正常黏膜,而且还可降低抵抗力,诱发呼吸道感染。有报道在吸烟家庭中生长的婴儿比无吸烟家庭的小儿患急性呼吸道感染的机会大数倍至近10倍。

3.先天因素

小儿患有先天的免疫缺陷病或暂时性免疫低下也可造成反复呼吸道感染。

(二)诊断

根据1987年全国小儿呼吸道疾病学术会议讨论标准做出诊断(表10-2)。

表10-2　小儿反复呼吸道疾病诊断标准

年龄(岁)	上呼吸道感染(次/年)	下呼吸道感染(次/年)
0～2	7	3
3～5	5	2
6～12	5	2

(三)治疗

急性感染可参照上述方法外,还要针对引起反复上感的原因,如增加营养、改善环境因素。应该指出患先天性免疫缺陷的小儿是极少数,大部分还是护理问题,因此,增强患儿体质是治疗及预防之根本。加强体育锻炼及注意户外活动,使患儿增强适应外界环境及气候变化的能力;同时注意对反复呼吸道感染患儿的生活护理,随气候变化增减衣服,切忌过捂过饱,这些都是治疗反复呼吸道感染的关键。

十、护理评估

(一)健康史

询问发病情况,注意有无受凉史,或当地有无类似疾病的流行,患儿发热开始时间、程度,伴随症状及用药情况;了解患儿有无营养不良、贫血等病史。

(二)身体状况

观察患儿精神状态,注意有无鼻塞、呼吸困难,测量体温,检查咽部有无充血和疱疹,扁桃体及颈部淋巴结是否肿大,结合咽喉膜有无充血,皮肤有无皮疹,腹痛及支气管、肺受累的表现。了解血常规等实验室检查结果。

(三)心理社会状况

了解患儿及家长的心理状态和对该病因、预防及护理知识的认识程度;评估患儿家庭环境及经济情况,注意疾病流行趋势。

十一、常见护理诊断与合作性问题

(一)体温过高

体温过高与上呼吸道感染有关。

(二)潜在并发症(惊厥)

其与高热有关。

(三)有外伤的危险

发生外伤与发生高热惊厥时抽搐有关。

(四)有窒息的危险

窒息与发生高热惊厥时胃内容物反流或痰液阻塞有关。

（五）有体液不足的危险

其与高热大汗及摄入减少有关。

（六）低效性呼吸形态

这与呼吸道炎症有关。

（七）舒适的改变

此与咽痛、鼻塞等有关。

十二、护理目标

（1）患儿体温降至正常范围（36～37.5 ℃）。

（2）患儿不发生惊厥或惊厥时能被及时发现。

（3）患儿维持于舒适状态无自伤及外伤发生。

（4）患儿呼吸道通畅无误吸及窒息发生。

（5）患儿体温正常，能接受该年龄组的液体入量。

（6）患儿呼吸在正常范围，呼吸道通畅。

（7）患儿感到舒适，不再哭闹。

十三、护理措施

（1）保持室内空气新鲜，每天通风换气 2～4 次，保持室温 18～22 ℃，湿度 50%～60%，空气每天用过氧乙酸或含氯制剂喷雾消毒 2 次。有患儿居住的房间最好用空气消毒机，消毒净化空气。

（2）密切观察体温变化，体温超过 38.5 ℃时给予物理降温，如头部冷敷、腋下及腹股沟处置冰袋，温水或乙醇擦浴。冷盐水灌肠，必要时给予药物降温：对乙酰氨基酚、柴胡，肌内注射阿尼利定。

（3）发热者卧床休息直到退热 1 天以上可适当活动，做好心理护理，提供玩具、画册等有利于减轻焦虑、不安情绪。

（4）防止发生交叉感染，患儿与正常小儿分开，接触者戴口罩，防止继发细菌感染。

（5）保持口腔清洁，每天用生理盐水漱口 1～2 次，婴幼儿可经常喂少量温开水以清洗口腔，防止口腔炎的发生。

（6）保持鼻咽部通畅，鼻腔分泌物和干痂及时清除，鼻孔周围应保持清洁，避免增加鼻腔压力，使炎症经咽管向中耳发展引起中耳炎。鼻腔严重时于清洁鼻腔分泌部后用 0.5% 麻黄碱液滴鼻，每次 1～2 滴；对鼻塞而妨碍吸吮的婴幼儿，宜在哺乳前 10～15 分钟滴鼻，使鼻腔通畅，保持吸吮。

（7）多饮温开水，以加速毒物排泄和降低体温，患儿衣着、被子不宜过多，出汗后及时给患儿用温水擦干汗液，更换衣服。

（8）每 4 小时测体温 1 次，体温骤升或骤降时要随时测量并记录，如患儿病情加重，体温持续不退，应考虑并发症的可能，需要及时报告医师并及时处理，如病程中出现皮疹，应区别是否为某种传染病的早期征象，以便及时采取措施。

（9）注意观察咽部充血、水肿等情况，咽部不适时给予润喉含片或雾化吸入（雾化吸入药物可用利巴韦林、糜蛋白酶、地塞米松加 20～40 mL 注射用水 2 次/天）。

（10）室内安静减少刺激，发生高热惊厥时按惊厥护理常规。

（11）给予易消化和富含维生素的清淡饮食，必要时静脉补充营养和水分。

（12）患儿安置在有氧气、吸痰器的病室内。

（13）平卧、头偏向一侧，注意防止舌咬伤。防止呕吐物误吸，防止舌后倒引起窒息，应托起患儿下颌同时解开衣物及松开腰带，以减轻呼吸道阻力。

（14）密切观察病情变化，防止发生意外，如坠床或摔伤等。

（15）抽搐时上、下牙之间放牙垫，防止舌及口唇咬伤，患儿持续发作时，可按照医嘱给予对症处理。

(16)按医嘱用止惊药物,如地西泮、苯巴比妥等,观察患儿用药后的反应,并记录。

(17)治疗、护理等集中进行,保持安静,减少刺激。

(18)保持呼吸道通畅,及时吸痰,发绀者给予吸氧,窒息者给人工呼吸,注射呼吸兴奋剂。

(19)高热者给予物理降温或退热剂降温,在严重感染并伴有循环衰竭、抽搐、高热者,可行冬眠疗法,冬眠期间不能搬动患儿或突然竖起,防止直立性休克。

(20)详细记录发作时间,抽动的姿势、次数及特点,因有的患儿抽搐时间相当短暂,虽有几秒钟,抽搐姿势也不同,有的像眨眼一样,有的口角微动,有的肢体像无意乱动一样等,因此需仔细注视才能发现。

(21)密切观察血压、呼吸、脉搏、瞳孔的变化,并做好记录。

十四、健康教育

(1)指导家庭护理。因上呼吸道感染患儿多不住院,要帮助患儿家长掌握上呼吸道感染的护理要点:让患儿多饮水,促进代谢及体内毒素的排泄;饮食要清淡,少食多餐,给高蛋白、高热量、高维生素的流质或半流质饮食;要注意休息,避免剧烈活动,防止咳嗽加重。患儿鼻塞时呼吸不畅可在哺乳及临睡前用0.5%的麻黄碱溶液滴鼻,每次1～2滴,可使鼻腔通畅。但不能用药过频,以免引起心悸等表现。

(2)指导预防并发症的方法,以免引起中耳炎、鼻窦炎,介绍如何观察并发症的早期表现,如高热持续不退而复升,淋巴结肿大,耳痛或外耳道流脓,咳嗽加重、呼吸困难等,应及时与医护人员联系并及时处理。

(3)介绍上呼吸道感染的预防重点,增加营养和体格锻炼,避免受凉;在上呼吸道感染流行季节避免到人多的公共场所;有流行趋势时给易感儿服用板蓝根、金银花、连翘等中药汤剂预防,对反复发生上呼吸道感染的小儿应积极治疗原发病,改善机体健康状况。鼓励母乳喂养,积极防治各种慢性病,如维生素D缺乏性佝偻病、营养不良及贫血等,在集体儿童机构中,有如上感流行趋势,应早期隔离患儿,室内用食醋熏蒸法消毒。

(4)用药指导。指导患儿家长不要给患儿滥服感冒药,如成人速效伤风胶囊以及其他市场流行各种感冒药、消炎药、抗病毒药,必须在医师指导下服药,服药时不要与奶粉、糖水同服,两种药物必须间隔半小时以上再服用。

(马海欣)

第十一节　小儿原发性心肌病

原发性心肌病(primary cardiomyopathy)是指病因不明,病变局限于心肌的一组疾病。依据临床和病理改变可分为扩张性心肌病、肥厚性心肌病、限制性心肌病,以前两类常见。临床上以缓慢进展的心脏增大、心律失常及心功能不全为主要表现,病因尚不清楚,可能与遗传因素、免疫因素及感染因素有关,个别柯萨奇病毒所致心肌炎可转化为心肌病。本病预后不良,常并发心力衰竭而死亡。

一、临床特点

(一)扩张性心肌病

扩张性心肌病(dilated cardiomyopathy,DCM)又称充血型心肌病(congestive cardio myopathy,CCM),主要表现为慢性充血性心力衰竭。

1.症状与体征

较大儿童表现为乏力、食欲减退、不爱活动、腹痛,活动后呼吸困难及心动过速,尿少、水肿。婴儿出现喂养困难、体重不增、吮奶时呼吸困难、多汗、烦躁不安、食量减少。约10%患儿会发生晕厥。体检时心率、呼吸加快,脉搏细弱,血压正常或偏低,有的可有奔马律,可闻及Ⅱ～Ⅲ/6级收缩期杂音,肝脏增大,下肢水肿。

2.辅助检查

(1)X线检查:心脏增大,并以左心室为主或普遍性增大,呈球形。心搏减弱,肺淤血明显。

(2)心电图:左心肥厚,各种心律失常以及非特异性 ST-T 改变。

(3)超声心电图:左心房、左心室明显扩大,左心室流出道增宽,心室壁活动减弱。

(二)肥厚性心肌病

肥厚性心肌病(hypertrophic cardiomyopathy,HCM)是一种遗传性疾病,其特征为心室肥厚,心腔无扩大。临床表现具有多变性。

1.症状与体征

婴儿常见症状有呼吸困难,心动过速,喂养困难。较重者发生心力衰竭,伴随青紫。儿童多无明显症状,常因心脏杂音而首次就诊。少数儿童有呼吸加快、乏力、心绞痛、晕厥,并可于活动后发生猝死。体检有的可听到奔马律,有的在胸骨左缘下端及心尖部可听到Ⅰ~Ⅲ/6级收缩期杂音。

2.辅助检查

(1)X线检查:左心室轻到中度增大。

(2)心电图:左心室肥厚伴劳损,可有 ST-T 改变及病理性 Q 波及各种心律失常。

(3)超声心动图:室间隔非对称性肥厚,室间隔厚度与左心室后壁厚度之比大于或等于1.3。左心室流出道狭窄。

(三)限制性心肌病

限制性心肌病(restrictive cardiomyopathy,RCM)又称闭塞性心肌病,常见于儿童及青少年,预后不良。

1.症状与体征

起病缓慢,表现为原因不明的心力衰竭。右心病变主要表现为静脉压升高、颈静脉怒张、肝大、腹水及下肢水肿,很像缩窄性心包炎。左心病变有呼吸困难、咳嗽、咯血、胸痛,有时伴有肺动脉高压的表现。

2.辅助检查

(1)X线检查:心影扩大,肺血减少。

(2)心电图:心房肥大、房性期前收缩、心房颤动、ST-T 改变、P-R 间期延长及低电压。

(3)超声心动图:左右心房明显扩大(左心房尤为明显)、左右心室腔正常或变小。

二、护理评估

(一)健康史

询问患儿发病前有无感染的病史及其家族史。

(二)症状、体征

测量生命体征,评估心率、心律、呼吸、血压、心功能。

(三)社会、心理

了解患儿及其家长对疾病的性质、预后的认识程度和心理需求。

(四)辅助检查

了解分析 X 线、心电图、超声等各种检查结果。

三、常见护理问题

(一)心排出量减少

与心室扩大、肥厚致心肌收缩力减弱有关。

(二)体液过多

与肾灌注量减少、水钠潴留、尿量排出减少有关。

（三）有感染的危险

与机体抵抗力降低有关。

（四）合作性问题

猝死。

四、护理措施

（一）限制活动

卧床休息，让患儿保持稳定、愉悦的心情。

（二）饮食护理

低盐饮食，增加维生素、蛋白质、微量元素的摄入，对服用利尿剂者应鼓励多进食含钾丰富的食物，如香蕉、橘子等。

（三）供氧

根据缺氧程度可给予鼻导管或面罩吸氧。

（四）密切观察病情

监测患儿血压、脉搏、呼吸、心律、尿量及意识状态。注意观察心力衰竭的早期表现，有无心律失常及栓塞症状。

（五）用药护理

应用强心药、利尿剂、扩血管药物时要观察其疗效及不良反应，尤其是扩张性心肌病因其对洋地黄耐受性差，故尤应警惕发生中毒。

（六）预防诱因

心力衰竭者应避免过度劳累。饮食清淡，忌暴饮暴食，预防便秘，以免用力大便诱发心力衰竭。控制输液速度，保持病室安静、整洁、舒适，保证充足睡眠，保持室内空气新鲜和温度适宜，防止呼吸道感染。

（七）健康教育

（1）向家长解释该病病程长及本病预后等情况，需要长期调整生活及精神状况。

（2）合理安排活动与休息时间。

（3）当患儿出现心悸、呼吸困难时应立即停止活动，并取平卧位，必要时予以吸氧。

五、出院指导

（1）调整情绪，促进身心健康。

（2）饮食要易消化、低盐、高维生素、少量多餐。

（3）扩张性心肌病患儿应避免劳累，宜长期卧床休息，减轻与延缓心脏扩大，促进心功能的恢复；肥厚性心肌病患儿要避免剧烈运动，情绪激动，突然用力或提取重物致猝死。

（4）本病进展缓慢，应定期复查及指导合理用药。

（5）避免感染居室空气清新，经常通风，不去人群集中的公共场所，注意气候变化，及时增减衣服，避免受凉而引发感冒。

（马海欣）

第十二节　小儿病毒性心肌炎

一、概述

病毒性心肌炎（viral myocarditis）是由多种病毒侵犯心脏，引起局灶性或弥漫性心肌间质炎性渗出和心肌纤维变性、坏死或溶解的疾病,有的可伴有心包或心内膜炎症改变。可导致心肌损伤、心功能障碍、心律失常和周身症状。可发生于任何年龄,近年来发生率有增多的趋势,是儿科常见的心脏疾病之一。据全国九省市"病毒性心肌炎协作组"调查,其发病率占住院患儿总数的 5.97%,占门诊患者总数的 0.14%。

（一）病因

近年来由于病毒学及免疫病理学的迅速发展,通过大量动物实验及临床观察,证明多种病毒皆可引起心肌炎。其中柯萨奇病毒 B6(1～6 型)最常见,其他如柯萨奇病毒 A、ECHO 病毒、脊髓灰质炎病毒、流感及副流感病毒、腮腺炎病毒、水痘病毒、单纯疱疹病毒、带状疱疹病毒及肝炎病毒等也可能致病。由于柯萨奇病毒具有高度亲心肌性和流行性,据报道在很多原因不明的心肌炎和心包炎中,约 39% 是由柯萨奇病毒 B 所致。

尽管罹患病毒感染的机会很多,而多数不发生心肌炎,在一定条件下才发病。例如当机体由于继发细菌感染(特别是链球菌感染)、发热、缺氧、营养不良、接受类固醇或放射治疗等,而抵抗力低下时,可诱发发病。

病毒性心肌炎的发病原理至今未完全了解,目前提出病毒学说、免疫学说、生化机制等几种学说。

（二）病理

病毒性心肌炎病理改变轻重不等。轻者常以局灶性病变为主,而重者则多呈弥漫性病变。局灶性病变的心肌外观正常,而弥漫性者则心肌苍白、松软,心脏呈不同程度的扩大、增重。镜检可见病变部位的心肌纤维变性或断裂,心肌细胞溶解、水肿、坏死。间质有不同程度水肿以及淋巴细胞、单核细胞和少数多核细胞浸润。病变以左心室及室间隔最显著,可波及心包、心内膜及传导系统。

慢性病例心脏扩大,心肌间质炎症浸润及心肌纤维化并有瘢痕组织形成,心内膜呈弥漫性或局限性增厚,血管内皮肿胀等变化。

二、临床表现

病情轻重悬殊。轻症可无明显自觉症状,仅有心电图改变。重型可出现严重的心律失常、充血性心力衰竭、心源性休克,甚至个别患者因此而死亡。大约有 1/3 的病例在发病前 1～3 周或发病同时呼吸道或消化道病毒感染,同时伴有发热、咳嗽、咽痛、周身不适、腹泻、皮疹等症状,继而出现心脏症状如年长儿常诉心悸、气短、胸部及心前区不适或疼痛、疲乏感等。发病初期常有腹痛、食欲缺乏、恶心、呕吐、头晕、头痛等表现。3 个月以内婴儿有拒乳、苍白、发绀、四肢凉、两眼凝视等症状。心力衰竭者,呼吸急促、突然腹痛、发绀、水肿等;心源性休克者,烦躁不安,面色苍白、皮肤发花、四肢厥冷或末梢发绀等;发生窦性停搏或心室纤颤时可突然死亡;高度房室传导阻滞在心室自身节律未建立前,由于脑缺氧而引起抽搐、昏迷称心脑综合征。如病情拖延至慢性期。常表现为进行性充血心力衰竭、全心扩大,可伴有各种心律失常。

体格检查:多数心尖区第一音低钝。一般无器质性杂音,仅在胸前或心尖区闻及 I～II 级吹风样收缩期杂音。有时可闻及奔马律或心包摩擦音。心律失常多见如阵发性心动过速、异位搏动、心房纤颤、心室扑动、停搏等。严重者心脏扩大,脉细数,颈静脉怒张,肝大和压痛,肺部啰音等;或面色苍白、四肢厥冷、皮肤发花、指(趾)发绀、血压下降等。

三、辅助检查

（一）实验室检查

(1)白细胞总数 10.0×10^9～20.0×10^9/L 之间,中性粒细胞偏高。血沉、抗链"O"大多数正常。

(2)血清肌酸磷酸激酶、乳酸脱氢酶及其同工酶、谷草转氨酶在病程早期可增高。超氧化歧化酶急性期降低。

(3)若从心包、心肌或心内膜分离到病毒,或用免疫荧光抗体检查找到心肌中有特异的病毒抗原,电镜检查心肌发现有病毒颗粒,可以确定诊断;咽洗液、粪便、血液、心包液中分离出病毒,同时结合恢复期血清中同型病毒中和抗体滴度较第 1 份血清升高或下降 4 倍以上,则有助于病原诊断。

(4)补体结合抗体的测定以及用分子杂交法或聚合酶链反应检测心肌细胞内的病毒核酸也有助于病原诊断。部分病毒性心肌炎患者可有抗心肌抗体出现,一般于短期内恢复,如持续提高,表示心肌炎病变处于活动期。

(二)心电图检查

心电图在急性期有多变与易变的特点,对可疑病例应反复检查,以助诊断。其主要变化为 ST-T 改变,各种心律失常和传导阻滞。恢复期以各种类型的期前收缩为多见。少数为慢性期患儿可有房室肥厚的改变。

(三)X 线检查

心影正常或不同程度的增大,多数为轻度增大。若反复迁延不愈或合并心力衰竭,心脏扩大明显。后者可见心搏动减弱,伴肺瘀血、肺水肿或胸腔少量积液。有心包炎时,有积液征。

(四)心内膜心肌活检

心导管法心内膜心肌活检,在成人患者中早已开展,小儿患者仅是近年才有报道,为心肌炎诊断提供了病理学依据。据报道:原因不明的心律失常、充血性心力衰竭患者,经心内膜心肌活检证明约 40% 为心肌炎;临床表现和组织学相关性较差。原因是 EMB 取材很小且局限,以及取材时不一定是最佳机会;心内膜心肌活检本身可导致心肌细胞收缩,而出现一些病理性伪迹。因此,对于心内膜心肌活检病理无心肌炎表现者不一定代表心脏无心肌炎,此时临床医师不能忽视临床诊断。此项检查一般医院尚难开展,不作为常规检查项目。

四、诊断与鉴别诊断

(一)诊断要点

1.病原学诊断依据

(1)确诊指标:自患儿心内膜、心肌、心包(活检、病理)或心包穿刺液检查,发现以下之一者可确诊心肌炎由病毒引起。①分离到病毒。②用病毒核酸探针查到病毒核酸。③特异性病毒抗体阳性。

(2)参考依据:有以下之一者结合临床表现可考虑心肌炎系病毒引起。①自患儿粪便、咽拭子或血液中分离到病毒,且恢复期血清同抗体滴度较第一份血清升高或降低 4 倍以上。②病程早期患儿血中特异性 IgM 抗体阳性。③用病毒核酸探针自患儿血中查到病毒核酸。

2.临床诊断依据

(1)心功能不全、心源性休克或心脑综合征。

(2)心脏扩大(X 线、超声心动图检查具有表现之一)。

(3)心电图改变以 R 波为主的 2 个或 2 个以上主要导联(Ⅰ、Ⅱ、aVF、V_5)的 ST-T 改变持续 4 天以上伴动态变化,窦房传导阻滞,房室传导阻滞,完全性右或左束支阻滞,成联律、多形、多源、成对或并行性期前收缩,非房室结及房室折返引起的异位性心动过速,低电压(新生儿除外)及异常 Q 波。

(4)CK-MB 升高或心肌肌钙蛋白(cTnI 或 cTnT)阳性。

3.确诊依据

(1)具备临床诊断依据 2 项,可临床诊断为心肌炎。发病同时或发病前 1~3 周有病毒感染的证据支持诊断者。

(2)同时具备病原学确诊依据之一,可确诊为病毒性心肌炎,具备病原学参考依据之一,可临床诊断为病毒性心肌炎。

(3)凡不具备确诊依据,应给予必要的治疗或随诊,根据病情变化,确诊或除外心肌炎。

(4)应除外风湿性心肌炎、中毒性心肌炎、先天性心脏病、结缔组织病以及代谢性疾病的心肌损害、甲状腺功能亢进症、原发性心肌病、原发性心内膜弹力纤维增生症、先天性房室传导阻滞、心脏自主神经功能异常、β 受体功能亢进及药物引起的心电图改变。

4.临床分期

(1)急性期:新发病,症状及检查阳性发现明显且多变,一般病程在半年以内。

(2)迁延期:临床症状反复出现,客观检查指标迁延不愈,病程多在半年以上。

(3)慢性期:进行性心脏增大,反复心力衰竭或心律失常,病情时轻时重,病程在1年以上。

(二)鉴别诊断

在考虑九省市心肌炎协作组制订的心肌炎诊断标准时,应首先除外其他疾患,包括风湿性心肌炎、中毒性心肌炎,结核性心包炎、先天性心脏病、结缔组织病或代谢性疾病或代谢性疾病的心肌损害(包括维生素 B_1 缺乏症)、原发性心肌病、先天性房室传导阻滞、高原性心脏病、克山病、川崎病、良性期前收缩和神经功能紊乱、电解质紊乱及药物等引起的心电图改变。

五、治疗

本症尚无特殊治疗。应结合患儿病情采取有效的综合措施,可使大部患儿痊愈或好转。

(一)一般治疗

1.休息

急性期至少应卧床休息至热退3～4周,有心功能不全或心脏扩大者,更应强调绝对卧床休息,以减轻心脏负荷及减少心肌耗氧量。

2.抗生素

虽对引起心肌炎的病毒无直接作用,但因细菌感染是病毒性心肌炎的重要条件因子,故在开始治疗时,均主张适当使用抗生素。一般应用青霉素肌内注射1～2周,以清除链球菌和其他敏感细菌。

3.保护心肌

大剂量维生素C,具有增加冠状血管血流量、心肌糖原、心肌收缩力、改善心功能、清除自由基、修复心肌损伤的作用。剂量为100～200 mg/(kg·d),溶于10％～25％葡萄糖液10～30 mL 内静脉注射,每天1次,15～30天为一疗程;抢救心源性休克时,第一日可用3～4次。

至于极化液、能量合剂及 ATP 等均因难进入心肌细胞内,故疗效差,近年来多推荐:①辅酶 Q_{10} 1 mg/(kg·d),口服,可连用1～3个月。②1,6-二磷酸果糖 0.7～1.6 mL/kg 静脉注射,最大量不超过2.5 mL/kg(75 mg/mL),静脉注射速度 10 mL/min,每天1次,10～15日为一疗程。

(二)激素治疗

肾上腺皮质激素可用于抢救危重病例及其他治疗无效的病例。口服泼尼松1～1.5 mg/(kg·d),用3～4周,症状缓解后逐渐减量停药。对反复发作或病情迁延者,依据近年来对本病发病机制研究的进展,可考虑较长期的激素治疗,疗程不少于半年,对于急重抢救病例可采用大剂量,如地塞米松0.3～0.6 mg/(kg·d),或氢化可的松 15～20 mg/(kg·d),静脉滴注。

(三)免疫治疗

动物及临床研究均发现丙种球蛋白对心肌有保护作用。从 1990 年开始,在美国波士顿及洛杉矶儿童医院已将静脉注射丙种球蛋白作为病毒性心肌炎治疗的常规用药。

(四)抗病毒治疗

动物试验中联合应用利巴韦林和干扰素可提高生存率,目前欧洲正在进行干扰素治疗心肌炎的临床试验,其疗效尚待确定。环孢霉素 A、环磷酰胺目前尚无肯定疗效。

(五)控制心力衰竭

心肌炎患者对洋地黄耐受性差,易出现中毒而发生心律失常,故应选用快速作用的洋地黄制剂如毛花苷C(西地兰)或地高辛。病重者用地高辛静脉滴注,一般病例用地高辛口服,饱和量用常规的1/2～2/3量,心力衰竭不重,发展不快者,可用每天口服维持量法。利尿剂应早用和少用,同时注意补钾,否则易导致心律失常。注意供氧,保持安静。若烦躁不安,可给镇静剂。发生急性左心功能不全时,除短期内并用毛花苷C(西地兰)、利尿剂、镇静剂、氧气吸入外,应给予血管扩张剂如酚妥拉明 0.5～1 mg/kg

加入 10％葡萄糖液 50～100 mL 内快速静脉滴注。紧急情况下,可先用半量以 10％葡萄糖液稀释静脉缓慢注射,然后将其余半量静脉滴注。

（六）抢救心源性休克

镇静、吸氧、大剂量维生素 C、扩容、激素、升压药、改善心功能及心肌代谢等。

近年来,应用血管扩张剂硝普钠取得良好疗效,常用剂量 5～10 mg,溶于 5％葡萄糖液 100 mL 中,开始 0.2 μg/(kg·min)滴注,以后每隔 5 分钟增加 0.1 μg/kg,直到获得疗效或血压降低,最大剂量不超过每分钟 4～5 μg/kg。

（七）纠正严重心律失常

心律失常的纠正在于心肌病变的吸收或修复。一般轻度心律失常如期前收缩、Ⅰ度房室传导阻滞等,多不用药物纠正,而主要是针对心肌炎本身进行综合治疗。若发生严重心律失常如快速心律失常、严重传导阻滞都应迅速及时纠正,否则威胁生命。

六、护理

（一）护理诊断

(1)活动无耐力:与心肌功能受损,组织器官供血不足有关。

(2)舒适的改变——胸闷:与心肌炎症有关。

(3)潜在并发症——心力衰竭、心律失常、心源性休克。

（二）护理目标

(1)患儿活动量得到适当控制休息得到保证。

(2)患儿胸闷缓解或消失。

(3)患儿无并发症发生或有并发症时能被及时发现和适当处理。

（三）护理措施

1.休息

(1)急性期卧床休息至热退后 3～4 周,以后根据心功能恢复情况逐渐增加活动量。

(2)有心功能不全者或心脏扩大者应绝对卧床休息。

(3)总的休息时间不少于 3～6 个月。

(4)创造良好的休息环境,合理安排患儿的休息时间。保证患儿的睡眠时间。

(5)主动提供服务,满足患儿的生活需要。

2.胸闷的观察与护理

(1)观察患儿的胸闷情况,注意诱发和缓解因素,必要时给予吸氧。

(2)遵医嘱给予心肌营养药,促进心肌恢复正常。

(3)保证休息,减少活动。

(4)控制输液速度和输液总量,减轻心肌负担。

3.并发症的观察与护理

(1)密切注意心率、心律、呼吸、血压和面色改变,有心力衰竭时给予吸氧、镇静、强心等处理,应用洋地黄制剂时要密切观察患儿有无洋地黄中毒表现,如出现新的心律失常、心动过缓等。

(2)注意有无心律失常的发生,警惕危险性心律失常的发生,如频发室早、多源室早、二度以上房室传导阻滞房颤、室颤等。一旦发生,需及时通知医师并给予相应处理。如高度房室传导阻滞者给异丙肾上腺素和阿托品提升心率。

(3)警惕心源性休克,注意血压、脉搏、尿量、面色等变化,一旦出现心源性休克,立即取平卧位,配合医师给予大剂量维生素 C 或肾上腺皮质激素治疗。

（四）康复与健康指导

(1)讲解病毒性心肌炎的病因、病理、发病机制、临床特点及诊断、治疗措施。

（2）强调休息的重要性,指导患儿控制活动量,建立合理的休息制度。

（3）讲解本病的预防知识,如预防上呼吸道感染和肠道感染等。

（4）有高度房室传导阻滞者讲解安装心脏起搏器的必要性。

七、展望

近年来,由于对心肌炎的病原学进一步了解和诊断方法的改进,心肌炎已成为常见心脏病之一,对人类健康构成了不同程度的威胁,因而对此病的诊治研究也正日益受到重视。其中,胸闷、心悸常可提示心脏波及,心脏扩大、心律失常或心力衰竭为心脏明显受损的表现,心电图 ST-T 改变与异位心律或传导阻滞反映心肌病变的存在。但对于怀疑为病毒性心肌炎的患者,提倡进行心脏活检以行病理学检查。

但分离病毒检查或特异性荧光抗体检查存在以下几个问题。

（1）患者不宜接受。

（2）炎性组织在心肌中呈灶状分布,由于活检标本小而致病灶标本不一定取到。

（3）提取 RNA 的质量和检测方法的敏感性不同。

（4）心脏上有病毒存在,而血液中不一定有抗原或抗体检出;心脏上无病毒存在,而心脏中有抗原或抗体检出;即使二者构成阳性反应也不足以证实有病毒性心肌炎存在;只有当感染某种病毒并引起相应的心脏损害时,心脏和血液检查呈阳性反应才有意义。在检查血液中抗原或抗体时,也会因检测试剂、检查方法、操作技术的不同而使结果迥异。

因此,病毒性心肌炎的确诊相当困难。由于抗病毒药物的疗效不显著,目前建议采用中西医结合疗法。有人用黄芪、牛磺酸及一般抗心律失常等药物为主的中西医结合方法治疗病毒感染性心肌炎,取得了比较满意的效果,如中药黄芪除具有抗病毒、调节免疫、保护心肌的作用,还可拮抗病毒感染心肌细胞对 L 型钙通道的增加,抑制内向钠钙交换电流,改善部分心电活动,清除氧自由基,而广泛应用于临床。牛磺酸是心肌游离氨基酸的重要成分,也可通过抑制病毒复制,抑制病毒感染心肌细胞引起的钙电流增加,使受感染而降低的最大钙电流膜电压及外向钾电流趋于正常,使心肌细胞钙内流减少,在病毒性心肌炎动物模型及临床病毒性心肌炎患者中,具有保护心肌、改善临床症状等作用。

（马海欣）

第十三节　小儿腹泻

一、护理评估

（一）健康史

应详细询问喂养史,是母乳喂养还是人工喂养,喂何种乳品,冲调浓度、喂哺次数及量,添加辅食及断奶情况。并了解当地有无类似疾病的流行。并注意患儿有无不洁饮食史、肠道内外感染、食物过敏史、外出旅游和气候变化史等。询问患儿腹泻开始时间,次数、颜色、性质、量、气味。并是否伴随发热、呕吐、腹胀、腹痛及里急后重等症状。既往有无腹泻史、其他疾病史和长期服用广谱抗生素史等。

（二）身体状况

观察患儿生命体征,有无腹痛、里急后重、大便性状为松散或水样,密切观察患儿生命体征、体重、出入量、尿量、神志状态、营养状态,皮肤弹性、眼窝凹陷、口舌黏膜干燥、神经反射等脱水表现。并评估脱水的程度和性质,检查肛周皮肤有无发红、破损;了解大便常规、大便致病菌培养等实验室检查结果。

（三）心理社会状况

腹泻是小儿的常见病、多发病,年龄越小、发病率越高,特别是在贫困和卫生条件较差的地区,家长缺乏喂养及卫生知识是导致小儿易患腹泻的重要原因。故应了解患儿家长的心理状况及对疾病的病因、护理知识的认识程度,注意评估患儿家庭的经济状况、聚居条件、卫生习惯、家长的文化程度及家长对病因、护理知识的了解程度,认识疾病流行趋势。

（四）实验室检查

了解大便常规及致病菌培养等化验结果。分析血常规、红细胞计数、血清电解质、尿素氮、二氧化碳结合力（CO_2CP）等可了解体内酸碱平衡紊乱性质和程度。

二、护理诊断

（一）体液不足

体液不足与腹泻、呕吐丢失过多和摄入量不足有关。

（二）体温过高

体温过高与肠道感染有关。

（三）有皮肤黏膜完整性受损的危险

有皮肤黏膜完整性受损的危险与腹泻大便次数增多刺激臀部皮肤及尿布使用不当有关。

（四）知识缺乏（家长）

与喂养知识、卫生知识及腹泻患儿护理知识缺乏有关。

（五）营养失调

营养低于机体需要量,呕吐腹泻等消化功能障碍所致。

（六）排便异常腹泻

排便异常腹泻与喂养不当,肠道感染或功能紊乱。

（七）腹泻

腹泻与喂养不当、感染导致胃肠道功能紊乱有关。

（八）有交叉感染的可能

交叉感染与免疫力低下有关。

（九）潜在并发症

1.酸中毒

酸中毒与腹泻丢失碱性物质及热能摄入不足有关。

2.低血钾

低血钾与腹泻、呕吐丢失过多和摄入不足有关。

三、护理目标

(1)患儿腹泻、呕吐、排便次数逐渐减少至正常,大便次数性状颜色恢复正常。

(2)患儿脱水、电解质紊乱纠正,体重恢复正常,尿量正常,获得足够的液体和电解质。

(3)体温逐渐恢复正常。

(4)住院期间患儿能保持皮肤的完整性,不再有红臀发生。

(5)家长能说出婴儿腹泻的病因、预防措施和喂养知识,能协助医护人员护理患儿。

(6)患儿不发生酸中毒,低血钾等并发症。

(7)避免交叉感染的发生。

(8)保证患儿营养的补充将患儿体重保持不减或有增加。

四、护理措施

新入院的患儿首先要测量体重,便于了解患儿脱水情况和计液量。以后每周测一次,了解患儿恢复和体重增长情况。

(一)体液不足的护理

1.口服补液疗法的护理

适用于无脱水、轻中脱水或呕吐不严重的患儿,可采用口服方法,它能补充身体丢失的水分和盐,执行医嘱给口服补液盐时应在4～6小时之内少量多次喂,同时可以随意喂水,口服液盐一定用冷开水或温开水溶解。

(1)一般轻度脱水需50～80 mL/kg,中度脱水需80～100 mL/kg,于8～12小时内将累积损失量补足;脱水纠正后,将余量用等量水稀释按病情需要随时口服。对无脱水患儿,可在家进行口服补液的护理,可将ORS溶液加等量水稀释,每天50～100 mL/kg,少量频服,以预防脱水(新生儿慎用),有明显腹胀、休克、心功能不全或其他严重并发症者及新生儿不宜口服补液。在口服补液过程中,如呕吐频繁或腹泻、脱水加重,应改为静脉补液。服用ORS溶液期间,应适当增加水分,以防高钠血症。

(2)护理中的注意事项:①向家长说明和示范口服液的配制方法。②向家长示范喂服方法,2岁以下的患儿每1～2分钟喂1小勺约5 mL,大一点的患儿可用杯子直接喝,如有呕吐,停10分钟后再慢慢喂服(每2～3分钟喂一勺)。③对于在家进行口服补液的患儿,应指导家长病情观察方法。口服补液可直到腹泻停止,并继续喂养。如病情不见好转或加重,应及时到医院就诊。④密切观察病情,如患儿出现眼睑浮肿应停止服用ORS液,改用白开水或母乳,水肿消退后再按无脱水的方案服用。4小时后应重新估计患儿脱水状况,然后选择上述适当的方案继续治疗护理。

2.禁食、静脉补液

适用于中度以上脱水,吐、泻重或腹胀的患儿。在静脉输液前协助医师取静脉血做钾、钠、氯、二氧化碳结合力等项目检查。

(1)第1天补液:①输液总量,按医嘱要求安排24小时的液体总量(包括累积损失量、继续损失量和生理需要量)。并本着"急需先补、先快后慢、见尿补钾"的原则分批输入。如患儿烦躁不安,应检查原因,必要时可遵医嘱给予适量的镇静剂,如复方冬眠灵,10％水合氯醛,以防患儿因烦躁不安而影响静脉输液。一般轻度脱水90～120 mL/kg,中度脱水120～150 mL/kg,重度脱水150～180 mL/kg。②溶液种类,根据脱水性质而定,若临床判断脱水困难,可先按等渗脱水处理。对于治疗前6小时内无尿的患儿首先要在30分钟内给输入2:1液,一定要记录输液后首次排尿时间,见尿后给含钾液体。③输液速度,主要取决于脱水程度和继续损失的量与速度,遵循先快后慢原则。明确每小时的输入量,一般茂菲氏滴管14～15滴为1 mL,严格执行补液计划,保证输液量的准确,掌握好输液速度和补液原则。注意防止输液速度过速或过缓。注意输液是否通畅,保护好输液肢体,随时观察针头有无滑脱,局部有无红肿渗液以及寒战发绀等全身输液反应。对重度脱水有明显周围循环障碍者应先快速扩容;累积损失量(扣除扩容液量)一般在前8～12小时内补完,每小时8～10 mL/kg;后12～16小时补充生理需要量和异常的损失量,每小时约5 mL/kg;若吐泻缓解,可酌情减少补液量或改为口服补液。④对于少数营养不良、新生儿及伴心、肺疾病的患儿应根据病情计算,每批液量一般减少20％,输液速度应在原有基础减慢2～4小时,把累积丢失的液量由8小时延长到10～12小时输完。如有条件最好用输液泵,以便更精确地控制输液速度。

(2)第2天及以后的补液:脱水和电解质紊乱已基本纠正,主要补充生理需要量和继续损失量,可改为口服补液,一般生理需要量为每天60～80 mL/kg,用1/5张含钠液;继续损失量是丢多少补多少,用1/3～1/2张含钠液,将这两部分相加于12～24小时内均匀静脉滴注。

3.准确记录出入量

准确记录出入量,是医师调整患儿输液质和量的重要依据。

(1)大便次数、量(估计)及性质、大便的气味、颜色、有无黏液、脓血等。留大便常规并做培养。

(2)呕吐次数、量、颜色、气味以及呕吐与其他症状的关系,体现了患儿病情发展情况。比如呕吐加重但无腹泻;补液后脱水纠正由于呕吐次数增多而效果不满意,这时要及时报告医师,以及早发现肠道外感染或急腹症。

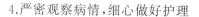

4.严密观察病情,细心做好护理

(1)注意观察生命体征:包括体温、脉搏、血压、呼吸、精神状况。若出现烦躁不安、脉率加快、呼吸加快等,应警惕是否输液速度过快,是否发生心力衰竭和肺水肿等情况。

(2)观察脱水情况:注意患儿的神志、精神、皮肤弹性、有无口渴,皮肤、黏膜干燥程度,眼窝及前囟凹陷程度,机体温度及尿量等临床表现,估计患儿脱水程度,同时要动态观察经过补充液体后脱水症状是否得到改善。如补液合理,一般于补液后 3～4 小时应该排尿,此时说明血容量恢复,所以应注意观察和记录输液后首次排尿的时间、尿量。补液后 24 小时皮肤弹性恢复,眼窝凹陷消失,则表明脱水已被纠正。补液后眼睑出现浮肿,可能是钠盐过多;补液后尿多而脱水未能纠正,则可能是葡萄糖液补入过多,宜调整溶液中电解质比例。

(3)密切观察代谢性酸中毒的表现:中、重度脱水患多有不同程度的酸中毒,当 pH 下降、二氧化碳结合力在 25% 容积以下时,酸中毒表现明显。当患儿出现呼吸深长、精神萎靡、嗜睡,严重者意识不清、口唇樱红、呼吸有丙酮味。应准备碱性液,及时使用碱性药物纠正,应补充碳酸氢钠或乳酸钠。注意碱性液体有无漏出血管外,以免引起局部组织坏死。

(4)密切观察低血钾表现:常发现于输液后脱水纠正时,当发现患儿尿量异常增多,精神萎靡、全身乏力、不哭或哭声低下、吃奶无力、肌张力低下、反应迟钝、恶心呕吐、腹胀及听诊肠鸣音减弱或消失,呼吸频不规整,心电图显示 T 波平坦或倒置、U 波明显、S-T 段下移(或心律失常,提示有低血钾存在,应及时补充钾盐)等临床表现,及时报告医师,做血生化检查。如是低血钾症,应遵医调整液体中钾的浓度。补充钾时应按照见尿补钾的原则,严格掌握补钾的速度,绝不可作静脉推入,以免发生高血钾引起心搏骤停。一般按每天 3～4 mmol/kg(相当于氯化钾200～300 mg/kg)补给,缺钾明显者可增至 4～6 mmol/kg,轻度脱水时可分次口服,中、重度脱水予静脉滴入。并观察记录好治疗效果。

(5)密切观察有无低钙、低镁、低磷血症:当脱水和酸中毒被纠正时,大多表现有钙、磷缺乏,少数可有镁缺乏。低血钙或低血镁时表现为手足搐搦、惊厥;重症低血磷时出现嗜睡、精神错乱或昏迷,肌肉、心肌收缩无力(营养不良或佝偻病活动期患儿更甚),这时要及时报告医师。静脉缓慢注射 10% 葡萄糖酸钙或深部肌内注射 25% 硫酸镁。

(6)低钠血症:低钠血症多见于静脉输液停止后的患儿。这是以为患儿进食后水样便次数再次增多。主要表现为患儿前囟及眼窝凹陷、肢端凉、精神弱、尿少等。要及时报告医师要继续补充丢失液体。

(7)高钠血症:高钠血症出现在按医嘱禁食补液或口服补液后,患儿出现烦躁不安、口渴、尿少、皮肤弹性差,甚至惊厥。这时应报告医师,必要时取血查生化,待结果回报后根据具体情况调整液体的质和量。

(8)泌尿系统感染:患儿腹泻渐好,但仍发热,阵阵哭闹不安,此时要报告医师,根据医嘱留尿常规,并寻找感染病灶。并发泌尿系感染的患儿多见于女婴,在护理和换尿布时一定要注意女婴儿会阴部的清洁,防止上行性尿路感染。

5.计算液体出入量

24 小时液体入量包括口服液体和胃肠道外补液量。液体出量包括尿、大便和不显性失水。呼吸增快时,不显性失水增加 4～5 倍,体温每升高 1 ℃,不显性失水每小时增加 0.5 mL/kg;环境湿度大小可分别减少或增加不显性失水;体力活动增多时,不显性失水增加 30%。补液过程中,计算并记录 24 小时液体出入量,是液体疗法护理工作的重要内容。婴幼儿大小便不易收集,可用"秤尿布法"计算液体排出量。

(二)腹泻的护理

控制腹泻,防止继续失水。

1.调整饮食

根据世界卫生组织的要求对于轻中度脱水的患儿不必禁食,腹泻期间和恢复期适宜的营养对促进恢复、减少体重下降和生长停滞的程度、缩短腹泻后康复时间、预防营养不良非常重要。故腹泻脱水患儿除严重呕吐者暂禁食 4～6 小时(不禁水)外,均应继续喂养进食是必要的治疗与护理措施。但因同时存在着消化功能紊乱,故应根据患儿病情适当调整饮食,达到减轻胃肠道负担、恢复消化功能之目的。继续哺母乳喂养；人工喂养出生 6 个月以内的小儿，牛奶（或羊奶）应加米汤或水稀释，或用发酵奶（酸奶），也可用奶谷类混合物，每天 6 次，以保证足够的热量。腹泻次数减少后，出生 6 个月以上的婴儿可用平常已经习惯的饮食，选用稀粥、面条、并加些熟的植物油、蔬菜、肉末等，但需由少到多，随着病情稳定和好转，并逐渐过渡到正常饮食。幼儿应给一些新鲜、味美、碎烂、营养丰富的食物。病毒性肠炎多有双糖酶缺乏，应限制糖量，并暂停乳类喂养，改为豆制代用品或发酵奶，对牛奶和大豆过敏者应该用其他饮食，以减轻腹泻，缩短病程。腹泻停止后，继续给予营养丰富的饮食，并每天加餐 1 次，共 2 周，以赶上正常生长。双糖酶缺乏者，不宜用蔗糖，并暂停乳类。对少数严重病例口服营养物质不能耐受者，应加强支持疗法，必要时全静脉营养。

2.控制感染

感染是引起腹泻的重要原因，细菌性肠炎需用抗生素治疗。病毒性肠炎用饮食疗法和支持疗法常可痊愈。严格消毒隔离，防止感染传播，按肠道传染病隔离，护理患儿前后要认真洗手，防止感染，遵医嘱给予抗生素治疗。

3.观察排便情况

注意大便的变化，观察记录大便次数、颜色、性状、气味、量、及时送检，并注意采集黏液脓血部分，作好动态比较，根据大便常规检验结果，调整治疗和输液方案，为输液方案和治疗提供可靠依据。

（三）发热的护理

（1）保持室内安静、空气新鲜、通风良好，保持室温在 18～22 ℃，相对湿度 55％～65％，衣被适度，以免影响机体散热。

（2）让患儿卧床休息限制活动量，利于机体康复和减少并发症的发生。多饮温开水或选择喜欢的饮料，以加快毒素排泄带走热量和降低体温。

（3）密切观察患儿体温变化每 4 小时测体温 1 次，体温骤升或骤降时要随时测量并记录降温效果。体温超过 38.5 ℃时给予物理降温：温水擦浴；用 30％～50％的乙醇擦浴；冰枕、冷毛巾敷患儿前额，或冷敷腹股沟、腋下等大血管处；冷盐水灌肠。物理降温后 30 分钟测体温，并记录于体温单上。

（4）按医嘱给予抗感染药及解热药，并观察记录用药效果，药物降温后，密切观察，防止虚脱。

（5）患儿的衣服，出汗后及时擦干汗液，更换衣服，并注意保暖，在严重情况下给予吸氧，以免惊厥抽搐发生。

（6）加强口腔护理，鼓励多漱口，口唇干燥时可涂护唇油。

（四）维持皮肤完整

由于腹泻频繁，大便呈酸性或碱性，含有大量肠液及消化酶，臀部皮肤常处于被大便腐蚀的状态，容易发生肛门周围皮肤糜烂，严重者引起溃疡及感染，要注意每次换尿布大便后须用温水清洗臀部及肛周并吸干，局部皮肤发红处涂以 5％鞣酸软膏或 40％氧化锌油并按摩片刻，促进血液循环。应选用消毒软棉尿布并及时更换。避免使用不透气塑料布或橡皮布，防止尿布皮炎发生。局部有糜烂者可在便后用温水洗净后用灯泡照烤，待烤干局部渗液后，再涂紫草油或 1％龙胆紫效果更好。

（五）做好床边隔离

护理患儿前后均要认真洗手防止交叉感染。

（六）减轻患儿的恐惧

医护人员的检查、治疗应相对集中进行以减少患儿的哭闹，可根据患儿年龄给予不同玩具，减少其恐惧心理，若患儿哭闹不安影响静脉输液的顺利进行，必要时可根据医嘱适当应用镇静药物。

（七）对症治疗

腹胀明显者用肛管排气或肌内注射新斯的明。呕吐严重者针刺足三里、内关或肌内注射氯丙嗪等。

（八）注意口腔清洁

禁食患儿每天做口腔护理两次。由于长时间应用抗生素可发生鹅口疮。如口腔黏膜有乳白色分泌物附着即为鹅口疮，可涂制霉菌素；若发生溃疡性口炎时可用 3％双氧水洗净口腔后，涂复方龙胆紫、金霉素鱼肝油。

（九）恢复期患儿护理

（1）新入院患儿分室居住，预防交叉感染。

（2）患儿消化功能恢复时，逐渐增加奶的质和量，细心添加辅食，避免小儿腹泻再次复发。

（十）健康教育

（1）宣传母乳喂养的优点，鼓励母乳喂养，尤其是出生后最初数月及出生后每个夏天更为重要，避免在夏季断奶。按时逐步加辅食，防止过食、偏食及饮食结构突然变动。如乳制品的调剂方法，辅食加方法，断奶时间选择方法，人工喂养儿根据具体情况。选用合适的代乳品。

（2）指导患儿家长配置和使用 ORS 溶液。

（3）注意饮食卫生，培养良好的卫生习惯；注意食物新鲜、清洁和奶具、食具应定时煮沸消毒，避免肠道内感染。教育儿童养成饭前便后洗手，勤剪指甲的良好习惯。

（4）及时治疗营养不良、维生素 D 缺乏性佝偻病等，加强体格锻炼，适当进行户外活动。防止受凉或过热，营养不良，预防感冒，肺炎及中耳炎等并发症的发生，避免长期滥用广谱抗生素。

（5）气候变化时及时增减衣物，防止受凉或过热，冬天注意保暖，夏天多喝水。尤其应做好腹部的保暖。集体机构中如有腹泻的流行，应积极治疗患儿，做好消毒隔离工作，防止交叉感染。

（马海欣）

第十四节　小儿急性白血病

白血病是造血系统的恶性增生性疾病；其特点为造血组织中某一血细胞系统过度地增生、进入血流并浸润到各组织和器官，从而引起一系列临床表现。在我国，小儿的恶性肿瘤中以白血病的发病率最高。据调查，我国小于 10 岁小儿的白血病发生率为 3/100 000～4/100 000，男性发病率高于女性；任何年龄均可发病，新生儿亦不例外，但以学龄前期和学龄期小儿多见。小儿白血病中 90％以上为急性白血病，慢性白血病仅占 3％、5％。

一、病因和发病机制

尚未完全明了，可能与下列因素有关。

（一）病毒因素

人类白血病的病毒病因研究已益受到重视。1986 年以来，发现属于 RNA 病毒的逆转录病毒（称人类 T 细胞白血病病毒，HTLV）可引起人类 T 淋巴细胞白血病。这种白血病曾见于日本南方的岛屿、美国和以色列，在这种白血病高发地区的正常人血清测得 HTLV 抗体，证明病毒确可引起人类白血病。

病毒引起白血病的发病机制未明，近年来实验研究提示可能与癌基因有关。人类和许多哺乳动物，以及禽类的染色体基因组中存在着癌基因，在正常情况时，其主要功能为控制细胞的生长和分化，而在某些致癌物质和病毒感染的作用下，癌基因可发生畸变，导致功能异常而引起细胞癌变，逆转录病毒的 RNA 中存在着病毒癌基因，它的结构与人类和许多哺乳动物的癌基因类似，这种病毒感染宿主的细胞后，病毒癌基因通过转导战断突变癌基因或使其畸变，激活了癌基因的癌变潜力，从而导致白血病的发生。癌基因学说为白血病的病因学研究开创了新的途径，但尚存在不少问题有待解决。

（二）物理和化学因素

电离辐射能引起白血病。小儿对电离辐射较为敏感，在曾经放射治疗胸腺肥大的小儿，白血病发生率较正常小儿高 10 倍；妊娠妇女照射腹部后，其新生儿的白血病发病率比未经照射者高 17.4 倍、电离辐射引起白血病的机制未明，可能因放射线激活隐藏体内的白血病病毒使癌基因畸变，或因抑制机体免疫功能而致发病。

苯及其衍生物、氯霉素、保泰松和细胞毒药物均可诱发急性白血病,但其诱发白血病的机制未明,有可能是这些物质破坏了机体免疫功能,使免疫监视功能降低,从而导致白细胞发生癌变。

(三)体质因素

白血病不属遗传性疾病,但在家族中却可有多发性恶性肿瘤的情况。少数患儿可能患有其他遗传性疾病,如21-三体综合征、先天性睾丸发育不全症、先天性再生障碍性贫血伴有多发畸形(Fanconi贫血)、先天性远端毛细血管扩张性红斑症(Bloom综合征)以及严重联合免疫缺陷病等,这些疾病患儿的白血病发病率比一般小儿明显增高。此外,同卵孪小儿中一个患急性白血病,另一个患白血病的概率为20%,比双卵孪生儿的发病数高12倍。以上现象均提示白血病的发生与遗传素质有关。

二、分类和分型

急性白血病的分类或分型对于诊断、治疗和提示预后都有一定意义。根据增生的白细胞种类的不同,可分为急性淋巴细胞白血病(急淋)和急性非淋巴细胞白血病(急非淋)两大类,前者在小儿中的发病率较高。目前,常采用形态学(M)、免疫学(I)及细胞遗传学(C),即MIC综合分型,更有利于指导治疗和提示预后。

(一)急性淋巴细胞白血病(ALL)

1.FAB分型

根据原淋巴细胞形态学的不同,分为3种类型。

(1)L1型:以小细胞为主,其平均直径为6.6 μm,核染色质均匀,核形规则,核仁很小,一个或无,细胞质少,细胞质空泡不明显。

(2)L2型:以大细胞为主,大小不一,其平均直径为8.7 μm,核染色质不均匀,核形不规则,核仁一个或数个,较大,细胞质量中等,细胞质空泡不定。

(3)L3型:以大细胞为主,细胞大小一致,核染色质细点状,均匀,核形规则,核仁一个或多个,细胞质量中等,细胞质空泡明显。上述3型中以L1型多见,占80%以上,L3则最少,占4%以下。

2.临床分型

分型标准尚无统一意见,根据全国小儿血液病会议提出的标准可分为2型。

(1)高危型急性淋巴细胞白血病(HR-ALL):凡具备下述1项或多项与小儿急淋预后密切相关的危险因素者为HR-ALL。①不足12个月的婴儿白血病。②诊断时已发生中枢神经系统白血病(CNSL)和(或)睾丸白血病(TL)者。③染色体核型为t(4;11)或t(9;22)异常者。④少于45条染色体的低二倍体者。⑤诊断时外周血白细胞计数大于50×10^9/L者。⑥泼尼松试验不良效应者(泼尼松每天60 mg/m²诱导7天,第8天外周血白血病细胞大于1×10^9/L)。⑦标危型急淋经诱导化疗6周不能达完全缓解者。

(2)标危型急性淋巴细胞C血病(SH-ALL):不具备上述任何一项危险因素,或B系ALL有t(12;21)染色体核型者。

(二)急性非淋巴细胞白血病(ANLL)

FAB分型分为以下几类。

1.原粒细胞白血病未分化型(M1)

骨髓中原粒细胞不低于90%,早幼粒细胞很少,中幼粒以下各阶段细胞极少见,可见Auer小体。

2.原粒细胞白血病部分分化型(M2)

骨髓中原粒和早幼粒细胞共占50%以上,可见多少不一的中幼粒、晚幼粒和成熟粒细胞,可见Auer小体;M2b型即以往命名的亚急性粒细胞白血病,骨髓中有较多的核、浆发育不平衡的中幼粒细胞。

3.颗粒增多的早幼粒细胞白血病(M3)

骨髓中颗粒增多的异常早幼粒细胞占30%以上,细胞质多少不一,细胞质中的颗粒形态分为粗大密集和细小密集两类,据此又可分为两型,即粗颗粒型(M3a)和细颗粒型(M3b)。

4.粒-单核细胞白血病(M4)

骨髓中幼稚的粒细胞和单核细胞同时增生,原始及幼稚粒细胞大于20%;原始、幼稚单核和单核细胞不低于20%;或原始、幼稚和成熟单核细胞大于30%,原粒和早幼粒细胞大于10%。除以上特点外,骨髓中异常嗜酸粒细胞增多。

5.单核细胞白血病(M5)

骨髓中以原始、幼稚单核细胞为主,可分为两型,如下。

(1)未分化型,原始单核细胞为主,大于80%。

(2)部分分化型,骨髓中原始及幼稚单核细胞大于30%,原始单核细胞小于80%。

6.红白血病(M6)

骨髓中有核红细胞大于50%,以原始及早幼红细胞为主,且常有巨幼样变;原粒及早幼粒细胞大于30%。外周血可见幼红及幼粒细胞;粒细胞中可见 Auer 小体。

7.急性巨核细胞白血病(M7)

骨髓中原始巨核细胞大于30%;外周血有原始巨核细胞。

(三)特殊类型白血病

如多毛细胞白血病、浆细胞C血病、嗜酸粒细胞白血病等,在儿科均罕见。

三、临床表现

各型急性白血病的临床表现基本相同,主要表现如下。

(一)起病

大多较急。少数缓慢,早期症状有面色苍白、精神不振、乏力、食欲低下,鼻出血或齿龈出血等;少数患儿以发热和类似风湿热的骨关节痛为首发症状。

(二)发热

多数患儿起病时有发热,热型不定,可低热、不规则发热、持续高热或弛张热,一般不伴寒战。发热原因之一是白血病发热,多为低热且抗生素治疗无效;另一原因是感染,常见者为呼吸道炎症、齿龈炎、皮肤疖肿、肾盂肾炎、败血症等。

(三)贫血

贫血出现较早,并随病情发展而加重,表现为苍白、虚弱无力、活动后气促等,主要是由于骨髓造血干细胞受到抑制所致。

(四)出血

以皮肤和黏膜出血多见,表现为紫癜、淤斑、齿龈出血,消化道出血和血尿。偶有颅内出血,为引起死亡的重要原因之一。出血的主要原因是由于骨髓被白血病细胞浸润,巨核细胞受抑制使血小板的生成减少。血小板还可有质的改变而致功能不足,从而加剧出血倾向。白血病细胞浸润肝脏,使肝功能受损,纤维蛋白原、凝血酶原和第V因子等生成不足,亦与出血的发生有关;感染和白血病细胞浸润使毛细血管受损,血管通透性增加,也可导致出血倾向。此外,当并发弥散性血管内凝血时,出血症状更加明显。在各类型白血病中,以 M3 型白血病的出血最为显著。

(五)白血病细胞浸润引起的症状和体征

1.肝、脾、淋巴结肿大

肿大的肝、脾质软,表面光滑,可有压痛。全身浅表淋巴结轻度肿大,但多局限于颈部、颌下、腋下和腹股沟等处,有时因纵隔淋巴结肿大引起压迫症状而发生呛咳、呼吸困难和静脉回流受阻。

2.骨和关节浸润

约25%患儿以四肢长骨、肩、膝、腕、踝等关节疼痛为首发症状,其中部分患儿呈游走性关节痛,局部红肿现象多不明显,并常伴有胸骨压痛。骨骼 X 射线检查可见骨质疏松、溶解,骨骺端出现密度减低横带和骨膜下新骨形成等征象。

3.中枢神经系统浸润

白血病细胞侵犯脑实质和(或)脑膜时即引起中枢神经系统白血病(CNSL)。由于近年联合化疗的进展,使患儿的寿命得以延长,但因多数化疗药物不能透过血脑屏障,故中枢神经系统便成为白血病细胞的"庇护所",造成 CNSL 的发生率增高。浸润可发生于病程中任何时候,但多见于化疗后缓解期,它是导致急性白血病复发的主要原因,常见症状为颅内压增高,出现头痛、呕吐、嗜睡、视盘水肿等。浸润脑膜时,可出现脑膜刺激征。

4.睾丸浸润

白血病细胞侵犯睾丸时即引起睾丸白血病(testicleukemia,TL),表现为局部肿大、触痛,阴囊皮肤可呈现红黑色。由于化疗药物不易进入睾丸,在病情完全缓解时,该处白血病细胞仍存在,常成为导致白血病复发的另一重要原因。

5.绿色瘤

绿色瘤是急性粒细胞白血病的一种特殊类型,白血病细胞浸润眶骨、颅骨、胸骨、肋骨或肝、肾、肌肉等,在局部呈块状隆起而形成绿色瘤;此瘤切面呈绿色,暴露于空气中绿色迅速消退,这种绿色素的性质尚未明确,可能是光紫质或胆绿蛋白的衍生物。

6.其他器官浸润

少数患儿有皮肤浸润,表现为丘疹、斑疹、结节或肿块;心脏浸润可引起心肌扩大,传导阻滞、心包积液和心力衰竭等;消化系统浸润可引起食欲缺乏、腹痛、腹泻,出血等;肾脏浸润可引起肾肿大、蛋白尿、血尿、管型尿等;齿龈和口腔黏膜浸润可引起局部肿胀和口腔溃疡,这在急性单核细胞白血病较为常见。

四、实验室检查

为确诊白血病和观察疗效的重要方法

(一)血常规

红细胞及血红蛋白均减少,大多为正细胞正血色素性贫血。网织红细胞数大多较低,少数正常,偶在外周血中见到有核红细胞,白细胞数增高者占 50％以上,其余正常或减少,但在整个病程中白细胞数可有增、减变化。白细胞分类示原始细胞和幼稚细胞占多数,血小板减少。

(二)骨髓象

骨髓检查是确立诊断和评定疗效的重要依据;典型的骨髓象为该类型白血病的原始及幼稚细胞极度增生;幼红细胞和巨核细胞减少。但有少数患儿的骨髓表现为增生低下,其预后和治疗均有特殊之处。

(三)组织化学染色

1.过氧化酶

在早幼阶段以后的粒细胞为阳性;幼稚及成熟单核细胞为弱阳性;淋巴细胞和浆细胞均为阴性。各类型分化较低的原始细胞均为阴性。

2.酸性磷酸酶

原始粒细胞大多为阴性,早幼粒以后各阶段粒细胞为阳性;原始淋巴细胞弱阳性,T 细胞强阳性,B 细胞阴性;原始和幼稚单核细胞强阳性。

3.碱性磷酸酶

成熟粒细胞中此酶的活性在急性粒细胞白血病时明显降低,积分极低或为 0;在急性淋巴细胞白血病时积分增加;在急性单核细胞白血病时积分大多正常。

4.苏丹黑

此染色结果与过氧化酶染色的结果相似,原始及早幼粒细胞阳性;原淋巴细胞阴性;原单核细胞弱阳性。

5.糖原

原始粒细胞为阴性;早幼粒细胞以后各阶段粒细胞为阳性;原始及幼稚淋巴细胞约半数为强阳性,余为阳性;原始及幼稚单核细胞多为阳性。

6.非特异性酯酶(萘酚酯 NASDA)

这是单核细胞的标记酶,幼稚单核细胞强阳性,原始粒细胞和早幼粒细胞以下各阶段细胞均为阳性或弱阳性,原始淋巴细胞为阴性或弱阳性。

（四）溶菌酶检查

血清中的溶菌酶主要来源于破碎的单核细胞和中性粒细胞,测定血清与尿液中溶菌酶的含量可以协助鉴别白血病细胞类型。正常人血清含量为 $4\sim20$ mg/L;尿液中不含此酶。在急性单核细胞白血病时,其血清及尿液的溶菌酶浓度明显增高;急性粒细胞白血病时中度增高;急性淋巴细胞白血病时则减少或正常。

五、诊断和鉴别诊断

典型病例根据临床表现、血象和骨髓象的改变即可做出诊断。发病早期症状不典型,特别是白细胞数正常或减少者,其血涂片不易找到幼稚白细胞时,可使诊断发生困难,须与以下疾病鉴别。

（一）再生障碍性贫血

本病血象呈全血细胞减少;肝、脾、淋巴结肿大;骨髓有核细胞增生低下,无幼稚白细胞增生。

（二）传染性单核细胞增多症

本病肝、脾、淋巴结常肿大;白细胞数增高并出现异型淋巴细胞,易与急性淋巴细胞白血病混淆、但本病病程经过一般良好,血象多于 1 个月左右恢复正常;血清嗜异性凝集反血阳性;骨体无白血病改变。

（三）类白血病反应

为造血系统对感染、中毒和溶血等刺激因素的一种异常反应,以外周血出现幼稚白细胞或白细胞数增高为特征。当原发疾病被控制后,血象即恢复正常。此外,血小板数多正常,白细胞有中毒性改变,如中毒颗粒和空泡形成;中性粒细胞碱性磷酸酶积分显著增高等,可与白血病区别。

六、治疗

急性白血病的治疗主要是以化疗为主的综合疗法,其原则是要:①早期诊断、早期治疗。②应严格区分患儿的白血病类型,按照类型选用不同的化疗药物联合治疗。③药物剂量要足,治疗过程要间歇。④要长期治疗,交替使用多种药物,同时要早期防治中枢神经系统白血病和睾丸白血病,注意支持疗法。持续完全缓解 2.5～3.5 年者方可停止治疗。

（一）支持疗法

1.防治感染

在化疗阶段,保护性环境隔离对防止外源性感染具有较好效果。用抗化素预防细菌性感染,可减少感染性并发症。并发细菌性感染时,应根据不同致病菌和药敏试验结果选用有效的抗生素治疗。长期化疗常并发真菌感染,可选用抗真菌药物如制霉菌素,两性霉素 B 或氟康唑等治疗。并发疱疹病毒感染者可用阿昔洛韦治疗,怀疑并发卡氏囊虫肺炎者,应及早采用复方新诺明治疗。

2.输血和成分输血

明显贫血者可输给红细胞;因血小板减少而致出血者,可输浓缩血小板,有条件时可酌情静脉输注丙种球蛋白。

3.集落刺激因子

化疗期间如骨髓抑制明显者,可给予 G-CSF、GM-CSF 等集落刺激因子。

4.高尿酸血症的防治

在化疗早期,由于大量白血病细胞破坏分解而引起高尿酸血症,导致尿酸结石梗阻、少尿或急性肾衰竭,故应注意多喝水以利尿。为预防高尿酸血症,可口服别嘌呤醇。

5.其他

在治疗过程中,要增加营养。有发热、出血时应卧床休息。要注意口腔卫生,防止感染和黏膜糜烂。并发弥散性血管内凝血时,可用肝素治疗。

(二)化学药物治疗

目的是杀灭白血病细胞,解除白血病细胞浸润引起的症状,使病情缓解以至治愈。急性白血病的化疗通常按下述次序分阶段进行。

1.诱导治疗

诱导缓解治疗是患儿能否长期无病生存的关键,需联合数种化疗药物,最大程度地杀灭白血病细胞。从而尽快达到完全缓解、柔红霉素(DNR)和左旋门冬酰胺酶(L-ASP)是提高急性淋巴细胞白血病(ALL)完全缓解率和长期生存率的两个重要药物,故大多数 ALL 诱导缓解方案均为包含这两种药物的联合化疗,如 VDLP 等。而阿糖胞苷(Ara-c)则对治疗急性非淋细胞白血病重要。

2.巩固治疗

强力的巩固治疗是在缓解状态下最大限度地杀灭微小残留白血病细胞(MRLC)的有力措施,可有效地防止早期复发,并使在尽可能少的 MRLC 状况下进行维持治疗。

3.预防髓外白血病

由于大多数药物不能到达中枢神经系统、睾丸等部位,如果不积极预防髓外白血病,则 CNSL 在 3 年化疗期间的发生率可在 50% 左右,而 TL 的发生率在男孩可有 5%～30%。CNSL 和 TL 会导致骨髓复发、治疗失败,因此有效的髓外白血病的预防是白血病特别是急性淋巴细胞白血病患儿获得长期生存的关键之一。通常首选大剂量甲氨蝶呤＋四氢叶酸钙(HDMTX＋CF)方案,配合甲氨蝶呤(MTX)、Ara-c 和地塞米松三联药物鞘内注射治疗。ANLL 选用三联药物鞘内注射。

4.维持治疗和加强治疗

为了巩固疗效,达到长期缓解或治愈的目的,必须在上述疗程后进行维持治疗和加强治疗。

(三)造血干细胞移植

这是将正常的造血干细胞移植到患儿骨髓内使增殖和分化,以取代患儿原来的有缺陷的造血细胞,重建其造血和免疫功能,从而达到治疗的目的。造血干细胞取自骨髓者称骨髓移植,取自外周血或脐带血者分别称外周血造血干细胞移植和脐带血造血干细胞移植;造血干细胞移植法不仅提高患儿的长期生存率,而且还可能根治白血病。随着化疗效果的不断提高,目前造血干细胞移植多用于急性非淋巴细胞白血病和部分高危型急性淋巴细胞白血病患儿,一般在第 1 次化疗完全缓解后进行,其 5 年无病生存率为50%～70%;标危型急性淋巴细胞白血病一般不采用此方法。

(四)常用化疗方法举例

1.高危急性淋巴细胞白血病的化疗

(1)诱导治疗:例如 VDLP 方案 4 周;长春新碱(VCR)1.5 mg/m² (每次最大量不超过 2 mg)静脉注射,每周 1 次,共 4 次;柔红霉素(DNR)30 mg/m²,快速静脉滴注,第 8 至第 10 天使用,共 3 次,左旋门冬酰胺酶(L-Asp)5000～10 000 U/m²,静脉滴注或肌内注射,从第 9 开始隔日 1 次,共 8 次;泼尼松(Pred)第 1～28 天使用,每天 60 mg/m²,分 3 次口服,第 29 开始每 2 日减半量,1 周内减停。

(2)巩固治疗:在诱导治疗 28 天达完全缓解时,宜在第 29～32 天开始巩固治疗。例如 CAM 方案:环磷酰胺(CTX)800～1000 mg/m²,于第 1 天快速静脉滴注(注意水化和保持尿碱性);阿糖胞苷(Ara-c)1 g/m²,第 2～4 日使用,每 12 小时静脉滴注 1 次,共 6 次;6-MP 每天 50 mg/m²,第 1～7 天使用,晚间 1 次口服。

(3)早期强化治疗。例如 VDL Dex 方案:VCR、DNR 均于第 1 天,第 8 天各 1 次,剂量同前;L-Asp 5000～10 000 U/m²,于第 2 天、第 4 天、第 6 天、第 8 天使用,共 4 次;DEX 每天 8 mg/m²,第 1～14 天使用,第 3 周减停。休息 1～2 周,接依托泊苷(鬼臼乙叉甙,VP16)＋Ara-c 方案:VP16 100 mg/m² 静脉滴注,然后继续滴注 Ara-c 300 mg/m²,于第 1 天,第 4 天,第 7 天使用,共 3 次。

(4)维持治疗：6-MP＋MTX，6-MP 每天 75 mg/m²，夜间睡前顿服，共 21 次；MTX 每次 20～30 mg/m²，肌内注射或口服，每周 1 次，连用 3 周；接着 VDex 1 周(剂量同前)；如此重复序贯用药，遇强化治疗暂停。

(5)加强治疗：自维持治疗期起，每年第 3、第 9 个月各用 COADex 方案 1 个疗程(CTX 为 600 mg/m²，其余剂量和用法同前，其中 O 即 VCR)；每年第 6 个月用 VDLDex 方案(用法同早期强化治疗)；每年第 12 个用替尼泊苷(VM26)或 VP16＋Ara-c 1 个疗程(同早期强化治疗)。

(6)HDMTX＋CF 治疗和鞘内注射：未做颅脑放射治疗者，从维持治疗第 2 个月开始，每 3 个月 1 次 HDMTX＋CF，共 8 次，然后每 3 个月三联鞘内注射 1 次。已做颅脑放射治疗者，只能采用三联鞘注，每 12 周 1 次直至终止治疗。总疗程自维持治疗算起，女孩为 3 年，男孩为 3.5 年。

2.标危型急性淋巴细胞白血病化疗

基本同高危急性淋巴细胞白血病，但 DNR 在诱导治疗时减为 2 次；在髓外白血病预防中，一般不用放疗；加强治疗为每年强化 1 次，第 1 年，第 3 年末选用 VDLDex，第 2 年末选用 VP16＋Ara-c；维持期 HDMTX＋CF 共用 6 次，总疗程自维持治疗算起，女孩 2 年半，男孩 3 年。

3.急性非淋巴细胞白血病的治疗

(1)诱导治疗。①DA 方案：DNR 每天 30～40 mg/m²，静脉滴注，每天 1 次，第 1～3 天使用；Ara-c 每天 150～200 mg/m² 静脉滴注或肌内注射，分 2 次(2 小时一次)，第 1～7 天使用。②DEA 方案：DNR 和 Ara-c 同上；VP16(或 VM26)每天 100～150 mg/m²，静脉滴注，每天 1 次，第 5～7 天使用。

(2)缓解后治疗：①巩固治疗采用原有效的诱导方案 1～2 个疗程。②维持治疗常选用 DA、DAE、COAP、CAM 中 3 个有效方案做序贯治疗，第 1 年每月 1 个疗程，第 2 年每 6～8 周 1 个疗程，第 3 年每 8～12 周 1 个疗程，维持 3 年左右终止治疗。或选用 HDAra-c＋DNR(或)VP16 方案：Ara-c 每 12 小时静脉滴注 1 次，每次 2 mg/m²，第 4～6 天使用；DNR 每天 30 mg/m²，每天静脉滴注 1 次，第 1～2 天使用；当 DNR 累积量大于 360 mg/m²，改为 VP16 每天 100 mg/m² 静脉滴注，第 1 天，第 3 天各用一次。疗程间歇 3～5 周，共 4～6 个疗程后终止治疗。

七、护理

(一)护理目标

(1)预防并发症，延长患儿生命。

(2)保障化疗顺利进行，减轻治疗的损害和不适。

(3)提高患儿生存质量。

(二)护理措施

1.感染预防及护理

院内感染是白血病死亡的主要原因之一。急性白血病患儿由于成熟粒细胞减少，自身抵抗力低；强烈的化疗严重抑制骨髓，使白细胞计数明显降低，恶化其细胞和体液免疫功能缺陷，使感染发生更加频繁、严重、持续时间长，感染发生部位以呼吸系统最常见，其余依次为口腔、胃肠道、血液、皮肤黏膜。

(1)密切观察体温变化，注意有无咳嗽、咳痰等肺部感染的征象，有无口腔溃疡，肛周脓肿等。

(2)给予保护性隔离。治疗过程中每周查血常规 1 次，当白细胞计数＜1.0×10⁹/L 时，立即给予保护性隔离，安排患儿住单人房间，病室每天通风 2 次，每次 30 分钟，每晚紫外线空气消毒 30 分钟，每天消毒液拖地 1 次。患儿的用品、玩具及床头柜、门窗等用消毒液擦洗，减少陪护和人员流动，防止交叉感染。有呼吸道感染的家长不能陪护。

(3)及时更换不洁的床单、被套，嘱患儿穿宽松、柔软衣裤，防止皮肤擦伤。每 2～4 小时更换体位 1 次，并做受压部的按摩，防止压疮发生。每晚用 1∶5000 高锰酸钾坐浴 20 分钟。勤换内衣、内裤，预防泌尿系统感染。

(4)执行静脉输液等治疗时，严格无菌操作，加强局部皮肤的消毒，避免感染。

(5)发热患儿,体温多在 39 ℃以上,首选物理降温,但应避免酒精擦浴,无效时遵医嘱给予退热药。用药后避免大量出汗引起虚脱,嘱其多饮水,及时更换掉潮湿衣裤、被单等。注意保暖,防止受凉。

2.出血的预防及护理

出血是急性白血病最严重的并发症之一。出血部位以皮肤和黏膜多见,表现为紫癜、瘀斑、鼻腔及牙龈出血,严重者可有消化道出血、肺部出血及颅内出血等,内脏大出血和颅内出血可危及生命。

(1)注意观察患儿有无皮肤黏膜出血点和瘀斑,有无鼻衄、血尿、黑粪等,注意观察意识、瞳孔、肢体活动情况、脑膜刺激征等。发现异常及时报告医师处理。

(2)发生颅内出血时,尽量不要搬动患儿,遵医嘱及时输注血小板,采取降低颅内压等治疗措施。胃肠道出血者要监测血压、脉搏、呼吸,并详细记录呕血、便血的性状及量;肺出血者应注意保持呼吸道通畅;齿龈出血的患儿不能进食热食及坚硬的食品,刷牙时用软毛刷,预防牙龈出血。遇到齿龈严重出血时,要用明胶海绵压迫患处、凝血酶涂抹患处;鼻腔出血时采用 0.1% 肾上腺素棉球填塞,后鼻腔出血,用碘仿纱条深部填塞,时间不超过 24 小时,以防感染。出血患儿要卧床休息,注意做好防护,避免碰伤、跌伤等意外。

(3)做好交叉配血试验,备血,以便用于紧急输血。定期查血常规,必要时遵医嘱给予成分输血如输注血小板,达到预防出血的目的。

(4)治疗及护理过程动作要轻柔。静脉注射时争取 1 针穿刺成功,肌内注射或静脉注射后应压迫针眼 5～10 分钟,避免局部出血。股静脉及颈静脉等大血管穿刺后按压 15 分钟以上。

3.口腔黏膜炎的护理

白血病患者大剂量应用抗代谢化疗药时,常在第 3～5 天开始出现口腔黏膜充血、水肿以至溃疡,疼痛剧烈,发生口腔炎、舌炎、咽炎,原有致病菌可通过上述创面引起局部或全身的感染,是具潜在危险性和缺乏有效防治手段的并发症。有效的口腔护理可防止和预防口腔炎的发生,达到预防感染和提高疗效的目的。

护士应严密观察患儿口腔情况,重视早期变化,如有无疼痛、红肿、出血、溃疡、白膜等炎症和真菌感染征象,一旦发现报告医师积极处置。依据口腔溃疡评估标准,每天进行评估,以期能制定合理适用的护理方案。参照 WHO 抗癌药急性及亚急性毒性反应分度标准,口腔黏膜炎划分为 4 度。①Ⅰ度:口腔黏膜出现红斑、疼痛,不影响进食。②Ⅱ度:红斑明显,疼痛加重,有散在溃疡,能进半流质饮食。③Ⅲ度:口腔黏膜溃疡及疼痛比Ⅱ度明显,只能进食流质饮食。④Ⅳ度:疼痛剧烈,溃疡融合成片状,不能进食。

保持患儿口腔清洁卫生,预防口腔感染。常规可用复方氯己定含漱液及生理盐水加过氧化氢溶液在清晨、饭前、饭后、睡前漱口。使用广谱抗生素第三天起或用 5% 的碳酸氢钠溶液早、晚各 1 次口腔护理,创造口腔碱性环境,抑制真菌的生长。诱导期及巩固强化治疗期间,由于患者药物反应明显,恶心、呕吐,进食明显减少,应加强口腔护理,每天给予 5% 的碳酸氢钠、1.5% 的过氧化氢溶液交替漱口,每次含漱 3～5 分钟,使药液充分与舌下、颊部和咽部接触。不合作的小儿,可用蒸馏水或冷开水漱口也能预防,也可选用含有利多卡因的复方漱口水,用以止痛,减轻患儿痛苦。饮食选用质软、少纤维、非辛辣和油炸食物。每 2 周行口腔黏膜细菌、真菌检测。

4.化疗用药和血管的护理

化疗是目前治疗白血病的主要方法。发生化疗药物性静脉炎及渗漏损伤既导致患儿痛苦,又增加治疗给药难度。

(1)化疗前的准备:用药前熟悉各类肿瘤药物的作用、用法、用量、不良反应、注意事项,制定科学的静脉使用计划。

(2)化疗中的护理:化疗给药需由具备娴熟技术及经验丰富的护士执行,化疗护士相对固定,有利于保护患儿血管,达到长期使用的目的。

选择弹性好、回流通畅、管径较粗、易固定、便于穿刺和观察的静脉,最好选用前臂近端的大静脉,肘窝、手腕等关节处感觉迟钝,早期渗漏不易及时发现,指间等处细小血管壁薄,耐受性差,易渗出,均不宜选用。下肢静脉输药易发生栓塞,除非有上腔静脉受损,一般不宜化疗输液。穿刺要求 1 次成功,避免在同一部位反复穿刺,一般从上肢远端开始,两侧静脉血管交替使用。

减少化疗药对血管壁的刺激。在应用化疗药前后输入等渗液体 50~100 mL,更换每种化疗药时应用生理盐水 50 mL 冲管,或用三通阀调整间断滴注。开始输注化疗药时,使用 33%硫酸镁湿敷使用中的静脉,治疗结束后 1~2 小时停止湿敷。

静脉滴注化疗药物时,按一级护理要求,每 15~30 分钟巡视 1 次,观察局部情况,注意静脉回血是否良好,局部皮肤有无红、肿,静脉走行方向肤色变化,询问患儿有无疼痛及其他不适。

药物外渗的紧急处理及护理:如果注射部位刺痛、烧灼或水肿,提示药液外漏,需立即停止用药并回抽针头及穿刺局部残留药物,拔针后按压针眼处 3~5 分钟,更换注射部位。渗漏早期应抬高患肢,以利于减轻肿胀和疼痛。根据药物性质、渗漏情况及时给予硫酸镁外敷、冷敷、中药外敷、等渗盐水封闭等方法。静脉炎发生后可行局部热敷理疗。

(3)化疗后的护理:加强化疗间歇期静脉的护理,指导患儿局部用毛巾湿热敷。双手做伸、握动作增强血管的弹性。

5.化疗胃肠道反应的护理

胃肠道黏膜上皮细胞增殖旺盛,对化疗药物极为敏感,常引起严重的胃肠道症状,包括厌食、恶心、顽固性呕吐、腹痛、腹泻等,多数患儿在用药后 3~4 小时出现。胃肠道反应是严重影响患儿舒适度的药物不良反应,不仅影响食欲、降低患儿对药物的耐受力,还会使患儿产生恐惧感,有时家长也由于无法忍受治疗对孩子的折磨,对治疗产生动摇。护士应密切观察,并采取措施减轻患儿痛苦。

(1)护士应遵照医嘱于化疗前静脉推注恩丹西酮等止吐药物。氮芥类药物对副交感神经有刺激作用,常引起痉挛性腹痛,可给予解痉剂,必要时可针刺内关等穴位。

(2)通过给患儿讲故事、听音乐、做猜谜游戏等,分散患儿的注意力。各班护士及时巡视,并在饮食、生活等方面关心、照顾患儿,给予情感支持,消除患儿的恐惧感,尽量维护患儿身心舒适度。

(3)帮助患儿选择高蛋白、富含维生素、易消化的食物,调整食物的色、香、味,以增强患儿的食欲。摄入改善能提高患儿的抵抗力及对药物的耐受性。化疗期间给患儿多饮水以减轻药物对消化道黏膜的刺激,并有利于排泄。

6.腰椎穿刺的护理

脑膜白血病患儿需要定期腰椎穿刺和鞘内注射,患儿及家长痛苦和压力大。

(1)向家长及年长患儿讲解腰穿的基本知识、注意事项,以利患儿主动配合及预防并发症。

(2)准备腰椎穿刺和鞘内注射所需要的物品,协助医师为患儿摆好体位。穿刺、注药过程中严密观察患儿一般情况和生命体征,重视患儿主诉。

(3)穿刺后患儿需去枕平卧 6 小时,以防出现头痛等并发症。及时巡视,观察穿刺部位有无渗血,穿刺部位有沾湿和污染时,及时更换敷料。

7.饮食

给予高热量、高蛋白、富含维生素、柔软易消化的食物,避免刺激性的食物如酸、咸、辣及粗糙的食物,以免引起口腔的不适感。食物要新鲜、清洗干净,以防胃肠道感染。使用门冬酰胺酶治疗期间应给予低脂饮食,以防并发急性胰腺炎。

8.休息

急性期、化疗期间、严重贫血患儿必须卧床休息。

9.心理护理

因患病后长时间的住院、与家人的分离、疾病的折磨、穿刺的疼痛、化疗后的胃肠道反应、脱发后自我形象的改变、休学等因素都会给患儿的心理造成严重的不良影响。患儿会表现暴躁、以自我为中心、依赖性加强等退化反应,严重者可表现为社交退缩、抑郁、攻击行为等。有些儿童蒙受刺激之后,很容易泛化,心理问题可转化为心理障碍。护士对患儿要体贴、有爱心,适时鼓励和称赞,增强其信心。提供有趣的书刊、电视、玩具等,分散患儿对治疗痛苦的注意力。尽量让家长陪伴患儿,减轻其恐惧感。缓解期在情况允许的条件下,可安排患儿入学,以免休学造成患儿活动范围缩小、社交减少,自我封闭。

10.进行健康教育

(1)向家长及患儿讲解有关白血病及化疗的知识,说明其重要性,介绍药物的作用、可能出现的不良反应以及相应处理措施,减轻患儿及家长的思想压力,顺利完成治疗。

(2)强调定期复查、定期治疗,使化疗方案能按时有效地进行,以免造成白血病复发。缓解期按医嘱服药。

(3)强调平时注意预防感冒、胃肠炎和其他感染,有异常及时就医。

(4)注意患儿的心理健康,家长要关心理解患儿,减少不良刺激,维护患儿积极乐观的心态,以利于治疗和康复。

(马海欣)

第十五节 小儿惊厥

惊厥的病理生理基础是脑神经元的异常放电和过度兴奋,是由多种原因所致的大脑神经元暂时性功能紊乱的一种表现。发作时全身或局部肌群突然发生阵挛或强直性收缩,多伴有不同程度的意识障碍。惊厥是小儿最常见的急症,有 $5\%\sim6\%$ 的小儿曾发生过高热惊厥。

一、病因

小儿惊厥(Convulsions in Children)可由众多因素引起,凡能造成脑神经元兴奋性功能紊乱的因素,如脑缺氧、缺血、低血糖、脑炎症、水肿、中毒变性、坏死等,均可导致惊厥的发生。将其病因归纳为以下几类。

(一)感染性疾病

1.颅内感染性疾病

(1)细菌性脑膜炎、脑血管炎、颅内静脉窦炎。

(2)病毒性脑炎、脑膜脑炎。

(3)脑寄生虫病,如脑型肺吸虫病、脑型血吸虫病、脑囊虫病、脑包虫病、脑型疟疾等。

(4)各种真菌性脑膜炎。

2.颅外感染性疾病

(1)呼吸系统感染性疾病。

(2)消化系统感染性疾病。

(3)泌尿系统感染性疾病。

(4)全身性感染性疾病以及某些传染病。

(5)感染性病毒性脑病,脑病合并内脏脂肪变性综合征。

(二)非感染性疾病

1.颅内非感染性疾病

(1)癫痫。

(2)颅内创伤,出血。

(3)颅内占位性病变。

(4)中枢神经系统畸形。

(5)脑血管病。

(6)神经皮肤综合征。

(7)中枢神经系统脱髓鞘病和变性疾病。

2.颅外非感染性疾病

(1)中毒:如有毒动植物,氰化钠、铅、汞中毒,急性酒精中毒及各种药物中毒等。

(2)缺氧:如新生儿窒息,溺水,麻醉意外,一氧化碳中毒,心源性脑缺血综合征等。

(3)先天性代谢异常疾病:如苯酮尿症、黏多糖病、半乳糖血症、肝豆状核变性、尼曼-匹克病等。

(4)水电解质紊乱及酸碱失衡:如低血钙、低血钠、高血钠及严重代谢性酸中毒等。

(5)全身及其他系统疾病并发症:如系统性红斑狼疮、风湿病、肾性高血压脑病、尿毒症、肝昏迷、糖尿病、低血糖、胆红素脑病等。

(6)维生素缺乏症:如维生素 B_6 缺乏症、维生素 B_6 依赖症、维生素 B_1 缺乏性脑型脚气病等。

二、临床表现

(一)惊厥发作形式

1.强直-阵挛发作

其发作时突然意识丧失,摔倒,全身强直,呼吸暂停,角弓反张,牙关紧闭,面色青紫,持续10~20秒,转入阵挛期;不同肌群交替收缩,致肢体及躯干有节律地抽动,口吐白沫(若咬破舌头可吐血沫);呼吸恢复,但不规则,数分钟后肌肉松弛而缓解,可有尿失禁,然后入睡,醒后可有头痛、疲乏,对发作不能回忆。

2.肌阵挛发作

这是由肢体或躯干的某些肌群突然收缩(或称电击样抽动),表现为头、颈、躯干或某个肢体快速抽搐。

3.强直发作

强直发作表现为肌肉突然强直性收缩,肢体可固定在某种不自然的位置持续数秒钟,躯干四肢姿势可不对称,面部强直表情,眼及头偏向一侧,睁眼或闭眼,瞳孔散大,可伴呼吸暂停,意识丧失,发作后意识较快恢复,不出现发作后嗜睡。

4.阵挛性发作

其发作时全身性肌肉抽动,左右可不对称,肌张力可增高或减低,有短暂意识丧失。

5.局限性运动性发作

此发作时无意识丧失,常表现为下列形式。

(1)某个肢体或面部抽搐:由于口、眼、手指在脑皮层运动区所代表的面积最大,因而这些部位最易受累。

(2)杰克逊(Jackson)癫痫发作:发作时大脑皮质运动区异常放电灶逐渐扩展到相邻的皮层区。抽搐也按皮层运动区对躯干支配的顺序扩展,如从面部抽搐开始→手→前臂→上肢→躯干→下肢;若进一步发展,可成为全身性抽搐,此时可有意识丧失;常提示颅内有器质性病变。

(3)旋转性发作:发作时头和眼转向一侧,躯干也随之强直性旋转,或一侧上肢上举,另一侧上肢伸直,躯干扭转等。

6.新生儿轻微惊厥

这是新生儿期常见的一种惊厥形式,发作时呼吸暂停,两眼斜视,眼睑抽搐,频频的眨眼动作,伴流涎,吸吮或咀嚼样动作,有时还出现上下肢类似游泳或蹬自行车样的动作。

(二)惊厥的伴随症状及体征

1.发热

发热为小儿惊厥最常见的伴随症状,如系单纯性或复杂性高热惊厥患儿,于惊厥发作前均有38.5 ℃,甚至40 ℃以上高热。由上呼吸道感染引起者,还可有咳嗽、流涕、咽痛、咽部出血、扁桃体肿大等表现。如为其他器官或系统感染所致惊厥,绝大多数均有发热及其相关的症状和体征。

2.头痛及呕吐

此为小儿惊厥常见的伴随症状之一,年长儿能正确叙述头痛的部位、性质和程度,婴儿常表现为烦躁、哭闹、摇头、抓耳或拍打头部。多伴有频繁喷射状呕吐,常见于颅内疾病及全身性疾病,如各种脑膜炎、脑炎、中毒性脑病、瑞氏综合征、颅内占位性病变等。同时还可出现程度不等的意识障碍,颈项抵抗,前囟饱满,颅神经麻痹,肌张力增高或减弱,克氏征、布鲁津斯基征及巴宾斯基征阳性等体征。

3.腹泻

如遇重度腹泻病,可致水电解质紊乱及酸碱失衡,出现严重低钠或高钠血症,低钙、低镁血症,以及由于补液不当,造成水中毒也可出现惊厥。

4.黄疸

新生儿溶血症,当出现胆红素脑病时,不仅皮肤巩膜高度黄染,还可有频繁性惊厥;重症肝炎患儿,当肝功能衰竭,出现惊厥前即可见到明显黄疸;在瑞氏综合征、肝豆状核变性等病程中,均可出现不等的黄疸,此类疾病初期或中末期均能出现惊厥。

5.水肿、少尿

水肿、少尿是各类肾炎或肾病为儿童时期常见多发病,水肿、少尿为该类疾病的首起表现,当其中部分患儿出现急、慢性肾衰竭,或肾性高血压脑病时,均可有惊厥。

6.智力低下

智力低下常见于新生儿窒息所致缺氧、缺血性脑病,颅内出血患儿,病初即有频繁惊厥,其后有不同程度的智力低下。智力低下亦见于先天性代谢异常疾病,如苯酮尿症、糖尿症等氨基酸代谢异常病。

三、诊断依据

(一)病史

了解惊厥的发作形式,持续时间,有无意识丧失,伴随症状,诱发因素及有关的家族史。

(二)体检

全面的体格检查,尤其神经系统的检查,如神志、头颅、头围、囟门、颅缝、脑神经、瞳孔、眼底、颈抵抗、病理反射、肌力、肌张力、四肢活动等。

(三)实验室及其他检查

1.血尿粪常规

血白细胞显著增高,通常提示细菌感染。红细胞血色素很低,网织红细胞增高,提示急性溶血。尿蛋白及细胞数增高,提示肾炎或肾盂肾炎。粪镜检,除外痢疾。

2.血生化等检验

除常规查肝肾功能、电解质外,应根据病情选择有关检验。

3.脑脊液检查

凡疑有颅内病变惊厥患儿,尤其是颅内感染时,均应做脑脊液常规、生化、培养或有关的特殊化验。

4.脑电图

脑电图阳性率可在$80\%\sim90\%$,小儿惊厥,尤其无热惊厥,其中不少系小儿癫痫。脑电图上可表现为阵发性棘波、尖波、棘慢波、多棘慢波等多种波型。

5.CT检查

疑有颅内器质性病变惊厥患儿,应做脑CT扫描,高密度影见于钙化、出血、血肿及某些肿瘤;低密度影常见于水肿,脑软化,脑脓肿,脱髓鞘病变及某些肿瘤。

6.MRI检查

MRI对脑、脊髓结构异常反映较CT更敏捷,能更准确反映脑内病灶。

7.单光子反射计算机体层成像SPECT

其可显示脑内不同断面的核素分布图像,对癫痫病灶、肿瘤定位及脑血管疾病提供诊断依据。

四、治疗

（一）止惊治疗

1.地西泮

每次 0.25～0.5 mg/kg,最大剂量不大于 10 mg,缓慢静脉注射,1 分钟不大于 1 mg。必要时可在 15～30 分钟后重复静脉注射一次,以后可口服维持。

2.苯巴比妥钠

新生儿首次剂量 15～20 mg 静脉注射,维持量 3～5 mg/(kg·d),婴儿、儿童首次剂量为 5～10 mg/kg,静脉注射或肌内注射,维持量 5～8 mg/(kg·d)。

3.水合氯醛

每次 50 mg/kg,加水稀释成 5%～10% 溶液,保留灌肠。惊厥停止后改用其他镇静剂止惊药维持。

4.氯丙嗪

剂量为每次 1～2 mg/kg,静脉注射或肌内注射,2～3 小时后可重复 1 次。

5.苯妥英钠

每次 5～10 mg/kg,肌内注射或静脉注射。遇有"癫痫持续状态"时可给予 15～20 mg/kg,速度不超过 1 mg/(kg·min)。

6.硫苯妥钠

催眠,大剂量有麻醉作用。每次 10～20 mg/kg,稀释成 2.5% 溶液肌内注射;也可缓慢静脉注射,边注射边观察,惊止即停止注射。

（二）降温处理

1.物理降温

物理降温可用 30%～50% 乙醇擦浴,头部、颈、腋下、腹股沟等处可放置冰袋,亦可用冷盐水灌肠,或用低于体温 3～4 ℃的温水擦浴。

2.药物降温

可采用布洛芬混悬滴剂,5～10mg/次,口服,需要时每 6～8 小时可重复使用,每 24 小时不超过 4 次。3～6 岁儿童,可采用小儿布洛芬栓,一次 1 粒(塞肛门内)。若持续疼痛或发热,可间隔 4～6 小时重复用药 1 次,24 小时不超过 4 次。

（三）降低颅内压

惊厥持续发作时,引起脑缺氧、缺血,易致脑水肿;如惊厥系颅内感染炎症引起,疾病本身即有脑组织充血水肿,颅内压增高,因而及时应用脱水降颅内压治疗。常用 20% 甘露醇溶液 5～10 mL/(kg·次),静脉注射或快速静脉滴注(10 mL/min),6～8 小时重复使用。

（四）纠正酸中毒

惊厥频繁,或持续发作过久,可致代谢性酸中毒,如血气分析发现血 pH<7.2,BE 为15 mmol/L时,可用 5% 碳酸氢钠 3～5 mL/kg,稀释成 1.4% 的等张液静脉滴注。

（五）病因治疗

对惊厥患儿应通过病史了解,全面体检及必要的化验检查,争取尽快地明确病因,给予相应治疗。对可能反复发作的病例,还应制订预防复发的防治措施。

五、护理

（一）护理诊断

(1)有窒息的危险。

(2)有受伤的危险。

(3)潜在并发症:脑水肿。

(4)潜在并发症:酸中毒。

(5)潜在并发症:呼吸、循环衰竭。

(6)知识缺乏。

（二）护理目标

(1)不发生误吸或窒息,适当加以保护防止受伤。

(2)保护呼吸功能,预防并发症。

(3)患儿家长情绪稳定,能掌握止痉、降温等应急措施。

（三）护理措施

1.一般护理

(1)将患儿平放于床上,取头侧位。保持安静,治疗操作应尽量集中进行,动作轻柔敏捷,禁止一切不必要的刺激。

(2)保持呼吸道通畅:头侧向一边,及时清除呼吸道分泌物。有发绀者供给氧气,窒息时施行人工呼吸。

(3)控制高热:物理降温可用温水或冷水毛巾湿敷额头部,每5～10分钟更换1次,必要时用冰袋放在额部或枕部。

(4)注意安全,预防损伤,清理好周围物品,防止坠床和碰伤。

(5)协助做好各项检查,及时明确病因。根据病情需要,于惊厥停止后,配合医师作血糖、血钙或腰椎穿刺、血气分析及血电解质等针对性检查。

(6)加强皮肤护理:保持皮肤清洁干燥,衣、被、床单清洁、干燥、平整,以防皮肤感染及压疮的发生。

(7)心理护理:关心体贴患儿,处置操作熟练、准确,以取得患儿信任,消除其恐惧心理。说服患儿及家长主动配合各项检查及治疗,使诊疗工作顺利进行。

2.临床观察内容

(1)惊厥发作时,观察惊厥患儿抽搐的时间和部位,有无其他伴随症状。

(2)观察病情变化,尤其随时观察呼吸、面色、脉搏、血压、心音、心率、瞳孔大小、对光反射等重要的生命体征,发现异常及时通报医师,以便采取紧急抢救措施。

(3)观察体温变化,如有高热,及时做好物理降温及药物降温;如体温正常,应注意保暖。

3.药物观察内容

(1)观察止惊药物的疗效。

(2)使用地西泮、苯巴比妥钠等止惊药物时,注意观察患儿呼吸及血压的变化。

4.预见性观察

若惊厥持续时间长、频繁发作,应警惕有无脑水肿、颅内压增高的表现,如收缩压升高、脉率减慢、呼吸节律慢而不规则,则提示颅内压增高。如未及时处理,可进一步发生脑疝,表现为瞳孔不等大、对光反射消失、昏迷加重、呼吸节律不整甚至骤停。

六、康复与健康指导

(1)做好患儿的病情观察准备好急救物品,教会家属正确的退热方法,提高家长的急救知识和技能。

(2)加强患儿营养与体育锻炼,做好基础护理等。

(3)向家长详细交代患儿的病情、惊厥的病因和诱因,指导家长掌握预防惊厥的措施。

（马海欣）

第十六节　小儿癫痫持续状态

小儿癫痫是由多种病因引起的脑部慢性疾病,其本质是大脑神经元群的异常超同步化放电,即癫痫样放电。由癫痫样放电引起一过性脑功能障碍,导致相应的临床症状和体征,可出现意识、运动、感觉、精神或自主神经功能障碍,脑电图检查有异常。其中癫痫持续状态(status epilepticus,SE)为小儿最常见的神经系统急症之一,占癫痫患儿的 6%～21%,病死率为 2.5%。

一、分类、病因和定义

(一)分类和病因

根据病因癫痫可分为特发性和继发性癫痫。先天性或后天性的脑损伤是继发性癫痫的病因,多为先天性脑发育异常、产伤或外伤、中毒、脑肿瘤、脑部感染及代谢异常等。

(二)SE 的定义

癫痫发作持续超过 30 分钟,或者 2 次或 2 次以上的发作间期意识状态始终不清醒、未恢复,称为癫痫持续状态,可造成脑的不可逆挫伤。可分为全面性 SE 和局部性 SE。

二、临床表现

全面性发作有失神发作、肌阵挛性发作、负性肌阵挛、强直性发作、强直-阵挛发作、失张力发作、痉挛发作等多种发作形式;局部性发作包括局部感觉性发作和局部运动性发作。感觉性发作表现为简单感觉症状(视、味、嗅觉改变等)和体验性感觉症状(熟悉、生疏感等)。运动性发作可有单纯阵挛性运动发作、不对称的强直运动症状、典型的自动症、多动性自动症、局部负性肌阵挛、抑制性运动发作、偏侧阵挛发作、痴笑性发作等发作形式。上述症状持续超过 30 分钟,有时可达数天。

三、SE 的紧急处理和治疗

(1)立即控制惊厥:首选地西泮 0.25～0.5 mg/kg,静脉注射,其速度为 1 mg/min,必要时 30 分钟可重复 1 次。惊厥控制后可用苯巴比妥与水合氯醛交替应用。

(2)保持呼吸道通畅,氧气吸入:持续抽搐不论有无发绀,均需持续鼻导管或面罩吸氧,减少脑细胞损害。

(3)降低颅内压,可用 20% 甘露醇静脉推注,减轻脑水肿。

(4)控制高热。有高热者采用物理或药物迅速控制体温。

(5)应用促进脑细胞功能恢复的药物,积极查找病因,针对病因对症治疗。

四、癫痫持续状态的护理

(一)护理目标

(1)保持呼吸道通畅,防止受伤和其他意外,抢救生命。

(2)准确、安全用药。

(3)维护患儿舒适。

(4)做好患儿和家长的心理支持。

(5)健康指导,提高对 SE 的自护能力,维持患儿正常生活和学习。

(二)护理措施

(1)首先保持呼吸道通畅,使患儿平卧,头偏向一侧,必要时使用舌钳和牙垫防止舌后坠、舌咬伤,及时吸出分泌物,以防窒息。解开患儿领扣、腰带,勿抱起患儿,以免造成呼吸不畅。确认没有需要紧急气管插管的情况后,测量患儿血压、脉搏。

(2)发作时意识丧失,有摔伤的危险,应注意保证患儿安全,移开危险物件,特别是避免头部受伤。抽搐发作时勿强行用力按压患儿肢体,以免受伤。

(3)密切观察生命体征变化,观察抽搐发作形式、频率、抽搐持续时间、间歇时间、瞳孔变化,注意发作时瞳孔有无散大,有无意识障碍及持续时间,有无牙关紧闭、口吐白沫,口唇及颜面有无发绀、肢体动作等发作表现。观察抽搐发作后状态,有无嗜睡及大小便失禁等,并做好记录。

(4)建立静脉通道(需要 2 名护士合作),遵医嘱给予抗惊厥药物。地西泮、苯巴比妥等镇静药物静脉注射时要缓慢,应注意其呼吸抑制的不良反应。用药过程中和用药后注意观察呼吸频率、形态,有无发绀等缺氧表现,一旦发现异常及时停止用药,协助医师抢救。

(5)抽搐发作 10 分钟以上,无论有无发绀,均需给予氧气吸入,减轻脑组织缺氧损害。如有体温升高,应给予物理降温,及时通知医师,必要时给予药物降温,以免体温升高加重脑组织耗氧。

(6)有发作先兆时,应妥善安置患儿卧床,在旁守护。发作未完全控制前,不能单独行动,勿给患儿服用药物及进食等。发作后及恢复期应有人陪伴并且让其充分安静休息,避免情绪、环境噪声、强烈光线等刺激。

(7)做好基础护理,维护患儿舒适。SE 时间长,应留置胃管,定时定量给予患者鼻饲,保证充足的营养素和水分摄入,注意保持口腔清洁,每天口腔护理。掌握患儿排泄规律,及时给予便器或者留置导尿,保持会阴部清洁干燥,出汗或尿湿后及时更换衣服、被褥,及时擦洗会阴部,按时翻身、按摩。保持床铺清洁、干燥、平整。

(8)按医嘱定时给患儿服抗癫痫药:药物治疗是目前治疗癫痫最主要的方法。小儿癫痫一经确诊,尽量早期用药,及时控制临床发作。完全控制发作后,仍需继续用药 2～4 年。经过半年至一年的逐渐减量后方可停药,停药必须在医师指导下进行。

(9)心理护理:癫痫治疗的目的是控制发作和去除病因,提高生活质量,使患儿在身体、心理和社会适应方面都达到良好状态。使患儿和家长了解癫痫的相关知识,消除恐惧心理,把癫痫与智力低下分开,明确绝大部分癫痫综合征经正规药物治疗可得到完全控制,发作控制后患儿可以正常生活和学习,只有少数发作类型或反复发作或长期未能控制发作的癫痫可造成智力、运动落后。家长的负性情绪直接影响患儿,造成患儿心理、行为异常,因此一旦确诊,应指导家长正视现实,根据患儿的年龄、理解力告知病情,对患儿爱护,而不是过度保护,培养患儿的自尊及独立的意识。在社会方面家长要与学校、幼儿园等做好沟通,减少癫痫对患儿心理的不良影响。

(三)健康教育

(1)教会家长掌握癫痫发作时的救护方法及注意事项,发作不能短时间缓解应立即就近送患儿到医院救治。嘱患儿有先兆症状时,马上就地卧倒。

(2)日常生活尽量避免发作的诱因,如过度疲劳、剧烈情绪波动、突发精神刺激、惊恐、发热、饥饿、暴食暴饮,强音、强光刺激,饮酒及兴奋性饮料等。

(3)癫痫患儿用药指导。①指导家长坚持长期在专科医师指导下给患儿用药,规范的药物治疗可使80%左右患儿的癫痫发作得到有效控制。发作短时控制后即过早停药、频繁换药、经常漏服等不规范用药,均可造成发作不易控制或引起复发,影响治疗效果。指导患儿懂得服药的重要性,使其自觉服药。②定期检测血药浓度、脑电图,以便调整用药。定期检测尿常规、血常规、肝功能、肾功能等,及时防治药物不良反应。③发作未完全控制前,患儿不能单独行动,更不能从事危险的活动如骑车、登高或游泳等,以免发作时发生危险,甚至危及生命。

(马海欣)

第十一章

口腔科护理

第一节 口腔四手操作技术

所谓的四手操作法是在口腔疾病治疗过程中,医护人员坐在特制的椅位上,患者躺在电动双侧可调的卧式手术椅上,器械、药品、材料及其他物品放置在活动器械柜的顶部,医护各有分工,密切配合,经过他们的双手共同完成口腔疾病的治疗工作,故称四手操作法。

适用于口内各种疾病治疗,如拔牙术、根管治疗、开牙髓治疗等。

一、情境

李某某,男,45 岁,因右下颌骨囊肿入院,欲于第二日行右下颌骨囊肿摘除术,当日需行 46、47 一次性根管充填。

二、用物

设备准备:电动双侧可调的卧式手术椅、医师用椅、护士用椅、固定柜、活动器械柜、气水二用喷枪、洗涤槽或洗手池及可调手术灯。

三、方法及步骤

(一)评估与准备

(1)患者准备:了解病情。

(2)环境准备:环境安静,光线充足,减少人员走动。

(3)护士准备:着装整洁,洗手、戴口罩。

(4)设备准备:电动双侧可调的卧式手术椅、医师用椅、护士用椅、固定柜、活动器械柜、气水三用喷枪、洗涤槽或洗手池及可调手术灯。

(二)操作过程

(1)医、护、患的正确位置:患者仰卧或接近于仰卧在手术椅上,头部位置舒适,全身放松。医师坐在 7～12 点的 A 区内即医师工作区;护士应坐在 2～4 点的 C 区内即护士工作区;位于 4～7 点是 D 区,患者的位置及医、护传递器械和材料的区域又称传递区;位于 12～2 点区域可放活动柜是 C 区,属静态区。

(2)医护密切配合:根据四手操作法的原则,医、护、患均选择舒适的体位,医师和护士采用坐式操作。医师和护士组成医疗小组,协同工作,在工作中医师起主导作用,根据患者主诉,经过查体,做出正确诊断,并制订治疗计划;将常见病和多发病的治疗方法步骤、所用医疗器械的顺序、所用材料标准化、订为常规、编成手册,便于护士学习配合治疗。护士主要负责安排患者、准备治疗用品、调制材料、传递和回收器械、及时用吸引器排除口水和废屑等工作。四手操作必须最大限度地简化所有的工作:包括采用预成的材料;采用一物多用的器械;采用三用喷枪,充分发挥三用喷枪最大效能。在简化工作的基础上,最后达到工作标准化,真正做到省时省力。

(3)对护士的要求。

治疗前:保持治疗区域的整洁,将常用的器械按规定摆放整齐,随时准备接待患者;患者进入诊室后,护士应辅助患者处于舒适体位,调节合适光源,指导患者口腔含漱,为患者围好胸巾,戴好护目镜,以减少诊室内空气污染及防止患者衣物污染。

治疗中:为保持诊疗部位清晰,应及时用吸引器吸去患者口腔内的唾液、冲洗液、碎屑、粉末等。使用吸引器时应将其放置在手术牙的邻近部位,防止舌及舌下组织吸入管内。吸引时动作应轻柔,切勿将吸引头接触患者咽部,以免引起患者不适;协助医师牵拉患者口腔软组织,保证手术有良好的视野;明确医师操作具体流程并加以配合,保证治疗顺利。治疗期间,医护人员操作时需确保体位符合生理活动,不扭曲。

治疗后:向患者交代口腔护理注意事项,预约下次复诊时间;治疗所使用的一次性医疗用品,按照一次性卫生材料处理原则进行处理,一次性口腔治疗盘、注射器等,遵照规章制度统一处理,其他专科器械则需要分类灭菌;治疗台、治疗椅则可使用含氯消毒剂进行擦拭;手机头及吸引器应一人一用一消毒,有条件的可使用一次性吸引器。手机使用后应用手机润滑剂进行清洗及注油润滑。

(4)口腔器械传递及交换的要求。①器械的传递:为维持医师正确的操作姿势,使医师充分利用治疗时间提高工作效率及质量,护士需负责将所使用的器械传递给医师,注意保证器械、传递时间、传递位置合理。在传递区内用标准的平行传递法将器械传递于医师手中,即器械在患者颏下和上胸之间,器械需平行于患者颏部进行传递,由患者口腔将器械取出时护士应左手在传递区接住器械。②传递注意事项:器械不能在患者的头面部上传递,避免造成不良事件;传递前需检查器械,确保正确;保证无菌操作,预防污染;传递过程中器械需尽可能与患者口腔处靠近。③器械交换:器械交换正确可保证医疗质量,缩短治疗时间。④交换器械时护士需对患者病情、治疗操作形成明确认知,保证器械传递正确、及时;器械交换过程中,用毕器械和待用器械始终保持平衡,以保证器械交换顺利,无污染,无碰撞。

四、护士应具有的素质

护士应按照职业道德规范严格要求自己,认真负责地对待每个患者,自觉地做好治疗前、后的一切准备工作。

(1)护士需要准确且全方位掌握专业知识,明确常见病、多发病相关信息,即诱因、诊断方式、防治方法等。此外,还需要具备四手操作能力,确保治疗期间可以良好配合医师,参与治疗,做好有关疾病的健康教育工作。

(2)对现代医疗设备有较好的操作能力,即了解设备性能、操作方法、维护保养方法以及注意事项等;并掌握口腔材料的调制、局部常用药物的作用等知识。

五、优点

(1)极大地提高了医疗质量和工作效率。
(2)有效地保护了劳动力。

六、评分标准

评分标准如表11-1所示。

表 11-1　评分标准

评分内容	实施要点	分值
评估与准备(15分)	核对,评估患者,了解病情	3
	洗手,仪表端庄,着装整洁	2
	向患者解释四手操作的目的,取得患者的配合	3
	保持环境安静,光线充足,减少人员走动	3
	洗手、戴口罩,准备并检查物品	4
操作过程(70分)	核对患者床号、住院号、姓名、腕带,评估患者病情	5
	保持治疗区域的整洁,将常用的器械按规定摆放整齐,随时准备接待患者	3
	患者进入诊室后,护士应辅助患者处于舒适体位	4
	调节合适光源	3
	指导患者口腔含漱,为患者围好胸巾,戴好护目镜	4
	保持诊疗部位清晰,应及时用吸引器吸去患者口腔内的唾液、冲洗液、碎屑、粉末等	5
	使用吸引器时应将其放置在手术牙的邻近部位,防止舌及舌下组织吸入管内	6
	吸引时动作应轻柔,切勿将吸引头接触患者咽部,以免引起患者不适	6
	协助医师牵拉患者口腔软组织,以保持手术区域清晰、视野清楚	6
	了解医师制定的工作程序,保证治疗顺利实施	5
	治疗过程中,医师护士始终以轻松自然不扭曲的体位进行操作,即以人类正常的生理活动为基础的操作位	5
	正确传递器械	5
	向患者交代口腔护理注意事项,预约下次复诊时间	5
	评估患者病情,询问其有无不适	4
	整理用物,洗手记录	4
总体评价(10分)	态度认真、严谨,沟通良好	2
	操作熟练、稳重,有条理、不慌乱,有无菌观念	3
	操作中注意保护患者的隐私并保暖	3
	正确处理用物	2
提问(5分)	针对思考题中提出的问题,能正确回答1~2个	5
总分		100

(陈　丽)

第二节　拔牙术中配合及护理

拔牙术是口腔的最基本的小手术。一般比较简单,但也有复杂的情况,所用时间长短不一,基本等同于常规外科手术,存在局部组织受损的可能,表现常见于疼痛、肿胀、出血等,严重的甚至可能造成全身性反应,如体温、脉搏、血压的波动等。所以不能轻视它,且应按照无菌原则实施拔牙。

一、解剖学

(一)口腔与咽峡

口腔中的前壁属于上、下唇,后壁属于咽峡,上壁属于腭,下壁属于口腔底,侧壁则属于颊;参考上下牙弓界限,可将口腔划分为前庭、固有口腔;前三分之二处的腭基于骨腭形成,属于硬腭;余下部位由黏膜、骨骼肌组成,属于软腭;软腭斜后下处属于腭帆,腭帆后缘游离正中部下垂的乳头状组织为腭垂;软腭双侧均分布着黏膜皱襞,前方的属于腭舌弓,连接舌根两侧;后方的属于腭咽弓,向下移行于咽侧壁;而腭舌弓、腭垂、舌根间部属于咽峡,是划分咽部、口腔的界限(图11-1)。

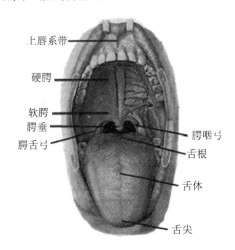

图 11-1　口腔与咽峡解剖示意图

（二）牙的构造

就人体各个器官而言,牙是最坚硬的,其共有三个组分:牙冠、牙根、牙颈;其中牙冠在口腔内暴露,牙根则在牙槽内嵌存;二者之间的部位即牙颈。牙的成分包含牙骨质、牙质、牙髓与釉质,其中牙质的占比最大。牙冠处的牙质表面有釉质覆盖,而牙根、牙颈处的牙质表面则有牙骨质覆盖;牙中间存在空腔,即牙髓腔(牙腔),内部有牙髓存在;牙髓的成分包含血管、结缔组织、淋巴管与神经;牙根中分布的小管属于牙根管;牙根尖端可见一尖孔,为牙根尖孔,以牙根管、牙根尖孔为通道,牙腔与牙槽彼此连通(图11-2)。从年龄阶段来说,牙齿又分为乳牙和恒牙(图11-3、图11-4)。

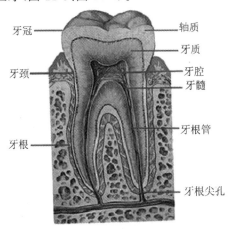

图 11-2　牙的构造示意图

二、用物

治疗盘内置:无菌治疗巾一块,弯盘,消毒棉球、消毒液(0.5%碘伏),拔牙器械(口镜、牙钳、牙挺、刮匙、牙龈分离器、微创拔牙器械等)。

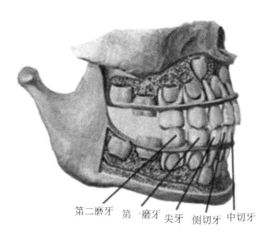

第二磨牙　第一磨牙　尖牙　侧切牙　中切牙

图 11-3　乳牙

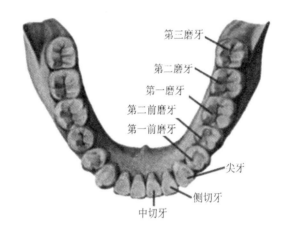

第三磨牙
第二磨牙
第一磨牙
第二前磨牙
第一前磨牙
尖牙
侧切牙
中切牙

图 11-4　恒牙

三、方法及步骤

(一)局部麻醉

(1)麻醉药:1%～2%盐酸普鲁卡因、盐酸利多卡因、丁卡因。

(2)麻醉方法:口内浸润麻醉、阻滞麻醉(传导麻醉)。

(二)术前准备

(1)核对基础信息:①患牙是哪颗;②拔牙原因;③是否现在可以拔牙等。并就相关问题对患者进行耐心讲解,以提高患者的认知水平,避免产生过度心理负担。

(2)对椅位进行调整,确保光源充足、姿势自然、术野良好,以保证操作的正确性。

(3)器械准备:准备好无菌的牙挺、牙钳、牙龈分离器、刮匙等(图 11-5)。注意需结合患者患牙的部位、形态等选择适宜类型的拔牙钳。

(4)对拔牙适应证、禁忌情况形成全面且正确的认知。根据不同的病情采用相应的医疗措施,并向患者说明拔牙后可能出现的不适和并发症,消除其恐惧心理,以最佳心理状态配合拔牙手术。

(5)做好术前检查,仔细询问有关病史及药物过敏史,必要时做过敏试验,嘱患者避免空腹拔牙。

(三)方法流程

(1)分离牙龈:取牙龈分离器置入龈沟,分离牙颈周围组织,避免牙龈撕裂。

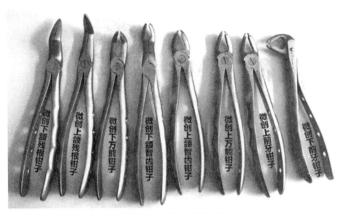

图 11-5　拔牙的器械

(2)挺松牙根:牙根、牙槽骨间置入牙挺,凹槽面向牙根,左手负责对旁边牙齿进行保护,右手持牙挺,牙槽骨做支点进行转动,以此逐渐挺松患者的牙齿。

(3)拔除患牙(图 11-6):牙钳喙需置于颊舌侧或是唇舌侧,钳喙以牙齿长轴为方向摇动,注意保证动作缓慢,牙齿松动之后需用力牵引、拔出。若患牙为单根,且为锥形,可轻度用力旋转拔出(图 11-7);若为扁平状或是多根牙,则禁止旋转用力,应以牙根弯曲方向牵引、拔出,避免牙根折断。

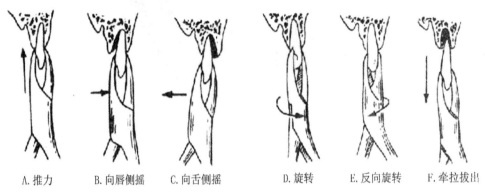

A. 推力　B. 向唇侧摇　C. 向舌侧摇　D. 旋转　E. 反向旋转　F. 牵拉拔出

图 11-6　拔牙操作示意图

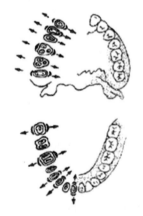

图 11-7　拔牙时的摇动方向示意图

(4)断根拔除(图 11-8):明确患牙牙根与分布相关信息,断根拔出过程中需结合具体情况选择适宜方式。例如,牙槽骨间可见断根边缘,需挺出牙根;若断根在牙槽窝内,或存在于深处,需借助骨凿将局部根周骨壁凿除,在缝隙中置入根尖挺或根挺,挺出断根;若患牙为多根牙,且断根聚集,需借助骨凿劈开连接处,分成多个单根,然后分别参考上述方式取出;若如上方式均无法将断根取出,需将患者颊侧黏膜骨膜瓣切开、外翻,将局部颊侧骨质凿除,以促使牙根暴露,再取出,然后将黏膜骨膜瓣、牙龈缝合即可。

（5）伤口处理与注意事项：拔除患牙之后，需借助刮匙将患者牙槽窝中的异物、肉芽组织清理干净，同时对创面进行搔刮处理，牙槽窝渗血充盈后以手指通过对患者颊舌侧，或是唇舌侧牙龈进行按压、复位。若拔牙后创面较大，需对牙龈进行缝合处理；最后取消毒棉卷对创口进行覆盖处理，叮嘱患者轻咬 0.5～1.0 小时，保证止血彻底，然后吐出棉卷，不可长时间留置棉卷，以防感染。拔牙当天患者禁止漱口，避免凝血块脱落影响愈合；若创口为缝合处理，术后 4 天患者需复诊、拆线。

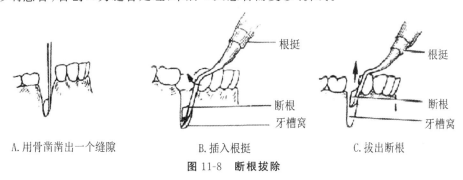

A.用骨凿凿出一个缝隙　　　　B.插入根挺　　　　C.拔出断根

图 11-8　断根拔除

（四）拔牙术中的配合

（1）拔牙前再次和患者核对要拔的牙齿并配合医师确保术野良好，及时传递操作所需器械；若拔牙流程较复杂，需协助劈牙，必要时做好缝合准备。

（2）协助医师做好拔牙创面的处理。

四、注意事项

（1）嘱拔牙当天禁止漱口，避免凝血块脱落影响愈合；24 小时内口腔唾液尚有少许淡红色血水属正常现象。

（2）嘱患者咬纱卷 0.5～1.0 小时后可吐出，禁止留置时间过长引发感染。

（3）禁止舔吸创口，禁止摄入过热食物，禁止患侧咀嚼，预防再出血。

（4）若拔牙后存在以下症状需立即复诊：疼痛、发烧、大出血、张口受限、肿胀等；若创口为缝线处理，术后 4～5 天可复诊拆线。

（5）若病情需要服用消炎药、止痛约，同时做好用药指导。

五、评分标准

评分标准如表 11-2 所示。

表 11-2　评分标准

评分内容	实施要点	分值
评估与准备（15 分）	核对，评估患者，了解病情	3
	洗手，仪表端庄，着装整洁	2
	向患者解释四手操作的目的，取得患者的配合	3
	保持环境安静，光线充足，减少人员走动	3
	洗手、戴口罩，准备并检查物品	4
操作过程（70 分）	核对患者床号、住院号、姓名、腕带，评估患者病情	5
	保持治疗区域的整洁，将常用的器械按规定摆放整齐，随时准备接待患者	3
	患者进入诊室后，护士应辅助患者处于舒适体位	4
	调节合适光源	3
	指导患者口腔含漱，为患者围好胸巾，戴好护目镜	4
	保持诊疗部位清晰，应及时用吸引器吸去患者口腔内的唾液、冲洗液、碎屑、粉末等	5

续表

评分内容	实施要点	分值
	使用吸引器时应将其放置在手术牙的邻近部位,防止舌及舌下组织吸入管内	6
	吸引时动作应轻柔,切勿将吸引头接触患者咽部,以免引起患者不适	6
	协助医师牵拉患者口腔软组织,以保持手术区域清晰、视野清楚	6
	了解医师制定的工作程序,保证治疗顺利实施	5
	治疗过程中,医师护士始终以轻松自然不扭曲的体位进行操作,即以人类正常的生理活动为基础的操作位	5
	正确传递器械	5
	向患者交代口腔护理注意事项,预约下次复诊时间	5
	评估患者病情,询问其有无不适	4
	整理用物,洗手记录	4
总体评价(10分)	态度认真、严谨,沟通良好	2
	操作熟练、稳重,有条理、不慌乱,有无菌观念	3
	操作中注意保护患者的隐私并保暖	3
	正确处理用物	2
提问(5分)	针对思考题中提出的问题,能正确回答1～2个	5
总分		100

（陈　丽）

第三节　牙及牙槽突损伤

一、概述

(一)牙挫伤

因外力撞击,导致牙周膜和牙髓损伤,对牙周损伤做简单的固定,防止早接触;对牙髓损伤,需做牙髓或根管治疗。

(二)牙脱位

较大暴力撞击下,牙齿部分或全部脱位。部分脱位,行复位固定;牙完全脱位,尽快再植,并与邻近的牙一起结扎固定。

(三)牙折

外力直接撞击或因咀嚼致使牙体折裂缺损。未暴露髓腔者,抹去锐利边缘行脱敏处理;龈缘以上可行根管治疗后再修复;根折近根尖者,固定后自行愈合;根管联合折裂,需牙拔除。

(四)牙槽突骨折

外力直接作用于牙槽突而引起的骨折,上颌前部多见。可与颌面部其他的损伤同时发生,也可单独发生。分为线形骨折和粉碎性骨折。

二、病情观察与评估

(一)生命体征

监测生命体征,观察有无发热。

(二)症状体征

(1)了解患者受伤时情况,有无不当的处理措施,局部牙龈有无撕裂、红肿或并发牙槽突骨折,有无牙松动移位。

(2)观察患者咬合关系、张口度、出血量。

(3)观察患者口腔卫生状况。

(三)安全评估

评估患者有无因牙损伤而导致的焦虑。

三、护理措施

(一)体位与活动

生命体征平稳且无出血者取半卧位,可减轻伤口肿胀;病情稳定后早期下床活动。

(二)治疗及护理

轻度牙挫伤可不做特殊治疗,暂不用患牙咀嚼食物;如牙松动,可行结扎固定;牙髓暴露、牙折、牙髓坏死者先行根管治疗,再修复牙冠;牙移位、半脱位、嵌入深部等部分脱位者,将牙充分复位,再固定2~3周;牙槽突骨折可局麻下对牙槽突及其上的牙复位到原有位置,再用金属结扎丝、牙弓夹板及正畸托槽方丝弓等方法,利用骨折邻近正常牙列固定。

(三)牙拔除术护理

行牙拔除术者,术前氯己定含漱,牙结石较多者应先行洁治术再拔牙,有活动义齿协助取出,拔牙后嘱患者咬紧棉球30分钟,若出血较多可延长至1小时,达到加压止血的目的。拔牙当天不能漱口和刷牙,以免冲掉血凝块,影响伤口愈合。局部给予冷敷,注意防冻伤。

(四)饮食护理

饮食宜软、温凉、餐后漱口保持口腔清洁。

四、健康指导

(一)住院期

(1)告知牙槽突损伤患者暂勿活动颌关节,以免引起牙松动、牙脱落或骨折片移位造成咬合错乱。

(2)告知拔牙后不用舌头舔吸伤口或者反复吐唾液,禁用吸管吸吮,以免造成口腔负压,破坏血凝块而引起出血。

(二)居家期

告知伤口缝合患者5~7天门诊拆线,牙拔除2~3月后、牙槽外科手术2周后可做义齿修复,定期复查。若持续肿胀、出血,及时就诊。

(陈　丽)

第四节　口腔颌面部炎症

一、解剖学

口腔颌面部位于发际和眉弓与颈部之间,是人体最注目的部位。并有眼、耳、鼻、唇和口腔等重要器官,与呼吸、咀嚼、吞咽、语言以及表情等生理功能有密切关系。

口腔和鼻腔形成与外界相通的开放性孔道,容易受各种致病因素的侵袭,尤其是口腔、鼻腔及上颌窦等腔隙,其湿度、温度适于细菌生长繁殖,易引起感染发生。牙体、牙周组织具有特殊的结构,又与颌骨直接相连,其感染极易波及颅内及其周围组织。另外,在上下颌骨周围包绕的咀嚼肌、表情肌,在骨和肌肉之间充满疏松结缔组织,构成疏松结缔组织间隙,这些间隙互相连通,是炎症储脓的地方,脓液扩散的通道。

口腔颌面部淋巴极为丰富,构成颌面部重要的防御系统。当炎症或患恶性肿瘤时可引起相应的淋巴结肿大并可触及。在急性炎症期伴有明显压痛。因此,淋巴结对肿瘤的诊断、肿瘤的转移、口腔颌面部炎症、治疗及预后有十分重要的临床意义。

口腔颌面部血液循环特别丰富。对感染的抵抗力很强。但颜面的静脉缺少瓣膜或瓣膜关闭不全,直接或间接与海绵窦相通,走行于面部肌肉中的静脉,当肌肉收缩时,可使血液逆行。特别在两口角至鼻根连线所形成的三角区内发生炎症,可循面部静脉向颅内扩散,蔓延至海绵窦,形成严重的海绵窦血栓性静脉炎,因此常称此三角为"面部危险三角区"。

二、治疗原则

应采取综合治疗原则。一方面通过局部和全身治疗控制炎症、消除病因,如局部消炎、切开引流、去除死骨、拔除病灶牙、应用抗生素等。另一方面应增强患者的抗感染能力和组织修复能力,如全身支持疗法,增加营养及维生素、输液、输血、纠正电解质紊乱,治疗中毒性休克及有关颅内并发症等。

三、器械

备好气管切开包、氧气、吸痰器等。

四、术前准备

(一)注意休息
颌面部间隙感染较轻者应注意休息,严重感染的患者需绝对卧床休息。

严密观察呼吸情况。

认真做好患者情况评估,进监护室观察。

(二)严密观察病情变化
全身出现中毒症状是急性间隙感染常见的临床表现,多继发于败血症、脓毒血症等。因此,应严密观察体温、血压变化,体温超过 39 ℃时,应迅速行物理降温。

有休克表现的患者应立即抬高下肢并注意保暖,改善微循环,增加回心血量。

本病严重时可并发海绵窦血栓静脉炎及颅内感染,故应严密观察患者的神志及瞳孔变化,根据血氧饱和度的数值给氧气吸入,调节氧流量。

(三)注意用药反应
间隙感染的治疗,应根据药物敏感试验结果,进行大剂量全身抗炎治疗。

(1)青霉素族的药物,在过敏试验阴性后,根据病情决定注射方法和用量。用药期间应严密观察药物疗效及有无不良反应,警惕此类药物的毒性反应及迟发变态反应。

(2)大环内酯类抗生素,常出现胃肠道反应,可在注射前口服甲氧氯普胺 5～10 mg 或 10 mg 肌内注射或静脉滴注,以减轻或消除不良反应。

(四)局部护理
保持局部休息,减少说话及咀嚼等局部活动,进软食或流质饮食。

保持口腔清洁,根据感染菌种配制漱口液,重患者应行口腔护理。

局部治疗的常用药物有膏散外敷,配合局部理疗等。

（五）心理护理

应对患者进行健康教育，主动介绍病因、治疗方法，以及积极有效地治疗、预后是良好的，以稳定其情绪。

说明饮食对提高机体抗病能力的重要性，鼓励患者多食高蛋白、高热量、富含维生素的食物。用食品料理机将食物加工成流质饮食，张口吞咽困难的患者，可鼻饲，也可全营养要素鼻饲饮食。同时可由静脉补充水分、电解质及营养。

五、切开引流

脓肿一旦形成或深部腐败坏死感染的患者，应及时行脓肿切开引流术或脓腔穿刺抽脓，并同时注入抗生素。术前应向患者解释手术方法及手术部位，说明手术的治疗作用，解除患者及家属的顾虑，以便主动配合。

（1）切开引流术后，应观察体位和局部引流情况，如体温不降或下降后又回升，局部肿痛有扩展趋势，可能为引流不畅之故，应与医师联系进一步扩创引流。观察引流液的颜色、量及气味，以便为临床诊断及用药提供依据。一般链球菌感染者脓液稀薄，带有血色，无臭味。厌氧菌感染者脓液呈黄绿色、黏稠，有粪样特殊臭味。葡萄球菌感染者脓液黏稠，呈白色或金黄色，无臭味。

（2）视创口分泌物多少随时更换敷料，根据细菌种类及其药物敏感试验配制药液湿敷。如厌氧菌感染可用5%的甲硝唑溶液冲洗脓腔并局部湿敷；铜绿假单胞菌感染可用聚维酮碘溶液或1%冰醋酸溶液湿敷。

六、并发症

（一）中毒性休克

除有一般脓毒血症表现外，患者可出现烦躁不安，血压突然下降，少尿或无尿，四肢发凉等，严重时可发生昏迷，发现上述情况应立即通知医师并采取保护措施，取侧卧位，保持呼吸道通畅，注意四肢保暖，遵医嘱补足血容量，观察用药反应。

（二）海绵窦血栓静脉炎及颅内感染

临床表现有严重的脓毒血症，如头痛呈持续进行性加重、呕吐、表情淡漠等。在应用脱水剂时，应按要求迅速滴入，起到降低颅压、预防脑疝发生的作用。

（陈　丽）

第五节　口腔颌面部损伤

一、口腔颌面部生理解剖特点

（1）口腔颌面部血运丰富，组织的再生修复能力及抗感染能力强，伤口易于愈合。初期清创术可延至伤后24～48小时或更长些的时间内进行。但由于口腔颌面部血运丰富，损伤后易出血，易发生组织水肿，特别是发生在口底、舌根及咽旁等处的损伤，可影响呼吸道通畅，甚至发生窒息。

（2）颌面部腔、窦多，在口腔、鼻腔及鼻旁窦内常有病原菌存在，如创口与腔、窦相通，容易引起感染。

（3）颌面骨组织有特殊结构上颌骨呈拱形，与多数邻骨相接，能抵抗较大的外力，一旦发生骨折，易波及颅脑。下颌骨是面部最大、位置最突出的骨，虽然结构坚实，但受外伤的机会较多，特别是髁状突颈、下颌角、颏孔区及正中联合等薄弱的区域，常易发生骨折，骨折断端移位则引起咬合关系错乱。

（4）颌骨紧连于颅底部，严重的颌面部损伤常伴颅脑损伤，如脑震荡、脑挫伤、颅内血肿和颅骨骨折等。

颅底骨折时,可有脑脊液由鼻孔或外耳道漏出,有时合并视觉器官的损伤。

(5)颌面部有腮腺、神经等重要的组织,损伤后可引起涎瘘、面瘫,如损伤三叉神经,还可造成一定部位的感觉丧失或异常。

(6)颌面部的唇、颊、鼻、睑等个别器官的开放性损伤,创口愈合后可发生瘢痕挛缩畸形,影响功能和面容。

(7)口腔颌面部是呼吸道的起端,损伤后组织水肿、移位、舌后坠、血块及分泌物易堵塞呼吸道,易引起窒息。

(8)口腔是消化道的起端,损伤后影响咀嚼、吞咽及语言等生理功能。

二、口腔颌面部损伤的急救与护理

(一)窒息的急救与护理

对阻塞性窒息的患者,应尽快用吸引器或大型号注射器吸出咽部的血块、分泌物等;无吸引器时,应尽快用手掏出阻塞物。然后在舌尖后 2 cm 处正中穿一粗丝线将舌牵出口外固定,以防舌后坠,置患者于头侧位。对喉头水肿造成的窒息,立即给予地塞米松 5~10 mg 加入 10~20 mL 输血盐水中静脉推注。对狭窄性窒息,可插入通气道或用 15 号粗针头由环甲膜刺入气管内,或立即行气管切开术。对吸入性窒息,应立即行气管切开术,吸出分泌物及异物,对阀门性窒息,应将下垂的黏膜瓣复位缝合或剪除,必要时做气管切开。窒息解除后,立即给予氧气吸入。

(二)出血的急救与护理

毛细血管和小静脉出血,用组织复位缝合、加压包扎止血。对开放性伤口,可用纱布填塞,绷带加压包扎。如出血较多,又缺乏急救应急措施,可压迫颌外动脉或颞浅动脉。出血明显的血管,可将其近心端结扎。有时因血管断端回缩,找不到近心端,其他止血方法又无效,可结扎同侧颈外动脉止血。对局部伤口出血,可用吸收性明胶海绵、云南白药、马勃、血余炭置于伤口内,填塞黄碘纱条加压包扎止血。全身性止血药物可用酚磺乙胺(止血敏)、卡巴克洛(安络血)、维生素 K_3 或氨甲环酸(止血环酸)肌内或静脉注射止血。出血过多者可给予输血。

(三)休克的急救与护理

应立即给予输血、补液、镇静、止痛,以纠正休克。同时密切观察血压、脉搏、心率、神志及瞳孔的变化,并给予相应的护理。

(四)合并颅脑损伤的急救与护理

颅脑损伤时,有的伴脑脊液漏出,耳瘘说明颅中窝骨折,鼻瘘说明有颅前窝骨折,应禁止填塞耳及鼻,禁用吗啡止痛,及时请有关科室会诊进行处治。

三、口腔颌面部损伤患者的膳食管理

对有贯通伤、颌骨骨折、张口受限、咬合错乱、颌面固定、不能咀嚼的患者,对其饮食应行专门护理。

(1)每天进食量要严格计算,防止蛋白质不足影响伤口愈合。蛋白质 1 g/(kg·d),热量 711~879 kJ/(kg·d)脂肪应进易消化的乳溶性脂肪,如瘦肉、鸡蛋、蔬菜、水果等,可用食品加工机粉碎后以流质给予。禁用硬食、纤维较粗不易消化的食物。

(2)对不能咀嚼、开口受限、牙间结扎的患者,口内有伤口时,可用鼻饲法进高蛋白、高热量、富含维生素的流质饮食,或加用静脉补充营养,也可用口咽管灌注流质饮食。用鼻饲管者应防止脱管、堵管,进食时随时以温水冲净。

(3)对有牙间、颌间结扎,颌间牵引复位的患者,每天要检查其咬合情况、结扎丝、橡皮圈情况。防止松脱、移位,刺伤软组织及断脱。如发现异常应及时通知医师进行调整处理。

四、颌骨骨折的护理

（一）疾病概要

颌骨骨折指上颌骨或下颌骨骨折或上下颌骨同时骨折。造成骨折的原因多为工伤、交通事故、暴力打击等意外事故。是目前临床较多见的损伤。颌骨骨折临床表现为骨折线附近的软组织肿胀、疼痛点较固定、颌周组织常有出血瘀斑、牙及牙龈损伤、骨折断端移位、咬合关系错乱、张口受限、流涎及呼吸、咀嚼、吞咽功能障碍等。上颌骨骨折，骨折片易后移堵塞呼吸道。下颌骨骨折可出现下唇麻木或感觉异常。治疗原则应首先抢救窒息、出血性休克、颅脑及内脏损伤等，然后待病情稳定再拍摄 X 线片，根据骨折情况进行骨折复位治疗。复位的方法很多，常用的有手法复位、牵引复位及切开复位内固定等。因上颌骨血运供给丰富，损伤后出血多，但愈合快，应及早复位固定。

（二）病情观察与评估

1.生命体征

监测生命体征，观察有无发热、呼吸异常、血压下降。

2.症状体征

（1）观察有无面部肿胀、张口受限、下颌骨异常运动、咬合错乱及疼痛等，颌面部出血及面部塌陷情况。

（2）有无下颌体骨折引起的舌体后坠而导致的呼吸困难。

（3）是否合并颅脑损伤，有无脑脊液耳鼻漏。

3.安全评估

（1）评估患者有无因舌后坠而导致窒息的危险。

（2）评估患者有无因持续疼痛或功能障碍而导致跌倒/坠床的危险。

（3）评估患者有无担心预后导致的焦虑。

（三）临床护理

1.术前护理

（1）完善检查，协助完成 CT、胸片、心电图、口腔曲面断层片、血液常规检验等。

（2）卧位与活动，采取坐位、俯卧位或者侧卧位，头偏向健侧。

（3）稳定患者情绪，向患者介绍手术过程和效果，解除怕痛的思想顾虑，使其树立信心主动配合手术。准确进行入院评估，按 PIO 方式及时记录。

（4）呼吸道护理：①保持呼吸道通畅，遵医嘱给予吸氧，心电监护。②下颌体粉碎性骨折或双侧下颌体骨折引起舌后坠出现呼吸困难时，可用粗线或舌钳牵拉舌体，无缓解可安放口咽通气管或紧急气管切开。

（5）清洁口腔：用复方硼酸溶液含漱或用温盐水冲洗。根据手术要求准备各类金属小夹板及螺钉、牙弓夹板及不锈钢丝橡皮圈等用物。

（6）切开复位时手术区常规备皮、备血，做青霉素、普鲁卡因皮肤试验。青霉素皮试阴性的患者，根据医嘱于术前准确用抗生素。

（7）按时术前用药，成人常用苯巴比妥钠 0.1 g，阿托品 0.5 mg 术前 30 分钟肌内注射，并于注射前嘱患者排空大小便。

（8）访视与评估，了解患者基本信息和手术相关信息，确认术前准备完善情况。

（9）患者交接，与手术室工作人员核对患者信息、手术部位标识及患者相关资料，完成交接。

2.术后护理

（1）术后回病房监护室专人护理，局麻手术可取平卧位或半卧位，以减轻局部肿胀。行全麻术的患者，参考舌癌术后护理。保持呼吸道通畅，及时吸出口、鼻腔分泌物，舌后坠的患者可通过改变体位或将舌牵出口外固定。观察体温、脉搏、呼吸、血氧饱和度、血压、神志及瞳孔的变化，并记录。

（2）继续应用抗生素，遵医嘱给镇痛剂，合并颅脑损伤或胸部损伤的患者忌用吗啡，以防抑制呼吸。

（3）加强口腔护理：临床常用的有擦拭法、加压冲洗法和含漱法。常用的有 2%复方硼酸溶液、生理盐水,1%过氧化氢(双氧水)等。进行口腔护理时要注意检查口腔黏膜是否有炎症或溃疡,口内固定装置是否有压痛、松脱、移位等,发现异常应通知医师处理。结扎钢丝断端应弯入牙间隙中。炎症或溃疡局部可涂抹金霉素甘油等。上颌骨骨折3～4周可拆除口内固定装置,下颌骨骨折一般4～6周拆除。管道护理,妥善固定,做好标识,保持引流通畅,观察记录引流液的量、颜色及性状,防止扭曲、打折和脱落。

(4)饮食护理:给鼻饲流质饮食或口咽灌注流质饮食。由于颌骨骨折患者手术置入的固定装置需要较长时间才能拆除,不能正常进食,可食用营养要素膳、匀浆饭或用豆浆机将普通饭加工成流质饮食,保证患者机体对饮食营养的需求,以利于骨折愈合。

(5)并发症的护理:颌骨骨折患者手术后常见的并发症为脑脊液漏。一旦出现脑脊液漏时,应禁止冲洗或堵塞耳道及鼻腔,嘱患者不要用力咳嗽或擤鼻涕,以免引起逆行颅内感染。对神志清醒、血压正常的患者,可取头高半卧位,保持引流通畅,局部清洁,并根据医嘱给予可通过血脑屏障的抗生素如氯霉素、磺胺嘧啶等预防颅内感染。

(四)健康指导

1.住院期

告知患者颌间固定后咀嚼肌群的疼痛不适为肌肉力量平衡重建期间的正常反应,勿紧张。患者准备出院时,应嘱其调节一个愉快的心境,树立信心,尽快康复。

2.居家期

(1)告知患者洗头淋浴时水温不宜过高;睡眠时适当抬高头部,减轻局部肿胀。

(2)半年内禁咬硬物,避免单侧咀嚼;颌间牵引拆除后进半流质饮食或软食,以免影响骨折愈合。

(3)颌骨骨折张口训练的方法:①告知张口受限的患者术后1周可行张口训练,将训练工具(勺子、木楔、开口器)从臼齿放入双侧磨牙咬紧,以不疼痛为宜,每次10～15分钟,每天2～3次。②颌间牵引患者第3周,进食时可逐渐去除牵引的橡皮圈,以锻炼咀嚼功能;第4周可完全去除牵引的橡皮圈,缓慢进行张口练习,张口度由小逐渐增大;第5周到第6周,拆除固定的牙弓夹板,逐渐进行张口练习至正常张口度。

(4)术后7～10天拆线,出院后1个月、3个月、1年复查,3个月内避免剧烈活动、挤压碰撞患处,如发生结扎丝脱落、松解或断裂,咀嚼时颌骨、牙齿疼痛,切口部位如有红、肿、疼痛及其他异常,及时就诊。

(陈　丽)

第六节　口腔颌面部肿瘤

一、概述

(一)口腔颌面部肿瘤的致病因素

1.外来因素

(1)物理因素:热辐射、紫外线、创伤、X线及其他放射性元素、长期慢性不良刺激等都可成为致癌因素。

(2)化学因素:人体长期接触某些化学物质的刺激可导致肿瘤的发生。如吸烟、饮酒与口腔癌的发生有关,煤焦油可引起面部皮肤癌,苯、砷等超过一定浓度也可致癌。

(3)生物因素:某些病毒与肿瘤的发生有关。如EB病毒与恶性淋巴瘤特别是Burkitt淋巴瘤有关,人类乳头状瘤病毒(HPV)不仅能引发良性肿瘤,而且与口腔癌的发生也有关。

(4)不良刺激:义齿锐利边缘、残根、残冠、牙齿锐利、牙尖等对软组织摩擦、压迫和创伤。反复咬颊、咬舌都可成为引起口腔癌的原因。此外,环境因素、饮食习惯等也与肿瘤的发生有关。

2.内在因素

(1)神经精神因素:神经系统长期受刺激,可导致大脑皮质功能失调,引起组织细胞分裂失去控制而发生异常生长,导致肿瘤形成。精神神经过度紧张,心理平衡遭到破坏,造成人体功能失调,为肿瘤的发生发展创造了有利条件。

(2)内分泌因素:内分泌功能紊乱易发生口腔癌。

(3)遗传因素:肿瘤本身并不遗传,遗传的是发生肿瘤的个体素质,具有这种身体素质的人,在致病因素持续刺激下,正常细胞易发生基因突变而成为癌细胞。

(4)机体免疫状态,机体的免疫功能低下易发生肿瘤。胸腺与机体免疫有重要关系,随着年龄的增长胸腺逐渐萎缩,肿瘤的发生率也随之增高。艾滋病毒所致的免疫抑制也使某些肿瘤的发生率增高。此外,年龄、民族也与肿瘤的发生有密切关系。

(二)口腔颌面部肿瘤的预防

现在对癌症的治疗皆为癌后治疗,如能在癌症发生之前,发现组织细胞形态有所改变或某种癌症的生化标志物的变化,进行积极治疗,把癌变过程阻断在癌前阶段,这样的治疗一定能取得良好的效果。因此,对肿瘤的治疗必须贯彻"预防为主"的方针。

(三)消除或减少致癌因素

口腔颌面部肿瘤的预防应包括以下几方面。

(1)消除慢性刺激因素,如及时处理残根、残冠、错位牙、锐利牙尖、不良修复体等。

(2)注意口腔卫生,不吃过烫和刺激性食物,戒除吸烟和喝酒的习惯。

(3)采取户外曝晒或与有害工业物质、化学物质接触工作的防护措施,使致癌因素减少到最低水平或达到完全消除。

(4)避免精神过度紧张和抑郁。

二、处理

(一)及时处理癌前病变

癌前病变是指机体组织的某些病变本身尚不是癌,但长期的不良刺激可促其转变为癌。因此,早期诊断、及时处理,是避免发生恶性肿瘤的有效措施。

口腔颌面部常见的癌前病变有黏膜白斑、红斑、扁平苔藓、黑色素斑痣、乳头状瘤、慢性溃疡、皲裂、瘘管及角化不良等。

(二)加强防癌宣传

使群众了解癌瘤对人类的危害性及一些防癌常识,如了解癌前病变的表现及早期症状,若有怀疑应及时检查,早发现、早治疗,预后是良好的。要戒烟酒并注意口腔卫生及膳食结构。开展体育锻炼,增强体质,对防止肿瘤的发生有一定意义。

(三)开展防癌普查

在高危人群中进行普查,可早期发现部分肿瘤患者。设立肿瘤专科门诊,对有明显遗传因素肿瘤患者子女实行监护随访。定期对职工进行查体等,发现问题及时处理。

三、口腔颌面部肿瘤的治疗原则

(一)良性肿瘤

一般以手术切除为主。对临界瘤,应在肿瘤边缘以外 0.5 cm 正常组织内切除,并将切除组织做冷冻切片检查,若为恶性,则应扩大切除范围。良性肿瘤切除后也应送病理检查,若证实有恶变,应按恶性肿瘤进一步处理。

(二)恶性肿瘤

应根据肿瘤的组织来源、分化程度、生长部位、生长速度、临床分期及患者机体状况等全面研究后,再选择最佳治疗方案进行治疗,还应考虑到术后外形恢复和功能重建。

1.组织来源

肿瘤的组织来源不同,治疗方法也不同。间叶组织造血系统来源的肿瘤对放射和化学药物都具有高度的敏感性,且常为多发性并有广泛转移,故宜采用放射、化学药物和中草药治疗为主的综合疗法。骨肉瘤、纤维肉瘤、恶性黑色素瘤,神经系统的肿瘤等对放射线不敏感,应以手术治疗为主。手术前后可给予化学药物作为辅助治疗。对放射线中度敏感的鳞状细胞癌和基底细胞癌,则应结合患者的全身情况、肿瘤生长部位和侵犯范围,确定采用手术、放射、化学药物或综合治疗。

2.细胞分化程度

一般细胞分化程度较高的肿瘤对放射线不敏感,故常采用手术治疗,而分化程度较低或未分化的肿瘤对放射线较敏感,应采用放射与化学药物治疗。

3.生长速度

当肿瘤生长较快、广泛浸润时,手术前应考虑先进行术前放射或化学药物治疗。目前多采用术前诱导化疗,术后再行放疗或补充化疗,因术前放射常影响术后刀口愈合,增加术后并发症。

4.生长部位

肿瘤的生长部位与治疗效果也有一定关系。如唇癌、手术切除较容易,且整复效果也好,因此多采用手术切除。而口咽部的肿瘤,手术治疗比较困难,术前又常给患者带来严重功能障碍,因此应首先考虑能否用放疗或化疗,必要时再考虑手术治疗。颌骨肿瘤一般以手术治疗为主。

5.临床分期

可作为选择治疗方案的参考。一般早期患者应用各种疗法均可获得较好的疗效,而晚期患者则多采用综合治疗。临床分期还可作为预后估计和参考,据统计经外科手术治疗的口腔颌面部肿瘤一期患者3年、5年生存率明显高于四期患者。但在根据临床分期选择治疗方案和估计预后时,更要注重患者全身状况。

6.患者的机体状况

在肿瘤的治疗过程中,要处理好局部和整体的关系。对局部肿瘤进行放疗、化疗或手术治疗时,要同时注意全身治疗,增强体质,充分发挥患者的主观能动性,才能获得较好的治疗效果。

四、心理开导

(一)惧怕心理

患恶性肿瘤,往往视为不治之症,晚期患者更是如此。因此应多安慰,开导患者,消除惧怕心理,积极配合治疗。

(二)怕术后畸形毁容心理

口腔颌面部肿瘤直接影响颜面外形和功能,特别是恶性肿瘤,手术治疗时行广泛切除或根治性切除,造成畸形或毁容,术前应向患者解释清楚,讲清利害关系,术中尽可能立即进行外形的修复和功能重建,尽可能达到既根治肿瘤,又恢复外形及功能的目的,提高患者的生存质量。

(三)怕复发心理

良恶性肿瘤治疗后都有复发的可能,恶性肿瘤还可能向全身扩散转移,患者怕复发、怕转移。因此治疗时应尽量行根治措施,消除患者怕复发的顾虑,而按时复查监护患者更为重要。既防止患者治疗后一劳永逸的心理,又防止患者惧怕复发、心惊胆战、影响情绪及生活,应定期复查,长期随访,使患者长期在医护人员的监护之下,发现问题及时处理。

(四)失去生活信心

恶性肿瘤患者,思虑万千,良性肿瘤患者,又怕恶变,癌症又被视为不治之症,因而失去生存信心和生活志趣,甚至拒绝治疗,寻死。医护人员应鼓励患者增强生存信心,调动患者对治疗的信心和抗癌的积极性,嘱患者与医护人员合作,与癌症抗争,取得最佳效果。同时做好患者家属工作,从各方面照顾、关心、体贴患者,消除不正常的心理状态。

五、口腔颌面部肿瘤的分类护理

（一）腮腺混合瘤患者的护理

1.疾病概要

腮腺混合瘤，亦称多形性腺瘤，为临界瘤。混合瘤是涎腺肿瘤中最常见的一种，腮腺是好发部位。任何年龄均可发生，以 30～50 岁多见，男女发病无明显差异。腮腺肿瘤约 80% 发生于腮腺浅叶，常以耳垂为中心生长，生长缓慢，无任何自觉症状，常系无意中发现。触诊界限清楚、活动，呈球形或椭圆形，表面光滑或呈结节状，中等硬度。发生在腮腺内或腮腺深部的肿瘤常在比较大，甚至发生功能障碍后才被发现。因此病程长短不一，短者数天或数周，长者数年或 10～20 年。如果存在多年的肿瘤在近期内生长加速或出现疼痛、瘤体不活动，有功能障碍征象，应考虑有恶性变可能。诊断主要根据临床表现和病史分析，结合 B 超检查进行判断。如果疑与腮腺深叶肿瘤和颞下咽旁区肿瘤不易区别时，可作 CT 或 MRI 检查，进一步明确诊断。治疗以外科手术切除为唯一有效的治疗手段。由于此肿瘤包膜常不完整，行切除术时原则上应从包膜外的正常组织 0.5 cm 以外处切除。肿瘤位于腮腺浅叶，常行肿瘤及腮腺浅叶切除术。位于深叶，应行肿瘤及全腮腺切除术。术前应先用 1% 亚甲蓝从腮腺导管注入，术中可见腺体呈淡蓝色，神经呈银白色，以便保护面神经。总之，首次手术术式是否正确和彻底是治愈的关键。

2.临床护理

（1）术前护理：①口腔颌面部肿瘤多为中年人，对预后及术后面部是否会发生神经损伤和影响美观极为担心，应在以患者为中心的思想指导下，关心爱护患者，引导其对手术后可能出现的问题，有一定的心理准备。介绍手术过程及手术切口的部位，使患者相信医护人员会尽最大努力使手术瘢痕隐蔽，尽量保护面神经不受损伤，使患者振奋精神主动配合手术。②术前一日备皮，备皮区在患侧耳周 5 cm 处剃去毛发及胡须，洗澡更衣，成人术前 6 小时禁食水，幼儿术前 4 小时禁食水。根据医嘱合血，作青霉素、普鲁卡因皮试，阴性后最好术前 2 小时即开始应用抗生素，对预防术后感染有很好的作用。③备好术中用物及 1% 亚甲蓝注射液，并向患者说明在腮腺导管内注射亚甲蓝的作用和可导致术后的前几次尿液呈蓝色，对身体无损害不必紧张。

（2）术后护理：①术后回病房监护室，颌面部肿瘤手术常采用局部或局麻加强化全身麻醉。应观察与记录生命体征的变化，根据血氧饱和度的参数，调节给氧流量，使血氧饱和度保持在 98% 以上。保持呼吸道通畅，因腮腺肿瘤切除术后，局部敷料包扎较紧，口腔分泌物及痰液不易吐出，故应随时协助吸出，以防发生窒息。②敷料加压包扎是预防术区出现积液、涎瘘及感染的重要措施，但包扎过紧，会影响局部血液循环，因此应注意观察敷料是否有松动、脱落或过紧、过松应重新包扎。如患者出现呼吸困难、头胀痛，可能与包扎过紧有关，应协同医师及时适当放松绷带。敷料包扎松紧度要适宜，部位恰当，也可配合使用双层四头宽弹力绷带达到加压包扎的目的。③手术 2 小时后，可根据患者情况给饮少量开水，如无呛咳，可进流质或半流质饮食，禁食酸性及刺激性食物，每次进餐前 30 分钟应口服阿托品 0.3～0.6 mg，预防涎液分泌过多，致局部潴留积液，影响伤口愈合。④保持口腔清洁：患者术后因局部包扎较紧，伤口有疼痛感，张口受限，口腔自洁能力下降，腮腺分泌涎液减少，腮腺导管与口腔相通，因此保持口腔清洁对预防伤口逆行感染，增加食欲有很重要的作用。还要鼓励患者自行刷牙或漱口液含漱。不能自理的患者每次进餐后协助口腔护理。

（3）并发症的护理：腮腺混合瘤手术后主要并发症为面神经损伤，表现面部麻痹。故应了解术中情况，如果手术未损伤面神经，只因机械性刺激，而引起的暂时性麻醉，可用维生素 B$_1$、维生素 B$_{12}$ 或神经细胞复活剂等药物治疗，也可配合物理疗法，逐渐恢复。但要注意保护眼睛，可用红霉素眼膏及其他保护眼角膜药物涂敷，戴眼罩以防暴露性角膜炎、结膜炎等。其次是观察术区是否有积液，如果皮肤拆线后仍有明显积液，可在无菌操作下抽吸，并继续加压包扎，口服阿托品。

3.康复护理

腮腺混合瘤患者术后一般拆线 1 周后复查，视检查结果再决定是否停止治疗。在此期间嘱患者勿进酸辣等刺激性强的食物,应进高蛋白、多维生素易消化软食,减少腺液分泌。向患者详细讲解伤口痊愈后,进行放疗对预防腮腺混合瘤的复发具有良好的作用,取得患者的合作。有的患者手术后数周,出现味觉出汗综合征,亦称耳颞神经综合征或 Frey 综合征。其表现为在耳前下区皮肤,当咀嚼食物或刺激唾液分泌时,可见出汗伴有该区发红现象。一般认为手术切断的副交感分泌神经支与皮肤汗腺、浅表血管的交感神经错位、再生连接所致。有少数患者心理不能忍受,可行放射治疗或行手术治疗。大部分患者影响不大,可疏导他们的紧张情绪,不需特殊处理。

(二)舌癌患者的护理

1.疾病概要

舌癌是口腔颌面部常见的恶性肿瘤。男性多于女性,患者年龄多为 50 岁以上。舌癌多发生于舌缘,其次为舌尖、舌背及舌根等处,为溃疡型或浸润型。多数为鳞状细胞癌,舌根部可见腺癌或淋巴上皮癌及未分化癌。舌癌一般恶性程度较高,常早期发生颈部淋巴结转移,也可发生远处转移,一般多转移至肺部。由于舌癌生长快、浸润性较强。常累及舌肌,以至舌运动受限,使语言、进食及吞咽发生困难。肿瘤逐渐浸润邻近组织,可蔓延至口底及颌骨,向后发展可以浸润舌腭弓及扁桃体,如有继发感染或舌根部癌肿常发生剧烈疼痛,疼痛可反射至耳颞部及整个同侧头面部。

治疗原则应以综合治疗为主,常行舌颌颈联合根治术,如在舌根部或已浸润至口底,术中可先行预防性气管切开术,为了修复残舌,最大限度地重建舌功能,常行带血管带蒂肌皮瓣移植术。术后进入康复期,再根据癌肿的性质及浸润范围行放疗或化学疗法,以巩固手术疗效。

2.临床护理

(1)术前护理。①心理护理:舌癌以老年人多见,除具有一般癌肿患者的恐惧心理外,还有因延误诊断、口臭而产生的悲观情绪,不愿与他人交往,而且担心舌切除后能否影响讲话、进饮食、面部畸形无法见人等。严重影响着患者的情绪。因此应按护理程序,认真地进行入院评估,针对患者存在的心理、生理与社会等方面的问题,采取相应的护理措施,主动热情地接近患者,并以同种患者术后成功的例子适当进行介绍。最大限度地解除患者顾虑,使其能面对现实,并积极配合治疗,争取好的预后。并劝告患者增加营养,使其懂得饮食营养对承担手术的重要性,以较好的心态和体质接受治疗。②协助医师进行体格检查:因多数患者年龄较大,要特别注意了解心、肺、肝、肾功能、颌骨及胸部 X 线片、颌骨及肺部情况。制订护理计划。③口腔护理:术前根据需要行牙周洁治,及时治疗口腔及鼻腔的炎症。一般患者有明显口臭,可用 1‰过氧化氢溶液或 2%复方硼酸溶液每天 3~4 次含漱。④抗感染治疗:如癌肿体积较大,周围有继发感染,遵医嘱可于术前在用化疗药物使瘤体局限的同时,应用有效抗生素,如青霉素族类和 5%甲硝唑静脉滴注。⑤术前 1 日备皮,常规剃除面颈部、耳周 5 cm 处及供皮区毛发,注意保护皮肤,并洗澡更衣。常规做青霉素、普鲁卡因皮试,皮试阴性后于术前 2 小时内应用抗生素,以预防术后感染。术前 6 小时禁食水,保证术前夜间充足睡眠。⑥术前排空大小便,含漱口液清洁口腔,按医嘱于术前 30 分钟肌内注射阿托品 0.5 mg,苯巴比妥钠 0.1 g 或其他术前用药。

(2)术后护理:了解手术过程,与麻醉师交接患者情况。患者行舌颌颈联合根治行舌再造术的患者执行全麻护理常规,患者取去枕平卧位头偏向患侧,待患者神志清醒,生命体征恢复正常时,体位可改为 110°~120°半卧位,头向患侧略低,并向患者说明,这种体位可放松颈部组织,避免移植皮瓣血管受压,有利于静脉回流及皮瓣血供。供皮区给胸腹带包扎,并用沙袋加压,减少伤口渗液,预防局部积液。取得其主动配合。①气管切开护理:保持呼吸道通畅,及时吸出气管内分泌物,气管切开套管口用双层生理盐水湿纱布覆盖。套管内管每天煮沸消毒 1~2 次或用 3%过氧化氢溶液浸泡清洗消毒。套管底纱应及时更换并保持清洁干燥。用生理盐水 150~200 mL 加庆大霉素 8 万 U 或阿米卡星 200 mg,糜蛋白酶 5 mg,每 30 分钟滴入气管 4~5 滴,同时再配制上述溶液行超声雾化吸入,每天 2~3 次稀释痰液,预防肺部感染。一般术后 5 日可试堵管 24~48 小时,如无呼吸困难,可协助医师拔除气管套管。②口腔护理:因手术创面主要在口腔内,又有移植皮瓣,所以术后口腔护理很重要。可根据口内 pH 选用适宜的溶液进行口腔护理,常用的有生理盐水或 2%复方硼酸溶液。为了避免移植皮瓣遇冷刺激发生痉挛,应将溶液加温至

38 ℃左右,用擦拭和冲洗法相结合进行口腔护理,并同时观察移植皮瓣的情况。因带蒂皮瓣转入口内后,其近心端与舌根部相缝合不易观察,可观察远端舌尖部。观察时主要注意缝合伤口有无渗血,如渗血较多且呈暗红色,可能有肌皮瓣静脉回流受阻情况;如皮瓣皮色苍白,局部温度低于正常,应想到为动脉供血不足的可能。正常皮瓣为淡红色,温度保持在 37 ℃左右。局部应用抗生素时,应先清洁口腔,然后用喉头喷雾器进行口腔喷雾,喷雾溶液的配制同气管切开滴入液,每天 2 次。也可于术后 3 日送检口腔分泌物细菌培养加药敏,以便选择有效抗生素配制喷雾溶液。③饮食护理:患者术后因口内有伤口及移植皮瓣,因此不能由口腔进食。但为了满足机体需要,应采用鼻饲流质饮食或术前在胃镜引导下行胃造瘘液质饮食。置鼻饲管时为了减轻患者痛苦,可在鼻腔内滴入适量 1% 丁卡因黏膜麻醉后,再按常规置入鼻饲管,深度到达食管 25～30 cm 即可,避免胃部刺激。因食物未经咀嚼,消化液分泌减少影响消化吸收,可给多酶片、甲氧氯普胺(胃复安)等药物,研碎后注入鼻饲管促进消化及胃肠蠕动。饮食类可以将富含高蛋白、高维生素、高热量及水果等经食品料理机加工制成流质,经胃管注入。同时可由静脉补充血浆蛋白、氨基酸等。还应根据血生化及血常规检查结果给予补充电解质和成分输血,保证患者所需营养,促进刀口愈合及皮瓣成活,手术 10 日后,待皮瓣移植成功,刀口 I 期愈合,可拔除鼻饲管,再经口进食流质或半流质饮食。④观察扩张血管及抗血栓形成药物的药效及毒副作用。如发现刀口渗血不止,超过正常量,应通知医师调整用药量,在及时补充全血的同时警惕 DIC 的发生,并继续抗感染治疗。

(3)并发症的观察与护理:①胸大肌肌皮瓣移植术后,移植皮瓣易发生静脉回流受阻或动脉供血不足。静脉回流受阻常发生在术后 2～3 日,轻者可继续观察,暂不做特殊处理,如皮瓣明显发绀、肿胀,已出现水疱,应查找原因,如敷料包扎过紧或体位不当,可通知医师在皮瓣表面切开小口引流,以减轻皮瓣淤血或肿胀。动脉供血不足,按医嘱补充血容量,加用扩张血管药,并采取保温、止痛等措施给予纠正。②患者由于舌体及颌部手术,唇部功能暂时降低,致使不自主流涎,涎液容易污染颌部敷料及伤口。应告诉患者这是暂时现象、指导其练习吞咽动作,唇部暂时置入无菌纱布并及时更换,待拔除鼻饲管恢复正常吞咽功能后,流涎现象会逐渐减轻。③行颈淋巴结清扫过程有发生胸导管损伤的可能,多因胸导管行走位置不规则所致。虽发生率只有 1%～2%,但应注意观察。因为严重的乳糜瘘可引起水、电解质紊乱、营养和免疫功能障碍。故应观察负压引流液的颜色及量。如引流量呈乳白色,且量逐渐增多,24 小时可多达 200 mL,应及时报告医师进行处理。如乳糜液出现在术后早期,且引流量不多,可因加压包扎使瘘管自然封闭,同时暂时禁食,并卧床休息,减少乳糜的流量。如引流量较多,上述措施不能奏效、应及行手术治疗。必要时给静脉滴注血浆以补充流失的乳糜液或根据血蛋白及清蛋白含量,由静脉补充清蛋白。

3.康复护理

患者经过手术创伤,一般身体较弱,应指导患者适当进行健身活动、补充营养、增强体质。患者由于面部形成瘢痕或畸形,有心理压力应告慰患者手术后的瘢痕或畸形,随着时间推移能逐渐减轻。要保持心情舒畅乐观情绪,才有利于康复。嘱患者定期复查,以便根据病理结果进行放射治疗或化学治疗或采取联合治疗方法巩固手术效果,达到治愈的目的。舌再造术成功后的患者语言功能受到影响,可指导患者术后1月左右,进行病理性语言训练,提高舌癌术后患者的生存质量,与患者建立联系卡,便于咨询及康复期指导。

(陈　丽)

第七节　口腔颌面部发育畸形

一、唇裂患者的护理

(一)疾病概要

唇裂是口腔颌面部最常见的先天畸形。口腔颌面部的发育开始于胚胎发育的第 3 周,这时整个胚胎长约 3 mm,其头端即出现由前脑形成的圆形突起称为额鼻突;在前脑以下的腹侧面,则有鳃弓出现。鳃弓共有 6 对,其中第一对鳃弓称下颌突,在胚胎发育第 3 周以后,下颌突亦从两侧向前及中央方向生长,并在中缝处开始连接而形成下颌弓。在下颌弓两侧的上缘,出现两个突起向前伸长而形成上颌突。胎儿在发育过程中,受到某种因素的影响,两个下颌突未能在第 5 周时正常融合,则可产生下唇正中裂,下颌裂。上颌突大约在第 7 至 8 周时未能在一侧与球状突融合,则可在上唇一侧形成单侧唇裂,如在两侧发生,就形成双侧唇裂。

唇裂常与腭裂伴发,在我国新生儿的发生率约为 1∶1000,根据唇裂的程度可分为完全性唇裂和不完全性唇裂。

发病因素可能与遗传和环境因素有关,唇裂临床采用外科手术修复治疗,以达到恢复上唇正常形态和功能的目的。唇裂修复时间一般掌握在出生后 3 个月至 6 个月,也有人主张一出生即行修复术。双侧唇裂可推迟到 1 岁后进行。

(二)临床护理

1.术前护理

(1)唇裂修复术多为婴幼儿,患儿入院后应进行全面评估,评估内容包括发育营养状况,是否伴有其他脏器发育畸形、畸形程度、饮食习惯、家庭状况及健康状况等。应协助医师常规检查患儿肝脏功能、乙型肝炎表面抗原、血常规、出凝血时间及心肺功能等,如各项主要指标均属正常,可考虑手术。如全身健康条件不允许,可延迟手术。

(2)入院后应改变患儿喂养习惯,禁止用奶嘴或吸吮母乳,改为汤匙或滴管喂养,以适应术后不能作吸吮动作,以减少上唇伤口运动、减轻张力,避免污染伤口,造成手术失败的可能。

(3)细致观察患者局部皮肤黏膜是否有炎症、外伤、溃疡及疖肿等,如有异常应先清除病灶,缓行手术。另外,双侧唇裂患儿常伴有双侧腭裂,前颌骨与两侧上颌骨完全分离,向上前方翘出。这种情况应在术前采用生理性推压法,如弹力绷带加压达到后推的目的。加压时注意患儿的耐受力及局部血运。生理性推压法显效时间较长,故应在住院前在门诊医师指导下进行。

(4)唇裂修复手术婴幼儿多采用全身麻醉,故应准确测量患儿体重,以便计算麻醉用药,成人多采用局部麻醉。术前 2~3 日给 0.25%氯霉素滴鼻或用盐水棉签擦拭鼻孔。术前 1 日做普鲁卡因、青霉素皮试。成人应在术前 3 日行牙周洁治术,含漱剂漱口,术前 1 日剪去鼻毛、剃胡须,保持口腔、面部清洁。根据医嘱用抗生素,术前 6 小时禁饮食。婴幼儿可在术前 4 小时进食葡萄糖水 100~150 mL,并应尽量安排在上午手术。

(5)遵医嘱术前用药,成人常用阿托品和苯巴比妥钠,婴幼儿常根据公斤体重给复方冬眠灵和阿托品或东莨菪碱于术前 30 分钟肌内注射、如患儿因饥饿哭闹,可于术前 2 小时预先肌内注射复方氯丙嗪。患儿应平卧去手术室,以免出现直立性虚脱。

2.术后护理

(1)患儿应在复苏室进行监护复苏,专人护理,取头低仰卧位,头偏向一侧,以便涎液流出,防止口腔分泌物及呕吐物吸入气管而发生窒息。保持呼吸道通畅,及时吸出口腔内或气管插管内分泌物,若双侧鼻孔内均有带管纱卷填塞,应严密观察纱卷管是否畅通,如果因分泌物堵塞出现呼吸困难,应先将下唇向下牵拉,呈半口状或将预置的舌拉线牵出,并立即报告医师处理,以防造成窒息,给予氧气吸入。

(2)患儿完全清醒后,如有气管插管,应由麻醉师或病房医师拔除,严格拔管指征,拔管前一定检查常规皮质激素医嘱是否已执行,以免拔管后喉头水肿或痉挛引起窒息。

(3)唇裂术后当日术区可用碘仿纱条加压包扎,以防伤口渗血。术后第 1 日,常用唇弓固定,可减轻伤口张力,促进愈合。固定唇弓可用氧化锌胶布,最好用无创伤胶带,如 3M 透明胶带或伤口免缝粘合胶带。唇弓固定松紧要适度,注意局部皮肤是否有过敏。

(4)伤口可采用暴露方法,但要保持创面清洁干燥。常用 4%硼酸酒精或 75%酒精等轻擦伤口,每天 2~3 次,用 0.25%氯霉素眼药水滴鼻每天 3 次。遵医嘱应用抗生素预防感染。视张力程度伤口可在术后

5～7 日 1 次或间隔拆线;用唇弓的患儿一般在 10～15 日后拆除唇弓,鼻翼固定缝线 10 日后拆除。

(5)饮食护理是否得当对手术的成败有很重要的作用。全麻患儿清醒后 2～4 小时可用汤匙或滴管给予少量温开水,如患儿清醒后哭闹不止也可提前给予少量温开水,无呛咳和呕吐时,可给流质饮食,新鲜果汁等,计算入量,保证机体需要。食欲差的患儿可配合服用消化不良液,多酶片等,以促进食欲,进食方法可用滴管或汤匙,成人可用注射器或吊筒连接硅胶管避开伤口注入口腔,减少唇部活动,减轻张力避免瘢痕增生。

3.并发症的护理

(1)呼吸道阻塞:一般易发生于全麻未完全清醒或拔除气管插管的患者。前者多因在手术中呼吸道管理不善所致。必须彻底及时吸出呼吸道分泌物及消化道呕吐物才能解除阻塞。后者由于气管插管对气管的压迫和手术损伤引起咽喉水肿痉挛,或因双侧鼻孔纱卷胶管堵塞所致。因此,拔管前一定要常规应用适量皮质激素,检查鼻孔内纱卷胶管是否通畅,防止窒息发生。

(2)伤口复裂:术中处理不当、感染、营养不良、外伤等因素均可造成伤口复裂,应采取预防措施。术中应注意伤口张力,必要时采取减张措施,以免因张力过大影响愈合。术后适当应用抗生素,并加强伤口局部的清洁处理,预防刀口感染。加强饮食护理,注意进食方法,供给充足营养。应给高蛋白、多维生素清淡流质饮食,7 日后可进半流质,14 日后进普通软饭。若饮食不能满足机体需要,可静脉补充液体或血浆等。加强护理,鼓励患儿不要大声哭闹、碰撞、坠床、必要时可将患儿双臂适当加以约束,以防用手抓弄及污染伤口。保持病室内空气新鲜,清洁、空气培养细菌数不得超过 250 CFU/m³。调节室内温度、湿度适宜,预防上呼吸道感染。

(三)康复护理

告诉家长患儿在康复阶段应补充营养,教会喂养方法,30 日内勿食质硬或油炸食物。保护伤口、避免碰撞,以防复裂。向患儿家长说明如发生复裂,需半年后再行修补。3 个月后复诊,如鼻唇部仍有缺陷,可考虑 12 岁以后再行二期修复手术。患儿出院时应为其制订唇裂序列治疗计划,包括喂养、交往能力、听力功能、牙列发育、发音以及语言发育,腭裂修复时间等。取得患儿家长配合与支持。并建立档案,与患者保持联系、定期巡诊指导。

二、腭裂患者的护理

(一)疾病概要

腭裂与唇裂常伴发,也是颌面部最常见的先天性畸形、腭裂的形成与唇裂相似,为胚突融合不全或完全不融合所致,一般在胚胎发育 12 周之内,如一侧的外侧腭突未能与对侧的外侧腭突及前方的内侧腭突和上方的鼻中隔相融合,则可发生单侧的完全腭裂;两侧的外侧腭突彼此未融合且与内侧腭突均未融合者,则可形成双侧完全性腭裂。发病因素可能与营养、遗传、感染、损伤、内分泌、药物等因素有关。

腭裂造成口鼻相通,使吸吮、进食、发育等皆受一定的影响。又因鼻腔失去对尘土、冷空气的滤过加温作用,因此较易发生上呼吸道感染。腭裂必须采用外科手术进行修复,达到重建腭部的解剖形态,封闭裂隙,恢复腭部的生理功能,为正常的语言和吞咽等生理功能创造条件。

腭裂修复时间大都认为在 3 岁至学龄前较为合适。近年来有更多的人主张可在 2 岁左右患儿中进行修复手术。决定手术时应根据患儿的全身情况,考虑麻醉、手术方式、语音效果以及上颌骨发育等因素综合衡量确定,同时还要征得家长的同意。

(二)临床护理

1.术前护理

对患者进行全面评估、收集、记录、整理、建立完善的评估档案。

(1)腭裂修复术操作较复杂,创伤较大,失血较多,术后并发症亦较严重。因此,对患儿应进行全面评估,收集资料,制订护理实施计划等,建立完善的评估档案,术前协助医师进行严格的体格检查,如送检、肝功、乙型肝炎表面抗原、血常规及心、肺功能等。并测试听力、智力、发育等情况,便于制订序列治疗护理计划。

（2）腭裂患儿常伴有语言障碍及进食困难，家长往往有负疚感，对患儿较宠爱、娇惯，此，患儿依赖性强且较任性。又由于常受到别人歧视，家属及幼儿心灵上均有自卑感，因此，应设法鼓励患儿及家长树立信心，耐心讲解手术过程及手术方式。告诉家长患儿术后要保持安静，不能哭闹，只能吃冷或温的流质饭，以防切口复裂，取得患儿及家长的配合。讲解术后经过系统语言训练，可以达到或接近正常发音，进行正常的语言交流等。

（3）腭裂患儿因鼻腔对空气的加温过滤作用差，因此，要求病室空气新鲜、整洁、温度不应低于 20 ℃，相对湿度应保持在 50％以上。患儿及陪护人员应洗澡更衣、剪指甲，保持卫生。

（4）细致观察口腔及鼻腔咽部是否有炎症存在，如有上呼吸道感染、发热、局部皮肤黏膜异常，应首先清除病灶，再行修复。

（5）为预防感染，术前应清洁口腔。成人术前 3 日行牙周洁治术，儿童术前 3 日用复方硼酸溶液漱口，每天 3 次，如不能自理漱口的患儿，可行口腔护理；氯霉素眼药水滴鼻或用其棉签擦拭鼻腔，成人剪鼻毛。术前 1 日或当日遵医嘱给予适当抗生素、备血、根据需要制备好腭护板或腭护膜。儿童一般选择气管内插管全麻术，术前 6 小时禁食，4 小时禁水。

2.术后护理

（1）严密观察喉头水肿及伤口有无出血，患儿全麻术后血氧饱和度常低于正常，故应常规吸氧，并观察心率、呼吸变化。因咽部疼痛不敢吞咽，口腔内常集有分泌物，应随时吸出，吸引时要将吸痰管放在下颌龈颊沟间，避免吸出填塞的碘仿纱条。

（2）幼儿的肌力弱，在昏睡时可发生舌后坠，妨碍呼吸。又因气管插管压迫刺激手术创伤，可造成喉头水肿、痉挛、严重者可发生窒息，因此应常规准备舌钳及气管切开包。

（3）全麻清醒后 4 小时，可给少量温开水，如无呛咳和呕吐可给温流质饮食，如牛奶、豆奶、米汤等。术后2 周内给流质饮食，第 3～4 周给半流质饮食，第 5 周可给普通饮食，流质饮食期间应供给足够的热量，蛋白质、维生素、微量元素及水分。食欲差的患儿，可适当服用助消化药、并常规由静脉输入抗生素、补充水分及电解质，必要时可输全血或血浆等，以保证营养供给，促进刀口愈合。

（4）保持口腔及局部伤口清洁，预防感染。每次进食毕均应饮用温开水或行口腔护理，并用生理盐水或其他黏膜消毒剂轻涂伤口。同时观察松弛切口内碘仿纱条是否脱出。用腭护板或腭护膜的患者，应观察是否合适，有无脱落等。

（5）腭裂修复术后常伴咽部肿痛，造成吞咽困难，可用 100～150 mL 生理盐水内加庆大霉素80 万 U、糜蛋白酶 5 mg、地塞米松 5 mg，行超声雾化吸入。每天 2 次。也可用上述溶液行喉头喷雾，消炎、止痛。

（6）为争取手术成功，应向患儿或其家长耐心说明、手术后 1 个月内不要大声哭叫，不能用手抓摸伤口，避免受凉，预防感冒咳嗽。因为这些动作均能引起腭肌收缩、张力增大、影响伤口愈合，甚至复裂。一般情况在术后 10～12 日，即可分次取出松弛切口内碘仿纱条，在取出后 2 小时内禁饮食。

3.并发症的护理

（1）呼吸道阻塞：呼吸道阻塞的原因基本同唇裂修复术，但腭裂手术创伤更大，而且还有的采用腭裂修复加咽腔环扎成形术，因此术后患儿常在睡眠中发生憋气或鼾声，这是由于咽腔缩小后不适应所致。因此可采取改变患儿体位，适时唤醒等措施逐渐适应，同时应向其家长说明这些现象是本手术经常出现的情况，随着时间的推移会逐渐缓解，如憋气严重，半年以上不能缓解者。可行咽腔环扎松解术。

（2）出血也是该手术的并发症，发现出血应通知医师查找原因，并进行局部止血或药物止血。术后较晚期出血，应及时止血并行抗感染症处理。

（3）创口复裂或穿孔是腭裂手术的并发症之一，腭部小穿孔，常可随创口愈合而自行缩小闭合，复裂或较大穿孔，可于半年至 1 年后再行二期修复术。

（三）康复护理

腭裂经外科手术进行修复后,只能为重建腭部解剖形态,封闭裂隙,恢复腭部的生理功能创造条件,其正常语音,吞咽功能的恢复还要进行治疗和训练。

1.语音治疗

腭裂患儿语音治疗的目的是预防、治疗及协助治疗发育异常,建立与年龄相当的正确的语音产生形成。语言治疗的成功取决于对发音错误的正确诊断,并且是建立在正常发音解剖结构基础之上。因此在治疗前应详细检查患儿发音器官是否正常,腭咽闭合是否完善,语音习惯形成的原因、有无心理障碍,明确患儿病理语音的类型及形成原因,从而确定有效的治疗方法。

语音治疗一般在术后 2 个月即可开始训练,训练应该循序渐进,逐步建立唇、舌、腭、咽、下颌的协调运动,建立和巩固正确的语音条件反射。为提高患儿语音治疗的兴趣,可以采取集体教学与个别辅导相结合的方式。训练的第 1 步是增强腭咽闭合的功能,其次是增强节制呼气的功能,然后才练习发音。

(1)增强腭咽闭合的功能:①以拇指由前向后按摩腭部,使其加长、变软和更灵活。②作干呕、打呵欠和高声发"啊"音,使软腭抬高,腭垂与咽后壁接触。③使唇、舌、下颌作开、闭、回旋和摇摆,训练其协调动作。④深吸气紧闭唇,将肺内空气送入口腔,在口腔内气压达到最大时开启口唇,用力将气喷出,训练增加口腔内的压力。

(2)增强节制呼气的功能:在腭咽肌肉收缩力增强,口腔压力接近正常时,使患儿持续而有节制的呼气,可作吹蜡烛,吹气球,吹口琴,吹管状乐器等。

(3)学读拼音文字:这种练习最困难,最重要,要循序渐进,不可急躁,可从学发元音开始,再发辅音。

(4)在正确掌握拼音文字的发音后,学习常用单字拼音。

(5)尝试读句和谈话:先慢读,要求字字清晰准确,然后加快速度。也可以先练唱歌、朗诵、大声读书读报,再练习谈话。

2.正畸治疗

腭裂患儿正畸治疗的目的是预防牙列畸形,阻止组织移位,矫治已经移位的组织,以及使腭裂裂隙变窄和促进发育不足的组织正常发育等。正畸治疗可分手术前,手术后到乳恒牙交替期以及恒牙期 3 个阶段。

(1)手术前正畸治疗:临床实践证明,早期接受正畸治疗不但可以恢复吸吮功能,便于喂养。而且,前牙槽突的裂隙明显缩小,可为手术修复创造有利条件;同时牙弓排列较有规则,有利于改善咬合关系。对于前颌前唇前突的患儿,可采用简单压迫法,选宽 1 cm 的松紧带,自前唇向颈后,两缝端以挂钩固定,橡皮筋的弹力适度,以前唇皮肤、红唇不苍白缺血和红唇不淤血变紫为宜,弹力压迫 10~20 日,前突即可得到矫正,即行手术。为了矫治牙槽嵴裂并促使腭裂裂隙变小,婴幼儿可使用简单腭托,利用裂隙倒凹固定,可收到封闭硬腭裂隙或促进裂隙变小的效果,为手术提供便利条件。对于伴有牙弓狭窄的腭裂患儿,可采用带扩弓弹簧的腭托。

(2)手术后到乳恒牙交替期治疗:此期仍应继续戴用矫治器,保持牙弓宽度。并定期随访,按照个体发育情况择期更换,必要时配合上牙弓扩大,预防错𬌗形成或改善错𬌗的严重程度。

(3)恒牙期矫治:一般在 14 岁以后进行,根据患儿的错合类型和严重程度进行设计,可选用固定矫治器或活动矫治器。矫正时间较长,待牙列排齐,咬合关系稳定后,最好在牙槽嵴裂隙部位进行植骨,以保持牙弓的稳定性,缺牙区应作永久性修复。

3.耳科治疗

腭裂患儿存在听力障碍,对腭裂患儿进行听力检查,发现中耳病的性质、程度、病因并及时进行治疗,对于腭裂患儿的语言功能的改善和智力发育具有重要意义。

腭裂患儿应定期进行中耳功能检查,若发现中耳疾患,可采用保守治疗,即用 0.5%~1% 氯麻液滴鼻每天 3~4 次,并同时配合服用抗炎药物,这样能减轻咽鼓管咽口炎性水肿,减轻对咽鼓管的阻塞程度。另外,还可采用鼻咽纤维镜向咽鼓管注射药物,γ-糜蛋白酶 400 U,地塞米松 5 mg,加氯麻液稀释至 4 mL,药物注射后再注入空气 3 mL,使药液全部进入咽鼓管及鼓室内,嘱患儿保持侧卧位 10~15 分钟,后下床活动,反复做吞咽动作,促使药液从鼓室排出,从而使咽鼓管炎症消退,恢复引流功能,以利鼓室积液的排出。同时还可改善咽鼓管的高度负压状态,使其向低度负压成正压转变。此外,对于腭裂患儿应避免使用庆大霉素、链霉素等耳毒性药物,以免进一步加重中耳疾患。

4.心理治疗

腭裂患儿一出生就面临着喂养困难和手术治疗等问题,随着生长发育逐渐出现发音障碍、牙殆畸形、面容缺陷等,这就易使患者产生强烈的自卑心理。此外,手术治疗的痛苦使其对医护人员恐惧、疏远,长期综合治疗形成的精神压抑,疗效不佳或治疗失败,造成的失望、信心不足等等均可造成心理变态,并可造成一些严重的心理社会学问题。使患儿及其家人的生活质量受到严重的影响。因此唇腭裂患儿的心理适应性、功能独立性及生活质量等一些问题应受到高度重视。患儿一出生即应开始对其父母进行支持性的精神心理咨询,以帮助他们克服失望、内疚及愤怒等不良情绪。在制订治疗方案时,应尽量争取患儿父母的积极配合。父母与医护的合作程度往往会成为决定治疗成败的关键。另外,在治疗过程中,医护人员应具有高度责任心、同情心、细心、耐心,能及时针对患儿的各种心理精神状态给予安排、关怀、启发、诱导、鼓励,以调动患儿的积极性坚持配合治疗至成年。

(陈　丽)

第八节　唇裂修复术

先天性唇裂是口腔颌面部最常见的先天性畸形,可以单独发生,也可与腭裂同时发生。唇裂不仅影响患者的容貌,还会导致患儿吸吮困难、发音障碍。随着患儿的生长,还会出现上前牙槽嵴发育异常、牙齿咬合异常及继发鼻部畸形等。因此,尽早手术修复很有必要。

唇裂的分类方法很多,目前国内多采用按裂隙的程度分类。分为三度:Ⅰ度唇裂:只限于红唇部裂开。Ⅱ度唇裂:上唇部红唇及部分白唇裂开,但未至鼻底。Ⅲ度唇裂:上唇红唇至鼻底完全裂开。

应在出生后 6 个月以前完成手术,以免影响上前牙的萌出。如手术技术及麻醉条件允许的情况下可在 3 个月左右完成手术。患儿身体条件好甚至可以在 3 周内手术。

一、单侧唇裂修复术

(一)三角瓣法唇裂修复术

1.患儿准备

患儿两周内应无上呼吸道感染,无咳嗽、流涕、腹泻及发热。

血红蛋白应在 100 g/L 以上。胸透无胸腺肥大。

上唇及周围皮肤无疖肿、皮损及湿疹。

术前三天开始用汤勺喂养患儿,以免术后因唇部缝合伤口疼痛及唇弓的戴用影响患儿的吸吮进食。

2.步骤

(1)设计定点:在健侧唇峰处定点①,人中切迹出处定点②,在健侧裂隙的唇缘上定点③,使②~③的长度等于①~②,在患侧裂隙的唇缘上定点④,使④至患侧口角的距离约等于①至健侧口角的距离。

在健侧鼻底线中点定点 a 点,并至健侧唇峰①点作一连线,a-1 即为健侧唇的高度,手术后,患侧唇高应与此等长。

以健侧鼻翼根部及鼻小柱根部为标志,测得健康鼻底的宽度,再在患侧两旁鼻底线上定点⑥和⑦,使⑥、⑦缝合后的宽度(即患侧鼻底的宽度)与健侧鼻底宽度相等。

$(a\sim①)-(⑥\sim③)=X$,在手术后应使$(⑥\sim③)+X=(a\sim①)$,即等于健侧的唇高。

从③作一水平线至⑤,⑤点不要超过健侧人中嵴,使③~⑤等于 X 的长度,⑥~③~⑤的连线通常约构成120°角。

在患侧鼻翼下方皮肤上,以④点为圆心,③~⑤长为半径划弧线,再以⑦点为圆心,⑥~③的长度为半径划弧线,两弧线的交点定为⑧点,则(⑦~⑧)+(④~⑧)=a~1,即等于健侧唇高。

以③~⑤的长度为半径,分别以④、⑧点为圆心画弧线交于⑨点。

沿⑥~③,③~⑤,⑦~⑧,⑧~⑨,④~⑨,用亚甲蓝画出连接线。

(2)切开:按照所画连线垂直皮肤做全层组织切开,使③下降到与①相同的水平位置,即形成一个三角形缺损区并能使⑧~⑨~④三角插入此区,如果裂隙较宽,为减少张力和恢复鼻小柱及鼻翼的正常位置,需要口腔黏膜移行皱褶处做水平松弛切口。

(3)缝合:以 3/0、5/0 的丝线按照所定相应各点分黏膜、肌层和皮肤三层缝合,最后修整红唇。

3.注意事项

(1)全层切开皮肤及口内黏膜,分离切开要充分才能使红唇下移到位。

(2)唇裂处黏膜常与齿龈粘连影响复位,应剪断粘连处。

(3)去除多余的红唇组织,形成唇珠,红唇切口线应做成曲线或"Z"形,以防止瘢痕挛缩。

(4)如不选择插管全身麻醉,手术中止血很重要,以防止出血流至呼吸道造成窒息。

(二)旋转推进法唇裂修复术

1.患儿准备

两周内无上呼吸道感染,无腹泻等炎性症状,其他同三角瓣法唇裂修复术准备。

2.手术步骤

(1)设计定点:在红唇缘定四个点,即健侧唇峰定点 1,人中切迹定点 2,健侧裂隙唇缘上定点 3,使 2~3 等于 1~2,在患侧裂隙唇缘上定点 6,使 6 至患侧口角的距离约等于 1 至健侧口角的距离。

在鼻底部也定四个点,即鼻小柱健侧根部定点 4,此点不宜超过健侧人中嵴。患侧裂隙鼻底部两侧定点 5 和 7,5 至鼻小柱根部的距离与 7 至患侧鼻翼根部的距离相加应等于健侧鼻底的宽度。在患侧鼻翼根部的下方,暂定一点 8,此点待 3~4 切开后,视 3 点下降的程度再定,见图 11-9。

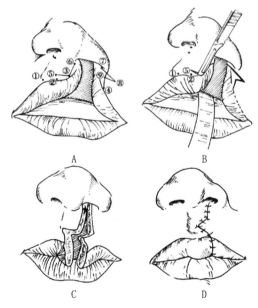

图 11-9　三角瓣法唇裂修复术
A.设计定点和画线;B.按边线垂直切开;C.三角瓣形成、对位;D.缝合切口、修整红唇

定点完毕后,从 4 横过鼻小柱根部下方向 3 画一弧线,此线下段约与健侧人中嵴平行,从 3 点皮肤黏膜交界处向上至 5 点画连接线。如此,按上述两连接线切开后,则在健侧唇部形成"A"和"C"两个唇瓣,旋

转"C"瓣可以矫正鼻小柱的位置和封闭鼻底部的裂隙；旋转"A"瓣，可将 3 点降至与 1 点相同的水平位置。待"A""C"两瓣旋转至预期部位时，以 3～3 的距离来确定 8 的位置，即使 6～8 等于 3～3，待 8 点确定后，从 7 向 6、8 画一线，沿此线切开后，在患侧唇部形成一个唇瓣"B"。

（2）切开：先将健侧 5～3 和 4～3 全层切开，止血，并向上、向患侧旋转"C"瓣，向下旋转"A"瓣。确定患侧 8 点，再于患侧沿 7～6 及 7～8 画线全层切开，则"B"瓣可向下旋转和向健侧推进。如裂隙过宽，缝合张力大，可在口腔黏膜移行皱褶处作松弛切口，以减少缝合张力。

（3）缝合：将"C"瓣向上旋转并推进插入 7～8 切开后所形成的三角间隙内，将"B"瓣向下旋转并推进至 4～3 切开后所形成的三角间隙内，分层缝合。缝合时，如 4～3 与 7～6 距离的长度不等，可向健侧略延长 4 的切口或将 7～6 作成微呈弧形切口等方法加以调整。红唇缘的处理与三角瓣手术相同（图 11-10）。

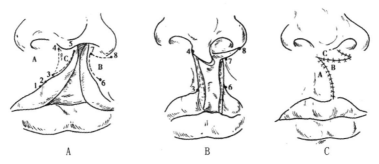

图 11-10　旋转推进法唇裂修复术
A.设计定点；B.全层切开；C.缝合切口

3.术中要点

（1）C 瓣过短常导致裂侧唇不能充分下移，唇峰过高，应将 C 瓣弯曲或其起始部旋转以增加长度，也可以在患侧唇峰处做小"Z"字切口使唇峰下降。

（2）裂侧 B 瓣鼻翼底横向切口的长度应视鼻孔大小而定，鼻孔大鼻翼内收，切口应适当延长。

二、双侧唇裂瓣修复术

（一）保留前唇法

1.手术步骤

（1）设计：在中央唇鼻小柱下外方定点 1，在前唇缘相当于唇峰的位置定点 2，前红唇缘中点定点 3，在侧唇鼻翼内下方定点 4，侧唇缘由厚变薄处定点 5，应使 4～5＝1～2＝唇高，连接相应各点。

（2）沿 1～2 全层切开皮肤层及黏膜，切除部分与鼻底分离，下部在点 2 处相连成瓣，再于侧唇部 4～5 连线全层切开，上端游离，下端在 5 点相连成瓣，并按同法切开另一侧唇。

（3）将 1～2 切口缘与 4～5 侧缘并拢，缝合黏膜、口轮匝肌肌层及皮肤，再以同样方式缝合另一侧裂口。

（4）修整并剪除多余的两侧红唇，缝合成斜线或"Z"字形切口线，中央部位组织稍厚成形唇珠（图 11-11）。

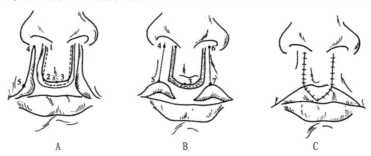

图 11-11　保留前唇法双侧唇裂修复术
A.设计定点；B.全层切开；C.修整后缝合

2.术中要点

(1)与点 5 和点 7 相连的红唇瓣不宜过窄,以免修复唇珠时组织量不够。

(2)齿龈与红唇裂隙处的粘连影响上唇复位,应做彻底松解。

(二)双侧矩形瓣法

1.手术步骤

(1)设计:在前唇鼻小柱外下方红唇缘定点 1,在其下方红唇缘约 2/3 唇高处定点 2,前唇下部中心点红唇缘定点 3,连线 1~2,2~3。另一侧鼻翼内侧定点 4,红唇缘由厚变薄处定点 5,在点 4 的外下方按点 1~2 的距离定点 6,使 4~6=1~2 在 6~4 线上定点 7。使 6~7=2~3,连线点 5~7,使∠576 接近 90°,另一侧以同样的方法画线。

(2)按画线全层切开 1~2~3~9~8。再垂直切开 4~6 及 7~5,上端红唇缘游离,下端在点 5 处相连成瓣。另一侧唇以同法切开。

(3)将点 1 与 4,点 6 与 2 相对合,缝合口内黏膜,口轮匝肌层,皮肤,再将另一侧对合,缝合黏膜肌层及皮肤。

(4)点 5 与 10 在中央对合,剪除两侧红唇缘多余的组织,缝合红唇成斜线,使中央丰满成唇珠(图 11-12)。

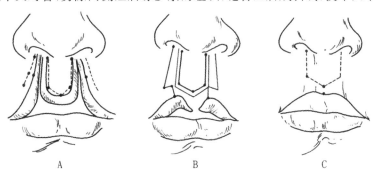

图 11-12 双侧矩形瓣法双侧唇裂修复术
A.设计定点;B. 全层切开;C.缝合切口

2.术中要点

(1)定点 6 至红唇的距离应稍短于 5~7 的距离,以利于形成内侧唇峰。

(2)点 6 应垂直切透,使∠675 充分展开。

(3)红唇下降复位时有与齿龈粘连部位应充分游离,以减少创口缝合张力。

三、唇裂术后继发唇鼻畸形修复术

适应证:唇裂修复术后因手术未完全纠正畸形或发育导致的继发畸形,包括上唇瘢痕,唇红不整,无唇珠,鼻翼塌陷,鼻孔不对称,人中嵴及红唇不对称。

术中要点:①鼻翼塌陷矫正,其分离应充分。②上唇肌层应充分分离,并向中央缝合,以纠正上唇凹陷。③唇珠切口呈斜线或"Z"字成形。可使红唇中央丰满成形唇珠,避免切口收缩变形。

(一)上唇瘢痕畸形修复

手术步骤具体如下。

(1)切除上唇瘢痕,并在口轮匝肌浅层向两侧分离。

(2)于口轮匝肌肌肉深层稍做分离,形成口轮匝肌瓣,并向鼻小柱牵拉,缝合固定在唇中央及鼻小柱基部,纠正上唇凹陷及内移鼻翼,缝合上唇皮肤。

(3)上唇切口下延,切开红唇中央,去除瘢痕,行"Z"成形,使中央丰满成唇珠(图 11-13)。

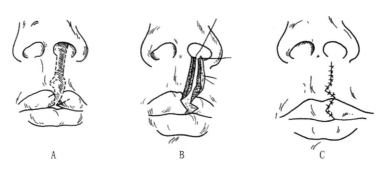

图 11-13　上唇瘢痕畸形修复术
A.切除上唇瘢痕;B.口轮匝肌瓣形成;C.Z 形缝合切口

(二)鼻翼塌陷、鼻尖畸形矫正术

手术步骤具体如下。

(1)切口从患侧鼻翼内侧经鼻小柱下方横向绕至另一侧鼻孔内侧,切开并掀起皮瓣,显露鼻大翼软骨。

(2)将塌陷的鼻大翼软骨切断,上提与健侧鼻大翼软骨膝部缝合使鼻孔上移。

(3)鼻小柱瓣复位,缝合。

(4)患侧鼻孔上部多余皮肤可去除后缝合(图 11-14)。

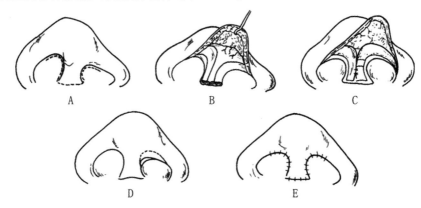

图 11-14　鼻尖畸形修复术
A.切口;B.显露鼻翼软骨;C.鼻大翼软骨的切断、上移、缝合;D.缝合切口;E.切除多余皮肤

(三)鼻翼上部塌陷"Z"成形矫正术

手术步骤具体如下。

(1)拉钩拉开患侧鼻孔,显露鼻前庭,于庭嵴顺行画中轴线,两端分出 45°～60°角延长线成"Z"字形瓣。

(2)切开皮肤,两瓣换位缝合,使鼻翼上部丰满(图 11-15)。

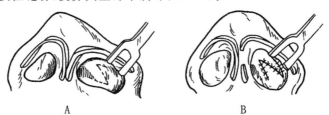

图 11-15　鼻翼上部塌陷 Z 成形矫正术
A.做成 Z 形皮瓣;B.切开皮缝,两瓣换位缝合

(四)鼻翼基底内旋塌陷畸形矫正术

手术步骤具体如下:患侧鼻翼上内及鼻小柱内侧切口,向下经鼻孔下缘至鼻翼外侧切开,另于切口线

1 cm 处前庭平行至鼻小柱顶部切开,将条形皮肤向鼻尖推进并与相应的部位缝合(图 11-16)。

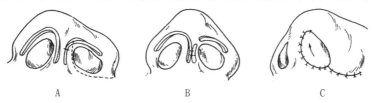

图 11-16　鼻翼基底内旋塌陷畸形矫形术
A.切口;B.鼻小柱上缘切开;C.缝合皮肤

(五)鼻小柱半边上提"Z"成形鼻翼塌陷矫正术

手术步骤具体如下。

(1)鼻小柱中间纵向切口,鼻尖处适当去除部分皮肤,切口基底部"Z"形切口,在患侧去除皮肤切口瘢痕。

(2)按设计切开皮肤及皮下组织,局部皮下游离,使患侧皮肤上移,鼻孔提高(图 11-17)。

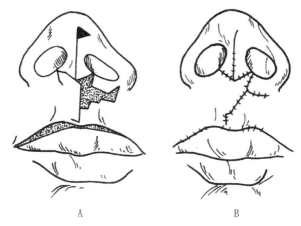

图 11-17　鼻小柱半边上提:成形鼻翼塌陷矫正术
A.去除皮肤切口瘢痕;B.另侧皮肤上移,鼻孔提高

四、临床护理

(一)术前护理

(1)唇裂修复术多为婴幼儿,患儿入院后应进行全面评估,评估内容包括发育营养状况、是否伴有其他脏器发育畸形、畸形程度、饮食习惯、家庭状况及健康状况等。应协助医师常规检查患儿肝脏功能,乙型肝炎表面抗原、血常规、出凝血时间及心肺功能等,如各项主要指标均属正常,可考虑手术。如全身健康条件不允许,可延迟手术。

(2)入院后应改变患儿喂养习惯,禁止用奶嘴或吸吮母乳,改为汤匙或滴管喂养,以适应术后不能作吸吮动作,以减少上唇伤口运动、减轻张力,避免污染伤口,造成手术失败的可能。

(3)细致观察患者局部皮肤黏膜是否有炎症、外伤、溃疡及疖肿等,如有异常应先清除病灶,缓行手术。另外,双侧唇裂患儿常伴有双侧腭裂,前颌骨与两侧上颌骨完全分离,向上前方翘出。这种情况应在术前采用生理性推压法,如弹力绷带加压达到后推的目的。加压时注意患儿的耐受力及局部血运。生理性推压法显效时间较长,故应在住院前在门诊医师指导下进行。

(4)唇裂修复手术婴幼儿多采用全身麻醉,故应准确测量患儿体重,以便计算麻醉用药,成人多采用局部麻醉。术前 2～3 日给 0.25%氯霉素滴鼻或用盐水棉签擦拭鼻孔。术前 1 日做普鲁卡因、青霉素皮试。成人应在术前 3 日行牙周洁治术,含漱剂漱口,术前 1 日剪去鼻毛、剃胡须,保持口腔、面部清洁。根据医嘱用抗生素,术前 6 小时禁饮食。婴幼儿可在术前 4 小时进食葡萄糖水 100～150 mL,并应尽量安排在上午手术。

（5）遵医嘱术前用药，成人常用阿托品和苯巴比妥钠，婴幼儿常根据公斤体重给复方冬眠灵和阿托品或东莨菪碱于术前30分钟肌内注射；如患儿因饥饿哭闹，可于术前2小时预先肌内注射复方氯丙嗪。患儿应平卧去手术室，以免出现直立性虚脱。

（二）术后护理

（1）患儿应在复苏室进行监护复苏，专人护理，取头低仰卧位，头偏向一侧，以便涎液流出，防止口腔分泌物及呕吐物吸入气管而发生窒息。保持呼吸道通畅，及时吸出口腔内或气管插管内分泌物，若双侧鼻孔内均有带管纱卷填塞，应严密观察纱卷管是否畅通，如果因分泌物堵塞出现呼吸困难，应先将下唇向下牵拉，呈半口状或将预置的舌拉线牵出，并立即报告医师处理，以防造成窒息，给予氧气吸入。

（2）患儿完全清醒后，如有气管插管，应由麻醉师或病房医师拔除，严格拔管指征，拔管前一定检查常规皮质激素医嘱是否已执行，以免拔管后喉头水肿或痉挛引起窒息。

（3）唇裂术后当日术区可用碘仿纱条加压包扎，以防伤口渗血。术后第1日，常用唇弓固定，可减轻伤口张力，促进愈合。固定唇弓可用氧化锌胶布，最好用无创伤胶带，如3M透明胶带或伤口免缝粘合胶带。唇弓固定松紧要适度，注意局部皮肤是否有过敏。

（4）伤口可采用暴露方法，但要保持创面清洁干燥。常用4%硼酸酒精或75%酒精等轻擦伤口，每天2～3次，用0.25%氯霉素眼药水滴鼻每天3次。遵医嘱应用抗生素预防感染。视张力程度伤口可在术后5～7日1次或间隔拆线；用唇弓的患儿一般在10～15日后拆除唇弓，鼻翼固定缝线10日后拆除。

（5）饮食护理是否得当对手术的成败有很重要的作用。全麻患儿清醒后2～4小时可用汤匙或滴管给予少量温开水，如患儿清醒后哭闹不止也可提前给予少量温开水，无呛咳和呕吐时，可给流质饮食，新鲜果汁等，计算入量，保证机体需要。食欲差的患儿可配合服用消化不良液，多酶片等，以促进食欲，进食方法可用滴管或汤匙，成人可用注射器或吊筒连接硅胶管避开伤口注入口腔，减少唇部活动，减轻张力避免瘢痕增生。

（三）并发症的护理

（1）呼吸道阻塞：一般易发生于全麻未完全清醒或拔除气管插管的患者。前者多因在手术中呼吸道管理不善所致。必须彻底及时吸出呼吸道分泌物及消化道呕吐物才能解除阻塞。后者由于气管插管对气管的压迫和手术损伤引起咽喉水肿痉挛，或因双侧鼻孔纱卷胶管堵塞所致。因此，拔管前一定要常规应用适量皮质激素，检查鼻孔内纱卷胶管是否通畅，防止窒息发生。

（2）伤口复裂：术中处理不当、感染、营养不良、外伤等因素均可造成伤口复裂，应采取预防措施。术中应注意伤口张力，必要时采取减张措施，以免因张力过大影响愈合。术后适当应用抗生素，并加强伤口局部的清洁处理，预防刀口感染。加强饮食护理，注意进食方法，供给充足营养。应给高蛋白、多维生素清淡流质饮食，7日后可进半流质，14日后进普通软饭。若饮食不能满足机体需要，可静脉补充液体或血浆等。加强护理，鼓励患儿不要大声哭闹、碰撞、坠床、必要时可将患儿双臂适当加以约束，以防用手抓弄及污染伤口。保持病室内空气新鲜，清洁、空气培养细菌数不得超过250 CFU/m³。调节室内温度、湿度适宜，预防上呼吸道感染。

（四）康复护理

告诉家长患儿在康复阶段应补充营养，教会喂养方法，30日内勿食质硬或油炸食物。保护伤口、避免碰撞，以防复裂。向患儿家长说明如发生复裂，需半年后再行修补。3个月后复诊，如鼻唇部仍有缺陷，可考虑12岁以后再行二期修复手术。患儿出院时应为其制订唇裂序列治疗计划，包括喂养、交往能力、听力功能、牙列发育、发音以及语言发育，腭裂修复时间等。取得患儿家长配合与支持。并建立档案，与患者保持联系、定期巡诊指导。

（陈　丽）

第九节　腭裂修复术

一、概要

（一）解剖特点

腭裂与唇裂常伴发,也是颌面部最常见的先天性畸形,腭裂的形成与唇裂相似,为胚突融合不全或完全不融合所致,一般在胚胎发育 12 周之内,如一侧的外侧腭突未能与对侧的外侧腭突及前方的内侧腭突和上方的鼻中隔相融合,则可发生单侧的完全腭裂;两侧的外侧腭突彼此未融合且与内侧腭突均未融合者,则可形成双侧完全性腭裂。发病因素可能与营养、遗传、感染、损伤、内分泌、药物等因素有关。

腭裂造成口鼻相通,使吸吮、进食、发育等皆受一定的影响。又因鼻腔失去对尘土、冷空气的滤过加温作用,因此较易发生上呼吸道感染。腭裂必须采用外科手术进行修复,达到重建腭部的解剖形态,封闭裂隙,恢复腭部的生理功能,为正常的语言和吞咽等生理功能创造条件。

腭裂修复时间大都认为在 3 岁至学龄前较为合适。近年来有更多的人主张可在 2 岁左右患儿中进行修复手术。决定手术时应根据患儿的全身情况,考虑麻醉、手术方式、语音效果以及上颌骨发育等因素综合衡量确定,同时还要征得患儿家长的同意。

（二）目的

重建腭部的形态、封闭裂隙,恢复腭部的生理功能,为正常的吞咽、发音创造条件,为了达到上述目的可将腭裂修复术分为以封闭裂隙为主的腭成形术和以改善腭咽闭合为主的咽成形术两类。

（三）适应证

先天性腭裂:出生后 18 个月以后,行腭成形术;如软腭过短或腭垂缺少,软腭活动度差,而咽侧壁移动度好的腭咽闭合不全者可用咽成形术。

（四）禁忌证

身体状况不佳;胸腺肥大患儿;手术刺激易致心脏停搏,应推迟手术;口腔颌面炎症疾患。

（五）术前准备

全面健康检查,胸透、血常规、出凝血时间等,必要时针对性检查,判断对手术的耐受性。口周炎症疾患先予以治疗。

二、两瓣法腭裂修复术

（一）手术步骤

(1)在腭部用加适量肾上腺素的 0.2％利多卡因盐水局部浸润注射,用 11 号尖刀剖开裂隙边缘。由裂隙缘前端向后直至悬雍垂尖端,切口前方延至侧切牙再沿牙龈缘内侧 2 mm 处向后至上颌结节,止于舌腭弓。用剥离器剥离硬腭的黏膜膜瓣达裂隙边缘。出血多时可用加适量肾上腺素的盐水纱布填塞创面上。

(2)游离腭大神经血管束　翻转组织瓣,显露腭大孔。在腭大孔周围顺血管神经束向前走行方向,沿其两侧切开骨膜,剥离出血管神经束长 1～2 mm,以减少其对软腭的牵制。

(3)凿断翼钩:在上颌结节的后上方扪及翼钩并凿断,利于减少腭帆张肌的张力,减少软腭中线缝合张力。

(4)剪断腭腱膜,使得黏膜膜瓣进一步松弛。

(5)剥离鼻腔面黏膜即腭腱膜附着。

(6)两侧腭黏骨膜瓣及软腭向中央靠拢并缝合,缝合鼻腔侧黏膜,再缝合软腭肌层,后缝合口腔侧黏膜。

(7)用碘仿纱条填充于两侧松弛切口中防止出血并减少中央缝合处张力(图 11-18)。

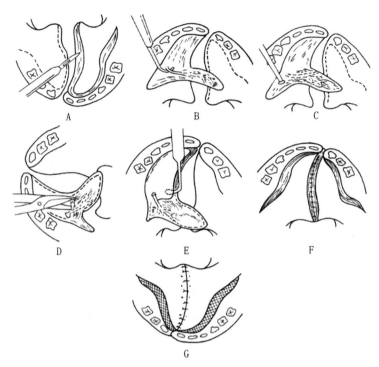

图 11-18　两瓣法腭裂修复术
A.切口和剥离；B.剥离出血管神经；C.凿断翼钩；D.剪断腭腱
膜；E.剥离鼻腔面粘骨膜；F.缝合；G.碘仿纱条填充防止出血

（二）术中要点

（1）腭裂黏膜膜瓣剥离时应避免损伤腭大神经血管束。

（2）裂隙宽度小于两侧磨牙宽度 1/3 者可用单侧黏膜膜瓣。

（3）软硬腭交界处张力不应过大，以防伤口裂开。

（三）术后处理

（1）清醒后方可拔除气管内插管。

（2）注意防止术后出血。少量渗血无明显出血点者，局部用纱布压迫止血。如见有明显的出血点应缝扎止血；量多者应回手术室探查，彻底止血。

（3）饮食　流质术后 2～3 周，半流质 1 周，1 个月后可进普食。

（4）口腔护理　严禁哭叫以防创口裂开。术后 8～10 天可抽除两侧松弛切口内所填塞的碘仿油纱条；腭部创口缝线于术后 2 周拆除；如线头感染，可提前拆除；如患儿不配合，缝线可不拆除任自行脱落。

（5）常规应用抗生素 3～5 天，预防创口感染。

三、咽后壁组织瓣咽成形术

咽后壁组织瓣咽成形术是利用咽后壁黏膜肌肉瓣翻转移植于软腭部，以封闭裂隙，延长软腭，改进腭咽闭合。

手术步骤具体如下。

（1）用缝线或单钩将软腭向前牵拉，显露咽后壁，在咽后壁设计舌形瓣，蒂在上方，相当于第一颈椎平面上方，瓣宽约为咽后壁宽度的 2/3，长度约为长∶宽＝2∶1 或 3∶1。

（2）用 1∶20 万肾上腺素的 0.2% 利多卡因盐水局部注射，以减少出血，按设计切开舌形瓣，切透黏膜、咽筋膜及咽上缩肌，深达椎前筋膜浅面。用弯组织剪剥离，形成咽后壁黏膜肌瓣，向上翻起达软腭中后部鼻侧面，咽后壁两侧创缘稍分离，向中央拉拢缝合，消除咽后创面。

（3）在软腭中后交界处的鼻侧黏膜面形成一蒂在腭垂方向的黏膜瓣,将鼻侧黏膜瓣向后翻转,形成的创面与咽后壁组织瓣缝合(图 11-19)。

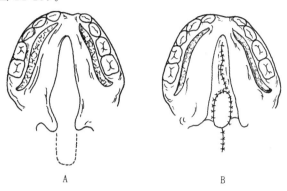

图 11-19　咽后壁组织瓣咽成形术
A.在咽后壁设计舌形瓣;B.舌形瓣翻转缝合

四、临床护理

（一）术前护理

对患者进行全面评估、收集、记录、整理、建立完善的评估档案。

（1）腭裂修复术操作较复杂,创伤较大,失血较多,术后并发症亦较严重。因此,对患儿应进行全面评估,收集资料,制订护理实施计划等,建立完善的评估档案,术前协助医师进行严格的体格检查,如送检、肝功、乙型肝炎表面抗原、血常规及心、肺功能等。并测试听力、智力、发育等情况,便于制订序列治疗护理计划。

（2）腭裂患儿常伴有语言障碍及进食困难,家长往往有负疚感,对患儿较宠爱、娇惯,此,患儿依赖性强且较任性。又由于常受到别人歧视,家属及幼儿心灵上均有自卑感,因此,应设法鼓励患儿及家长树立信心,耐心讲解手术过程及手术方式。告诉家长患儿术后要保持安静,不能哭闹,只能吃冷或温的流质饭,以防切口复裂,取得患儿及家长的配合。讲解术后经过系统语言训练,可以达到或接近正常发音,进行正常的语言交流等。

（3）腭裂患儿因鼻腔对空气的加温过滤作用差,因此,要求病室空气新鲜、整洁、温度不应低于 20 ℃,相对湿度应保持在 50% 以上。患儿及陪护人员应洗澡更衣、剪指甲,保持卫生。

（4）细致观察口腔及鼻腔咽部是否有炎症存在,如有上呼吸道感染、发热、局部皮肤黏膜异常,应首先清除病灶,再行修复。

（5）为预防感染,术前应清洁口腔。成人术前 3 日行牙周洁治术,儿童术前 3 日用复方硼酸溶液漱口,每天 3 次,如不能自理漱口的患儿,可行口腔护理;氯霉素眼药水滴鼻或用其棉签擦拭鼻腔,成人剪鼻毛。术前 1 日或当日遵医嘱给予适当抗生素、备血、根据需要制备好腭护板或腭护膜。儿童一般选择气管内插管全麻术,术前 6 小时禁食,4 小时禁水。

（二）术后护理

（1）严密观察喉头水肿及伤口有无出血,患儿全麻术后血氧饱和度常低于正常,故应常规吸氧,并观察心率、呼吸变化。因咽部疼痛不敢吞咽,口腔内常集有分泌物,应随时吸出,吸引时要将吸痰管放在下颌龈颊沟间,避免吸出填塞的碘仿纱条。

（2）幼儿的肌力弱,在昏睡时可发生舌后坠,妨碍呼吸。又因气管插管压迫刺激手术创伤,可造成喉头水肿、痉挛、严重者可发生窒息,因此应常规准备舌钳及气管切开包。

（3）全麻清醒后 4 小时,可给少量温开水,如无呛咳和呕吐可给温流质饮食,如牛奶、豆奶、米汤等。术后2 周内给流质饮食,第 3～4 周给半流质饮食,第 5 周可给普通饮食,流质饮食期间应供给足够的热量,蛋白质、维生素、微量元素及水分。食欲差的患儿,可适当服用助消化药、并常规由静脉输入抗生素、补充水分及电解质,必要时可输全血或血浆等,以保证营养供给,促进刀口愈合。

(4)保持口腔及局部伤口清洁,预防感染。每次进食毕均应饮用温开水或行口腔护理,并用生理盐水或其他黏膜消毒剂轻涂伤口。同时观察松弛切口内碘仿纱条是否脱出。用腭护板或腭护膜的患者,应观察是否合适,有无脱落等。

(5)腭裂修复术后常伴咽部肿痛,造成吞咽困难,可用100～150 mL生理盐水内加庆大霉素80万U、糜蛋白酶5 mg、地塞米松5 mg,行超声雾化吸入。每天2次。也可用上述溶液行喉头喷雾,消炎、止痛。

(6)为争取手术成功,应向患儿或其家长耐心说明、手术后1个月内不要大声哭叫,不能用手抓摸伤口,避免受凉,预防感冒咳嗽。因为这些动作均能引起腭肌收缩、张力增大、影响伤口愈合,甚至复裂。一般情况在术后10～12日,即可分次取出松弛切口内碘仿纱条,在取出后2小时内禁饮食。

(三)并发症的护理

(1)呼吸道阻塞:呼吸道阻塞的原因基本同唇裂修复术,但腭裂手术创伤更大,而且还有的采用腭裂修复加咽腔环扎成形术,因此术后患儿常在睡眠中发生憋气或鼾声,这是由于咽腔缩小后不适应所致。因此可采取改变患儿体位,适时唤醒等措施逐渐适应,同时应向其家长说明这些现象是本手术经常出现的情况,随着时间的推移会逐渐缓解,如憋气严重,半年以上不能缓解者。可行咽腔环扎松解术。

(2)出血也是该手术的并发症,发现出血应通知医师查找原因,并进行局部止血或药物止血。术后较晚期出血,应及时止血并行抗感染症处理。

(3)创口复裂或穿孔是腭裂手术的并发症之一,腭部小穿孔,常可随创口愈合而自行缩小闭合,复裂或较大穿孔,可于0.5～1年后再行二期修复术。

(四)康复护理

腭裂经外科手术进行修复后,只能为重建腭部解剖形态,封闭裂隙,恢复腭部的生理功能创造条件,其正常语音,吞咽功能的恢复还要进行治疗和训练。

1.语音治疗

腭裂患儿语音治疗的目的是预防、治疗及协助治疗发育异常,建立与年龄相当的正确的语音产生形成。语言治疗的成功取决于对发音错误的正确诊断,并且是建立在正常发音解剖结构基础之上。因此在治疗前应详细检查患儿发音器官是否正常,腭咽闭合是否完善,语音习惯形成的原因、有无心理障碍,明确患儿病理语音的类型及形成原因,从而确定有效的治疗方法。

语音治疗一般在术后2个月即可开始训练,训练应该循序渐进,逐步建立唇、舌、腭、咽、下颌的协调运动,建立和巩固正确的语音条件反射。为提高患儿语音治疗的兴趣,可以采取集体教学与个别辅导相结合的方式。训练的第1步是增强腭咽闭合的功能,其次是增强节制呼气的功能,然后才练习发音。

(1)增强腭咽闭合的功能:①以拇指由前向后按摩腭部,使其加长、变软和更灵活。②作干呕、打呵欠和高声发"啊"音,使软腭抬高,腭垂与咽后壁接触。③使唇、舌、下颌作开、闭、回旋和摇摆,训练其协调动作。④深吸气紧闭唇,将肺内空气送入口腔,在口腔内气压达到最大时开启口唇,用力将气喷出,训练增加口腔内的压力。

(2)增强节制呼气的功能:在腭咽肌肉收缩力增强,口腔压力接近正常时,使患儿持续而有节制的呼气,可作吹蜡烛,吹气球,吹口琴、吹管状乐器等。

(3)学读拼音文字:这种练习最困难,最重要,要循序渐进,不可急躁,可从学发元音开始,再发辅音。

(4)在正确掌握拼音文字的发音后,学习常用单字拼音。

(5)尝试读句和谈话:先慢读,要求字字清晰准确,然后加快速度。也可以先练唱歌、朗诵、大声读书读报,再练习谈话。

2.正畸治疗

腭裂患儿正畸治疗的目的是预防牙列畸形,阻止组织移位,矫治已经移位的组织,以及使腭裂裂隙变窄和促进发育不足的组织正常发育等。正畸治疗可分手术前,手术后到乳恒牙交替期以及恒牙期3个阶段。

（1）手术前正畸治疗：临床实践证明，早期接受正畸治疗不但可以恢复吸吮功能，便于喂养。而且，前牙槽突的裂隙明显缩小，可为手术修复创造有利条件；同时牙弓排列较有规则，有利于改善咬合关系。对于前颌前唇前突的患儿，可采用简单压迫法，选宽 1 cm 的松紧带，自前唇向颈后，两缝端以挂钩固定，橡皮筋的弹力适度，以前唇皮肤、红唇不苍白缺血和红唇不淤血变紫为宜，弹力压迫 10～20 日，前突即可得到矫正，即行手术。为了矫治牙槽嵴裂并促使腭裂裂隙变小，婴幼儿可使用简单腭托，利用裂隙倒凹固定，可收到封闭硬腭裂隙或促进裂隙变小的效果，为手术提供便利条件。对于伴有牙弓狭窄的腭裂患儿，可采用带扩弓弹簧的腭托。

（2）手术后到乳恒牙交替期治疗：此期仍应继续戴用矫治器，保持牙弓宽度。并定期随访，按照个体发育情况择期更换，必要时配合上牙弓扩大，预防错形成或改善错的严重程度。

（3）恒牙期矫治：一般在 14 岁以后进行，根据患儿的错合类型和严重程度进行设计，可选用固定矫治器或活动矫治器。矫正时间较长，待牙列排齐，咬合关系稳定后，最好在牙槽嵴裂隙部位进行植骨，以保持牙弓的稳定性，缺牙区应作永久性修复。

3.耳科治疗

腭裂患儿存在听力障碍，对腭裂患儿进行听力检查，发现中耳病的性质、程度、病因并及时进行治疗，对于腭裂患儿的语言功能的改善和智力发育具有重要意义。

腭裂患儿应定期进行中耳功能检查，若发现中耳疾患，可采用保守治疗，即用 0.5%～1% 氯麻液滴鼻每天 3～4 次，并同时配合服用抗炎药物，这样能减轻咽鼓管咽口炎性水肿，减轻对咽鼓管的阻塞程度。另外，还可采用鼻咽纤维镜向咽鼓管注射药物，γ-糜蛋白酶 400 U，地塞米松 5 mg，加氯麻液稀释至 4 mL，药物注射后再注入空气 3 mL，使药液全部进入咽鼓管及鼓室内，嘱患儿保持侧卧位 10～15 分钟，后下床活动，反复做吞咽动作，促使药液从鼓室排出，从而使咽鼓管炎症消退，恢复引流功能，以利鼓室积液的排出。同时还可改善咽鼓管的高度负压状态，使其向低度负压成正压转变。此外，对于腭裂患儿应避免使用庆大霉素、链霉素等耳毒性药物，以免进一步加重中耳疾患。

4.心理治疗

腭裂患儿一出生就面临着喂养困难和手术治疗等问题，随着生长发育逐渐出现发音障碍、牙畸形、面容缺陷等，这就易使患者产生强烈的自卑心理。此外，手术治疗的痛苦使其对医护人员恐惧、疏远，长期综合治疗形成的精神压抑，疗效不佳或治疗失败，造成的失望、信心不足等等均可造成心理变态，并可造成一些严重的心理社会学问题。使患儿及其家人的生活质量受到严重的影响。因此唇腭裂患儿的心理适应性、功能独立性及生活质量等一些问题应受到高度重视。患儿一出生即应开始对其父母进行支持性的精神心理咨询，以帮助他们克服失望、内疚及愤怒等不良情绪。在制订治疗方案时，应尽量争取患儿父母的积极配合。父母与医护的合作程度往往会成为决定治疗成败的关键。另外，在治疗过程中，医护人员应具有高度责任心、同情心、细心、耐心，能及时针对患儿的各种心理精神状态给予安排、关怀、启发、诱导、鼓励，以调动患儿的积极性坚持配合治疗至成年。

（陈　丽）

第十节　口腔种植术

一、种植材料

（1）种植材料性能的要求。①材料对口腔组织有较好的耐受性，不引起支持骨的吸收。②材料与骨组织应有较好的生物力学适应性。③对体液有抗腐蚀性，能长期保持所需的物理与机械性能。④必须无毒，有良好的生物相容性。

(2)种植材料的种类。①金属材料:金属合金材料,如钴铬、钛及其合金等。②陶瓷材料:如氧化锆、氧化铝、羟基磷灰石和玻璃陶瓷等。③复合材料:利用涂层技术,将生物活性材料复合于金属材料表面。④其他材料:碳素材料和高分子聚合体种植材料。

二、适应证

患者是否可以进行种植手术,应根据全身和局部状况而定。

(1)上、下颌个别牙缺失,不宜以邻牙为基牙做修复者。

(2)对义齿要求较高,既不习惯戴用可摘局部义齿,又不愿磨邻牙做固定义齿,其咬合关系尚正常。

(3)多数牙缺失的肯氏(Kennedy)第三、四类患者。

(4)游离端缺失的肯氏(Kennedy)第一、二类患者。

(5)全口牙列缺失的患者,牙槽嵴严重吸收者、颌骨缺损者,常规全口义齿常难于获得足够的支持、固位及稳定者。

(6)颌骨缺损后不宜采用常规方法修复者,可采用种植方法增加修复体的固位力。

(7)对正畸治疗需种植支抗的患者。

三、禁忌证

(1)身体状况较差或因严重系统性疾病不能接受手术者。

(2)冠状动脉硬化性心脏病、风湿性心脏病、先天性心脏病等心血管疾病。

(3)血友病、贫血、再生障碍性贫血、白血病等血液疾病。

(4)甲状腺功能亢进症、糖尿病、类风湿关节炎等内分泌疾病。

(5)对钛金属过敏者、精神紧张不能与医师合作或精神障碍者。

(6)扁平苔藓、复发性口炎、口腔白斑等口腔黏膜疾病。

(7)若患者存在牙周变性、萎缩的问题,颌骨质量较差,不具备义齿种植条件。

(8)若患者存在骨质疏松问题,骨极度吸收残留的骨不具备种植条件。

(9)若患者存在血管瘤、颌骨肿瘤、骨髓炎、囊肿、鼻窦炎等问题,将严重影响种植手术的成功,不宜进行种植义齿修复。

(10)若患者缺失牙的近远中间距值较小,颌间距较小,也不具备义齿种植条件。

(11)若存在夜磨牙症、过度紧咬、过度错咬、偏侧咀嚼等问题的患者,也不适于选择种植义齿修复。

四、器械

常规手术器械、种植外科动力系统、特殊手术器械和种植体植入工具等。

例如纯钛两段式螺旋型牙种植体的不同手术分期所需如下:

(一)第一期,在术器械中植入种植体

(1)种植机:有三大组分,即机头、主机、马达,可保证高低两种输出功率,高速 2000 r/min,低速20 r/min。

(2)钛质种植工具:包含钛镊、钛钳、连接器、长度测量尺以及方向指示器等,负责对种植体进行抓取与连接,种植窝长度测量,种植窝方向标注等需要接触种植体的工作。

(3)钻头:包括球钻、一号裂钻、定向钻、二号裂钻、肩台钻、丝锥。

(4)其他器械:例如不锈钢制备的旋入器、旋入扳手、固定扳手、螺丝扳手等。

(二)第二期,术器械连接种植体基桩

主要是通过术器械连接种植体基桩实现种植体与骨的结合。

工具:骨旋刀、环切刀、小骨凿、小骨膜剥离器、螺丝扳手、测量尺等。

五、准备

(一)患者准备

1.基础病历

问询患者既往病史、用药史,是否存在药物禁忌情况,或是种植手术禁忌情况等,此外还要详细询问患者是否存在口腔疾病史;掌握患者义齿种植理由、义齿要求以及期望标准等。对患者进行实验室检查、尿常规检查、血常规检查、便常规检查,凝血三项检查、血清学检查、血糖检测、心电图检查以及血压检测等;虽然吸烟患者具备义齿种植条件,但相对有较高的失败风险,因此术前需叮嘱患者禁烟;若患者存在较大的心理压力,需科学评估并对症给予心理护理。

2.口腔检查

检查患者口腔颌面部过程中,需要对上唇笑线、邻近牙齿状况、倾斜状况、余留牙牙周状况、颞下颌关节状况、口腔炎症、肿瘤以及开口度等多加注意,在检查种植区时,需要通过触诊明确牙槽嵴的高宽、牙槽骨面凹陷状况、缺牙间隙等。

3.制取研究模型

若患者黏膜较厚,或是无法准确判断,需通过针刺法进行测量,即取滑动套管连接注射器针头,于黏膜上穿刺,同时滑动套管,对刺入深度值进行标记,以此为参考制作骨地图。取全口印模,常规翻制两幅石膏模,其一作工作模,其二作手术导板;对患者的咬合关系进行明确并记录。

4.X 片检查

明确骨量、骨密度以及相关结构位置,例如下颌管、上颌窦、鼻底以及颏孔等。

5.常规检查

血糖、血常规、乙型肝炎标志物以及凝血酶原时间等。

6.制作外科模板

明确并记录上下颌咬合情况,并制作适宜的外科模板,以作种植导板。

7.预约手术时间

完成上述工作后,且确定患者具备义齿种植条件,需预约具体手术时间。

(二)环境准备

常规进行空气消毒。

(三)种植体的准备

(1)以检查结果、患者具体咬合情况为参考,对种植区软组织、骨组织情况进行评估,并制定科学的种植方案。

(2)参考患者个体情况与要求,对种植系统进行选择。

(3)对种植体部位、方向、数量、类型以及长度、直径等进行明确。

(4)若患者牙槽骨骨量较少,需结合具体情况选择是否需要对患者进行骨移植、下牙槽血管神经移位、上颌窦底提升、GRB 等手术。

(5)若患者的软组织较少,需选择是否开展软组织移植、处理手术。

(6)为患者详细讲解手术方案,包括种植体系统、治疗流程、治疗时间、可能存在的并发症、注意事项、经济成本、长期维护要求等;一般埋入式种植体需在第一次术后 2～6 个月接受第二次手术。

(四)其他物品准备

基础准备:手套、治疗巾、手术衣、辅料盒以及注射器等。

手术包准备:种植体配套器械、检查盘、牙用镊子、孔斤、组织剪、骨膜分离器、刀柄、拉钩、组织镊、小止血钳、骨锉、骨锤、传力器、不锈钢长度尺、2 个小量杯、持针器、咬骨钳、外科模板、吸引器头、口镜、线剪、缝线、棉签、纱布等。

种植机准备:分类消毒种植机各部分,例如微型电动马达、手机头需要高温加压消毒处理,冷却水道需要注入75%浓度的酒精消毒处理,使用前再以生理盐水冲洗,确保无酒精残留,然后取生理盐水注入以备种植窝冷却使用。完成消毒工作后,需要准确连接种植机各部分,连接电源,观察机头运转、喷水是否正常。

（五）药物准备

正确选择局麻药物、1∶5000氯己定液、75%酒精、1%碘酊、生理盐水等。

六、护理

（一）手术期护理

1.护理评估

(1)健康史:了解患者全身状况,评估有无种植手术的禁忌证。

(2)身体状况:评估缺失牙部位的情况及有无口腔黏膜疾病等。

(3)辅助检查:通过X线检查,了解牙槽骨的密度、骨量、邻近结构的解剖情况以及相邻牙的情况。

(4)社会-心理因素:患者因不了解牙种植手术的方法和步骤,对手术往往存在紧张、恐惧心理和过高的期望值。其次应评估患者经济情况,有无足够承受能力。

2.一期种植术前护理

(1)心理护理:在安排患者就诊时,以关心、理解、和蔼的态度接待患者,使患者感受到医务人员的关心,减轻焦虑及恐惧心理。向患者讲清手术的步骤、手术时间和术中需要配合的事项,告知患者有问题可举手示意,并做好患者的解释工作,取得患者的信任,使其积极配合手术。

(2)术中护理。①患者躺在治疗椅上,调节椅位及光源。②观片灯上放置患者的X线片、种植体模板,便于医师观察与操作。③取1∶5000浓度的氯己定液给予患者含漱,持续1分钟吐出,共计3次;取75%浓度的酒精、氯己定液对患者口周、颌面进行消毒处理。④将手术包中的吸唾管、口镜以及定位模板等浸泡在无菌生理盐水内,洗净后置于保内无菌区中。⑤洗手,佩戴无菌手套,常规铺巾、放置器械、安装种植机、连接冷却水道,并对专科器械运作情况进行检查。⑥取1%浓度的碘酊、麻醉注射器传递给医师,协助医师对患者种植区黏膜消毒处理,并注射麻药。⑦在术中及时传递手术器械,及时吸引,协助清晰手术野。⑧种植窝以生理盐水冲洗,完成制备工作后,协助医师在其中妥善放置种植体,并推压复位,或是借助骨锤对传力器进行轻轻叩击,帮助种植体复位。⑨术后帮助患者清理口周血迹,并撤除使用器械、用品等。

(3)术后护理。①指导患者接受X线检查,明确种植体复位是否准确。②叮嘱患者遵医嘱使用类固醇刺激素、抗生素,以预防水肿、感染;日常以漱口剂漱口,做好口腔护理工作。③术后当天需叮嘱患者禁止摄入过烫、过硬食物;禁止剧烈运动;术后2天可对创口进行局部冷敷处理,缓解水肿症状。④术后患者需在1天后、3天后、7天后复诊,帮助医师及时了解创口愈合情况、反应情况等,一般术后1周可拆线。⑤记录患者有效的联系方式,包括电话、住址等,此外还要明确患者的性别、年龄、X线检查结果、种植体类型、种植体部位等,确保术后可以为患者提供有效的随访;一般患者术后间隔3～6个月需要接受二期手术,需提前与患者约好具体时间。

5.二期手术的护理

(1)术前护理。①患者准备:检查口腔黏膜愈合的情况,并嘱患者摄X线片,以确定种植体位置及与周围骨结合的情况。②用物及器械准备。一般用物准备:同一期手术。特殊器械准备:另备牙龈成形基台、环形切刀、种植体修复螺丝刀等。

(2)术中护理。①嘱患者用1∶5000氯己定液漱口,方法同一期种植手术的护理相关部分。②协助医师用一期手术中使用的定位模板确定种植体的位置,递环形切刀给医师将已愈合的牙龈去除,或采用翻瓣的方法暴露种植体顶部。根据牙龈的厚度选择配套的牙龈成形基台,协助医师用螺丝刀将其固定于种植体上,待7～10天后再行修复。

6.健康指导

(1)术前向患者介绍牙种植手术的步骤、治疗时间、预后、并发症、治疗费用,注意及时修正患者的过高要求。

(2)种植术后遵医嘱用药,保持口腔卫生,保护种植区组织。

(二)种植义齿患者的修复期护理

种植义齿修复期应根据患者需种植牙的数目和部位确定修复类型,各种类型种植义齿修复的护理配合基本相同,操作步骤和护理配合如下。

1.护理评估

(1)身体状况:评估患者种植体植入部位的伤口愈合情况,口腔卫生状况。

(2)辅助检查:摄 X 线片、曲面断层片了解种植体与牙槽骨的结合情况。

(3)社会-心理因素:了解患者对种植义齿的修复及修复类型的认知情况,是否了解修复的步骤及是否存在恐惧心理;评估患者对种植义齿修复效果的期望程度。

2.护理诊断

同种植义齿患者手术期护理。

3.护理目标

(1)患者的焦虑、担忧心理的减轻或消除。

(2)患者了解种植义齿修复的相关知识及修复设计方案。

(3)患者了解种植义齿修复后能达到的基本功能。

4.护理措施

(1)术前护理:同种植义齿患者的手术期护理。

(2)术中护理注意要点如下。

用物准备:特制的开孔托盘、硅橡胶印模材料、人工牙龈材料、取模桩、种植体代型、转移杆、种植螺丝刀、扭矩手机、扭力扳手、基台、咬合纸、牙线、各类砂石针、金刚砂车针、抛光橡皮轮、绒轮、抛光粉、粘固剂、蜡片、雕刻刀、酒精灯、火柴等。

安装基桩的护理:①医师将取模桩与配套的中央螺丝固定于种植体上后,护士准备相应的开孔托盘,调和硅橡胶印模材料,取模。②待印模材料凝固后,卸下暴露在托盘开孔部位的固定取模桩的中央螺丝,取下完整的印模,此时取模桩已固定在印模内。然后用卸下的螺丝将种植体代型与印模上的取模桩固定在一起(应防止取模桩转动),灌注模型。③模型凝固后,卸下取模桩,将已经选好的基桩固定在模型上,通过平行研磨仪对基桩进行研磨,使所有基桩均获得共同就位道,然后送技工室进行义齿制作。

种植义齿试戴与粘固的护理:①向患者详细介绍义齿修复试戴过程及其注意事项,调整患者椅位、灯光,密切配合医师操作。②医师在为患者试戴义齿时应调整修复体牙尖高度,使正中咬合多点接触,侧向咬合无接触。递镜子给患者,仔细倾听患者的意见,在患者满意后准备粘固。③消毒吹干义齿,协助医师隔湿,消毒吹干基牙和基桩,调拌适宜的粘固剂,协助医师完成义齿粘固。待粘固剂凝固后,清除多余的粘固剂,然后紧咬纱团 5～8 分钟,以利修复体粘固。

注意事项:灌注基桩模型与一般义齿模型不同之处如下。①应在种植体代型周围的印模材料上涂布人工牙龈材料分离剂。②待分离剂干后,在围绕种植体代型的印模材料处用特定的注射器灌注人工牙龈材料。③为防止形成气泡应在石膏振荡器上灌注模型,必要时可用探针沿种植体代型周围轻轻搅动,以利气泡排出。

(3)术后护理:治疗结束后,分类处理器械及一次性用物。

(陈　丽)

第十一节　口腔健康教育

口腔健康教育是健康教育的一个分支,是口腔预防保健工作的重要内容之一,属于社会性的口腔预防措施,是当前口腔卫生发展的大趋势。口腔健康教育是以教育的手段向人们传授口腔卫生保健知识及技术,促使人们主动采取利于口腔健康的行为,以强化口腔健康意识,改善口腔卫生环境,维护口腔健康,达到建立口腔健康行为,实现人人享有并参与口腔卫生保健。口腔健康教育不能代替预防方法,它是让人们理解和接受各种预防措施所采取的教育步骤。

一、口腔健康教育的重要性

1995 年我国第二次口腔健康流行病学调查资料显示,我国牙病防治工作已初见成效,1/3 的中小学生具有基本的口腔保健知识,80％的人口每天刷牙 1~2 次,城市人口刷牙率达到了 90％。但调查结果也显示由于我国口腔疾病预防工作起步较晚,人们的口腔健康意识薄弱,特别在经济不发达地区和农村,普遍缺乏口腔卫生常识,对预防口腔疾病的知识知之甚少,缺乏口腔卫生常识和良好的口腔卫生习惯,是影响口腔疾病发生的社会因素。口腔健康教育就是向人们普及口腔卫生保健知识,强化口腔健康意识,动员全民行动起来,改变错误观念与不讲究口腔卫生的习惯,自觉地参加口腔卫生保健和口腔疾病的预防工作。

口腔疾病尤其是龋病已被世界卫生组织列为三大非传染性疾病之一,其普遍性、严重性都已构成一个社会性的问题。在我国,恒牙龋病患病情况有逐年上升的趋势,牙周病的患病率很高,严重地危害着人们的身体健康。由于口腔的不健康、不卫生状况和口腔疾病而导致的病理变化,以及因此对人们整个健康造成的影响、伤害及耗费资源之大,已引起了大家的普遍关注。而我国口腔专业医护人员还比较缺乏,国家用于口腔疾病防治的财力、物力又十分有限,因此,坚持以预防为主的方针、大力进行口腔健康教育是解决我国口腔卫生问题的重要保证,是我国口腔疾病防治工作的根本出路。

二、口腔健康教育的方法

健康教育不仅仅是传播信息,还必须考虑到影响健康行为的心理、社会和文化因素、传统的观念与习惯、个人或群体对口腔健康的要求、兴趣等,在具体实施时,应根据实际情况,在不同场合针对不同的人群正确选择口腔健康教育的内容和方法,让被教育者有效的接受。口腔健康教育的方法包括语言教育、文字教育、形象化教育、电化教育、网站教育、综合教育等。

(一)语言教育

语言教育又称口头教育,其特点是简便易行,容易掌握;适应性强,不受客观条件的限制;机动灵活,不需要特殊的设备,随时随地都可以进行。语言教育的形式多种多样,主要包括个别谈话、健康咨询、座谈会、专题讲座、广播讲话、演讲等形式。

(二)文字教育

文字教育是通过一定的文学传播媒介和人群的阅读能力来达到健康教育目的一种方法,即将严密、确切、具体的口腔科学知识编写成简明、生动的文字材料,通过人的视觉器官产生作用,让人们在潜移默化中接受口腔医学知识,养成良好的口腔卫生习惯和行为,学会口腔卫生知识。

文字教育的特点是不受时间和空间的限制,可以广泛传播,大量复印,便于保存和查阅,其不足之处为对文化水平低或失去阅读能力的人不能产生教育作用。

在整个口腔健康教育中,文字教育占有重要的位置。文字教育包括口腔卫生标语、传单、小册子、黑板报、墙报、报刊、书籍等形式,口腔卫生广播、电影、电视、幻灯片、宣传画、展览等宣传形式也必须有文字讲稿或文字脚本为基础,也属于文字教育。因此熟练掌握文字教育方式的特点,是做好口腔健康教育工作的基础。

（三）形象化教育

形象化教育是利用造型艺术，即用一定的物质塑造出可观的平面或立体形象来创作口腔健康教育的材料，通过人的视觉直观作用进行教育的一种方法。例如，口腔卫生宣传画、挂图、照片、标本、模型等。形象化教育能给人以具体、实际、生动而深刻的印象，具有较强的吸引力和观赏性。

（四）电化教育

电化教育是指运用现代化的机械设备，编制成电、光、声教育媒体来传输口腔卫生科学信息的一种新颖的、有形有色的教育方式。例如，幻灯片、电视、电影、录像、录音等。

电化教育的特点是将形象、文字、语言、音乐、艺术等有机地结合在一起，形成一种新颖的、有形有声的教育媒体，人们能听得见、看得到，形象逼真，栩栩如生，如临其境，为群众喜闻乐见。同时它具有综合性、形象性、娱乐性、可复制性、覆盖面广、教育效果好等优点，是健康教育发展的方向。

（五）网络教育

网络技术的迅速发展和广泛应用，促进了人类教育模式的改变，这种改变也可以说是教育手段的一场革命。多媒体远程教学大大改变了传统的教学模式，学生能够以自己的方式在家里求学；医师与患者间能够通过电子通信的方式交流、沟通，不再受到时间和地点的限制；各种口腔健康教育网站提供的大量的、最新的口腔卫生保健知识和求医诊疗信息，人们足不出户即可在电脑上查阅获取，信息量大、新、快而便捷是其特点。

（六）综合教育

综合教育方法就是将口头、文字、形象、电化教育等方法加以适当配合、综合应用的一种口腔健康教育方法。如举办口腔卫生科普展览、口腔卫生知识竞赛、组织口腔卫生科普游园等都属于综合教育方式。口腔卫生文艺也是综合教育方式，是指运用文艺的形式来宣传口腔卫生保健知识，寓教于乐。通常以文学、音乐、歌曲、戏曲、舞蹈、电影、摄影、美术等多种表现形式，在社区、广场、田边等公共场所，向最广泛的基层群众普及口腔卫生保健知识，使人们在潜移默化中受到教育。综合教育的方法，其特点是内容丰富、形式多样、视听结合、生动活泼、艺术性高、感染性强、宣传面广等，它将各种教育方法的作用得到充分发挥，扬长避短，受到大众的普遍喜爱，因而是口腔健康教育中最理想的教育方法。

（陈　丽）

第十二节　口腔保健

一、食品营养与口腔健康

食品营养与口腔保健关系密切，是人体赖以生存、发育和健康的物质基础。在牙齿的形成过程中，全面充足的营养有利于牙齿发育的健全。人类从环境中摄取的营养大约有 50 种，主要包括蛋白质、糖类和矿物质等，其中膳食是主要的营养来源。不同的食物含有不同的营养素，没有一种食物能够提供人体所需的各种营养素，因此在日常饮食中，食物的适当选择和良好的饮食习惯有益于口腔健康的维护和口腔疾病的预防。

（一）蛋白质与口腔保健

口腔的生长发育需要是以蛋白质合成为基础的。牙体与骨组织在矿化以前的有机质都含有蛋白质，在牙釉质为成釉蛋白和釉蛋白，在牙本质、牙骨质与骨组织为胶原蛋白，因此，蛋白质，尤其是胶原蛋白对这些组织的形成与矿化作用是很重要的，胶原蛋白的合成比其他蛋白质更容易受营养因素的影响。

蛋白质的合成需要氨基酸、维生素和矿物质等营养素。蛋白质缺乏则可影响成纤维细胞、成骨细胞、成牙质细胞的活性，导致成纤维细胞无力合成胶原，致使口腔上皮组织与牙周结缔组织中缺乏胶原，使牙周组织在局部刺激因子作用下更易感染炎症和变性，伤口不易愈合；也可以使乳牙迟萌、釉质发育不全、牙本质钙化不良、牙骨质沉积迟缓、牙齿形状异常、牙拥挤、错位以及唾液腺发育不良。动物性食物(鱼、瘦肉、禽、蛋、奶类)富含蛋白质、脂溶性维生素和矿物质。这些营养成分对牙齿的发育很重要。因此,妊娠期妇女和儿童生长发育期间,适量进食动物性食物对牙齿健康是必需的。这些食物对保持牙齿支持组织健康,增加口腔防御功能也是有益的。

(二)糖类与口腔保健

几乎所有的研究都表明了食物中的糖类与龋病的发生呈明显的正相关关系。蔗糖、葡萄糖、果糖等均有致龋作用,其中以蔗糖致龋作用最强。致龋作用的强弱与进食时间、食用频率和在口腔中停留时间的长短有关。两餐之间食糖比进餐时加吃容易致龋。固态和黏性糖食由于在口腔中停留时间长,比液态糖食更容易致龋。许多零食都含有蔗糖,如糖果、饼干、汽水等,它们都有致龋作用。婴幼儿含着盛有糖水或加糖牛奶的奶瓶睡觉,极易致龋。进食甜食后用清水或茶水漱口,可减少糖在口腔中残留的量和停留时间。

(三)钙、磷与口腔保健

钙、磷的主要功能是提供骨与牙的硬度和强度,其主要化学结构为羟基磷灰石。颌骨、牙槽骨和牙骨质的结构与一般骨相同或相似,它们在咀嚼时承受很重的负荷。牙釉质和牙本质所含的无机盐比骨多,其代谢活动比骨低,钙的更新很慢,一般只有在生长发育和矿化期间受到了损害和影响才会在成分与结构上明显地反映出来。因此,要形成良好的矿化组织,必须有足够而平衡的钙与磷,否则,不仅会出现儿童佝偻病、成人的骨质软化和疏松症,还会影响牙釉质和牙本质的正常发育,造成牙釉质发育不全、球间牙本质形成空隙等。

(四)维生素与口腔保健

维生素是参与调节物质代谢、维持机体健康所必需的有机化合物,这类物质多不能由体内合成或者合成量很低,必须从食物中获取。维生素种类多,化学结构不一,如果食物中缺乏维生素或者不能从食物中有效地获取维生素,就可能导致机体的发育、代谢障碍,使机体的抗病能力降低。

维生素 C 参与胶原蛋白的形成,是牙龈与血管健康所必需的,因而对人体供给足够的维生素 C 是十分重要的。维生素 C 主要来源于新鲜蔬菜和水果,只要经常吃足够的各种蔬菜和水果,并注意合理烹调,一般不会缺乏。

维生素 D 对于骨和牙齿的矿化非常重要,是正常骨的形成或钙化、病骨修复所必需的。在牙齿生长发育期间维生素 D 缺乏,首先导致的是釉质与牙本质发育不全,成釉细胞不能行使功能,釉质钙化不良,牙冠出现窝状缺陷或水平向排列的凹沟;部分牙本质基质未钙化,球间牙本质形成空隙。维生素 D 最丰富的来源是动物的肝脏、鱼肝油和禽蛋等。成人只要经常接触阳光,一般不会发生缺乏症,但婴幼儿、孕妇应注意食物的营养,并补充适量的鱼肝油。

维生素 A 缺乏,会导致成釉细胞退化,使造釉终止,引起釉质发育不全。维生素 A 的来源是各种动物的肝脏、鱼肝油、奶油和禽蛋等。维生素 A 原(胡萝卜素)的良好来源是有色蔬菜和水果,如菠菜、豌豆苗、胡萝卜、青辣椒、杏和芒果等。

二、儿童口腔保健

由于现代科学的发展、医学模式的转变,预防医学有了很大的发展,儿童口腔保健是贯彻"预防为主"方针最重要的一环。儿童期进行预防保健是具有最大的效果和效益的举措,人们的预防保健观点从有病才治到预防疾病发生的转变,将提高一代人从儿童到青年甚至是成年、老年时期的口腔健康水平。

儿童牙颌系统的生长发育,经历了乳牙的萌出和乳、恒牙的替换及恒牙的完全萌出,临床上将儿童时期牙列分为三个阶段,不同时期口腔保健有一定的特征和要求。

(一)乳牙列阶段

从乳牙开始萌出到恒牙萌出前为乳牙列时期。乳牙是此期的咀嚼器官,咀嚼的功能刺激可以促使牙弓和颌骨的发育,保证牙弓和颌骨的正常发育是恒牙能够正常排列的一个条件。

由于乳牙的解剖特点是沟深裂隙多,钙化程度相对比恒牙低,以及儿童喜吃甜食等因素使乳牙易患龋,且龋蚀发展较快。如果这一时期发生乳牙龋,并且龋齿逐渐增多,会影响到牙弓和颌骨的发育,因此,加强口腔卫生宣传教育,定期口腔检查,强调乳牙龋病的预防和早期治疗,维护乳牙列的完整性是非常重要的,帮助其养成良好的刷牙习惯和饮食习惯。

2岁前父母应把纱布或指套牙刷套在示指上,清洁儿童的牙面。2岁以后的儿童要趋向于自己刷牙,但此期由于儿童年纪较小,注意力集中的时间短,需要父母的帮助和指导,培养儿童建立良好的口腔卫生习惯,掌握正确的刷牙方法。

（二）混合牙列阶段

6～12周岁前后,恒牙开始萌出,乳牙依次脱落,直至乳牙替换完毕,这一阶段口腔内既有乳牙又有恒牙,称之为混合牙列阶段。为儿童牙颌系统的快速发育成长期,也是建立恒牙殆关系的关键时期。预防错殆畸形,诱导建立正常殆是这一时期的口腔保健主要工作。错殆畸形的预防首先要保护乳牙和恒牙,避免牙齿过早丧失,使随后萌出的牙齿发生错位、倾斜,从而导致牙齿排列不齐。不良习惯是造成错殆畸形最常见的原因之一,有咬物、吐舌、舔牙、单侧咀嚼等不良习惯者应及时戒除。乳牙滞留于口腔者应及早拔除,让位给恒牙。已出现错殆畸形者选择适当的时机加以矫治。

此期应对预防第一恒磨牙的龋坏特别重视,第一恒磨牙是决定其他恒牙位置及牙齿咬合关系的关键,是殆的"锁钥",由于其萌出较早,加之解剖生理特点易发生龋病,故对它的保护非常重要。可采用全身用氟、局部用氟、窝沟封闭等方法,并进行恒磨牙萌出过程中的刷牙指导,恒磨牙萌出过程中尚未达到近中邻牙殆面的高度时,与近中邻牙形成阶梯状,刷牙时应注意牙刷的倾斜,或使用特种单束毛、3～5束毛的牙刷,这样才能清除各个牙面的菌斑。

（三）年轻恒牙列阶段

约12周岁前后,全部乳牙替换完毕,到15周岁前后,除第三磨牙外恒牙都已萌出,这时口腔内已没有乳牙,这个时期称之为年轻恒牙列阶段。这一时期恒牙全部萌出,但牙根尚未完全形成,或部分恒牙牙根虽已基本形成,但髓腔仍相对较大。第一、二磨牙其解剖特点为面窝沟较深,龋病发病率较高,因此,尽可能早期治疗和保护第一、二磨牙是这个阶段的重要任务。同时由于菌斑和牙石等局部刺激物的堆积,此期可出现牙龈炎性肿胀、出血等牙龈疾病,故在此阶段要有效地进行口腔卫生,彻底地清除菌斑与牙石,促进牙周组织健康。

三、妊娠期妇女口腔保健

妊娠期妇女的口腔保健有两方面的问题,一方面是妊娠、分娩这样的特殊状态,应针对妊娠期妇女的自身情况(生理变化与口腔卫生问题),进行口腔健康教育与指导;另一方面妊娠期是胚胎和胎儿在母体内生长发育的过程,保证胎儿的营养,对促进其口腔健康正常发育与母子健康非常之重要,因此,妊娠期妇女不仅要接受自身的口腔健康教育和指导,提高自我口腔保健能力,还应接受有关胎儿口腔健康教育的信息和口腔卫生知识指导。此期的口腔健康教育对促进孕妇、胎儿的健康具有双重的意义。

妊娠期妇女口腔保健的内容包括以下几点。

（一）坚持口腔清洁卫生

坚持口腔健康教育,提高孕妇自身的口腔保健意识,并指导她们掌握正确的口腔保健方法,局部用氟,有效刷牙,彻底地清除牙菌斑,特别是保持进餐后的口腔卫生的习惯。

（二）定期口腔健康检查

孕妇应尽早作口腔健康检查,早期发现口腔疾病并适时处理,促进孕妇口腔健康。重点是做好妊娠期牙龈炎的防治,指导孕妇掌握控制菌斑的方法,清除牙周的不良刺激。妊娠期前3个月应尽量避免X线检查,以免发生流产。妊娠期后3个月则应避免全身麻醉,需急症处理时仅选择局麻。妊娠4～6个月是治疗口腔疾病的适宜时期。

（三）建立良好的生活习惯

应尽量避免有害因素影响胎儿的正常生长发育。

(四)饮食营养

孕妇的营养缺乏将直接引起胎儿的营养不良,从而影响胎儿各方面包括口腔组织的发育。如果营养不足发生在牙齿的发育阶段,可导致牙釉质发育不全、钙化不全、错𬌗畸形、唇裂或腭裂等不可逆的改变,并且胎儿出生后较易患龋。因此,孕妇在妊娠期应做到合理营养、平衡膳食,应注意到胎儿发育期间所需的营养种类与正常人是一样的,缺一不可,应摄取优质蛋白质、适量脂类和糖类、足够的维生素和矿物质,包括维生素 A、维生素 D、钙、磷、铁等必需营养物质,以保证孕妇自身的健康和胎儿的生长发育。

四、老年人口腔保健

老年人的口腔状况与全身情况一样,随着年龄的增加发生着相应的变化。常常见到的情况是由于身体的衰老,牙体组织钙化程度增高,有机质减少,表现为牙釉质磨损,牙槽骨吸收,牙龈萎缩,牙周组织的抵抗力下降,牙齿丧失显著增加,这一系列的生理-病理性变化给机体的消化吸收功能带来不利影响。由于食物不能在口腔中充分咀嚼,食物进入胃肠内不易消化吸收,这样将会妨碍营养物质的摄取,从而影响老年人的健康。

老年人口腔保健具体包括以下几个方面。

(一)提高自我口腔保健能力

针对老年人的心理变化,及普遍存在的口腔卫生问题,和不讲究口腔卫生的旧传统观念与习惯等老年人的问题与特点,开展各种口腔健康教育活动,学会正确的刷牙方法,养成良好的口腔卫生习惯是预防口腔疾病的关键,一生中做到坚持不断地、彻底地清除牙菌斑。

1.科学刷牙

老年人要坚持每天早晚用温水刷牙,特别是晚上临睡前刷牙是保持清洁的最好方法,选择刷头较小,刷毛软而有弹性,刷柄扁而宽,容易握住,不易滑脱。最好选用含氟牙膏,可以预防龋病。

2.漱口

每餐之后漱口是一种好习惯,但只是清洁牙齿的一种补充,不能代替刷牙,因为漱口达不到去除牙菌斑的作用。常见的有水漱、茶漱和药物性漱口液。

3.洁牙

由于老年人牙龈萎缩与牙周附着水平丧失明显,牙根外露、牙缝增宽、牙齿稀松,光靠刷牙,还不足以保持牙齿清洁。在有条件时,可推荐使用牙间隙刷,或者使用牙线洁牙,对清除牙间隙食物残渣及牙齿邻面菌斑有较好的效果。还可用剔牙方式补充刷牙不足之处,可帮助剔除牙间的食物残渣、软垢、菌斑,每次餐后都要养成自我洁牙习惯。

4.基牙和义齿的护理.

基牙往往不容易清洁或易被忽视,基牙保健最主要是每天认真仔细地刷牙,尤其是邻面,基牙有牙病更需要及时治疗。同时,每餐之后须刷净义齿,睡前取出义齿,浸泡于清水之中,已经修复的义齿,也要定期检查,及时修改调整。久戴义齿常有不适,甚至引起口腔组织水肿、疼痛、溃疡时,需要医师检查。义齿不合适,切勿自己修理,应及时处理或更换。保持义齿处于良好的功能状态,是口腔保健的重要内容。常用的义齿清洁方法有以下几种。

(1)物理方法:用牙刷刷洗是常用而且最易于被患者接受的方法(牙膏、牙粉、肥皂水清洁)。

(2)化学方法:碱性氧化物对去除义齿表面着色、早期菌斑和污渍效果好,但对已形成结石作用不明显。能抑制菌斑和牙结石的形成,具有较强杀菌和杀真菌作用,但其费用高,并能改变树脂的颜色。

(3)其他方法:微波、臭氧消毒。

(4)联合方法:包括刷洗与义齿清洁剂浸泡联合或超声波清洗与义齿清洁剂浸泡联合的方法。

5.传统医学的口腔保健操

传统医学的口腔保健操是预防口腔疾病的独特方法,效果较好,如叩齿、鼓漱、运舌、牙龈按摩等。

（二）纠正不良的口腔习惯和生活方式

口腔不良习惯,亦为影响口腔健康的重要因素之一。长期只用一侧咀嚼食物时,由于两侧的生理刺激不均衡,可造成非咀嚼侧组织衰退,发育不良,且缺乏自洁作用易堆积牙石,导致牙周疾病的发生。如有饮酒又有吸烟习惯,或口腔卫生差,两者则有协同作用。应注意戒除烟、酒不良习惯。

（三）合理膳食

营养是长寿的重要因素,而老年人的营养摄入与咀嚼功能有关。大多数专家认为,老年人需要的热量,蛋白质比年轻人少,但对钙、铁等矿物质、维生素需要量则随年龄增长而增加,因此,改善老年人的膳食营养状况,应根据医师的建议选择适合自己的食品,老年人的零食为花生米、核桃仁、牛奶、茶等。坚持一日三餐,限制过量的甜食和饮料。两餐之间更要避免吃甜食。平时多吃新鲜蔬菜、瓜果与进食粗糙及纤维食物,食物不断地与牙龈摩擦的生理性按摩刺激作用,可增加牙龈组织对疾病的抵抗力。用力咀嚼食物增强功能性刺激,可使牙周膜变厚,增强牙槽骨致密性,有益于牙周组织健康。老年人保持良好的饮食习惯,安排合理膳食,达到良好的营养状况,有利于疾病的预防和治疗的康复。适当应用氟化物有益于牙齿健康,最常用又最容易得到的就是含氟牙膏,含氟牙膏对龋病和牙周病有预防作用。

（四）消除影响口腔卫生的不利因素

口腔中不能治疗的残根、残冠应拔除,以免慢性不良刺激形成溃疡和病变;缺失牙需及时修复,以免引起邻牙移位及对颌牙伸长,还可减轻余牙的咀嚼力负担,恢复口腔基本功能;不良修复体及时磨改、处理,保持义齿处于功能状态。

（五）定期口腔健康检查

由于老年人口腔卫生状况普遍差,口腔疾病常处于较晚期阶段,口腔功能亦差。加之老年人又有义齿、全冠及修复体等情况,有条件的老人最好每3个月检查一次,至少也应一年一次定期去医院进行口腔检查并清洁牙齿,以便及时发现,可以做到有病早治,无病早防的目的。尤其是40岁以上长期吸烟,吸烟量每天在20支以上者,或有饮酒、嚼槟榔等习惯,长期刺激口腔,或已有白斑的患者,更要定期进行口腔健康检查。

（六）加强体育活动增强体质

口腔牙齿是全身的一个组成部分,全身健康状态,对口腔牙齿的健康也有直接的影响,因此,老年人应注意身体锻炼,保持情绪乐观,精神愉快,营养合理,均有利于增强老年人的体质,提高抵抗力,保持口腔清洁,推迟牙齿、牙周组织的衰老过程,减少口腔疾病的发生机会,有利于口腔健康。

五、残疾人口腔保健

残疾人的口腔保健问题主要还是龋病与牙周疾病,以及有些残疾儿童的错殆畸形、先天缺陷等。口腔卫生差具有普遍性,主要原因是完全或部分丧失自我口腔保健能力,缺少必要的预防保健措施与适当治疗。由于大多数残疾人缺乏口腔保健的主动要求,许多残疾儿童的家长与老师对口腔保健的要求也比较低,许多口腔医师又怕为残疾人服务麻烦,加之在口腔医学教育中又缺少这一内容,影响了工作的开展。为残疾人提供口腔保健服务应主动积极,有计划地进行。因此,根据我国具体情况,残疾人的口腔保健应从以下几个方面进行。

（一）早期口腔卫生指导

残疾儿童肢体运动障碍的程度有轻有重,程度轻者无精神方面的障碍,同正常儿童一样能自行口腔清洁。重症残疾儿童因不能自理,必须借助于监护者的帮助。为了使患儿能较好地维护口腔健康和今后参加社会性活动,早期开始功能训练和教育是十分重要的。

对肢体运动障碍儿童的口腔卫生指导,同健康儿童一样,应从幼儿时期开始,儿童的双亲或监护者必须懂得口腔健康的意义和口腔卫生的重要,充分了解有关饮食和口腔卫生的方法,并坚持在日常生活中帮助儿童灵活应用。因此,对监护者必须进行全面的口腔卫生教育。从预防的角度出发,在口腔疾病发生之前,就应对监护者进行有关残疾儿童的口腔健康问题的教育,例如,不仅提供一般口腔卫生保健知识,而且也包括判断新生儿有无残疾以及对残疾儿童的口腔护理措施的知识,并到就近的口腔医院及时就医,尽早开始口腔医疗和康复治疗。

在可能的条件下,适当地使用氟化物,如饮用氟化自来水、氟化食盐或配合局部用氟等,将会有明显的防龋作用。每天坚持刷牙控制菌斑外,减少糖与甜食的摄入频率是很重要的一个步骤。定期口腔健康检查,至少每半年到一年检查一次,发现问题一定要及时处理。

(二)口腔保健用品选择

残疾儿童所必需的口腔卫生用品,基本上同正常儿童差不多。主要根据残疾程度和患儿的配合能力,选择清洁口腔的适宜方法和用品。如牙刷、牙线、牙线夹持器、开口器、菌斑显示液等。若有电动牙刷和水冲洗装置也可应用。

1.电动牙刷

使用一般牙刷维护口腔卫生有困难的残疾儿童,可推荐使用电动牙刷。它可以帮助达到清洁口腔和按摩牙龈的作用,减轻残疾儿童刷牙的疲劳。

2.水冲装置

为重症残疾儿童日常清洁口腔的一种辅助装置,由水流的作用把停滞于口腔内的食物碎屑带走,但对菌斑的清除和预防没有特殊的效用。

3.改良牙刷

将市售牙刷经过改进后,易于残疾儿童使用的特殊形状的一种牙刷。其刷柄制成球形或安装橡胶把手等,便于握持;植毛部作成两排。这种改良牙刷,在普通牙刷刷洗不到的牙列某些部位也适用,或从幼儿时期就没有形成刷牙习惯,在进入少年期才开始接受刷牙指导和握持牙刷困难者,牙刷的改良要根据对残疾儿童的口腔健康管理,结合残疾儿童的运动能力和接受程度来设计。

有几种方法可以帮助残疾人握好牙刷:①牙刷柄上可以带一条较宽的弹力带或尼龙带,或刷柄用海绵、泡沫塑料或橡皮加厚,使患者容易握住,不易滑脱。②为限制患者的肩膀活动,可用一根木条或塑料条加长刷柄。③如果患者能站着或靠着,但手和肩均有残疾,则电动牙刷可以夹在矮桌上或椅背后。

(三)残疾人的特殊口腔护理

对于缺乏生活自理能力的残疾人,每天至少应帮助其彻底刷牙或用牙线洁牙一次,有效地去除菌斑,必要时适用电动牙刷。帮助残疾人刷牙应根据残疾人的具体情况选择一种比较容易操作的、舒适的体位与姿势。

(1)让患者坐在椅子上,帮助者站在他身后面,用手稳住患者头部,使其靠着椅背,可用枕头垫在头后部,使其感觉舒适,刷上牙时可让头稍向后仰起,可以按照正常人的刷牙方法与顺序进行。

(2)帮助者也可以坐在矮椅子上,残疾人坐在地板上,让其背部靠着帮助者,用膝盖支持其头与肩部,然后开始操作。

(3)让患者躺在床上或地板上,帮助者坐在其身旁进行操作。

(4)如果患者坐不稳,可用宽带缚住腰部,如果必须控制患者的手或身体活动,帮助者可用一只手横搂在患者的胸部进行。

(5)如果是残疾儿童,可以让其头部躺在帮助者的肘部,如果无法控制其活动,则需要两个人面对面,残疾儿童在中间。一人抱住残疾儿童,一人帮助刷牙。

(6)如果需要患者张开嘴,由于患者可能有不能自主的肌痉挛,可用纱布缠住几块压舌板放在上下牙列之间,有条件也可以用开口器。

如果牙刷刷毛刷不到某些牙面,应考虑使用牙线,其洁牙方法与正常人相似。可用牙菌斑显示剂检查牙齿是否刷洗干净。

帮助或指导残疾人刷牙是要花费时间,需要耐性的,特别是刚开始时,但是如果等到有了牙齿疾病再去治疗,则要花费更多的时间和费用,而用帮助残疾人刷牙、洁牙的方式保持口腔卫生是最好的口腔保健。

(陈 丽)

第十二章

皮肤科护理

第一节 病毒性皮肤病

病毒性皮肤病是由病毒感染引起的皮肤黏膜病变病毒侵入人体后,对各种组织有其特殊的亲嗜性,病毒感染可产生各种临床表现,其症状轻重主要取决于机体的免疫状态,同时,也与病毒的毒力有关。

本节介绍常见的病毒性皮肤病:带状疱疹、传染性软疣、手足口病和风疹的护理。

一、带状疱疹

带状疱疹(herpes zester)是由水痘-带状疱疹病毒感染引起的急性疱疹性皮肤病。本病常突然发生,表现为成群的密集性小水疱,沿一侧周围神经呈带状分布,常伴有神经痛和局部淋巴结肿痛,愈后极少复发。在临床工作中,常发现有些小儿在接触了带状疱疹患者后发生水痘,而有些成人在接触了水痘患者后患带状疱疹。

(一)一般护理

(1)安排病室时,相同病原的患者可同居一室,避免与免疫力低下的患者同病室。

(2)保持病室安静、整洁,温湿度适。每天定时通风,每天2次空气消毒,用物专人专用。

(3)选择营养丰富、清淡易消化的饮食,多吃新鲜水果、蔬菜。急性期避免摄入辛辣、刺激性食物;治疗期间不宜饮浓茶、咖啡,戒烟、戒酒,禁止饮用一切含有酒精的饮料。

(4)提供良好的睡眠、休息环境,保证充足的睡眠,有助于疾病康复。

(5)评估患者二便情况,尤其是外阴部带状疱疹患者要密切观察其二便情况。

(6)每天测量生命体征,注意体温变化。严重病例、泛发性患者以及偶见有复发者常伴高热等全身症状,往往提示免疫功能有缺陷及有潜在的恶性疾患。

(二)专科护理

1.皮损护理

(1)保持皮损处清洁干燥,贴身衣物应选择宽松、纯棉织品,避免抓挠、挤压和冷热刺激,以免继发感染。

(2)皮疹处有水疱者,按照"疱液抽取法"处理,局部皮损采用清除全部水疱和痂皮,可以缩短患者皮损干燥结痂的时间,减少感染机会,缩短疼痛的时间,减轻患者的痛苦,并外用抗菌溶液湿敷,每天2次,每次20～30分钟,紫外线照射治疗。保持皮疹清洁、干燥。皮疹面积较大时,应用一层无菌纱布覆盖,避免摩擦皮损处,预防感染。

(3)皮疹发生感染时,给予清除腐痂,外用抗菌药,伴有糖尿病的带状疱疹溃疡者,外用每毫升生理盐水含有普通胰岛素1单位溶液湿敷,效果较好。

(4)红光、微波照射治疗,促进表面干燥,必要时可使用促进表皮生长的药物。

(5)皮疹处痂皮较厚的患者,可外用抗菌药物软膏,促进痂皮软化、脱落。

2.病情观察及护理

(1)观察皮疹情况,有无继发感染、水疱形成及皮损处是否清洁、干燥。

(2)注意体温变化,高热者给予物理降温或适量应用退热药并按高热患者护理,儿童避免服用阿司匹林。

(3)不同部位皮疹观察及护理:①皮疹发生在头面部,观察有无周围性面瘫;耳郭及外耳道疱疹,观察有无耳和乳突深部疼痛,有无唾液腺和泪腺分泌减少,有无眩晕、恶心、呕吐、眼球震颤、听力障碍等Ramsay-Hunt综合征表现;皮疹发生在头面部,应选择纯棉、色浅的枕巾,每天更换。②皮疹累及眼部时,应观察患者视力情况,角膜和结膜有无充血、穿孔等。避免强光刺激,避免用手揉眼及不清物接触双眼,如有分泌物,及时用一次性消毒棉签拭去,每天应用无菌生理盐水冲洗双眼,定时滴用抗病毒眼药水。③皮疹累及口腔者,餐前、餐后、睡前应漱口,晨晚间进行口腔护理;影响进食者,应给予半流食或流食,必要时补液。④皮疹发生在乳房部位,避免穿文胸、紧身内衣,乳房下皮疹伴水疱、破溃时,应将乳房托起,暴露皮损,促进通风干燥,预防感染。⑤皮疹发生在手部,应避免提拿物品,避免接触水、污物等;皮疹发生在足部,避免穿袜子,鞋子应穿宽大的拖鞋。伴有肿胀者,应抬高患肢,促进血液及淋巴液回流,睡眠时应采取健侧卧位。⑥皮疹发生在会阴处,观察二便排出情况,便后用1:10 000高锰酸钾溶液清洗,确保皮损处清洁干燥。穿纯棉长裙,避免穿内裤,必要时给予支被架。尿潴留者,可采取听流水声、热敷、按摩、局部刺激等措施帮助排尿,若以上方法均无效,B超提示膀胱残余尿量超过400 mL,予间歇导尿或留置导尿,留置导尿期间指导患者每天饮水2500~3000 mL,达到自然冲洗尿道的目的。尿道口每天消毒2次,膀胱每天冲洗1次。间歇式夹闭导尿管,训练膀胱反射功能。排便困难者,除神经麻痹原因外,给予开塞露肛注、口服疏肝理气具有泻下作用的中药并观察排便情况,必要时遵医嘱予以灌肠。⑦注意观察有无特殊类型带状疱疹,带状疱疹性脑炎会出现头痛、呕吐、惊厥或其他进行性感觉障碍;内脏带状疱疹引起的胃肠道、泌尿道、腹膜及胸膜刺激症状等。

3.疼痛护理

(1)协助患者取舒适体位,操作时动作应轻柔、迅速,夜间操作应尽量集中。

(2)与患者充分沟通,评估疼痛的原因、性质和程度等。

(3)了解患者既往疼痛的处理办法及效果,指导患者应用物理方法分散注意力,鼓励患者进行文娱活动,如看报、听收音机或音乐等,根据病情适当运动,如有节律地呼吸或按摩局部皮肤,有目的性地想象或者回忆过去愉快的经历,减轻疼痛,促进睡眠。

(4)疼痛严重时可遵医嘱给予物理治疗、中医针刺疗法,必要时给予药物止痛并观察疗效。

4.发热护理

(1)保持床单位及被服的整洁、干燥,出汗后及时拭干汗液,更换衣服,注意保暖。

(2)监测生命体征,每天4次并记录,体温≥38.5 ℃遵医嘱给予物理降温或药物降温,降温30分钟后测量体温,并记录在体温单上,待体温正常3天后改为每天1次。

(3)做好口腔护理。

(4)无禁忌证患者,鼓励其多喝水,给予清淡易消化、高蛋白、高维生素的饮食。

(5)遵医嘱应用抗菌药物并观察疗效

5.用药护理

(1)抗病毒药物宜早期应用,常用药物如更昔洛韦、阿昔洛韦,都是通过。肾脏代谢的,告知患者要多饮温水,注意有无肾脏损害发生。输注阿昔洛韦注射液可促使小血管收缩,冬季输液时应注意输液肢体的保暖,以避免因血管收缩引起输液不畅、疼痛。

(2)营养神经的药物和止痛药应饭后服用,长期服用止痛药时应注意成瘾性。

(3)中药应根据药物性质服用。常用疏肝清热、活血化瘀的药物,少量患者服用后发生腹泻,应观察大便的次数和性状、服用中药时不宜饮浓茶,如有饮茶习惯的患者建议其饮淡茶。

（4）急性期疼痛时,遵医嘱合理应用糖皮质激素可抑制炎症过程,缩短疼痛的病程,主要用于病程7天内、无禁忌证的老年患者,可口服泼尼松7～10天。

（5）使用退热药应及时补水,注意观察、记录用药后体温变化。

（三）健康教育

（1）注意休息,避免因劳累、感冒等降低机体免疫力,影响疾病恢复。

（2）结痂未脱落前,禁搓澡、泡澡、蒸桑拿等,会阴部有结痂应避免性生活,以防止感染发生。

（3）部分患者在皮损完全消失后,仍遗留有神经痛,可采取热敷、针灸、理疗等缓解疼痛。

（4）患病期间禁止接触未行免疫接种的儿童、老人、免疫力低下的人群。

二、传染性软疣

传染性软疣是由传染性软疣病毒感染所致的皮肤病,多见于儿童及青年人,具有传染性。潜伏期14天至6个月,主要传播方式是皮肤间的密切接触,此外。亦可通过性接触、日常生活用品接触等途径传播。

（一）一般护理

（1）皮损无感染者,可给予正常的饮食。

（2）保持皮肤清洁干燥,防止继发感染。

（3）避免用手搔抓皮损,以免自身传染或传染给他人;内衣应柔软、宽松,防止摩擦。

（4）患病期间物品不应混用,衣服及接触物应单独使用,定期清洗、消毒。

（二）专科护理

1.皮损护理

（1）无感染的皮疹,在严格无菌操作下,用刮匙将软疣小体刮除,以2%碘酊外涂创面,详见"匙刮法"。第2天开始,遵医嘱涂擦抗菌药物软膏每天2次,5～7天,预防感染。告知患者及家属皮损部位不用包扎,尽量避免摩擦及刺激伤口,禁止淋浴及搓澡。

（2）皮疹发生感染时,可给予抗菌药物（如呋喃西林软膏等）外用,待炎症消退后再刮除。避免抓挠,因抓破皮疹可导致感染或接种正常皮肤出现新的软疣。

2.病情观察

（1）观察儿童皮损发生的部位,好发于手背、四肢、躯干及面部,也可发生于外阴部。

（2）观察成人皮损发生的部位,经性接触传播,可见于生殖器、臀部、下腹部、耻骨部及大腿等,也可发生于躯干、四肢及面部。

（3）观察皮损的大小、形状、颜色、数量及有无破溃、感染,皮损典型表现为直径3～5 mm大小的半球形丘疹,呈灰色或珍珠色,表面有蜡样光泽,中央有脐凹,内含乳白色干酪样物质即软疣小体。

（三）健康教育

（1）向患者或家属讲解疾病的病因、传染方式及预防的方法。

（2）为防止传染性软疣扩散,告知患者避免到公共游泳池游泳、使用公共洗浴设施、参加接触性体育活动等,直至皮疹完全消退。避免搔抓,防止病变自身接种传染。

（3）皮疹刮除后,贴身的内衣裤应开水煮沸,毛巾、拖鞋等个人洁具应专人专用,禁止共用搓澡巾,防止交叉感染。

（4）皮损愈合期间,每天遵医嘱用抗菌药物软膏涂1～2次,预防皮损感染。愈合后局部可出现色素沉着,逐渐吸收。

（5）创面1周内勿沾水,1周后可淋浴,1个月内禁搓澡、泡澡、蒸桑拿等,防止感染。

（6）指导患者加强锻炼,提高机体抵抗力。

（7）根据传染性软疣的疾病特点。治疗将进行多次,方可治愈。如发现有新生皮疹,应及时治疗。

(8)告知患者沾污的衣物要消毒处理,可开水煮沸或日晒 6 小时。

(9)幼儿园或集体生活勿共用衣物和浴巾,并注意消毒。

三、手足口病

手足口病是由多种肠道病毒引起的常见传染病,以婴幼儿发病为主,多发生于学龄前儿童,尤以 1～2 岁婴幼儿最多。大多数患者症状轻微,以发热和手、足、口腔等部位的皮疹或疱疹为主要特征。少数患者可并发无菌性脑膜炎、脑炎、急性弛缓性麻痹、肺水肿、循环障碍、呼吸道感染和心肌炎等,个别重症患儿病情进展快,易发生死亡,致死原因主要为脑干脑炎及神经源性肺水肿。少年儿童和成人感染后多不发病,但能够传播病毒:潜伏期一般 3～5 天,病程一般约 1 周,愈后极少复发。

(一)一般护理

(1)建立传染病登记卡,根据规定及时据实上报。

(2)安排病室时,同病种患者应安排同一病室,以免传染他人,实施接触性、空气传播、飞沫传播的隔离。限制探视及陪护人员,陪护人员相对固定,禁止与其他患者相互接触。

(3)病室每天空气消毒 2 次,地面、家具、物品用含氯消毒液每天擦拭 2 次,衣物、毛巾、玩具、餐具等个人用品均应消毒处理。患儿呕吐物、排泄物等倾倒前用等量含氯消毒剂浸泡 30 分钟后弃去。床头配备快速消毒洗手液,陪护及家属接触患者前后均应洗手消毒。

(4)保持口腔清洁,餐前、餐后、睡前漱口,每天 2 次口腔护理。

(5)对于低热及中等发热的患者不需要特殊处理(有高热惊厥史者除外),多饮水,注意保暖。对于高热患者,每天 4 次测量体温,给予物理降温或遵医嘱服用药物降温。高热持续患者,药物降温每天不超过 4 次。出现高热不退、肢体抖动或肌阵挛者,年龄在 3 岁以内,病程在 5 天以内,降温的同时,给予地西泮等镇静剂。大量出汗、食欲不佳及呕吐时,及时补充液体,防止虚脱。

(6)饮食以清淡为主,宜选择温凉、无刺激、富含维生素、易消化、流食或半流食。多饮温开水,注意饮食卫生,避免饮生水及食用腐败、不洁食物。忌食辛辣腥发刺激性食物。口腔有糜烂者给予流质或半流质饮食。母乳喂养的患儿,母亲也应禁食辛辣刺激性食物,保持乳头部位的清洁卫生,每次哺乳前应用温水擦净乳头再行哺乳。

(二)专科护理

1.皮肤护理

(1)保持口腔、手足等部位皮肤、黏膜的清洁卫生。选择柔软、舒适、宽大的棉质衣服,经常更换,保持清洁干燥。剪短指甲,婴幼儿可戴手套,避免抓伤皮肤,预防感染。

(2)臀部皮疹者,保持臀部清洁、干燥,加强看护,防止搔抓,及时清理患儿的大小便,便后清洗臀部,防止疱疹破溃。

(3)手足及臀部疱疹溃疡者给予抗菌溶液湿敷或外用抗菌药物软膏。

(4)口腔黏膜疱疹溃疡者,餐前、餐后、睡前给予漱口液漱口,以减轻进食时口腔黏膜的疼痛,预防感染。每天 2 次生理盐水棉球口腔护理。对不会漱口的患儿,用棉棒蘸漱口液轻轻地擦拭口腔黏膜。遵医嘱使用西瓜霜等药物涂擦口腔患处,每天 2～3 次。

(5)口腔及咽部疱疹溃疡严重者可遵医嘱应用抗病毒、抗菌药物进行雾化吸入。

2.病情观察及护理

(1)普通病例观察:①观察体温变化,注意热型,有无低热、全身不适、腹痛等前驱症状,有无咳嗽、流涕和流口水等类似上呼吸道感染的症状,如体温≥38.5 ℃,按高热护理,遵医嘱使用物理降温或药物降温。②观察患者手足、口腔黏膜、齿龈、舌和腭部、臀部和身体其他部位有无疱疹、溃疡及皮疹消退情况;有无咽痛、疼痛性口腔炎、恶心、呕吐等。

(2)重症病例观察:①观察神经系统表现,患者的精神状态,有无脑膜炎、脑炎、脑脊髓炎症状,如嗜睡、易惊、头痛、呕吐,甚至昏迷,有无肢体抖动、肌阵挛、肢体瘫痪、共济失调眼球运动障碍等表现。②观察有无肺水肿、循环障碍、心肌炎等表现,如呼吸急促,呼吸困难,口唇发绀,咳嗽,咳白色、粉红色或血性泡沫样痰液。③观察循环系统表现,有无面色苍灰、皮肤花纹、四肢发凉,指(趾)发绀、出冷汗、毛细血管再充盈时间延长、心率增快或减慢、脉搏浅速或减弱甚至消失、血压升高或下降。

(3)密切观察周围人群,包括患者家属、医护人员有无感染症状。

3.用药指导

遵医嘱给予利巴韦林、阿昔洛书等抗病毒治疗。利巴韦林常见不良反成有溶血、血红蛋白减少及贫血、乏力等。

(三)健康教育

(1)教会患者及家属皮肤护理及消毒方法。

(2)患病期间应隔离治疗,一般 1~2 周,不能外出,限制在室内活动,以免传染他人。

(3)养成良好的卫生习惯,进行分餐制,餐具应专人等用,不与他人共用生活用品,患者用过的毛巾、手绢、牙杯、玩具、食具、奶具以及床上用品均应消毒处理,接触患者和被患者污染的衣服、用物、分泌物、排泄物的前后均应及时洗手,保持皮肤清洁,选择纯棉、宽松衣物,勤换洗。

(4)保持环境卫生清洁,空气新鲜,经常开窗通风。

(5)避免与患者或有可疑症状者接触,不要随意使用别人的餐具或其他生活用品,尽量少去人口密集的公共场所,教导小儿勿随意将手放入口中。

四、风疹

风疹(Rubella)又称德国麻疹(German Measles),是一种由副病毒引起的急性呼吸道发疹性传染病。以红色斑丘疹,枕后、颈、耳后淋巴结肿大,伴低热等轻微全身症状为特征。在大城市春季流行,多见于儿童及青年,潜伏期 14~21 天,平均 18 天,潜伏期有传染性,出疹后传染性迅速下降。

(一)一般护理

(1)建立传染病登记卡,根据规定及时据实上报。确诊后应实施空气传播的隔离,戴口罩,防止传染他人。

(2)安排病室时,同病种患者可安排同一病室,避免接触孕妇及未行免疫接种的儿童、青少年,防止传染。

(3)病室每天空气消毒 2 次,呼吸道分泌物、排泄物等应按消毒隔离原则处理。

(4)给予富含营养的高蛋白和维生素的流质或半流质饮食为宜,多饮水。切忌盲目忌口,造成营养不良和维生素缺乏,导致机体抵抗力下降,疾病康复减慢,甚至加重病情,引发并发症发生。

(5)监测生命体征,密切观察体温变化。高热者,应多饮水,每天测量 4 次体温,实施物理降温或药物降温,注意保暖。

(二)专科护理

1.病情观察与护理

(1)观察有无发热、咳嗽、流涕、腹泻、呕吐、头痛、咽痛等情况发生,应嘱患者注意休息,多饮水,饮食应清淡、易消化,如体温≥38.5 ℃,按高热护理,遵医嘱给予物理降温或药物降温。

(2)观察有无枕后、颈、耳后淋巴结肿大、触痛的情况。

(3)观察皮肤黏膜出疹及消退情况,一般发热 1~2 天后出现淡红色大小不一的丘疹、斑丘疹或斑疹,部分融合成片,先见于面部,第 2 天扩展至躯干和四肢,而面部皮疹消退,第 3 天躯干皮疹消退,第 4 天四肢皮疹消退。皮疹消退后不留痕迹。部分患者皮疹可持续数周或没有皮疹。

(4)注意风疹并发症的观察及护理。①风疹综合征:孕妇在妊娠 4 个月内患风疹,可发生流产、死产、早产或畸胎,加强对孕妇及育龄妇女的观察。②关节炎:成人及较大的儿童应注意有无关节肿痛情况,出现关节肿痛应注意卧床休息和保暖,减少活动,疼痛严重者遵医嘱给予止痛剂。③观察有无并发中耳炎、支气管炎、心肌炎、脑炎、紫癜的发生。

2.用药护理

根据患者病情遵医嘱给予退热药、止咳药等对症处理,同时观察疗效、药物作用及不良反应。

(三)健康教育

(1)本病传染期短,自皮疹出现后须隔离 5 天,必须外出时,应戴口罩,防止传染。

(2)对已确诊风疹的早期孕妇,应终止妊娠。

(3)儿童、青少年及易感育龄妇女可接种风疹减毒活疫苗。

(杨文玲)

第二节　细菌性皮肤病

细菌性皮肤病主要是由化脓性球菌感染或杆菌感染引起的。化脓性球菌感染引起的皮肤病有脓疱疮、毛囊炎、疖、痈、丹毒等;杆菌感染引起的皮肤病有麻风病、皮肤结核病、类丹毒等。细菌性皮肤病可以通过接触方式传播,感染后的症状与细菌数量、毒力、机体免疫功能有关。

本节介绍常见的细菌性皮肤病:丹毒、脓疱疮、麻风病的护理。

一、丹毒

丹毒是皮肤或皮下组织内淋巴管及其周围软组织的急性炎症,成人好发于下肢和面部,婴儿好发于腹部。其临床表现为起病急,局部出现界限清楚、水肿性红斑,颜色鲜红,并稍隆起,压之褪色,皮肤表面紧张炽热,迅速向四周蔓延,有烧灼样痛,伴高热、畏寒及头痛等前驱症状。鼻部炎症、抠鼻、掏耳、足癣等因素是丹毒的常见诱因,若细菌潜伏于淋巴管内,当机体抵抗力低下时,易反复发作,为复发性丹毒。

(一)一般护理

(1)患者应安排单间,限制探视及陪住人员,并限制患者间的相互接触,避免传染,实施接触性隔离。

(2)保持室内空气新鲜,按时通风,每天空气消毒 2 次。墙面、地面及用物等均应使用含氯消毒剂每天擦拭 1 次,床单位及被服保持整洁,用物专人专用。医护人员勤洗手。正确处理器械和敷料等,严格落实消毒隔离措施。

(3)选择营养丰富、清淡易消化的高热量饮食为主,包括糖类、优质蛋白、各种维生素等,多饮水,每天 2000 mL,忌食辛辣腥发刺激性食物,戒烟、戒酒。

(4)给予适当卧位,抬高患处,避免局部压迫受累。小腿部丹毒应抬高患肢,肿胀明显时抬高患肢 30～45 cm;颜面部丹毒患者应取半卧位,患处朝上;急性期应卧床休息,满足生活所需,协助患者床上活动,促进血液循环。

(5)积极治疗全身疾病,如糖尿病、结核、慢性肾炎、营养不良、血液病等;查找病因并治疗耳、鼻、足部的感染灶。

(6)保持良好的情绪,充足的睡眠,大便通畅,有助于疾病恢复。

(7)每天测量生命体征,暂且观察体温变化。

(二)专科护理

1.皮损护理

(1)每天检查患者皮损情况,保持皮肤、黏膜的完整及清洁,用无菌生理盐水清洁皮损,每天 2 次。

(2)局部肿胀、疼痛者,可用 0.1% 依沙吖啶溶液、50% 硫酸镁溶液冷湿敷;也可使用冰袋冷敷,适用于炎症早期;或行微波热疗,适用于中、后期。

(3)水疱形成时,按"疱液抽取法"处理,严格执行无菌操作。

(4)皮下脓肿形成时,应切开引流,及时换药,并遵医嘱外用抗菌药物软膏,如 0.5% 新霉素软膏、达维邦或莫匹罗星软膏等。

2.病情观察及护理

(1)密切观察患者体温变化,有无畏寒、头痛、恶心、呕吐等前驱症状,高热患者应对症治疗。

(2)观察皮损发生的部位、面积大小、深度、颜色、皮肤温度、有无水疱、脓疱及疱液的性质,有无自觉症状,如瘙痒、疼痛等。典型皮损表现为水肿性红斑,界限清楚,表面紧张发亮,迅速向四周扩大,在红斑基础上可发生水疱、大疱或脓疱,病情多在4～5天达高峰,消退后局部可留有轻度色素沉着及脱屑。

(3)观察皮损发展情况。①坏疽型丹毒:皮损炎症深达皮下组织并引起皮肤坏疽。②游走型丹毒:皮损一边消退,一边发展扩大,呈岛屿状蔓延。③复发型丹毒:皮损于某处多次反复发作。

(4)观察患者有无全身中毒症状,有无局部淋巴结肿大、皮下脓肿、皮肤坏疽等伴随症状,观察局部有无红肿、疼痛情况。

(5)了解化验结果,如白细胞总数、中性粒细胞数等,观察尿的颜色、性状、量,有无肾炎、败血症等并发症。

(6)婴儿应加强观察,避免发生高热惊厥。

(7)下肢慢性反复发作性丹毒应注意观察有厄继发象皮肿。

3.用药护理

(1)遵医嘱用药,不能擅自增、减、改、停药。

(2)全身治疗首选青霉素,使用前首先要详细询问患者过敏史,做青霉素过敏试验,有过敏史者及药物过敏试验阳性者禁用,同时备好抢救设备、用物及药品。青霉素液须现用现配,要注意药物间的配伍禁忌,青霉素有增强抗凝药药效的作用。注意观察用药反应,大剂量青霉素治疗者要注意有无神经症状、出血、溶血、水及电解质平衡紊乱、酸碱平衡紊乱及肝肾功能异常等。

(3)如青霉素过敏者可用红霉素,注意观察胃肠道反应,有无恶心、呕吐、腹部不适,告知患者饭后30分钟服用此药。输液时应加强观察,避免药液渗出,大剂量长时间给药时,应注意观察患者的听力、肝、肾功能情况,有无心律失常、口腔、阴道念珠菌感染等。

(4)应用磺胺类药物时,应注意观察肝、肾功能及血液系统情况,有无中枢系统症状等。

(5)复发性丹毒应以间歇小剂量抗菌药物长时间维持治疗。

4.疼痛护理

(1)协助患者取舒适体位,提供舒适、整洁的床单位,安静、通风、温湿度及采光适宜的环境。

(2)进行护理操作前,向患者耐心、细致地做好解释,促使患者身心舒适,有利于减轻疼痛。

(3)缓解或解除疼痛的方法:抬高患肢,减少下床活动;炎症早期,可局部使用冷敷法缓解疼痛,必要时遵医嘱使用药物止痛。

(4)做好患者的心理疏导,讲解疾病的特点、病程及预后,减轻患者的心理负担。

(5)教会患者分散注意力的疗法,如读书、看报、听音乐、与人聊天等,缓解疼痛。

5.心理护理

了解患者日常的生活习惯,观察患者言行,倾听患者主诉,评估患者心理,满足患者生活需要,呼叫器置患者床旁,多巡视,合理安排锻炼及社交活动,营造良好的住院环境,增加患者的舒适度,使患者信任医护人员,积极配合治疗,早日康复。

(三)健康教育

(1)指导患者养成良好的卫生习惯,保持皮肤清洁,避免搔抓。面部丹毒应避免和纠正挖鼻、掏耳习惯,根治足癣有利于预防下肢丹毒。

(2)指导患者养成规律的生活习惯,注意休息,避免过度劳累。

(3)按时、按疗程用药,避免自行减量、停药,病情复发应及时就医。

(4)避免丹毒的诱发因素,如有鼻孔、外耳道、耳垂下方、肛门、阴茎损伤、趾间裂隙或外伤等应积极处理并保持患处清洁。

（5）指导患者保持全身皮肤清洁，有静脉曲张者，穿医用弹力袜，糖尿病患者应每天检查双足，避免足部外伤、烫伤及冻伤等。

二、脓疱疮

脓疱疮，俗称"黄水疮"，是一种化脓球菌传染性皮肤病。特征为发生丘疹、水疱或脓疱，易破溃而结成脓痂，接触传染，蔓延迅速，夏秋季儿童（2~7岁）多见，易流行。本病分为两型：大疱型脓疱疮和非大疱型脓疱疮，后者也称接触性脓疱疮，传染性强于前者。

（一）一般护理

（1）患者应安排单间，限制探视及陪住人员，实施接触性隔离，避免传染他人。

（2）病室安静、温湿度适宜，每天定时通风，空气消毒2次。墙面、地面及用物等均应使用含氯消毒剂擦拭，每天2次，床单及被服保持整洁，用物专人专用，定时消毒更换。医护人员勤洗手，正确处理器械和敷料等，严格落实消毒隔离措施。

（3）保持床单位整洁，床单平整、清洁、干燥、无杂屑；保护皮肤清洁、完整，避免搔抓，协助患儿剪短指甲，必要时戴手套；选择宽松、棉质衣物。

（4）每天测量生命体征，密切观察体温、呼吸变化。

（5）选择营养丰富、清淡易消化的高热量饮食，包括糖类、优质蛋白、各种维生素等，同时加强水分和电解质的补充。避免食用辛辣腥发刺激性食物。

（6）母乳喂养时，母亲应忌食辛辣腥发刺激性食物，将奶挤出后用奶瓶喂哺患儿，防止乳母被传染。

（二）专科护理

1.皮损护理

（1）疱液澄清、疱壁未破时可每天涂擦炉甘石洗剂5~6次。

（2）脓疱处理按"疱病清创法"清除脓液、痂皮等分泌物，外涂抗菌药物。

（3）脓疱结痂时应用1∶5000高锰酸钾溶液清洁创面，0.1%依沙吖啶溶液湿敷，外涂抗菌药物如0.5%新霉素软膏，浸软痂皮后再剪除痂皮，不要强行剥离。

（4）创面渗出较多时，使用糊剂外涂。

（5）注意局部清洁，保护创面，避免搔抓或摩擦，避免患儿哭闹，防止患儿剧烈运动，以免扩散。

（6）加强患儿眼、口、鼻的护理，及时清理分泌物。

2.病情观察

（1）观察皮疹发生的部位、大小、类型、颜色、有无水疱、脓疱及疱液的性质、侵犯面积、有无渗出、糜烂、尼氏征阳性（尼氏征又称棘层细胞松解现象检查法，有四种阳性表现：①手指推压水疱一侧，水疱沿推压方向移动。②手指轻压水疱顶，疱液向四周移动。③稍用力在外观正常皮肤上推擦，表皮即剥离。④牵扯破损的水疱壁时，可见水疱周边的外观正常皮肤一同剥离），有无新生皮疹、抓痕伴痒等情况。

接触性传染性脓疱疮，本病可发生于任何部位，以面部等暴露部位多见。皮损初起为红色斑点或小丘疹，迅速转变为脓疱，有明显的红晕、疱壁薄、易破溃、糜烂，脓液干燥后形成蜜黄色厚痂。

深脓疱疮，好发于小腿或臀部，皮损初起为脓疱，逐渐向皮肤深部发展，表面有坏死和蛎壳样黑色厚痂，红肿明显，去除痂后可见边缘陡峭的蝶状溃疡，自觉疼痛明显。

大疱性脓疱疮，好发于面部、躯干和四肢。皮损初起为米粒大小水疱或脓疱，迅速变为大疱，疱液先清澈后浑浊，疱壁先紧张后松弛，直径1cm左右，疱内可见半月状积脓，红晕不明显，疱壁薄，易破溃形成糜烂结痂，痂壳脱落后留有暂时性色素沉着。

新生儿脓疱疮，发生于新生儿的大疱性脓疱疮，皮损为广泛分布的多发性大脓疱，尼氏征阳性，疱周有红晕，破溃后形成红色糜烂面。

葡萄球菌烫伤样皮肤综合征，多累及出生后3个月内的婴儿，起病前常伴有上呼吸道感染或咽、鼻、耳等处的化脓性感染，皮损常于口周和眼周开始，迅速波及躯干及四肢。特征性表现为在大片红斑基础上出现松弛性水疱,尼氏征阳性,皮肤大面积剥脱见潮红的糜烂面,似烫伤样外观,手足皮肤呈手套、袜套样剥脱,口周可见放射状裂纹,无口腔黏膜损害,皮损有明显疼痛和触痛。

(2)观察患者全身症状,有无咳嗽、咳痰、呼吸困难等肺炎表现;观察意识、精神状况,有无头痛、呕吐、精神萎靡等脑膜炎症状;有无咽痛前驱症状。有无全身中毒症状伴淋巴结炎,易并发败血症、肾小球肾炎。

(3)密切监测生命体征,注意体温变化,如超过39 ℃以上时,遵医嘱应做血培养,以便及早发现脓毒血症,及时处理,观察尿的颜色、性状和量,以便于及早发现并处理急性肾小球肾炎症状。

3.用药护理

(1)遵医嘱用药,禁忌乱用药。

(2)外用药涂擦前,要清洁皮损处的分泌物及残余药物。

(3)痂皮厚时,先涂擦硼酸软膏,再以消毒液体或石蜡油去除脓痂,最后涂擦抗菌药物,有利于药物吸收。

(4)皮损面积大或有全身症状者,可选用抗菌药物如红霉素、青霉素等,应注意有无变态反应及其他药物不良反应发生,并根据药敏试验结果选用敏感性高的抗菌药物。

(三)健康教育

(1)幼儿园如有发病应及时隔离治疗,衣服、被褥、毛巾、用具、玩具、换药物品应严格消毒。

(2)告知患儿及家属不宜进入公共场所。

(3)告知患儿家属皮肤护理的方法及注意事项,如涂擦法、湿敷法。

(4)开展卫生宣教,注意个人卫生,保持皮肤清洁,及时治疗瘙痒性皮肤病,如痱子常是本病的前奏,防治痱子对预防本病很重要。

(5)出院后患儿家里所有的衣物均应消毒处理,可采用日晒、煮沸。

三、麻风

麻风是由麻风分枝杆菌引起的一种慢性传染病,主要侵犯人的皮肤、周围神经,如不及时治疗也可损害眼睛、肝、脾、睾丸及淋巴结等。早期就可因神经损害发生残疾和畸形,使其不同程度地丧失劳动和生活能力,麻风杆菌可自健康人破损的皮肤进入机体,这是传统认为麻风重要的传播方式,目前认为带菌者咳嗽或打喷嚏时的飞沫或悬滴经过健康人的上呼吸道黏膜进入人体。

(一)一般护理

(1)消毒与隔离。①实施接触传播和飞沫传播的隔离,建立麻风病房来切断传播途径,控制麻风传播。②焚烧污染的敷料,其他物品可通过煮沸、高压蒸汽、福尔马林熏蒸、紫外线照射等疗法进行消毒处理。③医护人员应加强个人防护,严格遵守操作规程,接触患者应戴口罩、帽子、手套,穿隔离服。

(2)给予高热量、高维生素、低脂和易消化的饮食,加强营养,有利于创面愈合,避免辛辣刺激性食物。

(3)密切观察体温、脉搏、呼吸、血压、皮损、疼痛、肢体活动等情况,发现异常,及时报告医师,配合处置。

(4)评估患者自理能力,加强生活护理,实施安全措施。

(5)患者住处要通风良好,环境清洁,及时消火蚊虫,避免蚊虫叮咬。

(二)专科护理

1.皮损护理

(1)保护手足皮肤,日常给予温水浸泡,油脂涂擦,湿润和软化皮肤,防止皲裂、裂口。

(2)足底红肿压痛或溃疡者应避免行走,让患肢抬高,卧床休息。愈合后应穿足部防护鞋

(3)单纯性溃疡叮用生理盐水、3%次氯化氢溶液清洗局部,消毒凡士林纱布保护创面,用无菌纱布包扎,每2~3天换1次药,若溃疡伴大量渗出时,应每天换药。

(4)感染性溃疡应用抗菌药物控制感染,局部用过氧化氢溶液浸泡后,清除分泌物及坏死组织,外用抗感染药物,无菌纱布包扎,每天换药1次。

(5)久治不愈或复发的顽固性溃疡,感染控制后用无菌方法进行扩创,也可根据病情给产手术治疗。

（6）有水疱时,按"疱液抽取法"处理。

（7）睾丸附睾炎的护理:卧床休息,用悬吊或男性保护隔离带托起阴囊,保持局部清洁、干燥,遵医嘱使用止痛剂或糖皮质激素。

2.睫状体炎的护理

（1）眼部受累可用阿托品和泼尼松眼药水或抗菌眼药膏交替滴眼或涂眼,每天1~2次。

（2）局部热敷可促进血液循环,减轻疼痛,促进炎症吸收。

（3）倒睫患者勿用手和不洁毛巾等揉眼睛,轻者可为其拔出倒睫,重者需进行手术治疗。

（4）监测患者的眼压,以防发生糖皮质激素性青光眼。

3.观察与护理

（1）观察皮损的大小、数量、颜色、面积、形状、累及范围及自觉症状。①定类麻风:早期表现轻微,常被忽视,典型皮损为单个或数个浅色斑或淡红色斑。光滑无浸润,呈圆形、椭圆形或不规则形,局部轻、中度感觉障碍,神经症状较轻,可有浅神经粗大。②结核样型麻风:皮损常局限,数目少,不对称累及面、肩、四肢、臀等少汗易受摩擦部位,典型皮损为较大的红色斑块,境界清楚或稍隆起,表面干燥粗糙,汗毛脱失,可覆盖鳞屑,可摸到粗硬的皮神经,可致神经功能障碍,伴有明显的感觉和出汗障碍、肌肉萎缩、运动障碍及畸形,一般不累及黏膜、眼和内脏器官。③瘤型麻风:早期皮损为浅色、浅黄色或淡红色斑,边界模糊,广泛对称分布于四肢伸侧、面部和躯干等,浅感觉正常或稍迟钝,有蚁行感,鼻黏膜可见充血、肿胀或糜烂。中期皮损分布广泛,浸润明显,四肢呈套状麻木,眉、发脱落明显,周围神经普遍受累,可产生运动障碍和畸形,足底可见营养性溃疡,淋巴结、肝、脾大,睾丸也可受累。晚期皮损呈深在性、弥漫性浸润,常伴暗红色结节,双唇肥厚,耳垂肿大,形如狮面,毛发脱落。④麻风反应:病程中突然原有皮损或神经炎加重,出现新的皮损和神经损害,并伴有畏寒、发热、乏力、全身不适、食欲减退等症状。神经肿痛的患肢应休息、保暖,必要时夹板固定。

（2）观察足部情况,有无足底红肿压痛或破溃发生。保持皮肤清洁,加强足部护理,根据脚形选择合适的胶鞋或布鞋,新鞋每天穿不超过3小时,避免远行,足底变形者要学会走鸭步,以避免足底滚动,用足底起落于地面。指导患者每晚用温水浸泡足部30分钟,促进血液循环,再涂擦油膏保护皮肤。

（3）观察眼部情况,有无充血、流泪和分泌物增多、视力下降、睑裂闭合不全等情况。注意用眼卫生,避免强光刺激,劳动时戴防护镜,防止异物进入眼内。

（4）观察周围神经受损情况,浅感觉障碍的程度。①通常温觉障碍发生最早,痛觉次之,触觉最后丧失。②有无肌肉萎缩或瘫痪所致的运动障碍,容貌损毁。③有无营养障碍所致的皮肤干燥、萎缩、脱毛、手足骨质疏松或吸收,形成畸形。④有无手足发绀、温度降低、肿胀等循环障碍。⑤有无出汗障碍。⑥注意保暖,慎用取暖用品,防止烫伤,避免外伤,洗浴后给予涂擦保湿剂滋润皮肤,防止干燥。肌肉关节局部按摩,适当进行活动锻炼,以促进循环,防止萎缩。

4.用药的护理

本病以内用药物治疗为主,采用联合化疗和麻风反应的治疗。世界卫生组织推荐联合化疗（MDT）治疗麻风病。

（1）MDT治疗方案及药物的不良反应观察及护理。

多菌型成人:利福平600 mg每月1次,氨苯砜100 mg每天1次,氯法齐明300 mg每月1次或50 mg每天1次,疗程24个月。

少菌型成人:利福平600 mg每月1次,氨苯砜100 mg每天1次,疗程6个月。①DDS（氨苯砜）:极少数患者服药1个月左右可发生药疹。如呈麻疹样、猩红热样皮炎,严重时伴高热、蛋白尿。出现上述症状应立即通知医师,停用DDS。鼓励患者多饮水,加强排泄,给予高蛋白、高热量、高维生素饮食。②RFP（利福平）:患者服用本品2~3个月,可出现一过性丙氨酸氨基转移酶升高,严重时可出现黄疸,因此,使用RFP应定期做肝功能检查,明显异常者应停药。③B-663（氯法齐明）:服用后易引起皮肤干燥、红染,肤色可呈棕红至紫黑色和鱼鳞样改变,影响患者外貌;大剂量使用有消化道症状和腹痛。护士要做好解释工作,随着病情的好转,色素沉着会逐渐减轻,停药后半年左右即消退,不必过于忧虑,但应注意避光,外出时应着长袖衣裤,戴帽或打伞,每次沐浴后涂擦维生素 AD 油膏或润肤膏。

(2)麻风反应的治疗,首选糖皮质激素,长期使用糖皮质激素的患者,注意观察疗效和不良反应。

5.神经痛的护理

(1)理疗或冰袋冷敷可缓解神经疼痛。

(2)必要时遵医嘱给予镇痛剂,麻醉药不可滥用,疼痛剧烈时可给予吗啡或哌替啶制剂,应注意成瘾性。

(3)肢体发生急性神经炎时,应予吊带、石膏或支架固定,使之处于休息状态,疼痛减轻或消失后,应尽早主动或背被动进行功能锻炼,避免关节僵直或挛缩。

6.假肢的自我护理

(1)初用假肢时残端易起水疱,在接受腔内垫柔软的衬垫,减少摩擦,应坚持用假肢,使残端皮肤角化,增加耐磨力。

(2)教会患者每晚检查残端有无红肿、擦伤及水疱,清洗残端,涂擦油脂并按摩片刻,以保护皮肤。

(3)开始使用假肢时可借助拐杖,两腿原地交替承重进行基本步态的训练,直至能单足站立平衡为止。迈步训练,应先迈健肢,慢行。

7.心理护理

由于长期的社会偏见和恐惧,患者往往会讳疾忌医,甚至产生逆反心理和行为,护士应多与患者沟通、交谈,改变患者不正确的认知、不良的心理状态,调整患者情绪,调动主观能动性,树立战胜疾病的信心,以良好的心理接受治疗及护理。

(三)健康教育

(1)宣传麻风病的科学知识及其病情、诊断和处理,使患者对麻风病有正确的了解,早期发现、早期治疗,认识本病及其发生的反应是可防可治的。

(2)鼓励患者正确对待社会上客观存在的不同程度的偏见,做到自尊、自重、自强、自立,树立与疾病做斗争的信心

(3)向新患者说明暂时勿去、少去公共场所,外出戴口罩。

(4)遵守联合化疗的要求,按时、足量、规则服药,及时复诊。

(5)根据既往患病史、检查结果及过敏史进行相关知识宣教。

(6)注意手、足、眼的自我护理,加强麻木肢体的功能恢复锻炼。

(7)向患者说明治疗后,一旦出现任何问题或疑问,应及时到当地诊治机构检查或咨询。

(杨文玲)

第三节　真菌性皮肤病

真菌性皮肤病是由真菌感染引起的疾病。真菌喜温暖潮湿,生长最适温度为 $22\sim36\ ℃$,相对湿度 $95\%\sim100\%$,pH $5.0\sim6.5$。真菌耐寒不耐热,在 $100\ ℃$ 左右,大部分真菌死亡,但在低温条件下 $(-30\ ℃)$ 可长期存活,与疾病有关的真菌主要有皮肤癣菌、酵母菌和霉菌 3 种,它们在临床上引起两大类真菌性皮肤病,即浅部真菌病和深部真菌病。

本节介绍深部真菌病、浅部真菌病和黏膜念珠菌病的护理。

一、深部真菌性皮肤病

酵母菌和霉菌主要侵犯真皮、皮下组织及内脏器官引起深部真菌病,临床上通常按菌种命名,如孢子

丝菌病、念珠菌病等。

（一）一般护理

（1）安排患者单独病室，实施接触性隔离，减少探视人员，避免交叉感染。医护人员进入病室及各项操作时，应戴帽子、口罩、手套，必要时穿隔离衣，做好防护。

（2）保持室内空气清新，温湿度适宜，定时通风换气，注意保暖。

（3）患者用物严格按照消毒隔离原则处理，每天 2 次用含氯消毒液擦拭物体表面和地面；空气消毒，每天 2 次。

（4）对于老年体弱、低蛋白血症、免疫功能低下和严重营养不良的患者，应加强保护措施，严格执行无菌操作原则。

（5）对于有严重基础疾病的患者，尤其对留置各种导管的患者，做真菌培养时，应同时做药敏试验，护理上应加强对导管的监测、预防感染。

（6）床单位整洁，及时更换病服，使用后按消毒隔离原则灭菌消毒。

（7）宜选择清淡饮食，加强营养，忌食辛辣、刺激性食物，戒烟、戒酒。

（8）每天监测生命体征，注意体温变化。

（9）注意个人卫生，保持皮肤清洁。

（二）专科护理

1.躯干四肢的皮损护理

（1）严格按无菌操作原则进行皮损的清创与换药。

（2）取新鲜创面和坏死组织接壤处的组织送真菌培养并做病理检查。

（3）伤口创面局部用 2％过氧化氢棉球和 0.5％无菌聚维酮碘棉球擦洗。

（4）红外线照射，每次 30 分钟，每天 1 次。

（5）0.2％两性霉素 B 溶液湿敷 20 分钟后，以无菌干纱布包扎固定，每天 1 次。

2.口鼻黏膜的护理

（1）观察、评估患者的疼痛情况，使用小手电筒、稀签及压舌板检查，每天评估记录口鼻黏膜变化，包括破溃黏膜局部的动态变化以及渗出物的颜色和性状。

（2）口鼻黏膜溃疡、穿孔的护理。①指导患者少食多餐，给予半流食或软食，细嚼慢咽，防止食物从上颌穿孔处进入鼻腔，引起窒息。②指导患者餐后用 2.5％碳酸氢钠溶液漱口，建立口腔碱性环境。漱口时以含漱为主，切勿用力，防止漱口液由穿孔处反流入鼻腔引起误吸。

3.呼吸道的护理

（1）肺部真菌感染患者咳嗽、咳痰明显，甚至出现大咳血，要评估肺部感染程度，如痰液量、性状、颜色、咳血量并进行痰培养。

（2）密切观察患者呼吸模式、频率的变化及血氧饱和度、胸片的情况，听取患者的主诉。

（3）肺部真菌感染者，遵医嘱给予氧气吸入 3 L/min，吸氧时在鼻周垫小棉块，使用双鼻导管吸氧；若患者鼻周破溃明显，宜使用面罩吸氧 6～8 L/min。

（4）保持呼吸道通畅，每天遵医嘱用 0.9％氯化钠溶液 2 mL＋复方异内托溴铵溶液 2.5 mL，每 12 小时雾化吸入治疗，雾化后拍背，协助患者进行痰液体位引流，帮助患者排痰。

4.输液管路的护理

（1）两性霉素 B 是治疗深部真菌毛霉病的最佳药物。长期使用易诱发静脉炎，需注意观察输液管路是否畅通。

（2）每次输液前要观察穿刺部位有无感染、红肿、渗液、疼痛，针头有无脱出。

（3）输液时严格无菌操作避免感染。

（4）指导患者保持输液穿刺处清洁干燥，不要擅自撕去贴膜。避免输液侧肢体剧烈活动或过度屈伸、持重。

5.病情观察

(1)密切监测生命体征及生化指标,高热者给予物理降温,必要时,遵医嘱使用退热药物。

(2)观察皮损有无感染、糜烂、渗出等,观察面部皮肤感染者有无容貌损毁现象发生。

(3)曲霉病应密切观察有无肺部受累,有无咳嗽、咳痰、咯血、气喘、呼吸困难等表现,有无皮肤损害,还应注意眼、耳、鼻、脑、消化系统、心血管系统、泌尿生殖系统有无感染,儿童应注意有无骨髓炎的症状。

(4)毛霉病应密切观察有无鼻部、脑部受累,表现为头痛、鼻部疼痛、充血、流血清样或黑褐色鼻涕、中枢神经系统症状等,累及肺部有咳嗽、胸痛、咯血等表现,累及胃肠道有腹痛、胃痛、胃溃疡、腹泻、血便、呕吐物为咖啡色等表现,观察皮肤有无新生皮疹,初期为痛性结节,逐渐扩大,以后中央溃疡、结焦痂和坏死等变化。

(5)孢子丝菌病应密切观察皮肤、骨、眼、肝、脾、肾、肺及脑部变化。

(6)着色芽生菌病观察皮损发生的部位,常见足、小腿和手臂。观察局部皮损痂下有无脓液溢出,肉芽之间有无脓栓,有无继发细菌感染或溃疡;有无疣状皮肤结核样、梅毒树胶肿样、银屑病样、足菌肿或象皮肿样皮损;有无侵及黏膜、甲周、甲板等表现;有无周围淋巴管播散、卫星状皮损及泛发性皮损表现;关节部位皮损受累可造成关节强直畸形、肌肉萎缩、骨质疏松等继发损害,应注意观察。

6.两性霉素 B 用药护理

(1)药物的保存:要求低温 2～8 ℃储存,禁止冷冻。在保存和输注过程中保证处于避光状态并现用现配。

(2)药物的配制:50 mg 瓶装两性霉素 B 用 10 mL 无菌注射用水溶解后加入 5％葡萄糖 500 mL 中输注。防止药物效价降低。不可与生理盐水或其他药物接触,此药分子量大,应使用单独的不带过滤网的避光输液管。

(3)药物的滴速:严格控制滴速,防止因药物输注过快而导致患者血压下降:一般初次使用时滴速为6～8 滴/分,使用过程中严密观察血压变化,待患者静脉输注药液 1 周后如血压无明显变化。可适当增加速度,但一般不宜超过 15 滴/分。

(4)药物不良反应观察。①发热、寒战、低血压及心动过速是常见不良反应,通常在开始输药后1～3 小时出现,护士遵医嘱在用药前 30 分钟应给予对乙酰氨基酚口服预防发热、寒战,鼓励患者适当增加饮水量。②恶心、呕吐、腹泻、纳差也较常见。严重不良反应有肾毒性、肝毒性、骨髓抑制等。③肾毒性较常见可出现蛋白尿和管型尿。在用药期间密切观察肾功能情况,准确记录出入液量,测量尿比重;定期对肝功能、肾功能、血清电解质、血常规、凝血酶原反应时间等进行监测。④保护静脉血管:输注两性霉素B 时一条静脉在输注 2 次后几乎无法使用,且第 2 次使用后渗漏率明显升高。尽可能从远端小血管逐级向上使用,并尽量避免重复使用同一条静脉血管,避免药液渗出,如发生药液渗出应积极进行处理。必要时行深静脉置管。输液前后不可用生理盐水冲管,应用 5％葡萄糖溶液。

7.心理护理

深部真菌病病程较长、病情较重,指导患者耐心与积极的治疗特别对于依从性差、性格固执的患者,了解患者的心理状态,获得患者的信任,同时与患者家属沟通,取得家属的理解与支持。

(三)健康教育

(1)指导患者养成良好的生活习惯,劳逸结合,加强锻炼,增加机体抵抗力,避免外伤。

(2)积极寻找并去除诱因。

(3)严格遵医嘱长期用药,避免随意减量或停药。

(4)定期复查血常规、肝肾功能等,定期随诊。

(5)避免长期应用抗菌药物、糖皮质激素及免疫抑制剂等。

二、浅部真菌性皮肤病

浅部真菌病即皮肤癣菌病,只侵犯表皮的角质层、毛发和甲板,根据感染部位命名如头癣、体癣和股癣、手癣和足癣、甲癣等,按菌种命名如花斑癣等。

（一）一般护理

（1）实施接触性隔离。严格消毒公共用品及个人用物,不与他人共用毛巾、鞋、袜、盆、浴盆等。

（2）病室应定时开窗通风,保持温湿度适宜,避免潮湿。

（3）注意个人卫生,保持皮肤清洁,宜选择淋浴,患处最后清洁,可每天用碱性香皂和流水清洁皮损,保持皮肤干燥。衣物、鞋袜应勤换洗,个人衣物单独清洗、消毒。

（4）积极处理患癣宠物如猫、狗等。

（二）专科护理

1.皮损护理

（1）躯干、四肢外涂药膏时要戴一次性手套,涂擦方向呈包围状由外向内,螺旋状涂擦,涂擦面积要大于皮损,促进药物吸收,防止皮疹扩散。

（2）手、足癣患者外用药膏时,要用棉签涂擦,湿敷或浸泡时应将指（趾）间分开。

（3）头癣患者应剃光头发后再外涂药膏。

（4）甲癣患者先把指甲削薄,再外涂药物或用激光治疗。

（5）花斑癣患者鳞屑较厚时应先清除鳞屑再外涂药物,治疗后色素减退可遵医嘱紫外线照射治疗。

（6）皮疹发生感染时,先清除腐痂,再外用抗菌药,必要时进行红光、紫外线等照射治疗。

2.病情观察及护理

（1）花斑癣患者应观察有无皮损面积扩大,脓肿形成,有无累及泪囊引起阻塞性泪囊炎,治疗后注意色素减退斑消退情况。

（2）头癣患者应观察皮损的大小、颜色、面积,有无炎症、糜烂、渗出、脓疱、肿块及肿块性质,有无继发感染及脓肿形成,有无自觉瘙痒、疼痛及伴随周围淋巴结肿大,有无秃发和瘢痕形成。脓癣患者应注意有无淋巴结肿大、食欲不振、乏力、发热等表现,高热者实施物理降温并按高热护理。

（3）甲真菌病观察侵入的范围、甲板的性状、光泽度、光滑度、颜色,甲床有无粗糙角化、脱屑、增厚等。

（4）手足癣观察皮损的大小、颜色,有无感染、渗出、异味,有无红斑、丘疹,有无水疱、大疱及疱液的性质,有无皮损干燥、角质增厚、粗糙、脱屑、皲裂等,自觉症状有无瘙痒、疼痛。

（5）观察皮损有无蔓延扩大,如继发丹毒、蜂窝织炎、淋巴管炎、淋巴结炎、癣菌疹、象皮肿等。

3.用药护理

（1）严格遵医嘱使用药物治疗。

（2）激素药物不可长期使用,必须配合抗真菌药同步使用。

（3）用药期间不可自行停药,疗程一般为4周。对服药患者注意观察肝、肾功能是否有受损表现,定期复查。

（4）根据不同类型的浅部真菌病:掌握外用药物的剂型、用法、注意事项和治疗原则,在采用外用药治疗时细心观察病情变化,皮损有无减轻。外用药物时,应从外向内涂于皮损处,以控制皮损扩展,同时注意药物刺激与变态反应。

4.心理护理

护理人员应多关心患者,通过良好的沟通使患者了解本病的病因、临床表现、治疗方法,树立战胜疾病的信心,并积极配合治疗。

（三）健康教育

（1）手癣和足癣患者应勤换鞋袜,平时最好穿吸汗的棉袜,勿穿不透气及过紧的鞋,特别是女性尽量不穿高跟鞋,鞋内要洒抗真菌散剂,毛巾和鞋袜等洗净后应置于通风处,日晒除菌。不到公共浴池泡澡,不与他人共用毛巾、鞋、袜、盆、浴缸等。患者要多洗手,不要随便用手去碰足癣部位,不随便用手搔抓,手癣患者避免接触肥皂、洗涤剂。另外,剪指（趾）甲时不能剪得太深。

（2）头癣患者剃除病变部位的头发,剃下的头发应焚烧,患者在治疗期间需戴帽子,用过的帽子、毛巾、枕套、梳子等应煮沸消毒,切断传染源,避免与患病的猫、狗等动物接触。

（3）体癣和股癣患者衣着宜宽松、透气,注意个人卫生,勤清洗,尤其在运动大量出汗之后。

（4）甲癣患者尽量不穿高跟鞋,不美甲,避免双手长期在水中浸泡。

（5）花斑癣患者应加强营养,保持皮肤清洁干燥,避免日晒,避免高温潮湿环境,避免剧烈运动,洗澡时水温不宜过高,禁止蒸桑拿,避免大量出汗,用过的内衣裤、被单、枕套等应煮沸消毒。

（6）预防:①切断传播途径,应采取适当的隔离措施。②消灭传染源,治愈现存的真菌患者及有病的家畜。③保护易感者,增加机体免疫力,平日做好个人卫生。

三、黏膜念珠菌病

黏膜念珠菌病是由念珠菌属,主要是白色念珠菌引起的黏膜部位的急性、亚急性、慢性炎症。白色念珠菌是人体正常菌群之一,一般不致病,当年老体弱、营养不良、患消耗性疾病、戴假牙方法不当、机体免疫力降低等情况时可导致感染。

（一）一般护理

(1)实施接触性隔离。严格消毒公共用品及个人用物,不与他人共用洁具、衣物。

(2)病室应定时开窗通风,温湿度适宜,避免潮湿,每天空气消毒2次。

(3)注意个人卫生,保持皮肤黏膜部位清洁、干燥。贴身衣物选择棉质、宽松、柔软为宜,勤换洗并在阳光通风处曝晒。

(4)保护口腔黏膜,宜选择软毛牙刷,每月更换1次。

(5)选择清淡、营养丰富的饮食,避免辛辣刺激性食物,口腔黏膜病变者应选用温度适宜的软食、流食或半流食,避免冷热刺激。

（二）专科护理

1.皮损护理

(1)口腔黏膜护理:①可选用抗真菌的含漱液漱口(如肉桂煎剂、1%~4%碳酸氢钠液),使用时应尽量延长含漱时间,也可选用抗真菌的口含片或栓剂含于口腔,使之缓慢融化,与黏膜充分接触,达到治疗的目的。②如合并细菌感染,可选用1:5000氯己定溶液漱口或使用地塞米松注射液10 mg、0.1%利多卡因注射液5 mL、庆大霉素注射液16万单位加入0.9%氯化钠500 mL配制的溶液与肉桂煎剂交替漱口,可起到抗细菌与抑制某些真菌的作用。③口唇及口角感染可外涂抗真菌霜剂。

(2)会阴护理:①治疗期间应避免性生活,必要时位夫妻同治。②保持外阴部清洁、干燥,应穿纯棉、宽松的内裤并勤换洗消毒,避免穿透气性差的紧身裤。③外阴部感染者可外涂咪唑类抗真菌制剂。④阴道感染者可应用抗真菌栓剂每晚一粒,塞入阴道深处。⑤龟头感染者用生理盐水局部冲洗,外用抗真菌药物,并发细菌感染破溃者可外用抗菌溶液湿敷后外用抗真菌药物,并保持局部通风、干燥,避免潮湿摩擦。

2.病情观察

(1)观察口腔情况:①有无鹅口疮发生,表现为灰白色假膜附着于口腔黏膜上,边缘清楚,周围有红润,严重者黏膜可溃疡坏死,自觉疼痛,吞咽困难,食欲不振等。②有无念珠菌生长的黑毛舌情况发生,表现为舌面沟中央线覆黑褐色厚苔,似绒毛状,表面干燥。③有无念珠菌性白斑,口腔黏膜白斑表现为微亮的乳白色斑片,边缘鲜明,一般无自觉症状。正中菱形舌炎表现为在舌背人字沟前方有菱形的、杏仁大小的光滑无乳头区,损害大小始终不变。④有念珠菌性白斑的患者应观察有无癌前病变的特征,如损害表面有红色增生区,又有白色增生区,应警惕。⑤有无念珠菌性舌炎,表现为舌面糜烂和浅表性溃疡,自觉疼痛。⑥有无念珠菌性口角炎,表现为单侧或双侧口角浸渍发白、糜烂结痂,病程久者皮损呈角化增殖、皲裂,常因疼痛影响张口。⑦有无念珠菌性唇炎的发生,特点为病变只限于下唇,一种表现为下唇唇红的中央部位长期糜烂,色鲜红,四周过度角化,表面可有脱屑,称糜烂型。另一种表现为下唇弥漫性肿胀,唇红及唇红与皮肤交界处有小颗粒,稍高出皮肤表面,称颗粒型。

(2)观察会阴情况:①女性为念珠菌性阴道炎,表现为阴道壁充血、水肿,阴道黏膜上有灰白色假膜,阴道分泌物浓稠,呈黄色或乳酪样,有时混有豆腐渣样小块,皮损可表现为红斑、轻度湿疹样反应、脓疱、糜烂和溃疡,自觉外阴部剧烈瘙痒。②男性为念珠菌性龟头炎,表现为龟头、冠状沟轻度潮红的斑片,表面干燥光滑或糜烂脓疱,严重者可发生鹅口疮样白斑,伴有明显的瘙痒,若累及尿道,可产生尿频、小便时刺痛等尿道炎症表现。

（三）健康教育

（1）遵医嘱用药,避免随意减量或停药。一般情况下症状缓解后,仍需用药1周,应在医师指导下停药或减量。

（2）注意口腔、会阴部位的清洁卫生,掌握正确戴假牙的方法。

（3）加强营养,增加机体抵抗力,去除诱因。

（4）避免长期应用抗菌药物、糖皮质激素及免疫抑制剂等。

（5）会阴部念珠菌病,应夫妻同时治疗,用药期间性生活时应使用避孕套,防止交叉感染。

（6）定期复查肝肾功能等,定期复诊或随诊。

（杨文玲）

第四节　大疱性皮肤病

大疱性皮肤病是一组发生在皮肤黏膜以大疱为基本损害的皮肤病。本节主要介绍天疱疮、大疱性类天疱疮的护理。

一、天疱疮

天疱疮是一种与遗传、环境污染等因素有关的比较严重的自身免疫性疾病,特征为表皮棘层细胞松解,表皮内水疱形成,疱壁薄、易破裂、糜烂、结痂,渗出明显,口腔内糜烂,尼氏征阳性。天疱疮可分为四型:寻常型、增殖型、落叶型和红斑型。

（一）一般护理

（1）病情平稳期可住在普通病房,禁止与病毒感染患者同病室,如带状疱疹、Kaposi水痘样疹等患者。进行冲击疗法治疗时应安排单间,必要时实施保护性隔离,限制探视,防止感染。

（2）病室温度、湿度适宜,定时通风换气,保持空气新鲜。每天空气消毒1~2次。换药时,室温要提高,注意保暖,换药后更换床单,保持床单平整无渣屑、干燥清洁。

（3）饮食以易消化、无刺激性食物为宜。多食高蛋白、高热量、多维生素、低盐、低糖食物,加强营养,提高机体免疫力。忌食辛辣刺激性食物。大剂量应用糖皮质激素治疗时,应注意补钾、补钙、保护胃黏膜。鼓励患者多饮水,以补充因大量渗液导致的水分流失。口腔糜烂溃疡、进食困难者给予软食或流质饮食,少食多餐,保证营养物质的摄入。

（4）监测生命体征,密切观察病情变化。

（5）重症患者必须卧床休息,限制活动,加强生活护理,保持皮肤清洁,根据皮损的部位变换体位、拍背、按摩骨突处,促进局部血液循环,防止压疮和坠积性肺炎发生。

（6）评估患者睡眠及二便情况,保证有效的休息,大便通畅。

（7）选择宽大、柔软、棉质、颜色浅的贴身衣服,勤换洗,被子不宜过厚,保持床单平整、清洁,污染后要及时更换,必要时使用支被架,防止粘连、摩擦,影响皮损愈合。

（二）专科护理

1.皮损护理

（1）水疱处理应严格遵守无菌操作原则,疱液及时抽取。对于直径＞1 cm的水疱尽可能抽取疱液并保留疱壁。

(2)处理未感染的糜烂面可遵医嘱外涂抗菌软膏后给予无菌油纱贴敷,对于躯干部有大面积糜烂面者可外穿无菌油纱背心。渗液多时应每天清理面而,重新涂药后贴敷无菌油纱;渗液少时可不予更换外贴油纱。

(3)皮损有糜烂、渗液及脓性分泌物或恶臭时,及时进行清创处理,遵医嘱用1:10 000高锰酸钾溶液药浴或0.1%依沙吖啶溶液清洗创衙、湿敷,视皮损情况外涂抗菌软膏或兄菌油纱贴敷。

(4)痂皮厚者应及时清除,可药浴或用油剂、软膏浸润软化后剪刀剪除,不可强行剥脱。

(5)皮损而积广泛,可采用暴露疗法。表皮剥脱处渗液多时也可用红外线、烤灯照射,每天1～2次,每次20～30分钟,使表面干燥结痂,促进愈合。床单被服应灭菌后使用。

(6)输液时用绷带固定输液针,勿用胶布粘贴皮肤,以免撕脱表皮。

(7)注意保暖,尤其在大面积换药时室内温度应保持在28%～30%,勿使患者受凉。

2.疼痛及瘙痒护理

(1)取舒适体位,尽量避免压迫创面。

(2)口腔糜烂严重者遵医嘱进餐前含局麻药漱口液(如地塞米松注射液10 mg、0.1%利多卡因注射液5 mg、庆大霉素注射液16万单位加入生理盐水500 mL)漱口,以缓解进食时疼痛;进餐后及时清洁口腔。

(3)如结痂痂皮较厚,可给予油剂或软膏外涂,软化痂皮,防止干裂牵扯疼痛。

(4)转移患者的注意力,教会患者放松的方法,也可缓解疼痛及瘙痒的感觉,必要时遵医嘱使用药物治疗。

3.特殊部位观察护理

(1)观察口腔黏膜是否受累,根据分泌物培养结果,选择漱口液每天三餐后、睡前漱口,并加强口腔护理。根据口腔黏膜受累程度,给予易消化的软食,必要时给予流食或半流食,食物温度应避免过冷、过热,以减少对口腔黏膜的刺激,无法进食者可加用静脉营养。

(2)外阴部位受累者,用支被架隔开棉被与皮损,不穿内裤,暴露皮损处;便后用清水或1:10 000高锰酸钾溶液清洗,必要时遵医嘱用0.1%依沙吖啶溶液湿敷20分钟,或烤灯照射20分钟,每天2～3次,外涂抗菌软膏。

(3)腋下、乳房下、腹股沟部位受累者,应保持局部通风,用0.1%依沙吖啶溶液或1.5%硼酸溶液湿敷20分钟,用可见光照射皮损,皮损干燥后外涂敏感的抗菌药物软膏,下次护理前用生理盐水清洗陈旧的药物及痂皮。

(4)观察有无真菌感染,如念珠菌感染等,重点观察口腔、会阴、腋、腹股沟、乳房下、臀裂、脐部等皮肤黏膜部位,还应注意内脏系统有无感染。局部皮肤黏膜感染外用制霉菌素制剂,阴道感染者外用制霉菌素栓剂,系统感染者口服克霉唑、酮康唑、氟康唑等。预防口腔感染给予肉桂溶液或4%碳酸氢钠溶液漱口。

4.用药护理

(1)早期应用糖皮质激素及激素减量时应注意观察有无新生水疱出现,原皮损部位渗出是否减少,尼氏征是否阳性;中后期应用糖皮质激素应注意观察其不良反应及并发症,如糖尿病、高血压、电解质紊乱、骨质疏松等。

(2)应用免疫抑制剂应注意观察药物的不良反应。

(3)静脉注射人丙种球蛋白治疗时,注意严格控制输液速度,观察有无输液反应。

5.密切观察病情变化

(1)寻常型天疱疮好发于口腔、胸、背、头部,严重者可泛发全身。典型皮损为外观正常皮肤上发生水疱或大疱,口腔黏膜受累几乎出现于所有患者,尼氏征阳性,易破溃,渗液多,可结痂。预后差,死亡率高,多累及中年人。

(2)增殖型天疱疮好发于腋窝、乳房下、腹股沟、外阴、肛门周围、鼻唇沟及四肢等部位。口腔黏膜损害较轻,尼氏征阳性,皮损破溃后易形成肉芽增生,皱褶部位易继发细菌和真菌感染,常有臭味。病程慢,预后较好。

(3)落叶型天疱疮好发于头面及胸背上部,水疱在红斑基础上,疱壁更薄,在表浅糜烂面上覆有黄褐色、油腻性、疏松的剥脱表皮、痂和鳞屑,如落叶状,可有臭味,多累及中老年人。

(4)红斑型天疱疮好发于头面、躯干上部与上肢等暴露或皮脂腺丰富的部位,多见于红斑鳞屑性损害,伴有角化过度,面部皮损多呈蝶形分布,预后良好。

6.心理护理

由于皮肤损害的泛发,患者易产生焦虑、恐惧、无助、频死、绝望等不良情绪反应,护士应多与患者沟通、交谈,改变患者不正确的认知、不良的心理状态,调整患者情绪,调动主观能动性,建立信任,使患者感到安全,以良好的心理接受治疗及护理。

(三)健康教育

(1)遵医嘱用药,尤其长期服用糖皮质激素和免疫抑制剂要严格遵医嘱,不可随意减量和停药,以免加重病情。

(2)定期随诊,复查血常规、血糖、肝肾功能等。定期测量血压。

(3)保持皮损处清洁干燥,按医嘱外用药物。

(4)适当运动,加强锻炼,增加机体抵抗力,活动适量,防止骨折。

(5)病情有变化时,及时就医治疗。

(6)治疗期间应避免妊娠,如需怀孕请咨询医师。

(7)减少感染机会,避免着凉、感冒,远离呼吸道传染病患者。

(8)饮食避免过硬、过热、过冷的食物;尽量少食粗纤维、不易消化的食物,曾发生过消化道出血的患者尤其要严格遵守。

二、大疱性类天疱疮

大疱性类天疱疮(bullous pemphigoid,BP)是一种好发于老年人的自身免疫性表皮下大疱病,以紧张性大疱为特征,尼氏征阴性。本病病因未明,进展缓慢,如不予治疗可持续数月至数年,也会自发性消退或加重,预后好于天疱疮。

(一)一般护理

(1)病室整洁、空气新鲜,患者多为老年人,抵抗力低,室温一般保持 22～26 ℃,相对湿度保持在50％～60％,注意保暖。

(2)保持床铺清洁,床单干燥,无杂屑,每天 2 次湿式清扫,重症患者应随时清扫,污染的被服应及时更换。

(3)加强营养支持,给予易消化、无刺激性食物,多进食高蛋白、高热量、多维生素、富含营养的食物;对水疱、大疱数量多者应适当补充血浆或清蛋白,预防和纠正低蛋白血症。

(4)长期卧床患者,应加强生活护理。

(5)注意休息,适当活动,活动量以患者能耐受为宜。

(6)老年患者还应注意多饮水,多吃蔬菜、水果,保持大便通畅。

(二)专科护理

1.皮损护理

(1)口腔黏膜损害时,应加强口腔护理,饭前、饭后勤漱口,根据黏膜损害的程度及菌培养结果选用合适的漱口液,每天数次漱口,并配流食或半流食,食物温度不可过热。

(2)水疱处理应严格执行无菌操作原则,及时抽取疱液,按"疱液抽取法"进行处理。水疱处有感染时,应先使用抗菌溶液湿敷,每天 1～2 次,每次 20 分钟,再行抽取疱液,注意暴露皮损处,可使用鹅颈灯等对皮损部位进行照射,保持皮损干燥、清洁。

(3)局限性类天疱疮,可首选强效糖皮质激素霜剂,每天 2 次外涂。

(4)全身泛发者进行皮损护理时,要注意保暖,可分部位进行,避免着凉。

(5)保持皮肤清洁,避免搔抓,防止感染发生。

(6)皮损处糜烂、渗出时,应及时进行清创处理。详见"天疱疮"的护理。

2.用药护理

(1)糖皮质激素是治疗本病的首选药物,由于本病患者多为高龄,在治疗过程中必须注意观察和预防糖皮质激素的常见不良反应。外用强效糖皮质激素软膏冲击治疗,应根据体重和新发水疱数决定用药剂量和次数(最高剂量 40 g/d,每天 1～2 次至每周 2 次),均匀涂抹全身,但头面部除外。长期使用可使皮肤变薄、毛细血管扩张、局部感染机会增加,应注意不良反应的观察,及时对症治疗。

(2)使用免疫抑制剂(如环孢素)时,应注意高血压、肾功能损伤和高血钾的发生。

3.密切观察病情变化

(1)好发于胸腹部和四肢近端及手、足部,多见于 50 岁以上的中老年人,预后较好。

(2)典型皮损为在外观正常的皮肤和红斑的基础上出现紧张性水疱和大疱,疱壁厚,呈半球状,直径从 1 cm 至数厘米,成批出现或此起彼伏,尼氏征阴性,破溃后糜烂面常出现结痂,可自愈。

(3)观察水疱或血疱的性质,疱液是否澄清,是否有新发皮疹。

(4)观察患者有无自觉症状、伴痒等。

(5)观察患者有无湿疹样或结节性痒疹样皮损。

(6)观察患者有无口腔黏膜损害。

4.心理护理

多与患者交谈,改变患者的不良心理状态,调整患者情绪,向患者介绍成功的病例,调动其主动性,积极配合治疗,有利于疾病早日康复。

(三)健康教育

(1)向患者介绍本病的诱发因素、疾病的发展过程、治疗方案及日常护理的知识。

(2)定期门诊复查,长期应用糖皮质激素或免疫抑制剂的患者,应严格遵医嘱使用,不可自行调整药物剂量。

(3)加强营养,提高免疫力,适当锻炼身体,注意休息。

(4)减少感染的机会,避免着凉、感冒、远离呼吸道传染病的患者。

(5)长期卧床患者应加强翻身、扣背、按摩骨突受压部位,防止发生压疮和肺部感染。

(6)教会患者观察糖皮质激素及免疫抑制剂的不良反应,如高血压、糖尿病、骨质疏松,定期复查血常规、肝肾功能及血脂等检验项目。

(杨文玲)

第五节　遗传性皮肤病

遗传性皮肤病是一组由于遗传物质改变而导致的皮肤黏膜病变。根据遗传性皮肤病发病过程中遗传因素的作用,分为单基因遗传性皮肤病、多基因遗传性皮肤病和其他(包括染色体病、线粒体病等)。本节仅介绍几种常见的遗传性皮肤病的护理:鱼鳞病、遗传性掌跖角化病、遗传性大疱性表皮松解症、家族性良性慢性天疱疮。

一、鱼鳞病

鱼鳞病是一组以皮肤干燥并伴有片状鱼鳞样固着性鳞屑为特征的角化异常性遗传性皮肤病,临床上分为寻常型鱼鳞病、性连锁鱼鳞病、板层状鱼鳞病、先天性大疱性鱼鳞病样红皮病和先天性非大疱性鱼鳞病样红皮病等多种类型。不同临床类型可能具有不同的发病机制,部分至今尚不明确,其中寻常型鱼鳞病最常见。

(一)一般护理

(1)病室整洁、空气清新,根据患者病情调节室温,一般 18～22 ℃,相对湿度保持在 50％～60％,小儿患者室温保持在 22～24 ℃,相对湿度 55％～65％。冬季避免空气干燥,可使用加湿器。

(2)根据患者病情安排单人或多人病室。患儿应给予保护性隔离,病室用紫外线循环空气消毒机消毒,每天 6 次,每次 2 小时。

(3)保持床单位清洁、干燥、平整,每天 2 次湿式清扫,鳞屑多时应随时清扫。

(4)饮食上给予高蛋白、高维生素、易消化的食物,如蛋类、瘦肉、豆制品、新鲜蔬菜及水果,多饮水,避免进食辛辣刺激性食物,保证足够的热量及营养供给,以促进皮肤修复。小儿患者必须确保液体及营养供给,以维持水、电解质及酸碱平衡。

(5)保持皮肤清清、滋润,避免搔抓,勤剪指甲,适当增加涂擦润肤剂的次数,每天 3～4 次或更多,洗浴后应及时涂擦润肤剂。

(6)选择宽松、柔软、棉质的贴身衣裤,避免摩擦皮肤,加重瘙痒感觉。

(7)由于患者皮肤干燥、角化、弹性下降,嘱患者不要做剧烈的运动,同时尽量减少因牵扯造成的物理性损伤,应加强生活照顾(如协助患者更衣、进食、如厕等)。

(8)若全身泛发皮损者,因皮肤散热功能明显下降,故应密切观察患者生命体征变化,尤其是体温的变化。

(二)专科护理

1.皮损护理

(1)保持全身皮肤清洁、滋润,每天进行温水洗浴或盐水浴,不用碱性强的皂液或浴液,全身涂擦护肤油脂类药物,如维生素乳膏、尿素霜、珍珠霜等,以保持水分。

(2)头部皮损处可用 3％硼酸溶液湿敷,每天 1～2 次,每次 30 分钟,再涂擦维 A 酸软膏。

(3)皮损感染时,先用温水和抗菌溶液浸泡或湿敷,达到消肿收敛的作用,再使用抗菌软膏和复方炉甘石溶液涂擦患处。

(4)患儿皮损护理:①育儿箱应保持湿度。并预防裂隙处感染,避免使用角质溶解剂。表皮剥脱阶段,应用单纯性润肤剂。②严格执行无菌操作规程,接触患儿的固定物品(如听诊器、血压计、体温计等)应使用含氯消毒剂擦拭消毒。患儿的用物(如被褥、包布、尿布、毛巾)应每天高压灭菌消毒,避免医源性感染。③皮肤大面积剥脱时,不宜穿衣包裹,应暴露创面,使用无菌棉签均匀涂擦湿润烧伤膏,厚度约 1 mm,以覆盖创面为宜,每 4 小时重复 1 次。④保持皮肤完整、减少摩擦,患儿因疼痛哭闹,肢体摩擦,均可导致干痂脱落或加剧皮损,影响愈合,应遵医嘱注射镇静剂(如苯巴比妥钠)或 10％水合氯醛口服或保留灌肠。⑤口腔护理,可用生理盐水清洗口腔,每天 3～4 次,保持口腔清洁,予温凉奶喂养,避免过热,注意观察口腔黏膜有无糜烂、溃疡等情况。⑥眼部护理,每天用生理盐水棉签清除眼部分泌物及周围干痂,同时观察分泌物量、眼睑及结膜情况。⑦会阴部护理,采用一次性尿裤垫于臀下,每次大小便后及时更换,温水清洗会阴部并局部涂擦氧化锌油。

2.用药护理

(1)以外用药为主,以温和、保湿、轻度剥脱为原则。

(2)10％～20％尿素霜、α-羟基酸或 40％～60％丙二醇溶液可增加皮肤水合程度。

(3)维 A 酸外用制剂或钙泊三醇软膏等可改善角化程度,减少鳞屑,与糖皮质激素联用可增加疗效。

(4)对于性连锁鱼鳞病,外用 10％胆固醇霜可取得较好疗效。

(5)严重患者在冬季可口服维生素 A 或维 A 酸类药物,能明显缓解病情,但长期服用应观察不良反应,定期监测血象及肝肾功能。

3.密切观察病情变化

(1)寻常型鱼鳞病好发于四肢伸侧及背部,尤以胫前最为明显,典型皮损是淡褐色至深褐色菱形或多角形鳞屑,鳞屑中央固着,周边微翘起,常伴有掌跖角化、毛周角化。本病最常见自幼年发病,皮损冬重夏轻。

(2)性连锁鱼鳞病仅限于男性。可累及全身,以四肢伸侧、躯干下部为重,胫前最明显,面、颈部和皱褶部也可受累。

(3)板层状鱼鳞病出生后即全身覆有一层火棉胶样膜,2周后脱落,代之棕灰色四方形鳞屑,以肢体屈侧、皱褶部位和外阴为重。部分患者可有眼睑、唇外翻,常伴掌跖角化、皲裂。

(4)先天性大疱性鱼鳞病红皮病出生时即有皮肤潮红、湿润和表皮剥脱,受到微创后出现水疱。易破溃成糜烂面,数日后红斑消退出现丘疹,皮肤皱褶处更明显,呈"豪猪"样外观,常继发感染,严重可致死亡。

(5)先天性非大疱性鱼鳞病红皮病出生时全身皮肤紧张、潮红,覆有细碎鳞屑。皮肤有紧绷感,面部亦可累及,可见睑外翻,青春期后好转。部分可伴有斑秃和甲营养不良。

4.心理护理

从心理上减轻患者及患儿家属的思想压力,增强治疗疾病的信心,取得自身的配合对本病的治疗是至关重要的,所以医护人员应多与患者及家属沟通,详细告知预后情况及日常护理内容,用亲切、热情的语言解释治疗过程及疾病康复的知识,取得患者及家属的理解。

(三)健康教育

(1)向患者及家属讲解疾病的预防、治疗及预后情况等相关知识。

(2)加强饮食营养,多食含有维生素A的食物,如胡萝卜和动物内脏等,可以从食物中获得维生素A。

(3)日常生活中,要多饮水,勤洗盐水浴,通过盐水与角质层作用而利于本病。浴后涂擦润肤剂,保持皮肤清洁、滋润,勤剪指甲,避免搔抓皮肤。

(4)选择温和无刺激、补充水分的洗护用品,避免使用碱性浴液。

(5)恢复期可适当加强锻炼,增强身体抵抗力;本病冬重夏轻,紫外线照射有益于皮损的改善。

(6)定期门诊复查,长期口服维A酸类药物等,要遵医嘱按疗程服用,不可自行增减药量,定期复查血常规及肝肾功能。

二、遗传性掌跖角化病

遗传性掌跖角化病以弥漫性或局限性的掌跖皮肤增厚和角化过度为临床特征,有多种类型,常见的有弥漫性掌跖角化病和点状掌跖角化病。

(一)一般护理

(1)病室整洁、空气新鲜,温度适宜,相对湿度保持在55%～65%。夏季开空调不可过久,冬季避免空气干燥,可使用加湿器。

(2)饮食以清淡、易消化、富含维生素、蛋白质高的食物为主,如牛奶、鸡蛋、豆制品(黄豆、豆腐)、瘦肉、新鲜蔬菜、水果等,多饮水。通过静脉用药,补充氨基酸等,加强营养。避免辛辣、刺激性食物,少食腥发食物,禁烟、酒。

(3)选择柔软、棉质的毛巾、手套、袜子等用物和衣物。

(4)选择温和、无刺激的洗护用品,避免使用碱性、刺激性强的产品,如肥皂。

(5)勤用温水浸泡手、足,水温不可过冷或过热,洗后及时涂擦护肤膏,每天可数次。

(6)过度角化的死皮,不可强行剥脱,以免出血、感染,应用剪刀修剪。

(7)手、足部皮损严重的患者,加强生活照顾,协助患者修剪指甲、更衣、如厕等,限制患者下床行走,减少摩擦,同时做好安全防护,预防跌倒等意外事件。

（二）专科护理

1.皮损护理

（1）保护创面，及时涂擦角质松解剂（10％～20％水杨酸软膏、10％～20％尿素软膏）、维生素E、维生素AD软膏或护肤膏，涂药后戴上一次性薄膜手套，增加保湿效果，提高肌肤细胞的活跃度，加速角质层代谢更新。多种药膏涂擦时，应交替使用。

（2）对于明显增厚的角化性斑块，可选用中药罨包法，如采用黄檗、生地榆各30克，蒸发罨包软化角质；也可使用30％尿素溶液浸泡。

（3）对于肥厚的角质层，可进行封包治疗，如使用怀氏软膏，将药膏均匀涂擦在掌跖角化处，外用保鲜膜封包10～12小时后取下，同时与0.1％维A酸软膏交替使用，最好采用晚间封包治疗。

（4）局部皮损可外用20％尿素软膏、0.1％～0.5％维A酸霜或用15％水杨酸软膏封包软化角质，封包时间一般20～30分钟，每天1～2次，亦可外用钙泊三醇软膏。

（5）封包治疗后，部分角质层开始脱落，边缘翘起，应协助患者及时用剪刀修剪痂皮，防止脱落的痂皮触碰及刺激新修复的皮肤。一般每周3～4次，操作时动作轻柔、耐心、细致。

（6）手、足部出现皲裂时，可用肤疾宁胶布敷贴，保护伤口，减轻疼痛，促进伤口愈合。

（7）病情严重，丧失活动能力，则可考虑分层皮移植。

2.用药护理

维A酸类药物（如阿维A、阿维A酯）需长期或终生用药，但不良反应较多，常见的不良反应如皮肤黏膜损害（唇炎、眼干、口干、瘙痒、脱屑等）、致畸、骨质疏松、胰腺炎、高脂血症、肝脏毒性、血液毒性等，停药后即复发，用药期间应加强宣教，提高患者的依从性，不能自行增、减药量或停药，定期复查血常规、肝肾功能，密切观察患者的不良反应，及时对症治疗。

3.密切观察病情变化

（1）弥漫性掌跖角化病：皮损为境界清楚的淡黄色坚硬角化斑块，蜡样外观，边缘常呈淡红色。有时可伴有瘙痒、触痛或疼痛性皲裂，掌跖多汗，甲板增厚混浊，冬季尤重。

（2）点状掌跖角化病的典型皮损为掌跖部散发角化性丘疹，皮色或黄色，直径2～10 cm，散在分布或排列成片状或线状，丘疹脱落后，呈火山口样小凹陷，偶见甲营养不良。

4.心理护理

患者多因疾病迁延难愈、反复发作、治疗效果不佳等原因，产生畏惧、焦虑、烦躁、易发脾气等，医护人员应耐心、细致地为患者解答疑惑，多给予安慰、劝导，帮助患者正确对待疾病，通过日渐好转的皮损，增强患者战胜疾病的信心。

（三）健康教育

（1）向患者讲解疾病的治疗方法、日常护理、自我保护等知识。

（2）指导患者合理饮食，保证蛋白质、微量元素、维生素的摄入，加强营养，调节免疫力。

（3）指导患者正确使用罨包、封包、涂擦、清除痂皮的方法。

（4）增强自我保护意识，选择合适的洗护用品，避免外界油污、烟尘、化学洗涤剂对肌肤的伤害。

（5）定期复诊，按医师的指导规范用药，不可自行增、减、停药，以免病情反复或加重。

（6）指导患者做好防护，减少摩擦，防止局部长期受压，影响掌跖角质层修复。

三、遗传性大疱性表皮松解症

遗传性大疱性表皮松解症（epidermolysis bullosa，EB）分为遗传性和获得性两种。遗传性大疱性表皮松解症是典型的机械性大疱病，以皮肤轻微外伤后出现大疱为特点。根据水疱的发生部位可分为三大类：单纯型大疱性表皮松解症，水疱在表皮内；交界型大疱性表皮松解症，水疱在透明层；营养不良型大疱性表皮松解症，水疱在致密板下方。本病无特效疗法，仅能对症及支持治疗。

（一）一般护理

（1）室内清洁、空气新鲜，每天2次通风，每次30分钟，每天空气消毒1～2次。根据病情调节室内温湿度，小儿患者室温保持在22～24℃，相对湿度55％～65％。重症患者应安排单间，实施保护性隔离。

（2）严格执行无菌操作规程，接触患者前用肥皂、流水洗手；接触患者的听诊器、体温计、血压计等应固定使用并消毒，尽量使用一次性医疗用品。

（3）饮食以高热量、高蛋白、高维生素、易消化饮食为主，少量多餐，多饮水，忌食辛辣刺激性食物，保持大便通畅。

（4）选择宽松、柔软、棉质的贴身衣物，勤换洗，贴身衣物及被服使用前应高压灭菌消毒。

（5）保持床单清洁、干燥、平整、无杂屑，定期更换床单，皮损严重者，应每天更换。

（6）进行治疗护理操作时，要耐心、详细地向患者讲解治疗过程，取得患者的配合，操作时动作轻柔，以免损伤或加重皮肤损害。

（7）保持皮肤清洁、干燥，注意保护皮肤，防止摩擦、压迫、搔抓，重症患者应加强生活护理，协助患者修剪指甲，翻身时，避免拉、拽等摩擦皮肤，必要时使用支被架。

（8）静脉穿刺时在穿刺部位上方垫一无菌棉垫后扎止血带，避免重复穿刺，不可用胶布粘贴，以免加重皮损，最好采用静脉留置针。

（9）每天监测生命体征，尤其注意体温的变化。

（二）专科护理

1.皮损护理

（1）水疱处理，对于直径大于1 cm的水疱用5 mL无菌注射器抽净疱液，保护疱壁，破溃水疱用无菌剪刀剪去起皱、剥脱的坏死上皮。生理盐水清洗后，用无菌凡士林油纱布包裹，外加绷带固定。皮损干燥时及时去除凡士林油纱布。

（2）皮损处大量渗出时，应暴露创面，可用3％硼酸溶液或生理盐水湿敷，红外线照射，每天2次，每次20～30分钟，保持创面清洁、干燥。

（3）脓痂及痂皮多时，可行1∶8000高锰酸钾液局部清创，再用红外线照射，外用抗菌软膏（如新霉素）涂擦。

（4）大面积破溃处，可用金因肽喷剂，紫草油涂擦后用油纱布包裹。

（5）皮肤结痂、瘙痒时可局部涂擦维生素E软膏、抗菌软膏。

（6）患儿皮损护理：①保持创面清洁。每天使用1∶5000高锰酸钾溶液，温度为38～40℃，进行全身浸泡清洗，每天1次，每次10分钟，浸泡后用毛巾吸干水分，不能擦拭。②创面用药护理。使用无菌棉签在创面均匀涂擦1 mm厚的湿润烫伤膏，每4小时重复1次，以达到活血化瘀、祛腐生肌还可使用如意金黄散，每天3～4次，涂药前先用生理盐水将干燥药渍洗去，再涂新药。③保护创面。患儿常因疼痛哭闹、烦躁，使肢体摩擦增多，导致干痂脱落或加剧皮损，影响愈合，修平指甲，可外用柔软无菌棉垫分隔肢体，减少摩擦，必要时遵医嘱使用镇静剂，如10％水合氯醛1 mL/kg体重口服或保留灌肠。翻身时将患儿抱起，避免拖、拉、推等动作，防止损伤皮肤。

2.病情观察

（1）皮损的共同特点是多因轻微摩擦或碰撞后出现水疱及血疱，肢端或四肢关节的伸侧尤其容易发生，严重者可累及任何部位，愈合后可形成瘢痕。①单纯型大疱性表皮松解症，水疱发生在表皮基底细胞层，相对表浅，见于肢端及四肢关节伸侧，一般不留瘢痕，黏膜及指甲损害少，尼氏征阴性。多在2岁内，摩擦部位易出现水疱。②交界型大疱性表皮松解症，即出生后有广泛的水疱、大疱、糜烂和结痂，愈合后出现萎缩性瘢痕，可致指（趾）甲畸形、营养不良或无甲，也可出现牙釉质发育不良，大多数患者在2岁内死亡。③营养不良型大疱性表皮松解症，病情较重，常在出生时出现水疱，位置较深，预后留明显瘢痕，可发生于任何部位，以肢端最重，反复发生的水疱和瘢痕可使指（趾）间的皮肤粘连、指骨萎缩形成爪形手，也可累及黏膜，口咽黏膜反复溃破、结痂，可导致张口、吞咽困难，预后差。

（2）严密观察并记录患者生命体征，记录24小时出入量，尤其是尿量。

（3）观察患者有无新发水疱，口腔黏膜有无新发炎症，眼结膜有无充血、水肿等。

（4）观察患儿神志、哭声、精神症状、吸吮能力等，如患儿出现精神萎靡、嗜睡、高热、呼吸急促、心率加快等提示感染，应及时通知医师，采取有效治疗措施。

3.心理护理

评估患者及家长的心理状况，有针对性地给予心理疏导，耐心解答患者及家长的疑问，用亲切、和蔼的语言向患者及家长说明治疗的重要性，多与其沟通、交谈，消除焦虑、悲观等不良情绪，使其树立信心，保持乐观的心态，积极配合治疗。

（三）健康教育

（1）向患者及家长详细讲解疾病的知识，使其对疾病有一定的了解，树立战胜疾病的信心。

（2）告知患者减少皮肤机械性损伤和摩擦，贴身衣物避免过厚过硬，防止压迫、搔抓皮肤。

（3）指导患者养成良好的生活习惯，疾病恢复期，应适当锻炼，增强机体抵抗力。

（4）教会患者及家长皮肤护理的方法，如湿敷法、涂擦法及出现水疱后的处理方法。

（5）指导患者合理饮食，加强营养。

（6）教会家长正确的喂养方法，保证患儿生长发育，提高机体免疫力。

（7）建立患者及患儿家长与医院的联系，随时解答其在护理过程中的疑问。

四、家族性良性慢性天疱疮

家族性良性慢性天疱疮又称黑利-黑利病，系一种少见的常染色体显性遗传病。患者通常在20～30岁发病，皮损好发于颈项部、腋窝和腹股沟，少数发生在肛周、乳房下、肘窝和躯干。

（一）一般护理

（1）病室空气新鲜，环境整洁、安静，每天定时开窗通风换气，每天2次空气消毒。

（2）将患者安置于单人病室，床位勿靠近窗边，避免紫外线照射。

（3）保持皮肤清洁、干燥，避免搔抓、摩擦，重症患者应加强生活护理，协助患者修剪指甲，翻身时，避免拉、拽等动作，防止损伤皮肤。

（4）采用局部暴露疗法，使用支被架，避免被单与皮肤创面摩擦，减轻疼痛与污染的机会。

（5）饮食以高热量、高蛋白、高维生素、易消化的饮食为主，少量多餐，多饮水，多食新鲜蔬菜、水果，忌食辛辣刺激性食物，戒烟、酒，忌浓茶、咖啡。

（6）选择宽松、柔软、棉质的贴身衣物，勤换洗，贴身衣物及被服使用前应高压灭菌消毒。

（7）保持床单清洁、干燥、平整、无杂屑，定期更换床单，皮损严重者，应随时更换。

（8）每天监测生命体征，尤其注意体温的变化。

（9）会阴部及肛周黏膜糜烂患者，应协助排便，指导正确的吸气收腹用力，使其顺利排便。

（二）专科护理

1.皮损护理

（1）清洁创面，局部有毛发时，应先用无菌剪刀剪除，再给予1：8000高锰酸钾溶液缓慢清洁或冲洗创面。清除创面分泌物和坏死组织，清洗后常规检查局部皮损是否有粘连，如有粘连应使用钝头小玻璃棒缓慢分离，并外涂少量金霉素眼药膏。清洗时应避免用力，以免导致局部表皮松解剥脱。

（2）水疱处理，严格执行无菌操作原则。及时抽取疱液，对于直径大于1 cm的水疱用5 mL无菌注射器抽净疱液，保护疱壁，破溃水疱用无菌剪刀剪去起皱、剥脱的坏死上皮。按"疱液抽取法"进行处理：水疱处有感染时，应先使用抗菌溶液湿敷，每天1～2次，每次20分钟，再行抽取疱液，注意暴露皮损处，可使用鹅颈灯或红外线等对皮损部位进行照射，保持皮损干燥、清洁。

（3）糜烂创面处理，协助患者取舒适体位，充分暴露皮损处，用0.1%依沙吖啶无菌溶液湿敷于患处，每隔10～15分钟加液1次，持续湿敷0.5～1小时，再用红外线照射，照射时嘱患者勿直视光源，以免造成眼

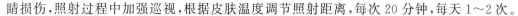

睛损伤,照射过程中加强巡视,根据皮肤温度调节照射距离,每次 20 分钟,每天 1~2 次。

(4)病情严重者可进行皮肤移植。

2.用药护理

系统使用有效的抗菌药物、糖皮质激素药物时应注意观察药物的疗效、不良反应,严重者使用环孢素、维 A 酸和氨苯砜等药物时,观察不良反应的同时还要定期检查血象、肝肾功、血脂等;每天监测血压变化。

3.密切观察病情变化

本病好发于颈项部、腋窝和腹股沟,也可发生在肛周、乳房下、肘窝和躯干。皮损为红斑基础上的松弛性水疱,尼氏征阳性,常为一个部位多发性水疱,疱壁薄易破,形成糜烂和结痂,反复发作可出现颗粒状赘生物,伴瘙痒、灼热、疼痛及腥臭味。少数黏膜受累,主要累及口腔、喉、食管、外阴及阴道,多因出汗使皮损加重,间擦部位常出现浸渍或皲裂,发生活动性疼痛。夏重冬轻,反复发作,可留有色素沉着,但不留瘢痕。

4.心理护理

由于患者病程长,皮损面积大,症状严重,导致患者情绪低落、焦虑等,医护人员应做好解释,告知负性心理不利于皮损愈合,耐心劝导患者,使其正确认识疾病,同时每次治疗、护理时,将皮损好转的信息反馈给患者,使其增加信心。

(三)健康教育

(1)向患者讲解本病的诱因、疾病的发展、治疗及预防等知识。

(2)应尽量避免各种诱因,如机械性损伤、摩擦、日晒等,以免疾病复发或加剧。

(3)夏季避免在烈日下暴晒,减少机械性损伤。

(4)指导患者贴身衣裤宜宽松、质地柔软,避免搔抓皮肤,尤其冬季衣物应避免过硬过厚,以免对皮肤造成磨损。

(5)加强卫生宣教,衣物勤换洗,保持皮肤清洁、干燥,避免汗液浸渍。

(6)指导患者保持良好的生活习惯,饮食合理,养成良好的排便习惯。

(杨文玲)

第十三章

手术室护理

第一节 手术室规章制度

随着科技的不断发展,外科手术也日益更新、不断完善,新技术、新设备不断投入临床使用,对手术室提出了更高的要求,手术室必须建立一套科学的管理体系和严密的组织分工,健全的规章制度和严格的无菌技术操作常规,创造一个安静、清洁、严肃的良好工作环境。由于手术室负担着繁重而复杂的手术医疗和抢救患者的工作,具有工作量大,各类工作人员流动性大等特点,造成手术室工作困难。因而,要求各类工作人员务必严格贯彻遵守手术室各项规章制度。

一、手术室管理制度

(一)手术室基本制度

(1)为严格执行无菌技术操作,除参加手术的医疗人员和有关工作人员外,其他人员一律不准进入手术室(包括直系家属)。患有呼吸道感染,面部、颈部、手部有创口或炎症者,不可进入手术室,更不能参加手术。

(2)手术室内不可随意跑动或嬉闹,不可高声谈笑、喊叫,严禁吸烟,保持肃静。

(3)凡进入手术室人员,必须按规定更换手术室专用的手术衣裤、口罩、帽子、鞋等。穿戴时头发、衣袖不得外露,口罩遮住口鼻;外出时更换指定的外出鞋。

(4)手术室工作人员,应坚守工作岗位,不得擅离、接私人电话和会客,遇有特殊情况必须和护士长联系后,把工作妥善安排,方准离开。

(二)手术室参观制度

如无教学参观室,必须进入手术室者,应执行以下制度。

(1)外院来参观手术者必须经医务科同意;院内来参观者征得手术室护士长同意后,方可进入手术室。

(2)学员见习手术必须按计划进行,由负责教师联系安排。

(3)参观及见习手术者,先到指定地点,更换参观衣裤、帽子、口罩及拖鞋。

(4)参观及见习手术者,手术开始前在更衣室等候,手术开始时方可进入手术间。

(5)参观及见习手术者,严格遵守无菌原则,接受医护人员指导,不得任意走动和出入。

(6)每一手术间参观人员不得超过2人,术前1天手术通知单上注明参观人员姓名。

(7)对指定参观手术人员发放参观卡,持卡进入,用后交回。

(三)更衣管理制度

(1)手术人员包括进修医师进入手术室前,必须先办理登记手续,如科室、姓名及性别等,由手术室安排指定更衣柜和鞋柜,并发给钥匙。

（2）进入手术室先换拖鞋，然后取出手术衣裤、帽子和口罩到更衣室更换，穿戴整齐进入手术间。

（3）手术完毕，交回手术衣裤、口罩和帽子，放入指定衣袋内，将钥匙退还。

（4）管理员必须严格根据每天手术通知单、手术者名单，发给手术衣裤和更衣柜钥匙，事先未通知或未写入通知单内的人员，一律不准进入手术室。

（四）更衣室管理制度

（1）更衣室设专人管理，保持室内清洁整齐。

（2）脱下的衣裤、口罩和帽子等放入指定的袋内，不得随便乱扔。

（3）保持淋浴间、便池清洁，便后立即冲净，并将手纸丢入筐内，防止下水道阻塞。

（4）除参加手术人员在工作时间使用淋浴外，任何人不得随意使用淋浴并互相监督。

（5）参加手术人员应保持更衣室清洁整齐，严禁吸烟，谨防失火，随时关紧水龙头和电源开关，爱护一切公物。

二、手术室工作制度

（一）手术间清洁消毒制度

（1）保持手术间内医疗物品清洁整齐，每天手术前后，用固定抹布擦拭桌面、窗台、无影灯及托盘等，擦净血迹，托净地面，通风消毒。

（2）手术间每周扫除 1 次，每月彻底大扫除 1 次，扫除后空气消毒，并作空气细菌培养。手术间拖把、敷料桶等应固定使用。

（3）每周室内空气培养 1 次，每立方米细菌数不得超过 500 个。如不合格，必须重新关闭消毒，再做培养，合格后方可使用。

（4）污染手术后，根据不同类型分别按消毒隔离制度处理。

（二）每天手术安排制度

（1）每天施行的常规手术，由手术科负责医师详细填写手术通知单，一式 3 份，于手术前 1 天按规定时间送交手术室指定位置。

（2）无菌手术与污染手术应分室进行，若无条件时，应先做无菌手术，后做污染手术。手术间术后必须按消毒隔离制度处理后方可再使用。

（3）临时急诊手术，由值班负责医师写好急诊手术通知单送交手术室。如紧急抢救危重手术，可先打电话通知，手术室应优先安排，以免延误抢救时间，危及患者生命。

（4）夜间及节假日应有专人值班，随时进行各种急诊手术配合。

（5）每天施行的手术应分科详细登记，按月统计上报。同时经常和手术科室联系，了解征求工作中存在的问题，研究后及时纠正。

（三）接送患者制度

（1）接送患者一律用平车，注意安全，防止坠床。危重患者应有负责医师陪送。

（2）接患者时，遵守严格查对制度，对床号、住院号、姓名、性别和年龄，同时检查患者皮肤准备情况及术前医嘱执行情况，衣裤整洁，嘱解便后携带患者病历和输液器等，随时推入手术室。患者贵重物品，如首饰、项链、手表等不得携入手术室内。

（3）患者进入手术室后必须戴手术帽，送到指定手术间，并与巡回护士当面交接，严格做好交接手续。

（4）患者进入手术间后，卧于手术台上，防止坠床。核对手术名称和部位，防止差错。

（5）患者步行入手术室者，更换指定的鞋、帽后护送到手术间，交巡回护士做好病历物品等交接手续。

（6）危重和全麻患者，术后由麻醉医师和手术医师送回病房。

（7）护送途中，注意保持输液通畅。到病房后详细交代患者术后注意事项，交清病历和输液输血情况及随带的物品，做好交接手续并签名。

（四）送标本制度

（1）负责保存和送检手术采集标本，放入 10％甲醛溶液标本容器内固定保存，以免丢失。

（2）对病理申请单填写不全、污染、医师未签字的，通知医师更正，2 天内不改者按不要处理。

（3）负责医师详细登记患者姓名、床号、住院号、科室、日期，在登记本上签名，由手术室专人核对，每天按时与病理科交接，查对后互相签名。

（五）借物制度

（1）凡手术室物品、器械，除抢救外一律不准外借。特殊情况需经医务科批准方可外借。

（2）严格执行借物登记手续，凡经批准或经护士长同意者，应登记签字。外借物品器械如有损坏或遗失，及时追查，照价赔偿。

（3）外借物品器械，应消毒处理后方可使用。

（六）安全制度

（1）手术室电源和蒸气设备应定期检查，手术后应拔去所有电源插头，检查各种冷热管道是否漏水漏气。

（2）剧毒药品应标签明确，专柜存放，专人保管，建立登记簿，经仔细检对后方能取用。

（3）各种易燃药品及氧气筒等，应放置指定通风阴暗地点，专人领取保管。

（4）各手术间无影灯、手术床、接送患者平车等应定期检查其性能；检查各种零件、螺丝、开关等是否松解脱落，使用时是否正常运转。

（5）消防设备、灭火器等，应定期检查。

（6）夜班和节假日值班人员交班后，应检查全手术室水电、门窗是否关紧，手术室大门随时加锁。非值班人员不得任意进入手术室。

（7）发生意外情况，应立即向有关部门及院领导汇报。

（王春燕）

第二节　手术室护士的职责

现代科学技术的发展，对我们的护理职业提出了更高的要求。另一方面创新的许多科学仪器和新设备，扩大了手术配合工作范围同时也增加工作难度，因此手术室护士必须有热爱本职工作和广泛的知识和技术，才能高标准地完成各科日益复杂的手术配合任务。

一、手术室护士应具备的素质

护理人员在工作中应不断提高个人素质，加强对护理职业重要意义的认识，把护理工作看作是光荣的神圣的职业。因此，要努力做到以下几点。

（一）具有崇高的医德和奉献精神

一名护士的形象，通过它的精神面貌和行动表现出内在的事业品德素质，胜过一个护士的经验和业务水平所起的作用，也可能给患者带来希望、光明和再生。所以，护士要具备高尚的医德和崇高的思想，具有承受压力、吃苦耐劳、献身的精神，并有自尊、自爱、自强的思想品质。为护理科学事业的发展做出自己的贡献，无愧于白衣天使的光荣称号。

（二）树立全心全意为患者服务的高尚品德

手术室的工作和专业技术操作都具有独特性。要求手术室护士必须自觉的忠于职守、任劳任怨，无论工作忙闲、白班夜班都要把准备工作、无菌技术操作、贯彻各种规章制度等认真负责地做好。对患者要亲切、和蔼、诚恳，不怕脏、不怕累、不厌烦，使患者解除各种顾虑，树立信心，主动与医护人员配合，争取早日康复。

（三）要有熟练的技能和知识更新

随着医学科学的发展，特别是外科领域手术学的不断发展，新的仪器设备不断出现，因而护理工作范围也日益扩大，要求也越来越高。护理工作者如无广泛的有关学科的基本知识，对今天护理的工作复杂技能就不能理解和担当。所以今天作为一名有远大眼光的护士，必须熟悉各种有关护理技能的基本知识，才能达到最高的职业效果。护理学亦成为一门专业科学，因此，作为一名手术室护士，除了伦理道德修养外，还应有基础医学、临床医学和医学心理学等新知识。努力学习解剖学、生理学、微生物学、化学、物理学，以及各种疾病的诊断和治疗等知识，特别是外科学更应深入学习。此外，还要了解各种仪器的基本结构、使用方法，熟练掌握操作技能。只有这样，才能高质量完成护理任务。

二、手术室护士长应具备的条件

护理工作范围极广，有些工作简单、容易，有些工作却很复杂，需要有高度的判断力和精细的技术、熟练的技巧。今天的护理工作，一个人已不能独当重任，而需要即分工又协作来共同完成。因此，必须有一名护士长，把每个护理人员的思想和行为统一起来，才能使人的积极性、主动性和创造性得到充分发挥，团结互助，共同完成任务。护士长应具备的条件归纳如下。

（一）有一定的领导能力及管理意识

有一整套工作方法和决策能力。善于出主意想办法，提出方案，做出决定，推动下级共同完成，并具有发现问题、分析问题的能力，了解存在问题的因素，掌握本质，抓住关键，分清轻重缓急，提出中肯意见。出现无法协商的问题时能当机立断，勇于负责。有创新的能力，对新事物敏感，思路开阔，能提出新的设想。要善于做思想工作。能否适时的掌握护士的心理动向，并进行针对性的思想教育，使之正确对待个人利益和整体利益的关系，不断提高思想水平，是提高积极性和加强凝聚力最根本的问题。

（二）有一定组织能力和领导艺术

管理是一门艺术，也是一门科学。首先处理好群体间人际关系。护士长需要具有丰富的才智和领导艺术，才能胜任手术室护士护理管理任务。具体要求如下。

（1）护士长首先应把自己置身于工作人员之中，经常想到自己与护士之间只是分工的不同，而无地位高低之分。要有民主作风，虚心听取护士的意见，甚至批评意见，认真分析，不埋怨、不沮丧、不迁怒于人，有助于建立自己的威信。

（2）护士长首先想到的是人，是护士和工作人员，而不是自己，不管是关心任务完成情况，还要关心她们的生活、健康、思想活动及学习情况等。都使每个护士和工作人员亲身感到群体的温暖，对护士长产生亲切感。

（3）护士长要善于调动护士的积极性，培养集体荣誉感，善于抓典型，树标兵，运用先进榜样推动各项手术室工作，充分调动护士群体的积极性，护士长的领导作用才能得到体现。

（三）有较高的素质修养

手术室护士长应较护士具备更高的觉悟和更多的奉献精神。科里出现的问题应主动承担责任，实事求是向上级反映，不责怪下级。凡要求护士做到的，首先自己要做到，严格要求自己，树立模范行为，才能指挥别人。要注意廉洁，不要利用工作之便谋私，更不能要患者的礼物，注意自身形象。此外，要做到知识不断更新，经常注意护理方面的学术动态，接受新事物，在这方面应较护士略高一筹，使护士感到护士长是名副其实的护理业务带头人。

三、手术室护士的分工和职责

（一）洗手护士职责

（1）洗手护士必须有高度的责任心，对无菌技术有正确的概念。如有违反无菌操作要求者，应及时提出纠正。

（2）术前了解患者病情，具体手术配合，充分估计术中可能发生的意外，术中与术者密切配合，保证手术顺利完成。

（3）洗手护士应提前30分钟洗手，整理无菌器械台上所用的器械、敷料、物品是否完备，并与巡回护士共同准确清点器械、纱布脱脂棉、缝针，核对数字后登记于手术记录单上。

（4）手术开始时，传递器械要主动、敏捷、准确。器械用过后，迅速收回，擦净血迹。保持手术野、器械台的整洁、干燥。器械及用物按次序排列整齐。术中可能有污染的器械和用物，按无菌技术及时更换处理，防止污染扩散。

（5）随时注意手术进行情况，术中若发生大出血、心脏骤停等意外情况，应沉着果断及时和巡回护士联系，尽早备好抢救器械及物品。

（6）切下的病理组织标本防止丢失，术后将标本放在10％甲醛溶液中固定保存。

（7）关闭胸腹腔前，再次与巡回护士共同清点纱布及器械数，防止遗留在体腔中。

（8）手术完毕后协助擦净伤口及引流管周围的血迹，协助包扎伤口。

（二）巡回护士职责

（1）在指定手术间配合手术，对患者的病情和手术名称应事先了解，做到心中有数，有计划的主动配合。

（2）检查手术间各种物品是否齐全、适用。根据当日手术需要落实补充、完善一切物品。

（3）患者接来后，按手术通知单核对姓名、性别、床号、年龄、住院号和所施麻醉等，特别注意对手术部位（左侧或右侧），不发生差错。

（4）安慰患者，解除思想顾虑。检查手术区皮肤准备是否合乎要求，患者的假牙、发卡和贵重物品是否取下，将患者头发包好或戴帽子。

（5）全麻及神志不清的患者或儿童，应适当束缚在手术台上或由专人看护，防止发生坠床。根据手术需要固定好体位，使手术野暴露良好。注意患者舒适，避免受压部位损伤。用电刀时，负极板要放于臀部肌肉丰富的部位，防止灼伤。

（6）帮助手术人员穿好手术衣，安排各类手术人员就位，随时调整灯光，注意患者输液是否通畅。输血和用药时，根据医嘱仔细核对，避免差错。补充室内手术缺少的各种物品。

（7）手术开始前，与洗手护士共同清点器械、纱布、缝针及线卷等，准确地登记于专用登记本上并签名。在关闭体腔或手术结束前和洗手护士共同清点上述登记物品，以防遗留体腔或组织内。

（8）手术中要坚守工作岗位，不可擅自离开手术间，随时供给手术中所需一切物品，经常注意病情变化。重大手术充分估计术中可能发生的意外，做好应急准备工作，及时配合抢救。监督手术人员无菌技术操作，如有违犯，立即纠正。随时注意手术台一切情况，以免污染。保持室内清洁、整齐、安静，注意室温调节。

（9）手术完毕后，协助术者包扎伤口，向护送人员清点患者携带物品。整理清洁手术间，一切物品归还原处，进行空气消毒，切断一切电源。

（10）若遇手术中途调换巡回护士，须做到现场详细交代，交清患者病情，医嘱执行情况，输液是否通畅，查对物品，在登记本上互相签名，必要时通知术者。

（三）夜班护士职责

（1）要独立处理夜间一切患者的抢救手术配合工作，必须沉着、果断、敏捷、细心地配合各种手术。

（2）要坚守工作岗位，负责手术室的安全，不得随意外出和会客。大门随时加锁，出入使用电铃。

（3）白班交接班时，如有手术必须现场交接，如患者手术进行情况和各种急症器械、物品、药品等。认真写好交接班本，当面和白班值班护士互相签名。

（4）接班后认真检查门窗、水电、氧气，注意安全。

（5）严格执行急症手术工作人员更衣制度和无菌技术操作规则。

（6）督促夜班工友清洁工作，保持室内清洁整齐，包括手术间、走廊、男女更衣室、值班室和办公室。

(7)凡本班职责范围内的工作一律在本班完成,未完不宜交班,特殊情况例外。

(8)早晨下班前,巡视各手术间、辅助间的清洁、整齐、安全情况。详细写好交接班报告,当面交班后签字方可离去。

（四）器械室护士职责

(1)负责手术科室常规和急症手术器械准备和料理工作,包括每天各科手术通知单上手术的准备供应,准确无误。

(2)保证各种急症抢救手术器械物品的供应。

(3)定期检查各类手术器械的性能是否良好,注意器械的关节是否灵活,有无锈蚀等,随时保养、补充、更新,做好管理工作,保证顺利使用。特殊精密仪器应专人保管,损坏或丢失时,及时督促寻找,并和护士长联系。

(4)严格执行借物制度,特殊精密仪器需取得护士长同意后,两人当面核对并签名后方能外借。

(5)保持室内清洁整齐,包括器械柜内外整齐排列,各科器械柜应贴有明显的标签。定期通风消毒。

（五）敷料室护士职责

(1)制定专人负责管理。严格按高压蒸汽消毒操作规程使用。定期监测灭菌效果。

(2)每天上午检查敷料柜1次,补充缺少的各种敷料。

(3)负责一切布类敷料的打包,按要求保证供应。

（六）技师职责

(1)负责对各种仪器使用前检查,使用时巡查,使用后再次检查其运转情况,以保证各种电器、精密仪器的正常运转。

(2)定期检查各种器械台、接送患者平车的零件和车轮是否运转正常,负责各种仪器的修理或送交技工室修理。

(3)坚守工作岗位,手术过程中主动巡视各手术间,了解电器使用情况。有问题时做到随叫随到随维修,协助器械组检查维修各种医疗器械。

(4)帮助护士学习掌握电的基本知识和各种精密仪器基本性能、使用方法与注意事项等。

（王春燕）

第三节 手术室常用消毒灭菌方法

作为医院的重点科室,手术室如何做好各项消毒隔离措施是整个手术室工作流程的关键。手术室是进行手术治疗的场所,完善消毒隔离管理是切断外源性感染的主要手段。

一、消毒灭菌基本知识

手术室护士应掌握消毒灭菌的基本知识,并且能够根据物品的性能及分类选用适合的物理或化学方法进行消毒与灭菌。

（一）相关概念

1.清洁

指清除物品上的一切污秽,如尘埃、油脂、血迹等。

2.消毒

清除或杀灭外环境中除细菌芽孢外的各种病原微生物的过程。

3.灭菌

清除或杀灭外环境中的一切微生物(包括细菌芽孢)的过程。

4.无菌操作

防止微生物进入人体或其他物品的操作方法。

(二)消毒剂分类

1.高效消毒剂

高效消毒剂指可杀灭一切细菌繁殖体(包括分枝杆菌)病毒、真菌及其孢子等,对细菌芽孢(致病性芽孢)也有一定杀灭作用,达到高水平消毒要求的制剂。

2.中效消毒剂

中效消毒剂指仅可杀灭分枝杆菌、真菌、病毒及细菌繁殖体等微生物,达到消毒要求的制剂。

3.低效消毒剂

低效消毒剂指仅可杀灭细菌繁殖体和亲脂病毒,达到消毒要求的制剂。

(三)物品的危险性分类

1.高度危险性物品

高度危险性物品是指凡接触被损坏的皮肤、黏膜和无菌组织、器官及体液的物品,如手术器械、缝针、腹腔镜、关节镜、体内导管、手术植入物等。

2.中度危险性物品

中度危险性物品是指凡接触患者完整皮肤、黏膜的物品,如气管镜、尿道镜、胃镜、肠镜等。

3.低度危险性物品

仅直接或间接地和健康无损的皮肤黏膜相接触的物品,如牙垫、喉镜等,一般可用低效消毒方法或只作一般清洁处理即可。

二、常用的消毒灭菌方法

手术室消毒灭菌的方法主要分为物理消毒灭菌法和化学消毒灭菌法两大类,而其中压力蒸汽灭菌法、环氧乙烷气体密闭灭菌法和低温等离子灭菌法是最为普遍使用的手术室灭菌方法(表13-1)。

表 13-1　消毒灭菌的方法

物理消毒灭菌法	热力消毒灭菌法	干热法	燃烧法
			干烤法
		湿热法	压力蒸汽灭菌法
			煮沸法
		紫外线灯消毒法	
	光照消毒法	日光暴晒法	
	低温等离子灭菌(过氧化氢)法		
化学消毒灭菌法	电离辐射灭菌法		
	空气生物净化法		
	环氧乙烷气体密闭灭菌法		
	2%戊二醛浸泡法		
	甲醛熏蒸法		
	低温湿式灭菌(过氧乙酸)等		

(一)物理消毒灭菌法

1.干热消毒灭菌法

适用于耐高温、不耐高湿等物品器械的消毒灭菌。

(1)燃烧法:包括烧灼和焚烧,是一种简单、迅速、彻底的灭菌方法。常用于无保留价值的污染物品,如污纸、特殊感染的敷料处理。某些金属器械和搪瓷类物品,在急用时可用此法消毒。但锐利刀剪禁用此法,以免刀锋钝化。

注意事项包括:使用燃烧法时,工作人员应远离易燃、易爆物品。在燃烧过程中不得添加乙醇,以免火焰上窜而致烧伤或火灾。

(2)干烤法:采用干热灭菌箱进行灭菌,多为机械对流型烤箱。适用于高温下不损坏、不变质、不蒸发物品的灭菌,不耐湿热器械的灭菌,以及蒸汽或气体不能穿透的物品的灭菌,如玻璃、油脂、粉剂和金属等。干烤法的灭菌条件为 160 ℃,2 小时;或 170 ℃,1 小时;或 180 ℃,30 分钟。

注意事项包括:①待灭菌的物品需洗净,防止造成灭菌失败或污物炭化。②玻璃器皿灭菌前需洗净并保证干燥。③灭菌时物品勿与烤箱底部及四壁接触。④灭菌后要待温度降到 40 ℃以下再开箱,防止炸裂。⑤单个物品包装体积不应超过 10 cm×10 cm×20 cm,总体积不超过烤箱体积的 2/3,且物品间需留有充分的空间;油剂、粉剂的厚度不得超过 0.635 cm;凡士林纱布条厚度不得超过 1.3 cm。

2.湿热消毒灭菌法

湿热的杀菌能力比干热强,因为湿热可使菌体含水量增加而使蛋白质易于被热力所凝固,加速微生物的死亡。

(1)压力蒸汽灭菌法:压力蒸汽灭菌法是目前使用范围最广、效果最可靠的一种灭菌方法。适用于耐高温、耐高湿的医疗器械和物品的灭菌;不能用于凡士林等油类和粉剂类的灭菌。根据排放冷空气方式和程度不同,压力蒸汽灭菌法可分为下排式压力蒸汽灭菌器和预真空压力蒸汽灭菌器两大类。预真空压力蒸汽灭菌是利用机械抽真空的方法,使灭菌柜内形成负压,蒸汽得以迅速穿透到物品内部,当蒸汽压力达到 205.8 kPa(2.1 kg/cm²),温度达到 132 ℃或以上时灭菌开始,到达灭菌时间后,抽真空使灭菌物品迅速干燥。

预真空灭菌容器操作方法:①将待灭菌的物品放入灭菌容器内,关闭容器。蒸汽通入夹层,使压力达 107.8 kPa(1.1 kg/cm²),预热 4 分钟。②启动真空泵,抽除容器内空气使压力达 2.0~2.7 kPa。排出容器内空气 98% 左右。③停止抽气,向容器内输入饱和蒸汽,使容器内压力达 205.8 kPa(2.1 kg/cm²),温度达 132 ℃,维持灭菌时间 4 分钟。④停止输入蒸汽,再次抽真空使压力达 8.0 kPa,使灭菌物品迅速干燥。⑤通入过滤后的洁净干燥的空气,使灭菌容器内压力回复为零。当温度降至 60 ℃以下,即可开容器取出物品。整个过程需 25 分钟(表 13-2)。

表 13-2　蒸汽灭菌所需时间(min)

	下排气(Gravity)121℃	真空(Vacuum)132℃
硬物(未包装)	15	4
硬物(包装)	20	4
织物(包裹)	30	4

注意事项包括:①高压蒸汽灭菌须由持专业上岗证人员进行操作,每天合理安排所需消毒物品,备齐用物,保证手术所需。②每天晨第一锅进行 B-D 测试,检查是否漏气,具体要求如下:放置在排气孔上端,必须空锅做,锅应预热。用专门的 B-D 测试纸,颜色变化均匀视为合格。③下排式灭菌器的装载量不得超过柜室内容量的 80%,预真空的装载量不超过 90%。同时预真空和脉动真空的装载量又分别不得小于柜室内容量的 10% 和 5%,以防止"小装量效应"残留空气影响灭菌效果。④物品装放时,相互间应间隔一定的距离,以利蒸汽置换空气;同时物品不能贴靠门和四壁,以防止吸入较多的冷凝水。⑤应尽量将同类物品放在一起灭菌,若必须将不同类物品装在一起,则以最难达到灭菌物品所需的温度和时间为准。⑥难于灭菌的物品放在上层,较易灭菌的小包放在下层,金属物品放下层,织物包放在上层。金属包应平放,盘、碗等应处于竖立的位置,纤维织物应使折叠的方向与水平面成垂直状态,玻璃瓶等应开口向下或侧放,以利蒸汽和空气排出。启闭式筛孔容器,应将筛孔打开。

(2)煮沸消毒法:现手术室一般较少使用此方法。适用于一般外科器械、胶管和注射器、饮水和食具的消毒。水沸后再煮 15~20 分钟即可达到消毒水平,但无法作灭菌处理。

注意事项包括:①煮沸消毒前,物品必须清洗干净并将其全部浸入水中。②物品放置不得超过消毒容器容积的 3/4。③器械的轴节及容器的盖要打开,大小相同的碗、盆不能重叠,空腔导管需先在管腔内灌水,以保证物品各面与水充分接触。④根据物品性质决定放入水中的时间:玻璃器皿应从冷水或温水时放入,橡胶制品应在水沸后放入。⑤消毒时间应从水沸后算起,在消毒过程中加入物品时应重新计时。⑥消毒后应将物品及时取出,置于无菌容器中,取出时应在无菌环境下进行。

3.光照消毒法

其中最常用的是紫外线灯消毒。适用于室内、物体表面和水及其他液体的消毒。紫外线属电磁波辐射,消毒使用的为 C 波紫外线,波长为 200～275 nm,杀菌较强的波段为 250～270 nm。紫外线的灭菌机制主要是破坏微生物及细菌内的核酸、原浆蛋白和菌体糖,同时可以使空气中的氧电离产生具有极强杀菌能力的臭氧。

注意事项包括:①空气消毒采用 30 W 室内悬吊式紫外线灯,室内安装紫外线灯的数量为每立方米不少于 1.5 W 来计算,照射时间不少于 30 分钟,有效距离不超过 2 m。紫外线灯安装高度应距地面 1.5～2 m。②紫外线消毒的适宜温度范围为 20～40 ℃,消毒环境的相对湿度应≤60%,如相对湿度＞60%时应延长照射时间,因此消毒时手术间内应保持清洁干燥,减少尘埃和水雾。③紫外线辐射能量低,穿透力弱,仅能杀灭直接照射到的微生物,因此消毒时必须使消毒部位充分暴露于紫外线照射范围内。④使用过程中,应保持紫外线灯表面的清洁,每周用 95%酒精棉球擦拭一次,发现灯管表面有灰尘、油污时应随时擦拭。⑤紫外线灯照射时间为 30～60 分钟,使用后记录照射时间及签名,累计照射时间不超过 1000 小时。⑥每 3～6 个月测定消毒紫外线灯辐射强度,当强度低于 70 $\mu W/cm^2$ 时应及时更换。新安装的紫外线灯照射强度不低于 90 $\mu W/cm^2$。

4.低温等离子灭菌法

低温等离子灭菌法是近年来出现的一项物理灭菌技术,属于新的低温灭菌技术。适用于不耐高温、湿热如电子仪器、光学仪器等诊疗器械的灭菌,也适用于直接进入人体的高分子材料,如心脏瓣膜等,同时低温等离子灭菌法可在 50 ℃以下对绝大多数金属和非金属器械进行快速灭菌。等离子体是某些中性气体分子在强电磁场作用下,产生连续不断的电离而形成的,其产生的紫外线、γ 射线、β 粒子、自由基等都可起到杀菌作用,且作用快,效果可靠,温度低,无残留毒性。

注意事项包括:①灭菌前物品应充分干燥,带有水分湿气的物品容易造成灭菌失败。②灭菌物品应使用专用包装材料和容器。③灭菌物品及包装材料不应含植物性纤维材质,如纸、海绵、棉布、木质类、油类、粉剂类等。

5.电离辐射灭菌法

电离辐射灭菌法又称"冷灭菌",用放射性核素 γ 射线或电子加速器产生加速粒子辐射处理物品,使之达到灭菌。目前国内多以核素钴-60 为辐射源进行辐射灭菌,具有广泛的杀菌作用,适用于金属、橡胶、塑料、一次性注射器、输液、输血器等,精密的医疗仪器均可用此法。

(二)化学消毒灭菌

化学消毒灭菌法是利用化学药物渗透到菌体内,使其蛋白质凝固变性,酶蛋白失去活性,引起微生物代谢障碍,或破坏细胞膜的结构,改变其通透性,使细菌破裂、溶解,从而达到消毒灭菌作用。现手术室常用的化学消毒剂有 2%戊二醛、环氧乙烷、过氧化氢、过氧乙酸等,下面对几种化学消毒灭菌方法进行简介。

1.环氧乙烷气体密闭灭菌法

环氧乙烷气体是一种化学气体高效灭菌剂,其能有效穿透玻璃、纸、聚乙烯等材料包装,杀菌力强,杀菌谱广,可杀灭各种微生物,包括细菌芽孢,是目前主要的低温灭菌方法之一。适用于不耐高温、湿热如电子仪器、光学仪器等诊疗器械的灭菌。此外,由于环氧乙烷灭菌法有效期较长,因此适用于一些呈备用状态、不常用物品的灭菌。但是影响环氧乙烷灭菌的因素很多,例如环境温湿度、灭菌物品的清洗度等,只有严格控制相关因素,才能达到灭菌效果。

注意事项包括:①待灭菌物品需彻底清洗干净(注意不能用生理盐水清洗),灭菌物品上不能有水滴或水分太多,以免造成环氧乙烷的稀释和水解。②环氧乙烷易燃易爆且具有一定毒性,因此灭菌必须在密闭的灭菌器内进行,排出的残余环氧乙烷气体需经无害化处理。灭菌后的无菌物品存放于无菌敷料间,应先通风处理,以减少毒物残留。在整个灭菌过程中注意个人防护。③环氧乙烷灭菌的包装材料,需经过专门的验证,以保证被灭菌物品灭菌的可靠性。

2.戊二醛浸泡法

戊二醛属灭菌剂,具有广谱、高效杀菌作用,对金属腐蚀性小,受有机物影响小。常用戊二醛消毒灭菌的浓度为 2%。适用于不耐热的医疗仪器和精密仪器的消毒灭菌,如腹腔镜、膀胱镜等内镜器械。

注意事项包括:①盛装戊二醛消毒液的容器应加盖,放于通风良好处。②每天由专人监测戊二醛的浓度并记录。浓度＞2.0%(指示卡为均匀黄色)即符合要求,若浓度＜2.0%(指示卡全部或部分白色)即失效。失效的消毒液应及时处置,浸泡缸清洗并高压蒸汽灭菌后方可使用。③戊二醛消毒液的有效期为7天,浸泡缸上应标明有效起止日期。④戊二醛对皮肤黏膜有刺激,防止溅入眼内或吸入体内。⑤浸泡时,应使物品完全浸没于液面以下,打开轴节,使管腔内充满药液。⑥灭菌后的物品需用大量无菌注射用水冲洗表面及管腔,待完全冲净后方能使用。

3.低温湿式灭菌法

使用的灭菌剂为碱性强氧化灭菌剂,适用于各种精密医疗器械,如牙科器械、内镜等多种器械(软式和硬式内视镜、内视镜附属物、心导管和各种手术器械)的灭菌。该法通过以下机制起到灭菌作用:①氧化作用:灭菌剂可直接对细菌的细胞壁蛋白质进行氧化使细胞壁和细胞膜的通透性发生改变,破坏了细胞的内外物质交换的平衡,致使生物死亡。②破坏细菌的酶系统:当灭菌剂分子进入细胞体内,可直接作用于酶系统,干扰细菌的代谢,抑制细菌生长繁殖。③碱性作用:碱性(pH=8)过氧乙酸溶液,使器械的表面不会粘贴有机物质,其较强的表面张力可快速有效地作用于器械的表面及内腔。

注意事项包括:①放置物品时应先放待灭菌器械,后放灭菌剂。②所需灭菌器械应耐湿,灭菌前必须彻底清洗,除去血液、黏液等残留物质,并擦干。③灭菌后工艺监测显示"达到灭菌条件"才能使用。

三、器械的清洗、包装、消毒和灭菌

正确的清洗、包装、灭菌是保障手术成功的关键之一,手术室护士应严格按规范流程对手术器械进行相应处理。

(一)器械的清洗流程及注意事项

1.器械的清洗流程

(1)冲洗:流动水冲洗。

(2)浸泡:将器械放入多酶溶液中预浸泡10分钟,根据污染程度更换多酶溶液,每天至少更换一次。

(3)超声清洗:将浸泡后的器械放入自动超声清洗箱内清洗10分钟。

(4)冲洗:放入冲洗箱内冲洗2次,每次为3分钟。

(5)上油:在煮沸上油箱内加入器械专用油进行煮沸上油。

(6)滤干:将上好油的器械放入滤干器中滤干水分。

(7)烘干:将器械放入烘干箱,调节时间为 5~6 分钟,温度为 150~160 ℃。

2.清洗器械自我防护措施

应严格按照消毒供应中心个人防护要求进行穿戴防护措施。

3.器械清洗注意事项

机械清洗适用于大部分常规器械的清洗。手工清洗适用于精密、复杂器械的清洗和有机物污染较重器械的初步处理,遇复杂的管道类物品应根据其管径选择合适口径的高压水枪进行冲洗。精密器械的清洗,应遵循生产厂家提供的使用说明或指导手册。使用超声波清洗之前应检查是否已去除较大的污物,并且在使用前让机器运转 5~10 分钟,排除溶解于内的空气。

(二)器械的包装

1.包装材料

包装材料必须符合 GB/T19633 的要求。常用的包装材料包括硬质容器、一次性医用皱纹纸、一次性无纺布、一次性纸塑袋、一次性纸袋、纺织物等。纺织物还应符合以下要求:为非漂白织物,包布除四边外不应有缝补针眼。

2.包装方法

灭菌物品包装分为闭合式与密封式包装。①闭合式包装适用于整套器械与较多敷料合包在一起,应有 2 层以上包装材料分 2 次包装。贴包外指示胶带及标签,填写相关信息,签名确认。②密封式包装如使用纸袋、纸塑袋等材料,可使用一层,适用器械单独包装。待包装物品必须清洁干燥,轴节打开,放入包内化学指示卡后封口。包外纸面上应有化学指示标签。

3.包装要求

(1)无纺布包装应根据待包装的物品大小、数量、重量,选择相应厚度与尺寸的材料,2 层分 2 次闭合式包装,包外用 2 条化学指示带封包,指示胶带上标有物品名、灭菌期及有效期,并有签名。

(2)全棉布包装应有 4 层分 2 次闭合式包装。包布应清洁、干燥、无破损、大小适宜。初次使用前应高温洗涤,脱脂去浆、去色。包布使用后应做到"一用一清洗",无污迹,用前应在灯光下检查无破损并有使用次数的记录。

(3)纸塑袋封口密封宽度应≥6 mm,包内器械距包装袋封口处≥2.5 cm。密封带上应有灭菌期及有效期。

(4)用预真空和脉动真空压力蒸汽灭菌器的物品包,体积不能超过 30 cm×30 cm×50 cm,金属包的重量不超过 7 kg,敷料包的重量不超过 5 kg;下排气式压力蒸汽灭菌器的物品包,体积不能超过 30 cm×30 cm×25 cm。盆、碗等器皿类物品,尽量单个包装,包装时应将盖打开,若必须多个包装在一起时,所用器皿的开口应朝向一个方向。摆放时,器皿间应用纱布隔开,以利蒸汽渗入。

(5)能拆卸的灭菌物品必须拆卸,暴露物品的各个表面(如剪刀和血管钳必须充分撑开),以利灭菌因子接触所有物品表面;有筛孔的容器,应将盖打开,开口向下或侧放,管腔类物品如导管、针和管腔内部先用蒸馏水或去离子水湿润,然后立即灭菌。

(6)根据手术物品性能做好保护措施,如为尖锐精密性器械应用橡皮套或加垫保护。

(三)器械的灭菌

(1)高度危险性物品,必须灭菌;中度危险性物品,消毒即可;低度危险性物品,消毒或清洁。

(2)耐热、耐湿物品灭菌首选压力蒸汽灭菌。如:手术器具及敷料等。

(3)油、粉、膏等首选干热灭菌。

(4)灭菌首选物理方法,不能用物理方法灭菌的选化学方法。

(5)不耐热物品如各种导管、精密仪器、人工移植物等可选用化学灭菌法,如环氧乙烷灭菌等,内镜可选用环氧乙烷灭菌、低温等离子灭菌、低温湿式灭菌器。

四、手术室的环境管理

手术室环境管理是控制手术部位感染的重要环节,目前手术室环境可分为洁净手术室与非洁净手术室两大类。洁净手术室因采用空气层流设备与高效能空气过滤装置,达到控制一定细菌浓度和空气洁净度级别(动态),无须进行空气消毒。而非洁净手术室在手术前后,通常采用紫外线灯照射、化学药物熏蒸封闭等空气消毒方法(静态)。

(一)紫外线照射消毒法

手术室常采用 30 W 和 40 W 直管式紫外线消毒灯进行空气消毒,同时控制电压至 220 V 左右,紫外线吊装高度在 1.8~2.2 m,空气相对湿度在 40%~60%,使消毒效果发挥最佳。紫外线照射消毒方式以固定式照射法最为常见,即将紫外线消毒灯悬挂于室内天花板上,以垂直向下照射或反向照射方式进行照射消毒。照射消毒要求手术前、后及连台手术间连续照射时间均大于 30 分钟,紫外线灯亮 5～7 分钟开始计时。

（二）过氧乙酸熏蒸消毒法

一般将 15％的过氧乙酸配制成有效浓度为 0.75～1.0 g/m³ 后加热蒸发,现配现用。要求室温控制在22～25 ℃,相对湿度控制在 60％～80％,密闭熏蒸时间为 2 小时,消毒完毕后进行通风,过氧乙酸熏蒸消毒法可杀灭包括芽孢在内的各种微生物。由于具有腐蚀和损伤作用,在进行过氧乙酸熏蒸消毒时,应做好个人防护措施。

（三）甲醛熏蒸消毒法

常温,相对湿度 70％以上,可用 25 mL/m³ 甲醛添加催化剂高锰酸钾或使用加热法释放甲醛气体,密闭手术间门窗 12 小时以上,进行空气消毒。由于甲醛可产生有毒气体,该空气消毒方法已逐渐被淘汰。

五、无菌物品的存放

（一）无菌物品存放原则

无污染、无过期、放置有序等。

（二）存放环境质量控制

保证良好的温度（＜24 ℃）、湿度（＜70％）,每天紫外线灯空气消毒 2 次,每次≥30 分钟。

（三）无菌物品存放方法

将无菌器材包置于标准灭菌篮筐悬挂式存放（从灭菌到临床使用都如此）。应干式储存,灭菌后物品应分类、分架存放在无菌物品存放区。一次性使用无菌物品应去除外包装后,进入无菌物品存放区。要求载物架离地 20～25 cm,离顶 50 cm,离墙 5～10 cm,按顺序分类放置。

（四）无菌物品的有效期

无菌物品存放的有效期受包装材料、封口严密性、灭菌条件、存放环境等诸多因素影响。当无菌物品存放区的温度＜24 ℃,相对湿度＜70％,换气次数达到 4～10 次/小时,使用纺织品材料包装的无菌物品有效期宜为 14 天;未达到环境标准时,有效期宜为 7 天。医用一次性纸袋包装的无菌物品,有效期宜为1 个月;使用一次性医用皱纹纸、医用无纺布包装的无菌物品,有效期宜为 6 个月;使用一次性纸塑袋包装的无菌物品,有效期宜为 6 个月。硬质容器包装的无菌物品,有效期宜为 6 个月。

（王春燕）

第四节　手术室的操作流程

合理、准确、及时的安排并实施手术,直接影响到手术室工作质量、工作效率和手术患者的安全。手术室、麻醉科、手术科室必须共同努力,加强相互之间的有效沟通和协调,确保各个医疗环节正常进行,以达到提高医疗护理质量和工作效率的目的。

一、安排手术与人员

手术室护士长应合理安排择期手术与急诊手术,并保证手术室护士的配置满足手术需要。同时手术室护士每天应对次日行手术的患者进行术前访视。

（一）手术预约

1.择期手术预约

(1)手术预约:所有择期手术由手术科室医师提前向手术室预约,一般在手术前一天上午,按规定时间通过电脑预约程序完成。择期手术预约的具体内容包括:手术患者姓名、病区、床号、住院号、性别、年龄、术前诊断、拟定手术名称、手术切口类型、手术者包括主刀、第一助手、第二助手、第三助手、第四助手、参观人员、麻醉方式、手术特殊体位和用品等。

(2)手术房间安排:手术室护士长根据不同类型的手术,安排不同级别的手术间。安排原则为无菌手术与污染手术分室进行;若无条件时,应先进行无菌手术,后进行污染手术。安排手术时应注意以下事项:①护士长应在手术日前一天的规定时间内完成次日择期手术安排,并电脑确认提交后向全院公布信息,相关手术科室医师可由医院内网查询。②临时增加或更改择期手术顺序,手术科室医师需与手术室护士长和麻醉师协商后,决定手术时间,并及时更换手术通知单。③手术因故取消,手术科室医师应填写停刀通知单,及时与手术室护士长和麻醉师沟通。

2.急诊手术安排

急诊手术由急诊值班医师将急诊手术通知单填写完整(内容同择期手术),送至手术室,由手术室护士长或手术室值班护士根据急诊手术患者病情的轻重缓急、手术的切口分类,与麻醉科进行沟通后予以及时安排。如遇紧急抢救,急诊值班医师可先电话通知手术室,同时填写急诊手术通知单;手术室负责人员接电话后,应优先予以安排并与麻醉科沟通,5分钟内答复急诊手术患者入室时间,做好一切准备工作,以争取抢救时间。

(二)手术人员安排与术前访视

1.手术室护士的配置和调配

为保证医疗活动的正常进行,需根据各医院的实际工作量合理进行人员配置,一般综合性医院手术室护士与手术台比例为(2.5~3.5):1,同时需遵循以下原则,结合动态调配,将每个人的能力发挥到极致,达到人尽其用、物尽其用。

(1)年龄结构配备:年龄结构合理,老、中、青三结合,根据各年龄的不同特点合理安排,建议采用1:2:1的比例。

(2)职称配备:各级职称结构合理,形成一个不同层次的合理梯队,中、初、初初级职称的比例为(0~1):4:8;800张以上床位的医院或教学医院比例可调整为1:3:6。

(3)专业能力配备:专业能力结构合理,根据从事本专业的年限和实际工作能力分高(10年以上)、中(5~10年)、低层次(5年以下)。

2.日间人员安排

手术前一天,在完成手术间安排后,麻醉科、手术室分别进行人员安排,按常规每台手术配备洗手护士和巡回护士各1名,特大手术如心脏手术、移植手术、特殊感染手术等,根据实际情况分别配备洗手护士和巡回护士各2名。根据不同的麻醉方式配备麻醉师1~2名。

3.夜间及节假日人员安排

除正常值班护士外,另设有备班,由第一值班护士根据手术需要进行人员统一调度安排;遇突发紧急事件时,向护士长汇报统一调配。

4.手术前访视

(1)访视目的:通过术前访视,对手术患者进行第一次身份核对和手术核对,同时对手术患者进行术前宣教和整体评估,了解手术患者心理需要,缓解其紧张和恐惧心理。

(2)访视方法及内容:手术前一天,由次日负责相关手术的巡回护士进行术前访视。手术室护士进入病房查看病史,核对术前知情同意书和手术医嘱,核对相关诊断报告和影像学资料,仔细查阅手术患者的一般生命体征、疾病史、手术史、过敏史、特殊化验指标(如乙肝、丙肝、梅毒、艾滋病等)、与输血相关的表单是否齐全等。与病房护士进行交流,了解手术患者的一般情况后与手术患者进行身份核对和术前宣教。与手术患者进行核对,包括:①开放式地询问手术患者姓名、年龄等基本信息;询问手术患者手术部位和手术方式,与病历核对。②核对身份识别腕带。③核对手术标识。为手术患者进行手术前宣教,内容包括手术室及手术流程简介;禁食、禁水情况;术日晨注意事项,包括病服反穿,不能穿内衣裤、去除饰物、假牙、隐形眼镜等,小便排空,如有体温异常、经期情况及时向手术医师说明;入手术室后需知,包括防止坠床的事宜、麻醉配合、可能遇到的护理问题及配合方法指导等;询问手术患者有无特殊需求。最后按术前访视单内容对手术患者进行评估,并正确填写。

5.手术资料汇总

每天实施的所有手术,应以手术科室为单位按手术类别(急诊、择期、日间手术),进行分类详细登记,每月汇总完成月报表交予医务处,同时保存原始资料。

二、转运和交接

(一)转运者及转运车要求

根据手术通知单,手术室工勤人员通过手术推车或平车的方式,前往病房接手术患者,外出接送手术患者时,必须严格按要求穿外出衣、换外出鞋,检查患者推车的完好性,并保持棉被清洁、整齐无破损。

(二)交接内容

到达病房后先核对手术患者的姓名、床号、住院号准确无误后,协助手术患者移动至患者推车上。病区护士应携带病历和手术所需物品护送手术患者至手术室,并与巡回护士在手术室门口半限制区进行交接,具体内容为:①根据病历内手术知情同意书和身份识别带核对手术患者姓名、病床号、住院号、拟手术名称、药物过敏史和血型。②检查手术标识是否准确无误。③确认禁食情况、肠道准备等术前准备均已完成,检查手术患者手术衣是否穿戴正确,是否已取下义齿、饰物等。④评估手术患者神志、皮肤情况、导管情况。⑤核对带入手术室的药物、影像学资料、腹带等特殊物品。交接核对无误后,病区护士与巡回护士一同填写《手术患者转运交接记录单》并签名。

此外,在转运途中,手术室护士应注意保证手术患者安全,推车者需站于手术患者头部,病历由参与护送的手术室护士或手术医师保管,他人不得随意翻阅,手术团队成员应保护手术患者的隐私。

(三)转运注意事项

(1)由病房进入手术室的手术患者须戴好手术帽进入限制区,步行进入手术室的当日手术患者,需在指定区域内更换衣、裤、鞋。

(2)工勤人员和巡回护士共同护送手术患者至指定手术间,分别站于手术室两侧,协助手术患者从患者推车缓慢转移至手术床上,呈仰卧位,垫枕。

(3)予手术患者膝盖处适当的约束保护,防止意外坠床。

(4)注意给予手术患者保暖措施,冬天可以使用保温毯。

(5)为减轻手术患者的紧张情绪,可根据手术患者的不同需求选择适当的音乐放松心情。

三、核对手术患者

为了防止发生手术患者错误、手术部位错误或操作/手术错误,手术团队必须对每一位进行手术的患者,按照美国医疗机构评审联合委员会(Joint Commission Accreditation of Healthcare Organizations, JCAHO)的规范要求进行术前核对。

(一)手术前确认程序

1.身份核对

根据JCAHO的标准,术前需要核对手术患者信息,要求至少采用两种以上信息,确保手术患者身份正确、有效,例如姓名、身份证号、住院号、生日和家庭地址,尤其需要注意,手术间号和床位号不能用作确认手术患者身份的信息来源。

确认手术患者身份时,要求有手术患者亲自参与,由手术患者自己说出自己的真实身份。对于可能服用镇静剂、听力障碍、身份无法确认的昏迷手术患者,可以通过核对身份识别腕带上的信息确认,包括姓名、住院号。

2.手术部位标识

手术患者进入手术室之前,必须做好手术相应部位标识。同一家医院须使用统一标识,以方便所有医务人员都能理解并达成共识。通常在手术患者清醒和有意识的状态下,由操作/手术医师亲自在手术患者身体相应手术部位用记号笔标注。

手术部位标识方法当前尚未统一规定,各医疗单位习惯有所不同。画箭头、画勾、画圆圈、画线等方法比较多用。许多医院均采用画箭头的方法,采用手术医师姓氏拼音第一个字母大写,并以箭头指向划刀的部位。通常不建议使用画交叉作为手术标识的方法,防止产生异议。

对有左右侧之分、多重结构(如手指、脚趾、病灶部位)、多平面部位(如脊柱)的手术部位做标识时,只在切口位置或附近做个标记,不要标识非手术部位,以防错误。当手术患者不能言语、昏迷或是儿童时,手术标识的标注需得到授权,派遣对手术患者情况熟悉、能够起到核对作用的家属,共同参与手术部位的核对和标识工作。

(二)"Time-out"核对程序的步骤

Time-out意为"暂停",指在接下来的操作/手术之前,手术团队在操作/手术的地方(手术室、治疗室),必须全员参加的术前核对步骤。具体方法为:当主持的医师宣布"Time-out"开始时,手术团队中所有成员应停止自己手头的工作,仔细倾听核对,核对完毕,团队每位成员必须分别口头回答"核对正确",当主持的医师宣布"Time-out"结束,方可进行下面的工作。无论手术室工作多么繁忙、环境多么嘈杂,"Time-out"都应执行得清楚、简单和彻底,不受任何其他事情的干扰,从而澄清事实,避免错误。"Time-out"核对程序具体包括以下几个步骤。

1.麻醉实施前"Time-out"

麻醉开始前,往往可以是麻醉师或巡回护士主持,手术医师等所有手术团队成员共同完成并记录,主要项目如下:

(1)确认手术患者身份信息及主要病情(必须两种信息以上):核对手术患者姓名、住院号、身份证号;手术知情同意书等所有相关文书、影像学资料正确且齐全;拟手术部位和手术方式、手术标记均正确无误;完成术野皮肤准备确认及全身皮肤评估;备齐手术所需的假体及体内植入物。

(2)确认麻醉相关情况:确认麻醉知情同意书及麻醉相关文书正确并齐全;确认完成麻醉设备术前安全检查;确认完成静脉液体通路;确认患者是否有明确药物过敏史,查看药物皮试结果,确认术前备血情况等。

2.手术实施前"Time-out"

手术划皮前,往往为巡回护士主持,手术医师、麻醉师等所有手术团队成员共同完成并记录,主要项目如下:

(1)再次确认手术患者身份信息及主要病情(必须两种信息以上):核对手术患者姓名、住院号、身份证号;核对拟手术部位和手术方式、手术标记、手术体位均正确无误。

(2)手术团队内部沟通:由手术医师提前讲解手术关键步骤及注意事项,预计手术时间、失血量及是否需要特殊器械、仪器设备等;麻醉师讲解手术患者的并存疾病,以及可能导致的危险性增加、麻醉重点方面等;巡回护士向团队说明灭菌物品检查确认,仪器设备、植入物准备完成情况;术前及术中特殊用药情况以及手术医师是否需要相关影像资料等。

3.手术患者离开手术室前实施"Time-out"

巡回护士主持,手术医师、麻醉师共同完成手术后确认并记录,具体内容如下:

(1)第三次确认手术患者身份(必须两种信息以上):核对手术患者姓名、住院号、身份证号。

(2)手术确认:确认实际手术实施方式、手术中物品清点、手术用药、正确的输血核查,再一次对皮肤状况进行评估,检查并确认各类管路固定牢固、衔接正确并保持通畅。明确手术患者去向(病房或监护室等)。

四、摆放手术体位

做到正确摆放手术体位,就可以充分暴露手术视野,同时保证能够维持手术患者正常的呼吸、循环功

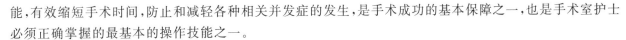

能,有效缩短手术时间,防止和减轻各种相关并发症的发生,是手术成功的基本保障之一,也是手术室护士必须正确掌握的最基本的操作技能之一。

（一）手术体位管理原则

（1）根据手术部位的不同,放置最佳的手术体位,使手术野充分暴露,便于医师的操作。

（2）应确保呼吸、循环功能不受干扰,有利于麻醉师术中观察以及静脉给药。

（3）避免肢体的神经血管受压、肌肉拉伤、皮肤受损等,保证手术患者安全。

（4）在确认手术患者被充分固定和支撑的同时,应尽可能地保持符合手术患者生理功能的舒适体位。

（5）应注意保护患者隐私,避免身体过分暴露。体位放置时各种物品（包括各类防护垫、固定带、护臂套、护脸胶布等）应准备充分。

（二）常见手术体位的应用范围和摆放方法

根据手术部位以及手术入路的需要分为5种常见手术体位,分别为仰卧位、侧卧位、俯卧位、膀胱截石位和坐位。

1.仰卧位

仰卧位适用于头、面、胸、四肢、腹部及下腹部手术,是外科手术中最常用的手术体位。

（1）摆放方法:①放置搁手板,将双臂放于搁手板上,外展<90°,防止臂丛神经受损,手心朝上,远端关节高于近端关节;亦可根据手术需要,使双臂自然放于身体两侧,用事先横放于手术患者背部的小单卷裹固定双手。遇神经外科额、颞、顶及颅前窝等手术,可用小单将身体包裹,并用约束带固定,松紧适宜。②根据手术患者腰前凸深度,放置厚薄合适的软垫,维持腰部正常生理曲线。③膝关节腘窝部垫一软垫,使双腿自然弯曲,以达到放松腹部肌肉,增加手术患者舒适度的目的。④双下肢伸直,使头、颈、躯干、下肢呈一直线摆放,用约束带固定于膝关节上2 cm左右,松紧以平插入一掌为宜。⑤双足跟部放置脚圈,减少局部受压。

（2）注意事项:①注意麻醉头架和器械托盘摆放的位置,避免影响手术患者呼吸、循环功能和麻醉师的观察。②肝、脾手术,如脾切除术、肝右叶切除术等,可根据手术需要在术侧垫一软垫,抬高并暴露术野。③胸部前切口手术,如乳腺癌根治术,将患侧上肢外展置于托手器械台上,外展<90°,调整托手器械台高度与手术床高度一致,并于术侧垫一软垫,充分暴露术野。④前列腺及膀胱手术,可根据手术需要,在手术患者骶尾部垫一软垫,既有利于暴露术野又分散了骶尾部的压力。⑤颅脑手术时,头部必须略高于躯体3～5 cm,有利于静脉回流,避免脑充血导致颅内压增高。

2.侧卧位

侧卧位主要分为90°侧卧位和半侧卧位,90°侧卧位适用于胸外科（如肺、食管）、泌尿外科（肾脏、输尿管等）和脑外科（颞部肿瘤、桥小脑角区肿瘤）手术;半侧卧位适用于胸腹联合切口及前胸部手术。

（1）90°侧卧位摆放方法:①待手术患者麻醉后,将手术患者身体呈一直线从仰卧位转成90°侧位,患侧朝上。②放置头圈于手术患者头下,使眼睛和耳朵处于头圈的空隙中。③90°侧卧位搁手架分为上下两层,患侧上肢放置于上层,健侧上肢放置于下层,并分别予以固定,手指稍露,便于观察末梢血液循环。④于健侧腋下（即胸部下方第4、5肋处）放置胸枕,其厚度以手术患者健侧臂丛神经及血管不受压为宜。⑤下腹部和臀部分别用一个髂托固定。⑥根据手术方式调整双腿伸直弯曲与否,并用约束带固定髋关节或膝关节。双腿间和踝部分别夹一软枕,避免骨隆突处受压。

（2）半侧卧位摆放方法:半侧卧位是指使手术患者侧转成30°～40°体位。首先将手术患者健侧上肢放置于搁手板上,外展<90°。患侧上肢用护臂套保护后屈曲固定于麻醉头架上,高度适宜,避免外展及牵拉过度。患侧肩、胸、腰背部放置适当的软垫或半侧卧位专用斜坡式软垫。健侧腋下平乳头处和（或）髂前上棘处用1～2个髂托固定。双下肢用约束带固定,腘窝部垫一软垫。双足跟部放置脚圈,减少局部受压。

（3）注意事项:①将手术患者从仰卧位翻转成侧卧位的过程中,必须保持手术患者头、颈、躯干呈一直线,呈"滚筒式"翻转。②上肢搁手架应可调节高度和角度,使双上肢外展均不超过90°,并呈抱球状。③开颅手术放置侧卧位时,应使手术患者背侧尽量靠近床的边缘,并向前俯,必须注意身体的背部和四脚固定架之间要加衬垫,防止压伤。④手术患者导尿管及深静脉穿刺管应从空隙中穿出,保证引流通畅;电极板应粘贴于患侧下肢的大腿、小腿或臀部。

3.俯卧位

俯卧位适用于后颅窝、颈椎后路、脊柱后入路、腰背部等手术。

(1)摆放方法:①待手术患者麻醉后,将手术患者呈一直线从仰卧位缓慢转换为俯卧位,转换体位时使双臂紧贴于身体两侧,避免肩肘关节意外扭曲受伤。②将手术患者头部移出手术床,直接放置于头托上或固定于头架上,调整头托或头架位置及高度,保证手术部位突出显露的同时呼吸通畅。③双上肢平放于身体两侧,中单固定,约束带加固,或将双上肢自然弯曲置于头旁两侧搁手架上。④胸部垫一大软垫,尽量靠上,于髂嵴两侧各垫一小方垫;或将两个中圆枕呈外八字形斜垫于两锁骨至肋下,将一中圆枕横垫于耻骨联合和髂嵴下,呈三角形,使胸腹部呈悬空状,保持呼吸运动不受限和静脉回流通畅。⑤双侧膝盖下各垫一小软圈,两小腿胫前横置一软枕,使手术患者小腿呈自然微曲,增加舒适度。双足背下垫一小方软枕,避免足背过伸引起足背神经损伤。双腿用约束带固定。

(2)注意事项:①头部需妥善固定于头托或头架上,使用头托者必须注意前额、眼睛、耳朵、下颚、颧骨等处的保护,可选择凝胶头托或在放置体位前在前额、颧骨等易受压处给予防压疮透明敷贴,防止压疮发生。②放置俯卧位时应使用适当体位垫,使胸腹部悬空,避免受压,保持呼吸通畅和静脉回流。③男性手术患者注意避免阴茎和阴囊受压,女性手术患者注意避免乳房受压。④肥胖的手术患者,应注意两侧手臂的固定和保护,避免术中手臂意外滑落或由于固定约束过紧造成压伤。

4.膀胱截石位

膀胱截石位适用于会阴部及经腹会阴直肠手术。

(1)摆放方法:①将搁脚架分别置于手术床的两侧,根据手术患者大腿的长度及手术方式调节搁脚架的高度和方向。②手术患者呈仰卧位,待麻醉后,脱去长裤,套上棉质裤套,下移手术患者身体,直至其尾骨略超过手术床背板下沿。③将手术患者屈髋屈膝,大腿外展成$60°\sim90°$,分别缓慢置于搁脚架上,根据不同手术方式调节大腿间的角度及前屈角度,并用约束带固定双脚。④卸下或摇下手术床尾部1/3部分,根据手术需要,可于臀部下方置一软垫,减轻局部压迫,便于操作。⑤将一侧上肢置于身体旁,用小单包裹固定,另一侧上肢置于搁手板上,外展<90°。

(2)注意事项:①大腿前屈的角度应根据手术需要调整,经腹会阴手术,搁脚架与手术台成70°左右,单纯会阴部手术成105°左右,腹腔镜下左半结肠癌、乙状结肠癌和直肠癌根治术,双腿不要过度分开,股髂关节、膝关节屈曲成$150°\sim170°$。②两侧搁脚架必须处于同一水平高度。③放置截石位必须注意保护双侧腘窝,在腘窝下应置平整的薄软垫,并且避免其外侧面受硬物挤压,防止腓总神经损伤。④手术结束恢复原体位时候,动作应轻柔,先把一条腿从搁脚架上放下,这样患者循环状态不会有明显改变,避免导致直立性低血压。⑤对于有骨盆、股骨颈骨折史的手术患者,可通过抬高骶尾部使盆腔尽可能得到伸展。在放置和恢复位置时需尽量当心,尽可能让髋关节、膝关节同时移动,使髋关节不出现旋转,特别是外旋及外展。⑥放置截石位过程中,应注意手术患者的保暖,并且注意保护手术患者的隐私。⑦需进行肠道灌洗的直肠手术,应在手术患者臀下铺置防水巾,防止冲洗液浸湿床单,引起压疮发生。

5.坐位

坐位适用于后颅手术。

(1)摆放方法:①双腿选择合适的防栓袜或缠弹力绷带,避免栓塞的形成,防止深静脉血栓,甚至肺栓塞的发生。②双膝下垫一长圆枕,使两腿稍有弯曲,防止下肢过伸。③静脉通路通常建立于手术患者的左上肢,妥善固定,同时需保持静脉通路的通畅,外接延长管,方便于术中加药。④两臂套上护臂套,以防电刀灼伤。让双手指稍露,有利于在术中观察末梢循环。双手下分别放置长圆枕上并予以固定。⑤卸下手术床头板,双手抱住手术患者头部,床背慢慢抬起,直至床背成90°。⑥儿童或坐高较低者,臀下垫软方枕若干,使手术切口及消毒范围高于床背。⑦安置头架,并固定于手术床,调整手术床位置。⑧手术患者前胸与头架之间垫大方枕予以保护,并用约束带固定于床背。

(2)注意事项:①穿防栓袜前,评估手术患者腿的长度和小腿最粗段的周长,选择合适的防栓袜。穿防栓袜前应先抬高双下肢,然后再穿。②为防止直立性低血压,床背抬高速度尽量放慢,在整个过程中,需密切监测各项指标,如有血压下降或心率减慢等,应立即停止体位变动。③体位安放完毕后,再次仔细检查头架的各个关节是否拧紧,检查手术患者身体的各部位是否已妥善固定;检查导尿管和深静脉穿刺管是否通畅,集尿袋可挂于手术患者左侧床边,以便观察术中的尿量。④手术结束后手术患者仍须保持坐位姿势送回病房,为保证安全,须将手术患者头部固定在床头。

五、协助实施麻醉与术中监测

作为手术室中的重要主体,麻醉师和手术室护士两者之间的相互了解和密切配合是确保所有手术患者生命安全、手术成功以及手术室正常运作的前提和保障。因此,一名合格的手术室护士除了掌握常规的手术室护理知识技能外,还应掌握麻醉基础知识和临床麻醉基础技术,能够正确协助麻醉师进行各种麻醉,冷静熟练配合麻醉师处理麻醉过程中的各种突发情况以及正确进行手术患者麻醉的监测。

(一)全身麻醉的方法和配合

1.全身麻醉概念

通过使用全身麻醉药物,经由呼吸道吸入、静脉注射或肌内注射进入机体,导致中枢神经系统受到抑制,使手术患者在失去知觉、反射抑制和一定程度的肌肉松弛的情况下接受手术。

2.全身麻醉的实施

主要分为两大步骤:全身麻醉的诱导、全身麻醉的维持。

(1)全身麻醉的诱导:使用全身麻醉药物后,手术患者由原先清醒状态转为意识消失,从而进入全身麻醉状态,然后实施气管插管的过程。在上述过程中,麻醉护士应配合麻醉师准备好相关器械,包括麻醉机及气管插管器具等,开放静脉和胃肠减压管;巡回护士应准备好负压吸引装置,同时在全身麻醉诱导过程中应密切关注手术患者的血压、心率、心电图和血氧饱和度等基础生命体征,妥善固定手术患者,防止诱导期间手术患者发生意外坠床。

目前临床较常用的全身麻醉诱导方式包括静脉诱导法、面罩吸入诱导法。静脉诱导法是先以面罩吸入纯氧2～3分钟,根据病情选择合适的静脉麻醉药及剂量,从静脉缓慢注入并严密监测手术患者情况。待手术患者神志消失后再注入肌松药,麻醉面罩进行人工呼吸,实施气管内插管。使用面罩吸入实施诱导首先将麻醉面罩扣于手术患者口鼻处,然后启动麻醉蒸发器,逐渐加大吸入药物浓度,一旦手术患者神志消失后,静脉滴注肌松药,行气管内插管。

(2)全身麻醉的维持:全身麻醉的维持主要分为三种,即吸入麻醉维持、静脉麻醉维持和复合全身麻醉维持。①吸入麻醉维持:使气体麻醉药或挥发性麻醉药经呼吸道吸入肺,由肺泡进入血液循环,继而到达中枢神经系统,以维持适当的麻醉深度。②静脉麻醉维持:将麻醉药物通过静脉进入血液循环,继而到达中枢神经系统,以维持适当的麻醉深度。③复合全身麻醉维持:指两种或多种全身麻醉药物和(或)麻醉方法的组合,实现麻醉时间、肌肉松弛的可控性,并可保持麻醉深度的平衡,以维持手术患者理想的麻醉状态。复合全身麻醉目前在临床得到越来越广泛的应用。

3.全身麻醉的监测

对于全身麻醉的手术患者必须实施严密的监测,主要包括以下几个方面。

(1)心电监护:通常作为术中患者心脏功能监护的重要组成,是观察患者生命体征改变极为重要的手段。心电监护时应特别注意观察 P 波与 QRS 波群的变化,以便及时发现手术患者心律失常的早期症候群。

(2)血液动力学监测:包括血压、中心静脉压等。血压监测分为袖带式自动间接血压监测和直接血压监测(即动脉内置管进行连续有创的血压监测),代表心肌收缩力和心排血量,是维持脏器正常血液供应的必要条件。中心静脉压监测能够提示有效血容量的情况,以及周围血管收缩或心功能情况,指导术中液体管理。

（3）呼吸力学监测：具体指标包括气道压力、气道阻力、胸肺顺应性及最大吸气负压等，这些参数的变化与通气功能、呼吸做功及机械通气对机体生理的影响有密切关系。

（4）血氧饱和度监测：无创监测氧合功能，可早期发现低氧血症，并在一定程度上反映循环状态，用于整个手术过程中监测患者的供氧情况。

（5）呼气末二氧化碳分压：可监测通气，指导麻醉机和呼吸机的安全使用，确定气管导管位置；还能反映肺血流，监测体内 CO_2 产量的变化，及时发现病情变化。

（6）血液气体分析：全面精确地判断患者的呼吸功能，包括通气、换气以及组织氧供与氧耗，是麻醉和重症患者诊治中的一项重要监测项目。可根据病情需要，经皮穿刺桡动脉、股动脉或腋动脉抽取血样，也可通过持续留置动脉导管抽取。

4.全麻的护理配合

（1）护理配合方法：麻醉前，应帮助手术患者了解全身麻醉这一麻醉方式，给予心理支持；麻醉前再次核对手术患者是否已去除可以活动的义齿；检查负压吸引装置使其呈完好备用状态，以便吸除呼吸道分泌物；备好急救药品和器材，同时检查手术患者约束保护是否松紧适宜，以免影响肢体血液循环。麻醉诱导时，及时传递必要的用品，协助麻醉师操作；还可用手掌轻按手术患者上腹部，以免面罩供氧时氧气进入胃内，引起胃肠道胀气。

（2）护理配合要点：①麻醉药物注入动脉可引起肢体血管痉挛，剧烈疼痛，甚至发生肢端坏死，因此开放静脉通路时应避免误入动脉，用药前必须进行严格的核对。②手术患者体质各不相同，注射麻醉药物后偶有过敏现象。因此麻醉药物需现配现用，静脉推注时应匀速、缓慢，同时准备好抗过敏药物。③有些麻醉药物（如丙泊酚）注射剂量过大或注射时速度过快，患者可发生一过性呼吸抑制、血压下降，应缓慢推注，必要时需行气管插管。④非气管插管麻醉情况下，必须做好实施气管插管的物品准备。⑤静脉用药时应防止麻醉药渗漏，以免造成组织坏死；如果发生，应马上拔除，再次穿刺静脉，可以选择热敷穿刺部位，也可使用局部封闭方法，通常选择 0.25% 普鲁卡因。

（二）阻滞麻醉的方法和配合

1.阻滞麻醉的方法

（1）臂丛神经阻滞：将麻醉药物注射至臂丛神经干（丛）旁，阻滞此神经的传导功能，从而达到此神经分布区域手术无痛的方法。

（2）颈丛神经阻滞：将麻醉药物注射至颈丛神经干（丛）旁，阻滞此神经的传导功能，从而达到此神经分布区域手术无痛的方法。

（3）蛛网膜下腔阻滞：将麻醉药物注射至蛛网膜下腔，使脊神经根、背根神经及脊髓表面部分神经的传导功能受阻，从而达到区域手术无痛的方法。

（4）硬膜外腔阻滞：将麻醉药物注射至硬膜外腔，使脊髓神经根的传导功能受阻，从而达到区域手术无痛的方法。

（5）局部浸润麻醉：在手术切口四周的组织中，分层地注入局麻药物，以阻滞神经末梢而起到抑制疼痛的作用。

（6）表面麻醉：在人体器官黏膜表面喷洒渗透性强的局麻药，药物通过黏膜渗透，作用于神经末梢起到抑制疼痛的作用。

2.阻滞麻醉的护理配合

遵医嘱准备麻醉药，并与实施阻滞麻醉的麻醉师进行双人核对，核对无误后方可使用。提醒操作者每次注药前均要回抽，确定不在血管内方可注射，以防局麻药注入血管内。注意麻醉药物用量的计算，防止超量。局麻药物有可能引起变态反应、循环系统抑制、呼吸系统抑制、中枢神经系统抑制及中毒，手术进行过程中必须加强巡视和监测。蛛网膜下腔麻醉的平面可随体位发生变化，所以手术患者应在可调节床面的手术床上实施手术，并注意在麻醉前开放静脉通路，补充容量，维持有效血液循环。硬膜外腔麻醉前应协助麻醉医师放置正确的体位，麻醉过程中协助扶持患者，不要随意离开，防止患者坠床或意外发生；用药前确定置管位置,避免误入蛛网膜下腔,否则可能引起患者全脊髓麻醉。

六、手术前准备

为保证和改善术前准备的质量,每个手术室护士都应加强手术配合的练习,完善专科知识理论。标准化、严格的术前准备是成功手术的基础和保证。手术前准备主要分为三部分,分别是无菌手术器械台的准备、手术人员准备和手术患者准备,其中涵盖了许多手术室基础护理操作技能和手术室护理基本原则。

(一)无菌手术器械台的准备

为保证手术全程所有手术物品的无菌状态,防止再污染,在手术开始前,洗手护士必须先建立无菌器械台,形成无菌区域。

1.无菌手术器械台准备的基本原则

(1)在洁净、宽敞的环境中开启无菌器械包和敷料包,操作者穿着整洁,符合要求。

(2)建立和整理无菌器械台过程中以及洗手护士和巡回护士交接一次性无菌物品时,均不可跨越已建无菌区。

(3)无菌器械包和敷料包应在手术体位放置完成后打开。

(4)无菌器械台应保持干燥,一旦敷料潮湿必须更换或重新覆盖无菌巾。

(5)无菌手术器械台应为现用现备,若特殊情况下不能立即使用,则必须使用无菌巾覆盖,有效期为 4 小时。

2.铺无菌器械台的步骤

(1)无菌包开启前检查:①包外化学指示胶带变色情况;②包上灭菌有效期;③外包装是否破损、潮湿或污秽;④是否为所需的器械包或敷料包。

(2)开启无菌包顺序:徒手打开无菌器械包或敷料包的最外层,注意手与未灭菌物品不能触及外层包布内面;内层包布应使用无菌镊子或无菌钳打开,注意顺序为先对侧,再左右两侧,最后近侧;或由洗手护士完成外科洗手,并戴上无菌手套后再打开。

(3)建立无菌器械台:①直接利用无菌器械包或敷料包的包布打开后铺置于器械台上,建立无菌器械台。②利用无菌敷料包内的无菌敷料先建立无菌台面,然后打开无菌器械包将无菌器械移至无菌台面上。③铺无菌器械台时,台面敷料铺置至少应达到 4 层,台面要求平整,四周边缘下垂不少于 30 cm。④手术托盘一般摆放正在使用或即将使用的器械和物品,可在铺置无菌巾的过程中使用无菌双层中单和大孔巾直接铺置其上,建立无菌手术托盘,也可用双层无菌托盘套铺置。

(4)整理无菌器械台:洗手护士按照相同的既定顺序整理常规手术敷料和器械。特殊手术器械及物品,可按术中使用顺序、频率分类放置,以方便洗手护士在手术配合中及时拿取所需器械及物品。

(5)清点器械及物品:手术开始前洗手护士与巡回护士必须完成所有手术纱布、器械及物品的清点,巡回护士逐项记录。

(二)手术人员准备

手术前,每一名手术团队成员必须严格按规范进行手术前自身准备,包括外科手消毒、穿无菌手术衣和戴无菌手套,通过规范、严格的手术前手术人员自身准备,建立无菌屏障,预防手术部位感染。

1.外科手消毒

指外科手术前医务人员用皂液和流动水洗手,再用手外科消毒剂清除或者杀灭手部暂居菌并减少常居菌的过程。应选择具有持续抗菌活性的手消毒剂。

(1)外科手消毒与手卫生定义:洗手、卫生手消毒以及外科手消毒统称为手卫生。其中洗手仅指用皂液和流动水洗手,去除手部皮肤污垢以及部分致病菌的过程。而卫生手消毒是指医务人员使用速干手消毒剂揉搓双手,减少手部暂住菌的过程。注意三者定义各有不同。

(2)外科手消毒的设施准备:洗水池应设置在手术间附近,高矮合适,防溅喷,洗水池面应光滑无死角,每天清洁。水龙头应为非手接触式,数量不少于手术间数。应在指定器皿放置清洁指甲用品,需要每天清洁消毒。手刷等搓刷用品应一人一用一灭菌或一次性无菌使用,同样定点放置。必须使用满足国家行业规定的外科手消毒剂,非手接触式出液器目前普遍使用,推荐一次性包装的使用,容器如果必须重复使用,用完后常规每次均清洁、消毒。

(3)外科手消毒原则:消毒之前必须洗手;接触不同手术患者、手套破损或者手被污染等情况,需要再次进行外科手消毒;外科手消毒全程均应始保证双手位于胸前,低于肩高于腰,这样水始终从手指远端自然流向肘关节。

(4)洗手方法与要求:①洗手之前正确佩戴帽子、口罩及防护眼罩,去除戒指、人工指甲等饰品,仔细修理指甲,长度规定不应超过指尖。②清洗范围包括双手、前臂和上臂下 1/3,适量清洗剂即可,揉搓要细致。手部清洗的时候,可使用手刷等清洁甲下污垢,皮肤皱褶处也应重点清洗。③使用流动水清洗双手、前臂、上臂下 1/3 处。④需用干手物品擦干双手、前臂、上臂下 1/3 处。

(5)外科手消毒法步骤。①冲洗手消毒法:将双手的每个部位、前臂、上臂下 1/3 处用适量外科手消毒剂均匀涂抹,仔细揉搓 2~6 分钟,采用流动水彻底冲净以上部位,使用无菌毛巾或一次性无菌纸巾认真擦干。②免冲洗手消毒法:将双手的每个部位、前臂、上臂下 1/3 处用适量免冲洗手消毒剂均匀涂抹,仔细揉搓,直到消毒剂在皮肤表面干燥。具体消毒剂用法用量应按照外科手消毒剂产品包装使用说明来进行。

国家卫计委关于手卫生的规范中明确规定了外科手消毒中手部揉搓的步骤,包括:①掌心相对揉搓。②手指交叉,掌心对手背揉搓。③手指交叉,掌心相对揉搓。④弯曲手指关节在掌心揉搓。⑤拇指在掌心揉搓。⑥指尖在掌心揉搓。

(6)注意事项:冲洗手消毒法中,用无菌毛巾、一次性无菌纸巾彻底擦干皮肤是指按顺序擦干手、前臂和肘部,两只手首先擦干,接着把无菌毛巾或一次性无菌纸巾叠成三角形状,光边向心,顺搭在一侧前臂之上,无菌巾两个角用另一侧手捏住,开始从手部向肘部逐渐移动,这样可以把水迹擦干,但注意一定不能回擦;最后把无菌巾翻转擦干对侧皮肤,方法同前。

2.无菌手术衣穿着

国内医院经常使用的主要有两种样式:第一种为背部对开式手术衣,第二种是背部全遮式手术衣。

(1)对开式无菌手术衣的穿着方法:①洗手后,将无菌手术衣衣领提起缓缓抖开,接着把手术衣轻掷向上,第一时间内将双手和前臂伸入衣袖内,再向前平行伸展开来。②然后需要洗手护士协助,在其身后帮助向后拉衣。③洗手护士交叉双手,腰带不交叉向后传递。④巡回护士在身后系带。⑤手术衣无菌区域为:肩以下、腰以上、腋前线的胸前及双手。

(2)全遮式无菌手术衣的穿着方法:①洗手后,将无菌手术衣衣领提起缓缓抖开。②接着把无菌手术衣轻掷向上,第一时间顺势将双手和前臂伸入衣袖,再向前方平行伸展开来,然后需要巡回护士协助,应在其身后将手伸至手术衣内侧,一起向后拉衣,手不得碰触手术衣外侧。③穿衣者戴无菌手套后将前襟的腰带递给已完成外科手消毒并戴好无菌手套的洗手护士。④洗手护士拉住腰带后嘱穿衣者原地缓慢转动一周,再将腰带还与穿衣者。⑤穿衣者将腰带系于胸前。⑥肩以下、腰以上的胸前、双手臂及侧胸、后背为无菌区域。

(3)注意事项:①一定要在手术间穿手术衣,周围空间应该足够大,必须面向无菌区。在穿衣的时候,无菌手术衣不可触及任何非无菌物品,一旦有所触及,需马上更换手术衣。②如有必要巡回护士向后拉衣领及衣袖时候,手术衣外表面一定不能被触及。③穿全遮式手术衣时,手套一定要先戴好,然后才能够接取腰带。④如果已经完成穿戴手术衣、手套,在手术开始之前的等待时间内,需将双手放在手术衣胸前的衣服夹层内,也可将双手互握放在胸前。不应将双手举过肩膀或交叉在腋下,亦不可将双手垂放于腰部以下。

(4)连台手术时更换无菌手术衣的方法:需要接台连续进行手术时,连台的手术人员应该把手套上的血迹首先洗干净,然后由巡回护士协助松解背部系带脱手术衣,接着去手套,注意整个过程中双手不能被污染,一旦污染则重新进行外科手消毒。

常用的两种脱手术衣的方法。①他人协助脱衣法:双手向前微微屈肘,巡回护士面向脱衣者,握住衣领向肘部及手的方向顺势翻转脱下手术衣,使得手套的腕部恰好翻转于手上。②个人脱衣法:脱衣者左手抓住右肩手术衣外面,从上拉下,使手术衣的衣袖由里向外翻转;同样方法拉下左肩,脱下手术衣,手臂及洗手衣裤要避免接触手术衣的外面,防止被污染的情况发生。

3.戴无菌手套

因为只有皮肤表面的暂居菌通过外科手消毒能去除及杀灭,皮肤深部常驻菌对此并无明显效果。手术进行过程中,手术者的汗液能够把皮肤深部的细菌带到手的表面。所以,戴无菌手套对手术人员来说是必不可少的。尤其要说明的是,外科手消毒并不能被戴无菌手套所替代。

(1)开放式戴无菌手套方法:①穿好手术衣,右手提起手套反折部,将拇指相对。②通常先戴左手,手套反折部用右手持住,左手对准手套五指插入。再戴右手:左手指插入右手手套的反折部内面同时托住手套,右手插入手套。③翻上反折部分并包住手术衣袖口。

(2)密闭式戴无菌手套方法:该方法与开放式戴手套法的区别是手术者的双手不直接暴露于无菌界面中,而是藏于无菌手术衣袖中,完成无菌手套的佩戴。

(3)协助术者戴无菌手套方法:①洗手护士用双手除拇指外手指插入手套反折口内面的两侧,手套拇指朝外上,小指朝内下,呈外八字形,四指稍用力向外拉开,手套入口得以扩大,对术者戴手套有帮助。②术者左手掌心朝向自己,应该五指向下对准手套,洗手护士协助上提,戴右手采用同样方法。③术者自己把手套反折翻转包住手术衣的袖口。

(4)注意事项:①持手套时,手稍向前伸,不要紧贴手术衣。②戴开放式手套时,未戴手套的手不可触及手套外面,戴手套的手不可接触手套的内面。③戴好手套之后,需把手套的反折处翻转过来包住手术衣袖口,腕部不能暴露;戴手套的手指在翻转的时候不能触碰皮肤。④戴有粉手套时,应用等渗盐水把手套上的滑石粉冲洗干净,然后再参与手术。⑤当洗手护士在协助术者戴手套时,戴好手套的手不能接触术者的皮肤。

(5)连台手术的脱无菌手套法:①首先依照连台手术脱手术衣法将手术衣脱去,反折手套边缘。②戴手套的右手应插入左手手套外部的反折处脱去手套,接着左拇指伸入右手手套内面的鱼际肌之间,最后向下脱去右手的手套。③双手一定不能被戴手套的手接触,一旦脱去手套,双手不能再触及手套外面,这样可以避免手被外界细菌污染。④如果需要继续参加下一台手术,双手必须在脱下手套后再次进行外科手消毒。

(三)手术患者准备

手术患者的皮肤表面存在大量微生物,包括暂住菌和常居菌,手术团队成员通过对手术患者进行清洁皮肤、有效备皮和消毒皮肤等术前准备工作,暂居菌被杀灭,最大程度地杀灭或减少常居菌,使得手术部位避免出现感染。

1.手术患者皮肤清洁

手术患者皮肤清洁的目的是清除患者皮肤残留污垢,根据患者的情况不同可采用以下方法。

(1)活动自如的手术患者:术前一天用含抑菌成分(氯己定、醇类)的沐浴露进行淋浴,嘱手术患者清洗手术切口四周皮肤,清理皮肤皱褶内的污垢。

(2)活动受限的手术患者:术前用含抑菌成分(氯己定、醇类)的沐浴露进行床上沐浴,条件许可的话床上沐浴最好两次以上(视患者身体状况和皮肤实际洁净度而定)。

2.手术患者术前备皮

许多微生物存在于人体皮肤表面,分为暂居菌群和常居菌群,术前备皮时一旦皮肤损伤时,暂居菌可以轻易地寄居从而繁殖,可以造成手术部位的感染。

(1)备皮方法:应尽可能使用电动毛发去除器。应谨慎使用脱毛膏,使用前应严格按照生产商的说明进行操作,以及对手术患者进行相关的过敏试验;应尽量避免使用剃毛刀,防止手术患者手术区域毛囊受损,继发术后感染;如需使用,应在备皮前用温和型肥皂水对皮肤和毛发进行湿润。对于毛发稀疏的患者,不主张术前备皮,但必须做皮肤清洁。

（2）备皮时间：手术当日，越接近手术时间越好。

（3）备皮地点：建议在手术室的术前准备室内进行；不具备此条件的医院也可在病区治疗室内进行。

3.手术患者皮肤消毒

手术前采用皮肤消毒剂将手术区域皮肤上的暂居菌杀灭，常驻菌得以最大程度地杀灭或减少，是减少手术部位感染的有效方法，所以为了减少手术部位的感染，必须严格地进行手术区皮肤消毒。

（1）常用皮肤消毒剂：手术患者皮肤消毒常用的药品、用途和特点见表13-3。

表13-3　手术患者皮肤消毒常用的药品、用途和特点

药品	主要用途	特点
2%～3%碘酊	皮肤的消毒（需乙醇脱碘） 临床上使用很少	杀菌谱广、作用力强、能杀灭芽孢
0.2%～0.5%碘伏	皮肤、黏膜的消毒	杀菌力较碘酊弱，不能杀灭芽孢，无须脱碘
0.02%～0.05%碘伏	黏膜、伤口的冲洗	杀菌力较弱，腐蚀性小
75%乙醇	颜面部、取皮区皮肤的消毒 使用碘酊后脱碘	杀灭细菌、病毒、真菌，对芽孢无效，对乙肝等病毒无效
0.1%～0.5%氯己定	皮肤消毒	杀灭细菌，对结核杆菌、芽孢有抑制作用

（2）注意事项：①采用碘伏皮肤消毒，应涂擦2遍，作用时间3分钟。②脐、腋下、会阴等皮肤皱褶处的消毒应注意加强。③在消毒过程中，操作者双手不可触碰手术区或其他物品。④遇术前有结肠造瘘口的手术患者，皮肤消毒前应先将造瘘部位用无菌纱布覆盖，使之与手术切口及周围区域相隔离，再进行常规皮肤消毒。⑤遇烧伤、腐蚀或皮肤受创伤的手术患者，应使用0.9%的生理盐水进行术前皮肤冲洗准备。⑥皮肤消毒后，应使消毒剂与皮肤有充分时间接触后，再铺无菌巾，以使消毒剂发挥最大消毒的作用。⑦进行头面部、颈后入路手术的时候，要考虑对眼睛的保护，可以在皮肤消毒前使用防水眼贴（或眼保护垫），避免消毒液进入眼内，对角膜造成损害。⑧皮肤消毒时，避免消毒液流入手术患者身下、止血袖带下或电极板下，防止发生化学性烧伤或诱发压疮。消毒过程中一旦弄湿床单，应及时更换，避免患者的皮肤在手术过程中长时间接触浸有消毒液的床单，导致皮肤灼伤（特别在婴幼儿手术中尤其注意）。⑨遇糖尿病或有皮肤溃疡的手术患者，手术医师进行皮肤消毒时，动作应尽可能轻柔。⑩用于皮肤消毒的海绵钳使用后不可再放回无菌器械台。

（3）皮肤消毒的方法和范围：以目前临床上使用较多的0.2%～0.5%碘伏为例，介绍手术区域皮肤消毒的范围如下。

头部手术：头部及前额。

口、颊面部手术：面、唇及颈部。

耳部手术：术侧头、面颊及颈部。

颈部手术：①颈前部手术，上至下唇，下至乳头，两侧至斜方肌前缘。②颈椎手术，上至颅顶，下至两腋窝连线。

锁骨部手术：上至颈部上缘，下至上臂上1/3处和乳头上缘，两侧过腋中线。

胸部手术：①侧卧位，前后过腋中线，上至肩及上臂上1/3，下过肋缘，包括同侧腋窝。②仰卧位，前后过腋中线，上至锁骨及上臂，下过脐平行线。

乳癌根治手术：前至对侧锁骨中线，后至腋后线，上过锁骨及上臂，下过脐平行线。

腹部手术：①上腹部手术，上至乳头，下至耻骨联合，两侧至腋中线。②下腹部手术，上至剑突，下至大腿上1/3，两侧至腋中线。

脊柱手术：①胸椎手术，上至肩，下至髂嵴连线，两侧至腋中线。②腰椎手术，上至两腋窝连线，下过臀部，两侧至腋中线。

肾脏手术：前后过腋中线，上至腋窝，下至腹股沟。

会阴部手术:耻骨联合、肛门周围及臀,大腿上 1/3 内侧。

髋部手术:前后过正中线,上至剑突,下过膝关节。

四肢手术:手术野周围消毒,上下各超过一个关节。

4.铺无菌巾

铺无菌巾,即在手术切口周围按照规定铺盖无菌敷料,以建立无菌手术区域,同时保证暴露充分的手术区域。

(1)铺无菌巾原则:①洗手护士应穿戴手术衣、手套后协助手术医师完成铺无菌巾。②手术医师未穿手术衣、未戴手套,直接铺第 1 层切口单;双手臂重新消毒,再穿手术衣、戴手套,铺余下的无菌巾单。③铺无菌巾至少 4 层,且距离切口 2~3 cm,悬垂至床缘下 30 cm,无菌巾一旦放下,不得移动。必须移动时,只能由内向外,不得由外向内。④铺无菌巾的顺序为先下后上,先对侧后同侧(未穿手术衣);先同侧后对侧(已穿手术衣)。

(2)常见手术铺无菌巾方法如下。

腹部手术:①洗手护士递第 1~3 块治疗巾,折边开口向医师,铺切口的下方、对方、上方,第 4 块治疗巾,折边开口对向自己,铺切口同侧,布巾钳固定。②铺大单 2 块,分别遮盖上身及头架、遮盖下身及托盘,铺单时翻转保护双手不被污染。③铺大洞巾 1 块遮盖全身,对折中单铺托盘。④若肝、脾、胰、髂窝、肾移植等手术时,宜先在术侧身体下方铺对折中单 1 块。

甲状腺手术:①对折中单铺于头、肩下方,巡回护士协助患者抬头,上托盘架。②中单 1 块横铺于胸前。③将治疗巾 2 块揉成团形,填塞颈部两侧空隙。④切口四周铺巾方法同腹部手术。

胸部(侧卧位)、脊椎(胸段以上)、腰部手术:①对折 2 块中单,分别铺盖切口两侧身体的下方。②切口铺巾,同腹部手术。

乳腺癌根治手术:①对折中单 4 层铺于胸壁下方及肩下。②中单 1 块包裹前臂,绷带包扎固定。③治疗巾 5 块,交叉铺盖切口周围,巾钳固定。④1 块大单铺于腋下及上肢;另一块铺身体上部、头架。⑤铺大洞巾覆盖全身。⑥中单横铺于术侧头架一方,巾钳固定于头架或输液架上,形成无菌障帘。

会阴部手术:①中单四层铺于臀下,巡回护士协助抬高患者臀部。②治疗巾 4 块铺切口周围,大单铺上身至耻骨联合。③双腿套上腿套,注意不能触及脚套内层。

四肢手术:①大单四层铺于术侧肢体下方。②对折治疗巾 1 块,由下至上围绕上臂或大腿根部及止血带,巾钳固定。③中单包术侧肢体末端,无菌绷带包扎,用大单铺身体及头架。④术侧肢体从大洞巾孔中穿出。

髋关节手术:①对折中单铺于术侧髋部下方。②大单铺于术侧肢体下方。③治疗巾,第 1 块铺于患者会阴部,第 2~5 块铺于切口四周用布巾钳固定。④中单对折包裹术侧肢体末端,铺大单于上身及头架。⑤铺大洞巾方法同"四肢手术"。

七、手术中护理配合

(一)洗手护士配合

1.洗手护士工作流程

洗手护士工作流程主要包括以下几个步骤:①准备术中所需物品;②外科手消毒;③准备无菌器械台;④清点物品;⑤协助铺手术巾;⑥传递器械物品配合手术;⑦清点物品;⑧关闭伤口;⑨清点物品;⑩手术结束器械送消毒供应中心处理。

2.洗手护士职责

(1)手术前准备职责:洗手护士应工作严谨、责任心强,严格落实查对制度和无菌技术操作规程;术前了解配合要点、手术主要步骤、特殊准备,能够熟练地进行手术配合;按不同手术准备术中所需的相关器械,力求齐全。

(2)手术中配合职责:洗手护士应提前 15 分钟洗手,进行准备。具体工作分器械准备、术中无菌管理和物品清点几个部分。

器械准备包括：①整理器械台，按要求放置物品。②查看手术器械零件有无缺损，关节是不是处于良好状态。③正确无误、主动地传递术中需要的器械及物品。④已经使用过的器械随时回收，注意擦净血迹，保持器械干净。

术中无菌管理包括：①协助医师铺无菌巾；②术中严格遵守无菌操作原则，应保证无菌器械台及手术区始终整洁及干燥状态，如无菌巾潮湿，要第一时间更换，也可以再加盖新的无菌巾。

物品清点包括：①与巡回护士清点术中所需所有物品，术后确认并在物品清点单上签名。②术中病理标本要及时交予巡回护士管理，防止遗失。③关闭切口前与巡回护士共同核对术中所用的所有物品，正确无误后，告知主刀医师，才能缝合切口，关闭切口及缝合皮肤后再次清点所有物品。

（3）手术后处置职责：术后擦净手术患者身上的血迹，协助包扎伤口；术后器械确认数量无误后，用多酶溶液浸泡15分钟，初步处理后送消毒供应中心按器械处理原则集中处理，不能正常使用的器械做好标识并通知及时更换。

（二）巡回护士配合

1.巡回护士工作流程

巡回护士工作流程主要包括以下几个步骤：①术前访视手术患者；②核对（患者身份、所带物品、手术部位）；③检查（设备仪器、器械物品）；④麻醉前实施安全核查（Time-Out）；⑤放置体位；⑥开启无菌包，清点物品；⑦协助术者上台；⑧配合使用设备仪器，供应术中物品，加强术中巡视观察；⑨手术结束前清点物品，保管标本；⑩手术结束后与病房交接。

2.巡回护士工作职责

（1）术前准备：①术前访视应在术前进行，以更好掌握患者病情、身体及心理状况，还需要了解静脉充盈情况，如有需要也可简单向患者介绍手术流程，做好心理疏导；掌握手术名称、手术部位、术中要求及有无特殊要求等方面。②术前了解器械、物品的要求并准备齐全；检查所需设备及手术室环境，处于备用状态。③认真核对患者姓名、床号、住院号、手术名称、手术部位、血型、皮试、皮肤准备情况；按物品交接单核对所带物品；用药时认真做到"三查七对"。④根据不同手术和医师要求放置体位，手术野暴露良好，使患者安全舒适。

（2）术中配合职责：①与洗手护士共同清点所有物品，及时准确地填写物品清点单，并签全名。②协助手术者上台，术中严格执行无菌操作，督查手术人员的无菌操作。③严密观察病情变化，重大手术做好应急准备。④严格执行清点查对制度，包括各种手术物品、输血和标本等，及时增添所需各种用物。⑤保持手术间安静、有序。

（3）手术后处置职责：①手术结束，协助医师包扎伤口。②注意保暖，保护患者隐私。③患者需带回病房的物品应详细登记，并与工勤人员共同清点。④整理手术室内一切物品，物归原处，并保证所有仪器设备完好，呈备用状态。⑤若为特殊感染手术，按有关要求处理。

（三）预防术中低体温

低体温是手术过程中最常见的一种并发症，60%～90%的手术患者可发生术中低体温，而术中低体温可导致诸多并发症，可导致住院天数、诊疗措施增加，医疗经费也会因此增加支出。因此手术室护士应采取有效的护理措施来维持手术患者的正常体温，预防低体温的发生。

1.低体温的定义和特点

通常当手术患者的核心体温低于36℃时，将其定义为低体温。在手术过程中发生的低体温呈现出三个与麻醉时间相关的变化阶段，即重新分布期、直线下降期和体温平台期。重新分布期，指发生在麻醉诱导后的1小时内，核心温度迅速向周围散布，可导致核心温度下降大约1.6℃；直线下降期，指发生在麻醉后的数个小时内，在这一时期，手术患者热量的流失超过新陈代谢所产热量。在这一时期给予患者升温能有效限制热量的流失；体温平台期，指在之后一段手术期间内，手术患者体温维持不变。

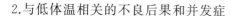

2.与低体温相关的不良后果和并发症

手术过程中出现的低体温,除了给手术患者带来不适、寒冷的感觉外,在术中及术后可能导致一系列不良后果和并发症,包括术中出血增加、导致外源性输血、术后伤口感染率增加、术后复苏时间延长、麻醉复苏时颤抖、心肌缺血、心血管并发症、药物代谢功能受损、凝血功能障碍、创伤手术患者的死亡率增加、免疫功能受损、深静脉血栓发生率增加。

3.与低体温发生相关的风险因素

(1)新生儿和婴幼儿:由于新生儿和婴幼儿体积较小,体表面积相对较大,从而导致热量快速地通过皮肤流失;同时新生儿和婴幼儿的体温中枢不完善且体温调节能力较弱,容易受环境温度的影响,当手术房间室温过低时,其体温会急剧下降。

(2)外伤性或创伤性手术患者:由于失血、休克、快速低温补液、急救被脱去衣服等多因素导致外伤性或创伤性手术患者极易在手术过程中发生低体温,而且研究显示术中低体温会增加创伤性手术患者的死亡率。

(3)烧伤手术患者:被烧伤的组织引起的热辐射、暴露的组织与空气进行对流传导以及皮肤保护功能的损伤,都使烧伤手术患者成为发生低体温的高危人群。

(4)麻醉:全麻和半身麻醉(包括硬膜外麻醉和脊髓麻醉)过程中使用的麻醉药物尤其是抑制血管收缩类药物,使手术患者血管扩张,导致核心温度向患者体表散布。因此当麻醉过程长于1小时,患者发生低体温的风险增加。

(5)年龄:老年手术患者在生理上不可避免地出现生命器官功能减退,如脂肪肌肉组织的减少、新陈代谢率降低、对温度敏感性减弱等,以及对麻醉和手术的耐受性和代偿功能明显下降,因此更容易导致低体温。

(6)其他与低体温发生相关的因素:包括体重(消瘦患者)、代谢障碍(甲状腺功能减退、垂体功能减退)、抗精神病和抗抑郁症药物治疗的慢性疾病、使用电动空气止血仪、手术室室温过低、低温补液及血液制品输注、手术过程中开放的腔隙等。

4.围手术期体温监测

(1)围手术期体温监测的重要性:围手术期常规监测体温,能够为手术室护士制订护理计划提供建议;将体温监测结果与风险因素的评估结合,有助于采取有效措施,预防和处理低体温。

(2)体温监测方式:能准确监测核心体温的四种体温监测方式是鼓膜监测法、食管末梢监测法、鼻咽监测法和肺动脉监测法,其中尤以前三种在围手术期可行性较高。此外常用的体温监测部位还包括肛门、腋窝、膀胱、口腔和体表等。

5.围手术期预防低体温的护理干预措施

(1)术前预热手术患者:手术患者需采取至少15分钟的预热在麻醉诱导之前,这样能显著降低患者核心、体表温度梯度,且麻醉药物引起的扩张血管的不良反应也能有效降低,从而预防低体温的发生,特别是能减少第一阶段出现的核心温度降低。

(2)使用主动升温装置:①热空气加温保暖装置:临床循证学已证明热空气动力加温保暖装置能安全有效预防术中低体温,对新生儿、婴幼儿、病态肥胖患者均有效果。②循环水毯:将循环水毯铺于手术患者身下能有效将热量通过接触传导传递给患者,维持正常体温。

(3)加温术中输液或输血:术中当手术患者需要大量输液或输血时,尤其当成年手术患者每小时的输液量大于2 L时,应该考虑使用加温器将补液或血液加温至37 ℃,防止因过量低温补液输入引起的低体温。同时有研究表明热空气动力加温保暖装置与术中静脉补液加温一起应用,可以取得更好地预防低体温的作用。

(4)加温术中灌洗液:当开放性手术实施的过程中,需要进行腹腔、胸腔、盆腔灌洗时,手术室护士可加温灌洗液至37 ℃左右或用事先放于恒温箱中的灌洗液进行术中灌洗。

(5)控制手术房间温度:巡回护士应有效控制手术间温度,避免室温过低。在手术患者进手术间前

15分钟开启空调,使手术间的室温在手术患者到达时已达到22~24 ℃。

(6)减少手术患者暴露:将大小适宜的棉上衣盖在非手术部位,保证非手术区域的四肢与肩部不暴露,达到保暖效果。术后转运至复苏室或病房的途中,应根据环境温度选择相应厚薄的被子,使手术患者肢体不致裸露在外。

(7)维持手术患者皮肤干燥:当手术前实施皮肤消毒的时候,消毒液的量应严加控制,一定不要让手术患者身下流入剩余的消毒液;洗手护士在术中需随时协助手术医师保证手术区域干燥,将血体液、冲洗液用吸引器及时吸尽。一旦手术结束,及时把皮肤擦净擦干,更换干净床单维持干燥。

(8)湿化加温麻醉气体:对吸入麻醉气体给予湿化加温,这种措施针对新生儿和儿童低体温的预防效果特别好。

(四)外科冲洗和术中用血、用药

1.外科冲洗

即在外科手术过程中采用无菌液体或药液冲洗手术切口、腔隙及相关手术区域,达到减少感染、辅助治疗的目的。常用于以下两种情况。

(1)肿瘤手术患者:常采用42 ℃低渗灭菌水1000~1500 mL冲洗腹腔,或化疗药物稀释液冲洗手术区域,并保留3~5分钟,可以有效防止肿瘤脱落细胞的种植。

(2)感染手术患者:常采用0.9%生理盐水2000~3000 mL冲洗,或低浓度消毒液体冲洗感染区域,尤其对于消化道穿孔的手术患者可以有效降低术后感染率。

2.术中用血

(1)术中用血的方式:根据患者的病情,可采用以下几种方式。①静脉输血:经外周静脉、颈内静脉、锁骨下静脉进行输血。②动脉输血:经左手桡动脉穿刺或切开置入导管,是抢救严重出血性休克的有效措施之一,该法不常用,可迅速补充血容量,并使输入的血液首先注入心脏冠状动脉,保证大脑和心脏的供血。③自体血回输:使用自体血回输装置,将术中患者流出的血进行回收,经抗凝、过滤、离心后,将分离沉淀所得的红细胞加晶体液即可回输给患者。

(2)术中用血的注意事项:手术中用血具有一定的特殊性,应注意以下几个方面。①巡回护士应将领血单、领取血量、手术房间号等交接清楚;输血前巡回护士应与麻醉医师实施双人核对;核对无误,双方签名后方可使用,以防输错血。②避免快速、大量地输入温度过低的血液,以防患者体温过低而加重休克症状。③输血过程中应做好记录,及时计算出血量和输血量,结合生命体征,为手术医师提供信息以准确判断病情。④手术结束而输血没有结束,血制品必须与病房护士当面交班,以防出错。⑤谨防输血并发症及变态反应,特别是在全麻状态下,许多症状可能不典型,必须严密观察。

3.术中用药

手术室的药品除了常规管理外,还必须注意以下几点。

(1)手术室应严格区分静脉用药与外用药品,统一贴上醒目标签,以防紧急情况下拿错。

(2)麻醉药必须专柜上锁管理,对人体有损害的药品应妥善保管;建立严格的领取制度,使用须凭专用处方领取。

(3)生物制品、血制品、需低温储存的药品应保存于冰箱内,按时查点。

(五)手术物品清点

手术过程中物品的清点和记录非常重要,应遵循以下原则。

(1)清点遵循"二人四遍清点法"原则,即洗手护士和巡回护士两人,在手术开始前、关闭腔隙前、关闭腔隙后、缝合皮肤后分别进行清点。

(2)在清点过程中,洗手护士必须说出物品的名称、数量和总数,清点后由巡回护士唱读并记录。

(3)清点过程必须"清点一项、记录一项"。

(4)如果在清点手术用物时,发现清点有误,巡回护士必须立即通知手术医师,停止关闭腔隙或缝合皮肤,共同寻找物品去向,直至物品清点无误后再继续操作。物品清点单作为病史的组成部分具有法律效应,不可随意涂改。

（六）手术室护理文书记录

护理文书是护理工作中需要书面记录、保存的档案,也是医疗机构中医疗文件的重要组成,它与医疗记录均为具有同等法律效力的证明文件。规范的手术室文书记录对提高手术室护理质量、保证手术安全、改善患者就医体验起到了重要的辅助作用。

1.手术室护理文书记录意义

手术护理文书指手术室护士记录手术患者接受专科护理治疗的情况,能客观反映事实。部分手术护理文书需保存在病历内,并且具有法律效力。特别是《医疗事故处理条例》引入了"举证责任倒置"这一处理原则,护理文书书写的规范及质量显得更为重要。手术室护士,应本着对手术患者负责、对自己负责的认真态度,根据卫生部 2010 年 3 月 1 日印发的《病历书写规范》要求及手术室护理相关规范制度,如实、准确地书写各类护理文书。

2.手术室护理文书记录的主要内容

手术室护理文书一般包含四大部分:手术患者交接、手术安全核查、术中护理及手术患者情况和手术物品清点情况。

（1）手术患者交接记录:记录的护理表单是《手术患者转运交接记录单》。手术患者入手术室后,巡回护士与病区护士进行交接,对手术患者的神志、皮肤情况、导管情况、带入手术室药物及其他物品等内容交接记录并签名;手术结束后,巡回护士对手术患者的神志、皮肤情况、导管情况、带回病区或监护室药物及其他物品等内容进行记录并签名。

（2）手术安全核查:记录的护理表单是《手术安全核查表》。在麻醉实施前、手术划皮前、患者离开手术室前手术室巡回护士均应与手术医师、麻醉师一起进行手术安全核查,核查步骤必须按照手术安全核查制度的内容和流程进行,每核对一项内容,并确保正确无误后,巡回护士依次在《手术安全核查表》相应核对内容前打钩表示核对通过。核对完毕无误后,三方在《手术安全核查表》上签名确认。巡回护士应负责督查手术团队成员正确执行手术安全核查制度和签名确认,不得提前填写《手术安全核查表》或提前签名。

（3）术中护理及患者情况:记录的护理表单是《手术室护理记录单》。护理记录内容主要包括手术体位放置、消毒液使用、电外科设备及负压吸引使用、手术标本管理、术前及术中用药、术中止血带使用和植入物管理等内容。

（4）物品清点情况:主要是对手术中所用的器械、纱布、缝针等用品进行逐个清点,记录的护理表单是《手术器械清点单》。手术室护士应记录手术中所使用的器械、纱布、缝针等手术用品名称和数目,确保所有物品不遗落在手术患者体腔或切口内。手术过程中如需增加用物,应及时清点并添加记录。手术结束,巡回护士与洗手护士应确认物品清点情况后,签名确认。

3.手术室护理文书的书写要求

根据《病历书写基本规范》,填写手术护理记录单时,应符合以下的要求。

（1）使用蓝黑墨水或碳素墨水填写各种记录单,要求各栏目齐全、卷面整洁,符合要求,并使用中文和医学术语,时间应具体到分钟,采用 24 小时制计时。

（2）文书书写应当文字清晰、字迹工整、表达准确、语句通顺、标点正确。出现书写错误时,需在原错字上加上双划线,利用刮、粘、涂等方法去除或遮掩原始笔迹做法均是被禁止的。

（3）内容应客观、真实、准确、及时、完整,重点突出,简明扼要,并由注册护理人员签名;实习及试用期医务人员不具备单独书写病例的资质,其所写的病历均应当经过本医疗机构合法执业的医务人员审阅、修改并签名。

（4）护士长、高年资护士有审查修改下级护士书写的护理文件的责任。改正的时候,应当使用同色笔,修改日期要注明,并签名,原记录必须保持清晰易辨。

（5）抢救患者必须在抢救结束后 6 小时内据实补记,并加以注明。

（七）手术标本处理

1.标本处理流程

（1）病理标本：由手术医师在术中取下标本交给洗手护士，再转交巡回护士；巡回护士将标本放入容器，并贴上标签，写明标本名称；术后与医师核对后，加入标本固定液，登记签名，交给专职人员送病理科，并由接受方核对签收。

（2）术中冰冻标本：由手术医师在术中取下标本，交给洗手护士，由洗手护士交给巡回护士；巡回护士将标本放入容器，并贴上标签，写明标本名称，立即与手术医师核对，无误后登记签名，交给专职人员送病理科，并由接受方核对签收；病理科完成检查后电话通知手术室护士，同时传真书面报告；巡回护士接到检查结果后立即通知手术医师。

2.注意事项

（1）术中取下的标本应及时交予巡回护士，装入标本容器，及时贴上标签，分类存放。

（2）术中标本应集中存放在醒目且不易触及的场所仔细保管；用密闭容器传送，以确保标本不易打翻。

（3）术后手术医师与巡回护士一起核对，确定正确后加入标本固定液，登记签名之后再将标本放于指定的标本室的摆放处。

（4）专职工勤人员清点标本数目，确认正确后送病理室，病理室核对无误后签收。

八、手术后处置

（一）保温、转运和交接患者

1.手术患者离开手术室的保温与转运

（1）转运前准备：确认患者生命体征平稳，适合转运；各管路的通畅和妥善固定；麻醉师、手术医师、护士以及工勤人员准备妥善；确认转运车处于功能状态。

（2）转运中护理：在搬运患者时，应确认转运床位处于固定状态。在转运中，应注意以下几个问题。①手术患者的保温：麻醉后中枢体温调节功能出现下降，全麻、区域阻滞麻醉下，抑制了患者的肌肉震颤，导致正常产热受影响。同时，因为挥发性麻醉剂产生舒张血管作用，导致血管正常收缩反应受抑制，从而体热丢失，导致体温下降。同时周围环境温度，尤其是冬天，可能会加剧这种低温状态。②手术患者的呼吸：麻醉师陪同转运，注意观察呼吸的频率和深度，必要时携带监护仪器。转运过程中注意氧气供给，并保证手术患者转运过程中头部位置在没有特殊禁忌下偏向一侧。若置有气道导管的手术患者，确保气囊充盈，防止麻醉后反应以及搬运引起的恶心呕吐，造成误吸。③手术患者的意识改变：评估患者的意识，如出现苏醒恢复期的躁动，可以遵医嘱适当使用镇静药物；如患者意识清醒但不能配合各项治疗措施，可以遵医嘱给予保护性约束，但要注意观察使用约束带处皮肤的情况；同时做好各类导管的固定，并尽量固定在患者不能接触的范围内；正确使用固定床栏。

2.麻醉复苏室中手术患者的交接

麻醉复苏室亦称麻醉后监测治疗室（post-anesthetic care unit，PACU），用于为所有麻醉和镇静患者的苏醒提供密切的监测和良好的处理。人员配备包括麻醉医师和护士，物品配备除了常规处理装置（氧气、吸引装置、监测系统等）外，还需要高级生命支持设备（呼吸机、压力换能器、输液泵、心肺复苏抢救车等）以及各种药物（血管活性药、呼吸兴奋药、各种麻醉药和肌松药的拮抗药、抗心律失常药、强心药等）。PACU应有层流系统，环境安静、清洁、光线充足，温度保持在 20～25 ℃，湿度为 50%～60%。复苏室的床位数与手术台数的比有医院采用约为 1∶（1.5～2）；护士与一般复苏患者之比约为 1∶3，高危患者为 1∶1。复苏室应紧邻手术室或手术室管辖区域，以便麻醉医师了解病情、处理患者，或患者出现紧急情况时能及时送回手术室进一步处理。手术结束后，患者需要转入 PACU，手术巡回护士应当先电话与 PACU 护士联系，告知患者到达的时间和所需准备的设备。当手术患者进入 PACU 后，手术医师、麻醉医师和手术护士应分别与 PACU 医师和护士进行交接班。

（1）手术室护士交接的内容：手术患者姓名，性别，年龄，术前术后的诊断，手术方式，术后是否有引流管,引流管是否通畅,手术过程中是否存在植入物放置,手术中的体位和患者皮肤受压的情况等。

(2)麻醉医师应交接的内容:麻醉方式,麻醉药的剂量,术前术中抗生素的使用,出入量,引流量等。

(3)手术医师应交接的内容:术后立即执行的医嘱与特别体位,伤口处理情况等。

(二)麻醉复苏患者的评估

当手术患者进入 PACU 后应立即吸氧或辅助呼吸,以对抗可能发生的通气不足、弥散性缺氧和缺氧性通气驱动降低,并同时监测和记录生命体征。麻醉医师应向 PACU 工作人员提供完整的记录单,并等到 PACU 工作人员完全接管患者后才能离开。

1.基本评估

(1)手术患者一般资料:姓名、性别、诊断、母语和生理缺陷(如聋、盲)。

(2)手术:包括手术方式、手术者和手术可能的并发症。

(3)麻醉:包括麻醉方法、麻醉药、剂量、药物拮抗、并发症、估计意识恢复的时间或者区域麻醉恢复的时间。

(4)相关病史:包括术前和术中的特殊治疗、当前维持治疗药物,药物过敏史、过去疾病和住院史。

(5)生命体征及其他:包括基本的生命体征,以及液体的平衡(输液量和种类、尿量和失血量)、电解质和酸碱平衡情况等。

2.评估工具

评估工具详见表 13-4、表 13-5。这两个表格不仅可帮助 PACU 护士了解手术患者当前的整体状况,还可以为 PACU 护士正确观察手术患者和及时处理各种异常情况提供指导。表 13-4 是麻醉后恢复评分标准,以判断手术患者是否允许进一步转运。

表 13-4　进入 PACU 基本情况表

生命体征:	体温_____　　血压_____　　脉率_____　　呼吸_____			
麻　　醉:	区域麻醉_____　　全身麻醉_____　　阻滞麻醉_____　　其他_____			
	区域麻醉:止痛平面_____			
	全身麻醉:无反应_____　　嗜睡_____　　苏醒_____			
气　　道:	口_____　　鼻_____　　气管_____　　肺_____			
	气管插管_____　　气管切开_____			

表 13-5　PACU 常规医嘱

1.给氧:面罩_____　　鼻导管_____　　流量(L/min)_____

2.监测:血压_____　　脉率_____　　呼吸_____　　体温_____　　心电图_____　　尿量_____

3.气管导管护理

　①无菌吸引:痰色_____　　黏稠_____

　②给氧方式:机械通气_____　　T形导管法_____　　氧浓度_____

　③拔除气管导管:按常规拔管指征

　④定时放松套囊

4.继续手术室的静脉输液(药),直到手术者开出新的医嘱为止

5.心脏监测:ECG_____　　CVP_____　　PA_____　　PCWP_____

6.脉搏血氧饱和度(SPO₂),血气分析(每小时一次)

7.用药

　①如果心率少于__次/分,给阿托品 0.5 mg 静脉推注

　②如果出现每分钟 6 次以上室性早搏,或者二联时,利多卡因 50 mg 静脉推注,同时呼叫麻醉专家会诊

　③_____静脉给药,以缓解疼痛

　④必要时:_____静脉_____μg/(kg·min);_____静脉 μg/(kg·min)

续表

8.下述情况发生时,请通知麻醉专家

血压_____或_____   神志不清超过_____小时

呼吸_____或_____   肢体活动障碍超过_____小时

心律(率)_____或_____

9.下述情况发生时,请通知手术医师

切口:渗血

引流管:引流管出血_____mL/h 以上

瞳孔:散大_____mm,左右不等大

表 13-6   麻醉后恢复评分标准

1.活动度	
• 所有肢体能随意活动	2
• 两个肢体能随意活动	1
• 完全不能活动	0
2.呼吸	
• 能做深呼吸和咳嗽	2
• 呼吸困难,通气不足	1
• 呼吸暂停(无自主呼吸)	0
3.循环	
• 血压波动为麻醉前的±20%	2
• 血压波动为麻醉前的±20%~50%	1
• 血压波动为麻醉前的±50%	0
4.意识	
• 完全清醒	2
• 能唤醒	1
• 无任何反应	0
5.皮肤颜色	
• 粉红	2
• 苍白、皮肤斑点	1
• 发绀	0

3.监测内容

手术患者进入 PACU 后,应常规每隔至少 5 分钟监测一次生命体征,包括血压、脉搏、呼吸频率等,持续 15 分钟或至患者情况稳定;此后每隔 15 分钟监测一次。全身麻醉的患者应持续监测 ECG 和脉搏氧饱和度直至患者意识恢复,监测尿量及尿液的性状、水电解质平衡情况等。还应监测患者体温情况,及时保暖,有助于患者尽快复苏。

对于神经系统和意识的监测是麻醉复苏室的特殊监测项目,可应用神经刺激器监测肌肉功能的逆转情况;以及采用新一代的麻醉深度监测仪(双频谱指数-BIS),直接测定麻醉药和镇静药对脑部的影响,该仪器可提供一个从 0(无脑皮层活动)到 100(患者完全清醒)的可读指数,能客观地描述镇静、意识丧失和恢复的程度,对术后患者意识水平恢复的评估有参考价值。

除了以上标准监测内容,对于一些循环尚未稳定、应用血管活性药物和必须反复采取血样标本的患者,防治动脉导管是必要的,也便于监测有创血压,如有必要也可以放置中心静脉导管及 Swan-Gans 导管监测 CVP 和 PCWP。如果需要加强监测和处理,应送至 ICU 继续治疗。

（三）麻醉后并发症的护理

手术麻醉结束以后,绝大多数患者都会经历麻醉苏醒期,往往在麻醉复苏室处于相对平稳的状态,但是在手术后 1 天之内,术后并发症,甚至是可危及生命的严重并发症仍然随时有可能出现。麻醉以后发生循环、呼吸系统的并发症是极为常见的。如手术后患者能得到适当的观察和监测,可以有效预防大多数手术后患者的死亡。

1.循环系统并发症

手术后早期,最常见的并发症包括低血压、心肌缺血及心律失常。

（1）低血压:术后手术创面出血、渗透性利尿、液体量不足、体液转移至第三间隙等造成患者血容量绝对或相对不足,以上往往是麻醉后血压下降最多见因素,其他还包括静脉回流受阻、心功能不全引起的心输出量下降、椎管内麻醉以及残留的麻醉药物等都可导致低血压的发生。临床处理及护理措施包括准确评估患者术中及术后出血情况,监测出入量,积极采用对症治疗措施,给予吸氧,如患者需使用血管收缩药物,应严密监测血流动力学改变。

（2）高血压:患者术后血压较术前增高 20％～30％。多见于术前即有高血压,并且又没有正规服药治疗的患者,此类患者术后高血压概率较正常者明显增加。另外包括颈内动脉及胸腔内手术也是常见诱发因素。术后伤口疼痛及使用血管收缩剂同样可以诱发血压升高。临床处理及护理措施包括止痛,给予吸氧,给予抗高血压药物,必要时可给予血管扩张剂。

（3 心律失常和心肌缺血:诱发因素多见比如低氧血症、电解质代谢紊乱、交感神经兴奋性增高、发生于术中及术后低体温、某些特殊药物应用(一些麻醉药如阿片类药物和抗胆碱酯酶药)和恶性高热等,术前基础患有心血管疾病的患者,手术后诱发心肌缺血、心律失常的概率也较正常人为高。对于患者出现的循环系统并发症,一定要在手术后密切观察病情,记录生命体征变化,按病因进行诊断和处理。

2.呼吸系统并发症

PACU 患者中呼吸系统并发症出现的概率约为 2.2％,主要有通气量减少、低氧血症,另外也可以出现喉痉挛、上呼吸道梗阻、呕吐物误吸等情况。

（1）低氧血症:肺不张、肺水肿、肺栓塞、误吸、支气管痉挛等因素是引起术后低氧血症的最多见原因。往往临床表现为呼吸困难、呼吸急促、口唇发绀、昏迷、躁动、心动过速及心律失常等。

（2）通气量减少:因为麻醉镇痛剂的应用、肌松剂的残留作用、术后创面疼痛、胸腹部手术术后加压包扎、气胸以及呼吸系统基础疾病等均为术后导致通气量减少的常见原因。

（3）上呼吸道梗阻:常见有舌后坠、喉痉挛、手术切口血肿、声带麻痹、气道水肿等原因。临床可表现为鼾声呼吸、吸气性呼吸困难,严重可见三凹征,患者一般仍然保持深睡状,监测指脉氧下降显著。

术后出现上述并发症时,都应首先给予面罩吸氧,人工辅助通气,必要时可置入喉罩或重新气管内插管,根据病因对症处理。

3.神经系统并发症

常见为苏醒延迟、谵妄、中枢神经系统及外周神经的损害。麻醉药物残留作用往往导致苏醒延迟;老年患者谵妄发生率相对较高,许多药物均能诱发谵妄,围手术期用药需考虑上述情况。颅内手术、颈动脉内膜切除术和多发性外伤可能导致神经系统的损伤;而外周神经的损伤多和手术直接损伤和术中体位安置不当有关;最常见的损伤位置是腓外侧神经、肘部(尺神经)、腕部(正中神经和尺神经)、臂内侧(桡神经)、腋窝(臂丛)。因此,手术中应仔细操作,避免误伤;同时维持患者合理正确的体位并加强巡查。

4.疼痛

由于外科手术直接可以损伤机体组织,或多或少会产生术后疼痛,导致机体出现一系列的复杂的生理病理反应。患者自身的感觉及情绪上的体验往往是不好的。BCS 舒适评分最常用于临床评估。方法具体是:持续疼痛 0 分;安静时无痛,深呼吸或咳嗽时疼痛严重为 1 分;平卧安静时无痛,深呼吸或咳嗽时轻微疼痛为 2 分;深呼吸时无痛 3 分;咳嗽时无痛 4 分。

镇痛药物:术后止痛的药物主要是阿片类;自控镇痛(patient controlled analgesia,PCA)得到了患者的满意以及认可,目前临床应用较广。手术患者可以自己调节 PCA 镇痛泵,术后患者感觉到疼痛时,自己通过控制器把镇痛药注入体内,实现止痛的效果。医护人员可以依据手术患者的可能疼痛程度及身体基础情况,编定镇痛泵工作程序,将镇痛药物和剂量提前设置好,这样就可以达到个性化给药。对于术后疼痛来说 PCA 的安全性也很高,镇痛药物的最小给药间隔以及单位时间内最大剂量可以由医务人员提前设定好,用药过量情况完全可以避免。另外,非甾体类药物、区域神经阻滞、局部镇痛临床也很常用。

非药物性措施。具体包括:舒适的体位、冷热刺激、按摩、经皮神经电刺激、放松技术、想象等,但非药物治疗只能作为药物治疗的辅助,而不能替代药物有效镇痛。

5.肾脏并发症

通常局麻药以及阿片类药物会产生一些副作用,患者括约肌松弛、尿潴留。少尿、多尿以及相应的水电紊乱是术后比较常见的并发症。术后应注意维持导尿管通畅;至少每个小时正确测量及记录尿量 1 次,能够为临床提供有价值的病情参考;注意监测血电解质,如果发现血电解质紊乱应及时纠正。

6.术后恶心呕吐

通常术后恶心呕吐发生率波动在 $14\% \sim 82\%$,小儿的发生率较高,往往达到成人两倍,女性发生率比男性更高,肥胖者也有更高的发生率。手术和麻醉本身可以直接引起恶心呕吐,麻醉性镇痛药、氯胺酮等药物也被认为能够使术后恶心呕吐的发生率增高。对应方法有,对恶心呕吐原因进行认真评估,对症处理是很有必要的,避免呕吐物误吸导致吸入性肺炎。部分患者术后更容易发生恶心呕吐,预防性处理很有必要,术前或术中可以分别应用抗呕吐药物。

7.体温变化

由于麻醉药物的影响,麻醉状态下患者体温调节中枢功能受到干扰,伴随着环境温度的下降,内脏、直肠、食管等处的核心温度往往可以下降 6 ℃或更多,对于小儿患者更加明显。低体温能够导致机体出现一系列的继发性损害,比如心肌缺血、心肌抑制、心律失常、心输出量下降等,导致组织低灌注状态。预防低体温发生非常重要,护理工作与此密切相关。常用方法有:术中将环境温度适度提高,用棉垫覆盖暴露的体腔;加热毯应用,用温热仪对静脉输注液体适当加温。常规测量术后患者体温,如有必要及时使用保温复温措施。术后高温往往和感染、输液反应以及恶性高热等因素有关系,药物及降温毯是常用的处理方法。

(四)医疗废弃物的处置

1.手术室医疗废弃物的分类(表 13-7)

表 13-7　手术室医疗废弃物分类目录

类别	特征	常见组分或者废物名称
感染性废弃物	携带病原微生物,具有引发感染性疾病传播危险的医疗废弃物	1.被患者血液、体液、排泄物污染的物品,包括:①棉球、棉签、纱布及其他各种敷料;②一次性使用医疗用品及一次性医疗器械;③其他被患者血液、体液、排泄物污染的物品 2.废弃的血液、血清 3.使用后的一次性使用医疗用品及一次性医疗器械
病理性废弃物	手术过程中产生的人体废弃物	手术过程中产生的废弃的人体组织、器官等
损伤性废弃物	能够刺伤或者割伤人体的废弃的手术用锐器	1.手术用注射器针头、缝合针 2.各类手术用锐利器械,包括:手术刀片、取皮刀片、手术锯、克氏针等 3.玻璃安瓿、外用生理盐水瓶等

续表

类别	特征	常见组分或者废物名称
药物性废弃物	过期、淘汰、变质或者被污染的废弃药品	1.废弃的一般性药品,如:抗生素等 2.废弃的麻醉药品,如:利多卡因等 3.废弃的血液制品
化学性废弃物	具有毒性、腐蚀性的废弃化学物品	1.废弃的过氧乙酸、戊二醛等化学消毒剂 2.废弃的用于癌症患者伤口冲洗的化学制剂

(1)医疗废弃物概念:医疗卫生机构在医疗、预防、保健以及其他与之相关的活动中产生的具有直接或者间接感染性、毒性以及其他危害性的废物。

(2)医疗废弃物的分类:医疗废弃物可以分为感染性废物、病理性废物、损伤性废物、药物性废物和化学性废物,共五类。

2.医疗废弃物管理的基本原则

在2003年6月4日国务院总理温家宝亲自签署了《医疗废弃物管理条例》,从2003年6月16日起执行。基本原则:为了维护人的健康和安全,保护环境和自然资源对医疗废弃物管理实行全程控制。

3.医疗废弃物收集包装袋及锐器容器警示标识和警示说明

按2003年10月15日开始施行的卫生部第36号令《医疗卫生机构医疗废物管理办法》,医疗废物应放于专用的黄色医疗废弃物包装袋(以下简称包装袋)及锐器容器内,其外包装上应有明显的警示标识和警示说明。

4.手术室医疗废弃物处理的安全管理措施

手术室是医疗废弃物处置的特殊场所,必须做好以下几个方面的工作。

(1)不得将医疗废弃物混入生活垃圾中;应根据《医疗废物分类目录》五类要求,对医疗废弃物实施分类收集。

(2)医疗废物收集后,应当放置于有明显警示标识和警示说明的黄色袋内,损伤性废弃物放入专用锐器容器内;放入专用黄色袋内或者锐气容器内的废弃物不得取出;病理性废弃物由专职人员送医院规定的地方焚烧。

(3)盛装医疗废弃物的包装袋及专用锐器容器应密闭,无破损、渗漏及其他缺陷;盛装的废弃物不得超过整个容积的3/4;使用后贴上标签,注明医疗废弃物产生的科室、日期、类别及特殊说明。专人定时回收,注意在手术室存放时间不得超过24小时。

(4)特殊感染(如气性坏疽、朊毒体、突发原因不明的传染性疾病)患者产生的医疗废弃物应使用双层包装袋并及时封口,尽量缩短在科室内存放时间。

(5)废弃物运输车及存放场所应按照规定用2000 mg/L含氯消毒剂擦拭、喷洒消毒。

5.一次性物品的使用和管理

一次性物品可以分为一次性使用卫生用品、一次性使用医疗用品、一次性医疗器械共三类。本节涉及的一次性物品指的是一次性使用医疗用品和一次性器械。一次性物品处置的原则为,先毁形,再处理。所有使用后的一次性使用医疗用品及一次性医疗器械视为感染性废弃物,必须应先毁形,后按手术室医疗废弃物处理的安全管理措施处置。

(五)术后手术环境的处理

1.各类物品的处理

洗手护士收回手术台上各类物品,初步整理后,放在包布内或密闭容器内。其中污染的布类敷料放入污敷料车内,送洗衣房消毒处理后清洗;一次性辅料装入黄色垃圾袋作医疗垃圾处理,封口扎紧,并在外包装作明显标记;金属手术器械密封后,送消毒供应中心清洗灭菌;术中切取下的病理标本,按照病理标本处理原则和流程处理。

2.环境的处理

用 500 mg/L 的有效氯消毒液擦拭手术室物品表面,如有血渍污渍的地方用 2000 mg/L 的有效氯消毒液擦拭;更换吸引装置、污物桶、并用 2000 mg/L 的有效氯消毒液擦拭地面;及时更换手术床面敷料,为接台手术做准备;整理室内一切物品,物归原处;开启手术室层流或空气洁净设备,关闭手术室,以达到空气自净目的,并为下一台手术做好准备。

(焦　静)

第五节　手术室应急情况处理

一、心搏骤停

心搏骤停是指各种原因(如急性心肌缺血、电击、急性中毒等)所致的心脏突然停止搏动,有效泵血功能消失造成全身循环中断、呼吸停止和意识丧失引起全身严重缺血、缺氧。一旦发生手术患者心搏骤停,手术团队成员应第一时间进行快速判断,并实施心肺复苏术。

(一)术中发生心搏骤停的原因

1.各种心脏病

如心肌梗死、心肌病、心肌炎、严重心律失常、严重瓣膜疾病。

2.麻醉意外

术中麻醉过深,或大量应用肌松剂,或气管插管引起迷走神经兴奋性增高,使原来有病变的心脏突然停跳。

3.药物中毒或过敏

常见的如局麻药(普鲁卡因胺)中毒,抗生素过敏,术中血液制品过敏等。

4.心脏压塞

心脏外科手术,如术中止血未完全或术中出血未及时引流出心包,易形成血块导致心脏压塞。

5.血压骤降

如快速大量失血、失液,或术中过量使用扩血管药物(如硝普钠),可使手术患者血压骤降至零,心搏骤停。

(二)心肺复苏术的实施

心肺复苏术(CPR)是针对呼吸心跳停止的急症危重患者所采取的抢救关键措施,即胸外按压形成暂时的人工循环并恢复自主搏动,采用人工呼吸代替自主呼吸,快速电除颤转复心室颤动,以及尽早使用血管活性药物重新恢复自主循环的急救技术。若手术患者因心脏压塞引起心脏呼吸骤停应当马上实行手术,清除心包血块。心跳呼吸骤停急救有效的指标:触及大动脉搏动,收缩压 8 kPa(60 mmHg)以上;皮肤、口唇、甲床颜色由紫转红;瞳孔缩小,对光反射恢复,睫毛反射恢复;自主呼吸恢复;心电图表现室颤波由细变粗。

1.迅速评估

如果为术中已实施麻醉监护的手术患者,可以通过监护仪实时监测数据和触摸颈动脉搏动,判断脉搏和呼吸,但不可反复观察心电示波,丧失抢救时机;如果为术中未实施麻醉监护的手术患者,则手术室护士或手术医师应迅速判断其意识反应、脉搏和呼吸情况,若手术患者意识丧失,深昏迷,呼之不应,医护人员用 2 个或 3 个手指触摸患者喉结再滑向一侧,于此平面的胸锁乳突肌前缘的凹陷处,触摸颈动脉搏动,检查至少 5 秒,但不要超过 10 秒,如果 10 秒内没有明确地感受到脉搏,应启动心肺复苏应急预案。

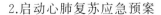

2.启动心肺复苏应急预案

如果麻醉师在场,手术室护士应配合麻醉师和手术医师一同进行心肺复苏术;如果为局麻手术患者,手术室巡回护士应当立刻呼叫麻醉师帮助,同时协助手术医师开始心肺复苏术。

3.胸外按压及呼吸复苏

(1)胸部按压:抢救者站于手术患者的一侧,使手术患者仰卧在坚固平坦的手术床上,如果手术患者为特殊体位如俯卧位、侧卧位,手术团队应将其翻转为仰卧位,翻转时应尽量使其头部、颈部和躯干保持在一条直线上。抢救者一手的掌根放在手术患者胸部中央,另一手的掌根置于第一只手上,伸直双臂,使双肩位于双手的正上方。按压时要求用力快速按压,胸骨下陷至少 5 cm,按压频率至少 100 次/分钟,每次按压后让胸壁完全回弹,尽量减少按压中断。

(2)开放气道,进行呼吸支持:如果手术患者已置气管插管,则应使用呼吸机或简易人工呼吸器进行呼吸支持。如果手术患者未置气管插管,则手术室护士应协助麻醉师或手术医师用仰头提颏法和推举下颌法两种方法开放气道,同时给予简易人工呼吸面罩呼吸支持,同时应尽快实施气管内插管,连接呼吸器或麻醉机。

仰头提颏法是指抢救者一手置于手术患者的前额,用手掌推动,使其头部后仰,另一只手的手指置颏附近的下颌下方,提起下颌,使颏上抬。推举下颌法是指抢救者同时托起手术患者左右下颌,无须仰头,当手术患者存在脊柱损伤可能时,应选择推举下颌法开放气道。

(3)胸内心脏按压:在胸外心脏按压无效的情况下,可实施胸内心脏按压。应用无菌器械,局部消毒,左第 4 肋间前外侧切口进胸,膈神经前纵形剪开心包,正确地施行单手或双手心脏按压术。一般用单手按压时,拇指和大鱼际紧贴右心室的表面,其余 4 指紧贴左心室后面,均匀用力,有节奏地进行按压和放松,60～80 次/分钟;双手胸内心脏按压,用于心脏扩大、心室肥厚者,术者左手放在右心室面,右手放在左心室面,双手掌向心脏做对合按压,余同单手法。切勿用手指尖按压心脏,以防止心肌和冠状血管损伤。术后彻底止血,置胸腔引流管。

(三)电除颤

部分循环骤停的手术患者实际上是心室颤动,在心脏按压过程中,出现心室颤动者随时进行电击除颤才能恢复窦性节律。

1.胸外除颤

将除颤电极包上盐水纱布或涂上导电膏,一电极放在患者胸部右上方(锁骨正下方),另一电极放在左乳头下(心尖部),成人一般选用 200～400 J,儿童选用 50～200 J,第一次除颤无效时,可酌情加大能量再次除颤。

2.胸内除颤

术中或开胸抢救时使用胸内除颤电极板,电极板蘸以生理盐水,左右两侧夹紧心脏,成人用10～30 J,放电后立即观察心电监护波形,了解除颤效果。

二、外科休克

休克是一急性的综合征,是指各种强烈致病因素作用于机体,使循环功能急剧减退,组织器官微循环灌流严重不足,导致细胞缺氧和功能障碍,以至重要生命器官功能、代谢严重障碍的全身危重病理过程。休克分为低血容量性、感染性、心源性、神经性和过敏性休克五类。其中低血容量休克是手术患者最常见的休克类型,由于体内或血管内血液、血浆或体液等大量丢失,引起有效血容量急剧减少所致的血压降低和微循环障碍,如肝脾破裂出血、宫外孕出血、四肢外伤、术中大出血等均可造成低血容量性休克。

(一)低血容量性休克的临床表现

早期患者出现精神紧张或烦躁,面色苍白,出冷汗,肢端湿冷,心跳加快,血压稍高,晚期患者出现血压下降,收缩压<80 mmHg,脉压<20 mmHg,心率增快,脉搏细速,烦躁不安或表情淡漠,严重者出现昏迷,呼吸急促,发绀,尿少,甚至无尿。

(二)低血容量性休克的急救措施

休克的预后取决于病情的轻重程度、抢救是否及时、抢救措施是否得力。所以一旦手术患者发生低血容量性休克,手术室护士应采取以下护理措施,协助手术医师、麻醉师,共同对手术患者进行急救。

1.一般护理措施

休克的手术患者送入手术室后,首先应维持手术患者呼吸道通畅,同时使其仰卧于手术床并给予吸氧;选择留置针,迅速建立静脉通路,保证补液速度;调高手术间温度,为手术患者盖棉被,同时可使用变温毯等主动升温装置,维持手术患者正常体温。

2.补充血容量

低血容量休克治疗的首要措施是迅速补充血容量,短期内快速输入生理盐水、右旋糖酐、全血或血浆、清蛋白以维持有效回心血量。同时正确地评估失液量,失液量的评估可以凭借临床症状、中心静脉压、尿量和术中出血量等进行判断。因此休克患者术前必须常规留置导尿管,以备记录尿量;术中出血量包括引流瓶内血量及血纱布血量的总和,巡回护士应正确评估、计算后告知手术医师;在快速补液时,手术室护士应密切观察手术患者的心肺功能,防止急性心力衰竭;在给手术患者输注库血前,要适当加温库血,预防术中低体温的发生。

3.积极处理原发病

(1)术前大量出血引起休克:如术前因肝脾破裂出血、宫外孕出血而引起休克的患者,进入手术室后所有手术团队成员应分秒必争,立即实施手术进行止血。

(2)四肢外伤引起休克:手术室护士事先准备止血带,并协助手术医师及时环扎止血带,并记录使用的起止时间。

(3)术中大出血:洗手护士在无菌区内做好应急配合,密切关注手术野,协助手术医师采取各种止血措施,传递器械、缝针时应确保动作迅速、准确。巡回护士应及时向洗手护士提供各类止血物品和缝针,与麻醉师共同准备并核对血液制品。

(4)剖宫产术中发生大出血:手术医师可以通过按摩子宫、使用缩宫素、缝扎等方式进行止血,巡回护士应及时准备缩宫素等增强子宫收缩的药物。如遇胎盘滞留或胎盘胎膜残留情况,洗手护士应配合手术医师尽快徒手剥离胎盘控制出血,若出血未能有效控制,在输血、抗休克的同时,行子宫次全切除术或全子宫切除术,巡回护士应及时提供洗手护士手术器械、敷料及特殊用物,并准确进行添加器械和纱布的清点记录。

4.及时执行医嘱

在抢救手术患者的紧急情况下,巡回护士可以执行手术医师的口头医嘱,执行前必须复述,得到确认后方可执行。

5.做好病情观察及记录

注意观察手术患者的生命体征,包括出入量(输血、输液量、尿量、出血量、引流量等);记录各类抢救措施、术中用药及病情变化。

三、火灾

手术室发生火灾虽然罕见,但如果手术室工作人员忽视防火安全管理,操作不规范,仍然可能发生。因此手术室人员要充分认识到火灾的危险性,提高手术室火灾防范意识,防止发生火灾,并制订火灾应急预案,一旦发生火灾将损失降至最低。

(一)手术室发生火灾的危险因素

1.火源

(1)手术室内各种仪器设备:如电刀、激光、光纤灯源、无影灯、电脑、消毒器等,当设备及线路老化、破损发生漏电、短路,接头接触不良,使用后忘记关闭电源等情况,均是手术室发生火灾的导火索。

(2)手术室相对封闭的空间:如果通风不良、湿度过低,特别是在秋冬季,物体间相互摩擦极易产生静电,遇可燃物或助燃剂即可能导致火灾。

(3)高危设备的使用不当:如高频电刀在使用时会产生很高的局部温度,输出功率越高,产生温度也越高,遇到高浓度氧和酒精时就会诱发燃烧。

2.氧气

氧气是最常见的助燃剂,患者在手术过程中一般都需持续供养,故可造成手术室中局部高氧环境,特别在患者头部。而当术中面罩吸氧时,由于密闭不严造成无菌巾下腔隙中的氧达到较高的浓度,可燃物在此环境中很容易燃烧。

3.可燃物

手术室内可燃物种类很多,如酒精、碘酊、无菌巾、纱布、棉球、胶布等,尤以酒精燃烧最常见,特别是酒精挥发和氧气浓度增大可造成一种极易燃烧的混合物,一旦有火源就能燃烧,严重者可引起爆炸。

(二)手术室火灾预防措施

1.加强手术室管理

改进手术室的通风设备,防止氧气和酒精在空气中积聚浓度过高;定期对仪器设备、线路进行维护和检修;氧气瓶口、压力表上应防油、防火,不可缠绕胶布或存放在高温处,使用完毕立即关好阀门;制订手术室防火安全制度及火灾应急预案,手术室内放置灭火器材,保证消防通道通畅。

2.加强术中管理

使用电刀时严格控制输出功率,严禁超出电刀使用的安全值范围;使用酒精或碘酊消毒时,不可过湿擦拭,待其挥发完全后再开始使用电刀;使用任何带电的仪器设备前,必须确定不处在高氧环境中,使用完毕后及时关闭电源;对需要面罩吸氧的手术患者,应尽量给予低流量吸氧。

3.加强手术室人员的消防安全意识

树立防患于未然的观念,杜绝火灾隐患,防止发生火灾。组织全体医务人员学习一些基本的防火灭火安全知识,掌握灭火器材的使用方法。灭火器材有干粉、泡沫、二氧化碳,手术室配备的灭火器主要是二氧化碳灭火器,适合扑灭易燃液体、可燃气体、带电物质引起的火灾。

(三)手术室火灾应急预案及处理流程

1.原则

早发现、早报警、早扑救,及时疏散人员,抢救物资,各方合作,迅速扑灭火灾。

2.现场人员应对火灾四步骤(按照国际通用的灭火程序"RACE")

(1)救援(rescue):组织患者及工作人员及时离开火灾现场;对于不能行走的患者,采用抬、背、抱等方式转移。

(2)报警(alarm):利用就近电话迅速向医院火灾应急部门及"119"报警,有条件者按响消防报警按钮,迅速向火灾监控中心报警;在向"119"报警时讲清单位、楼层/部门、起火部位、火势大小、燃烧物质和报警人姓名,并通知邻近部门关上门窗、熟悉灭火计划和随时准备接收患者;与此同时,即刻向保卫科、院办、主管副院长汇报,并派人在医院门口接应和引导消防车进入火灾现场。

(3)限制(confine):关上火灾区域的门窗、分区防火门,防止火势蔓延。

(4)灭火或疏散(extinguish or evacuate):如果火势不大,用灭火器材灭火;如果火势过猛,按疏散计划,及时组织患者和其他人员撤离现场。

3.救助人员灭火、疏散步骤

救助人员接到报警到达后,立即采取以下步骤展开灭火和疏散。

(1)报警通报:立即通知所有相关领导、部门以及可能殃及的区域,要求相关人员到位,启动相应流程,做好灭火和疏散准备。

(2)灭火:①确定火场情况,做到"三查三看"。一查火场是否有人被困,二查燃烧的是什么物质,三查从哪里到火场最近;一看火烟,定风向、定火势、定性质,二看建筑,定结构,定通路,三看环境,定重点、定人力、定路线。②在扑救中,参加人员必须自觉服从现场最高负责人的指挥,沉着、机智、正确使用灭火器材,做到先控制、后扑灭。③抓住灭火有利时机,对存放精密仪器、昂贵物资的部位,应集中使用灭火器灭火,一举将火灾扑灭在初起阶段。④有些物品在燃烧过程中可产生有毒气体,扑救时应采取防毒措施,如使用氧气呼吸面罩,用湿毛巾、口罩捂住口鼻等。

(3)疏散:积极抢救受火灾威胁的人员,应根据救人任务的大小和现有的灭火力量,首先组织人员救人,同时部署一定力量扑救火灾,在力量不足的情况下,应将主要力量投入救人工作。

4.疏散的原则和方法

主要包括:①火场疏散先从着火房间开始,再从着火层以上各层开始疏散救人;本着患者优先的原则,医院员工有责任引导患者向安全的地方疏散。即先近后远,先上后下。要做好安抚工作,不要惊慌、随处乱跑,要服从指挥;对于被火围困的人员,应通过内线电话或手机等通信工具,告知其自救办法,引导他们自救脱险。②疏散通道被烟雾所阻时,应用湿毛巾或口罩捂住口鼻,身体尽量贴近地面,匍匐前进,向消防楼梯转移,离开火场;对火灾中造成的受伤人员,抢救人员应采用担架、轮椅等形式,及时将伤员撤离出危险区域。③禁止使用电梯,防止突然停电造成人员被困在电梯里。疏散通道口必须设立哨位指明方向,保持通道畅通无阻;最大限度分散分流,避免大量人员涌向一个出口,因拥挤造成伤亡事故。④疏散与保护物资:对受火灾威胁的各种物资,是进行疏散还是就地保护,要根据火场的具体情况决定,目标是尽量避免或减少财产的损失。在一般情况下,应先疏散和保护贵重的、有爆炸和有毒害危险的以及处于下风方向的物资。疏散出来的物资不得堵塞通路,应放置在免受烟、火、水等威胁的安全地点,并派人保护,防止丢失和损坏。

四、停电

手术室停电通常可分为由人为原因造成的停电和意外情况引起的停电。如维修线路、错峰用电、拉闸限电或打雷时保护性的关闭电源等人为原因导致的停电,应事先告知手术室,做好停电准备,保证手术安全。若由恶劣天气、火灾、电路短路等意外情况引起的手术室停电,虽无法事先预料,但要提高警惕,完善应急工作。

(一)手术室停电预防措施

1.按手术室建筑标准做好配电规划

医院及手术室系统应建立两套供电系统,当其中一路发生故障时,自动切换至备用系统,保障手术室及其他重要部门的供电。同时,医院及手术室还应备有应急自供电源系统,当两套外供系统全部出现故障时,可紧急启动,维持短时间供电,为抢修赢得时间,为患者的安全提供保障。

2.加强手术室管理

每个手术间配备有足够的电插座,术中用电尽量使用吊塔与墙上的电源插座,少用接线板,避免地面拉线太多;电插座应加盖密封,防止进水,避免电路发生故障;每个手术间有独立的配电箱及带保险管的电源插座,以防一个手术间故障影响整个手术室运作;设备科相关人员必须定期对手术室的电器设备进行检测和维护;手术室严禁私自乱拉乱接电线;如发生断电应马上通知相关人员查明原因,防止再次发生。

3.加强手术室人员的用电安全意识

制订防止术中意外停电制度、停电应急预案,组织学习安全用电知识,术中合理使用电器设备,防止仪器短路。

(二)手术室停电应急预案及处理流程

1.手术间突发停电

(1)手术室人员立即报告科主任、护士长,电话报告医院相关部门。

(2)巡回护士使用应急灯照明,保证手术进行,清醒的患者做好安抚工作。

(3)断电后麻醉呼吸机、监护仪、微量输液泵等用电设备均停止工作,尽量使用手动装置替代动力装置,如呼吸机改手控呼吸,监护仪蓄电池失灵无法正常工作,应手动测量血压、脉搏和呼吸,以及时判断患者的生命体征,保证手术患者呼吸循环支持。

(4)防止手术野的出血,维持手术患者生命体征稳定,如为单间手术间停电可以先将电刀、超声刀等仪器接手术间外电源;如为整个手术室的停电应立即启动应急电源。

(5)关闭所有用电设备开关(除接房外电源的仪器),由专业人员查明断电原因,排除后恢复供电。

(6)做好停电记录包括时间及过程。

2.手术室内计划停电

(1)医院相关部门提前通知手术室停电时间,做好停电前准备。

(2)停电前相关部门再次与手术科室人员确认,以保证手术的安全。

(3)问题解除后及时恢复供电。

(焦　静)

第六节　神经外科手术护理

神经外科作为一门独立的学科是在 19 世纪末神经病学、麻醉术、无菌术发展的基础上诞生的。神经外科是医学中最年轻、最复杂而又发展最快的一门学科。神经外科是外科学的分支,包括颅脑损伤、脑肿瘤、脑血管畸形、脊髓病变。神经外科又可分出颅底外科、脑内镜、功能神经外科等。下面以几个经典神经外科手术为例,介绍手术的护理配合。

一、颅内动脉瘤夹闭术的护理配合

颅内动脉瘤是当今人类致死、致残最常见的脑血管病。颅内动脉瘤是脑动脉上的异常膨出部分,指血管壁上浆果样的或先天性的突起,可能是血管先天性的缺陷或血管壁变性引起,通常发生在脑底动脉环的大血管分叉处。颅内动脉瘤分类:颈内动脉瘤(30%～40%)、前交通动脉瘤(30%)、大脑中动脉瘤(20%)、大脑后动脉瘤(1%)、椎基底动脉瘤(10%)。颅内动脉瘤夹闭术手术治疗的原则是将动脉瘤排除于血循环之外,使之免于再破裂,同时保持载瘤动脉的通畅,防止发生脑缺血。

(一)主要手术步骤及护理配合

1.手术前准备

手术患者行全身麻醉,手术体位为仰卧位,患侧肩下垫一小枕,头向右倾斜 30°～45°,上半身略抬高,脑外科头架固定。双眼涂金霉素眼药膏并用眼贴膜覆盖保护,双耳塞干棉球保护,以免消毒液流入眼和耳内。头部手术皮肤消毒时,应由手术区中心部向四周涂擦,包括头部及前额。消毒范围包括手术切口周围15～20 cm 的区域。按照神经外科手术铺巾法建立无菌区域。

2.主要手术步骤

(1)铺巾:按常规皮肤消毒铺巾。

(2)切开头皮:传递 22 号大圆刀切开皮肤,传递头皮夹,夹住皮肤切口止血。

(3)皮瓣形成:以锐性分离法将皮瓣沿帽状腱膜下游离,并向后翻开皮瓣。

(4)骨瓣形成:传递骨膜剥离器剥离骨膜,暴露颅骨,选择合适的钻孔部位,安装并传递气钻或电钻进行钻孔,并用铣刀铣开骨瓣。

(5)切开硬脑膜:打开硬脑膜前传递腰穿针行脑脊液引流;传递蚊氏钳提夹,11 号尖刀切开硬脑膜一小口,传递解剖剪(又称"脑膜剪")扩大切口,圆针 0 号慕丝线悬吊。

(6)游离载瘤动脉:传递显微弹簧剪刀切开蛛网膜,神经剥离子协助轻轻剥开;传递脑压板,其下垫脑棉牵开并保护脑组织;传递小号显微吸引器、双极电凝暴露肿瘤邻近的血管及神经组织,逐步游离载瘤动脉的近端和远端、瘤颈直至整个瘤体。

(7)确认和夹闭动脉瘤:夹闭动脉瘤,根据情况选择合适长短及角度的动脉瘤夹蘸水后,与施夹钳一同传递。

（8）切口缝合：逐层关闭切口，放置引流，骨瓣覆盖原处并使用连接片和螺钉固定，传递圆针慕丝线依次缝合颞肌筋膜、帽状腱膜，缝合皮下组织，角针慕丝线缝合皮肤。

3.术后处置

为手术患者包扎伤口，戴上弹力帽，注意保护耳郭避免受压。检查受压部位皮肤，固定引流管，护送手术患者入神经外科监护室进行交接。

（二）围手术期特殊情况及处理

1.急诊手术的术前准备

接到急诊手术通知单，立即选择安排特别洁净或标准洁净手术室，联系急诊室或者病房做好术前准备，安排人员转运患者（病情危重的手术患者必须由手术医师陪同送至手术室）。

（1）环境准备：手术室温度保持在23～25 ℃，湿度保持在40%～60%。严格根据手术间面积控制参观人员，1台手术不得超过3名。

（2）特殊器械准备：显微持针器、显微弹簧剪刀、显微枪形镊、各种型号的显微吸引器、神经剥离子、各种型号动脉瘤夹及施夹钳、可调节吸引器、多普勒探头、多普勒血流测定仪。

（3）特殊物品准备：7～9"0"的血管缝线、"纤丝速即纱"止血材料和3%罂粟碱溶液。

（4）辅助物品准备：准备带有腰穿针留置孔的手术床及两套负压吸引装置。

同时通知手术医师及麻醉医师及时到位，三方进行手术患者安全核查，保证在最短时间内开始手术。

2.腰椎穿刺术手术体位

如图 13-1。

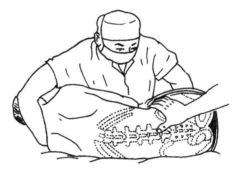

图 13-1　腰椎穿刺术

术前腰穿留置针的操作应在全麻后进行，避免刺激患者诱发动脉瘤的破裂出血。具体配合方法如下。

（1）调整体位：手术患者行全身麻醉后，巡回护士与手术医师、麻醉师一同缓慢地将手术患者翻转呈侧卧位，背齐床沿，头部和两膝尽量向胸部屈膝，腰背部向后弓起，使棘突间的椎间隙变宽，利于腰穿针进入鞘膜囊内，巡回护士站立于手术患者前面，帮助固定体位并保护手术患者以防坠床，配合麻醉师行腰穿。

（2）保护腰穿针头：完成腰穿留置引流后，立即用无菌小纱布保护腰穿针头，胶布固定，避免针芯脱落。

（3）确认腰穿留置针位置：手术医师、麻醉师共同将手术患者向床中央稍稍移动，其中一人用手轻扶腰穿针，巡回护士负责观察、确认腰穿留置针与手术床中央留置孔的位置相吻合后，共同将手术患者安置成仰卧位。

（4）术中监测：地面与手术床上留置孔的相应部位放置药碗（当腰穿针开放时可存取脑脊液）。加强巡视和检查，并按照要求进行相应特殊检查。

3.动脉瘤手术过程中的药物管理

对于手术台上使用的各种药物，巡回护士必须与洗手护士严格核对；无菌台上的术中用药，洗手护士必须加强管理，以防混淆或错用。

（1）药物标识规范：手术台上所有的药物以及盛放药物的容器（包括注射器、药杯、药碗）必须有明确的标识，其上注明药物名称、浓度、剂量。

（2）杜绝混淆：无菌台上第一种药物未做好标识前，不可传递第二种药物至无菌台。

（3）特殊药物的配合：当需解除血管痉挛时，递显微枪形镊夹持含有3％罂粟碱溶液的小脑棉湿敷载瘤动脉5分钟。

（4）严格区分放置：注射药、静脉输液、消毒液必须严格区分放置，标识清晰。外观相似或读音相近的药物必须严格区分放置。

4.颅内动脉瘤过早破裂

颅内动脉瘤破裂是手术中的危急情况，必须及时、恰当处理，主要方法包括以下几种。

（1）指压法：巡回护士或台下医师协助压迫颈动脉，手术医师在颅内暂时阻断载瘤动脉，制止出血，同时处理颅内动脉瘤。洗手护士传递两只大号吸引器，手术医师迅速清除手术视野内的血液，找到动脉瘤破口，立即用其中一只吸引器对准出血点，迅速游离和处理动脉瘤。

（2）吸引器游离法：洗手护士传递大号显微吸引器，手术医师将动脉瘤吸住后，迅速夹闭瘤颈，该法适用于瘤颈完全游离，如使用不当可引起动脉瘤破口再次扩大。

（3）压迫止血法：洗手护士根据要求传递比破口小的锥形明胶海绵，手术医师将起头端插入动脉瘤破口处，并传递小型脑棉，在其外覆盖，同时传递小型显微吸引器轻压片刻后，迅速游离动脉瘤。

（4）双极电凝法：仅适用于颅内动脉瘤破口小且边缘整齐的情况下。洗手护士准确快速传递双极电凝镊，手术医师用其夹住出血部位，启动电凝，帮助止血。

5.脑棉的使用和清点

神经外科手术风险大、难度高、手术时间长，脑棉的清点工作是神经外科手术护理的重点和难点，应按照以下方法进行。

（1）术前清点：术前洗手护士应提前洗手，保证充分的时间进行脑棉的清点和整理。由洗手护士和巡回护士两人共同清点脑棉，并记录于手术护理记录单上。清点脑棉时应特别注意，脑棉以10块1包装，每台手术以50块为基数。清点脑棉时需细致谨慎，应及时发现是否存在两块脑棉重叠放置的现象。此外必须检查每一块脑棉的完整性，确认每一块脑棉上带有牵引线。

（2）术中管理：传递脑棉时，需将脑棉平放于示指的指背上或手背上，光面向前，牵引线向后。术中添加脑棉也必须及时清点并记录。添加脑棉时，同样以10块的倍数进行添加。术中严禁手术医师破坏脑棉的形状，如修剪脑棉或撕扯脑棉。巡回护士应及时捡起手术中掉落的脑棉并放全指定位置。

（3）关闭脑膜前清点：必须确认脑棉的数量准确无误方可关闭并记录。关闭脑膜后必须再次确认脑棉的数量准确无误并记录。

二、后颅肿瘤切除手术的护理配合

后颅肿瘤是指小脑幕下的颅后窝肿瘤，常见有小脑、脑桥小脑角区、第四脑室、斜坡、脑干、枕大孔区肿瘤等。经临床和影像学检查证实的后颅肿瘤，除非有严重器质性病变不宜开颅者，一般均应手术治疗，根据手术部位常采用正中线直切口、钩状切口、倒钩形切口。此节以最典型和最常用的枕下正中切口后颅窝开颅术为例说明手术入路及手术配合。

（一）主要手术步骤及护理配合

1.术前准备

手术患者行全身麻醉，手术体位为俯卧位，上半身略抬高，头架固定。双眼涂金霉素眼药膏并用眼贴膜覆盖保护，双耳塞棉花球保护，以免消毒液流入眼和耳内。头部手术皮肤消毒时，应由手术区中心部向四周涂擦。消毒范围要包括手术切口周围15～20 cm的区域。按照神经外科手术铺巾法建立无菌区域。

2.手术步骤

（1）常规皮肤消毒铺巾。

（2）切开头皮：传递22号大圆刀切开皮肤，传递头皮夹，夹住皮肤切口止血。

（3）牵开肌层：传递骨膜剥离器分离两侧附着于枕骨的肌肉及肌腱，显露寰椎后结节和枢椎棘突，传递乳突拉钩或梳式拉钩用于牵开肌层。

(4)骨窗形成:传递气钻或电钻在枕骨鳞部钻一孔,并传递鼻甲咬骨钳扩大骨窗,向上至横窦,向下咬开枕骨大孔,必要时咬开寰椎后弓。

(5)切开并悬吊硬脑膜:传递蚊氏钳提夹,11 号尖刀切开硬脑膜一小口,传递解剖剪扩大切口,圆针0 号慕丝线悬吊。

(6)肿瘤切除并止血:传递取瘤钳分块切取肿瘤,传递止血纱布进行止血。

(7)清点脑棉,缝合硬脑膜。

(8)切口缝合:逐层关闭切口,放置引流,严密缝合枕下肌肉、筋膜,缝合皮下组织和皮肤。

3.术后处置

为手术患者包扎伤口,戴上弹力帽,注意保护耳郭,检查受压部位皮肤,固定引流管,护送患者入复苏室进行交接。处理术后器械及物品。

(二)围手术期特殊情况及处理

1.小脑肿瘤切除术的术前准备

小脑手术部位深,手术复杂,对护理的配合要求高,因此,手术室护士应尽最大可能做好充分的手术准备。具体包括以下几项。

(1)环境准备:安排入特别洁净或标准洁净手术室,手术室温度保持在 23～25 ℃,湿度保持在40％～60％。严格根据手术间面积控制参观人员,1 台手术不得超过 3 名。

(2)特殊器械及物品准备:头架、气钻、显微镜、一次性显微镜套、超声刀、明胶海绵、骨蜡、电刀、"纤丝速即纱"、双极电凝、负压球、医用化学胶水、脑棉、显微弹簧剪、显微枪形剪、枪形息肉钳等。

(3)常规用品准备:术前了解手术患者病情、手术部位,根据手术患者的体型、手术体位等实际情况准备手术所需常规用品。

(4)抢救用品准备:充分估计术中可能发生的意外,提前准备好各种抢救用品。对出血比较多的手术如巨大脑膜瘤等,应事先准备两路吸引器。

2.患者俯卧位的摆放

摆放体位之前,巡回护士应做好充分的准备;将体位垫 4～5 个呈三角形放于手术床上,体位垫的大小选择根据手术患者的体型确定,体位垫上的布单应保持平整,无皱褶、无潮湿。

手术患者在患者推床上接受全身麻醉后,巡回护士脱去患者衣服,双臂放于身体两旁,用中单加以固定,防止在翻身时肩关节、肘关节扭曲受伤。然后巡回护士与手术医师、麻醉师同时将患者抬起缓慢翻转到手术床上呈俯卧位;注意其中手术医师托住患者颈肩部和腰部,巡回护士托住患者臀部和窝部,麻醉师注意避免气管插管、输液管及导尿管脱落;同时应注意保持头、颈、胸椎在同一水平上旋转。翻转成功后巡回护士根据需要调整体位垫,保证胸腹悬空不受压,四肢处于功能位,全身各个部位得到妥善固定。

3.术中观察

术中还应巡逻护士要密切观察生命体征的变化,观察四肢有无受压、静脉回流是否畅通等。注意保持静脉通路和导尿管的通畅,特别是应手术需要在手术进行中挪动患者体位或疑似患者体位有变动时必须立即检查。常规状态下每1～2 小时观察一次。

4.超声刀的连接和使用

脑外科专用超声刀设备较为昂贵,使用要求高,手术室护士应正确使用,以确保其发挥最大的效能。

(1)超声刀使用流程(图 13-2)。

(2)脑外科专用超声刀使用前的操作要点包括:①先插上电源,连接踏脚和机器,打开机器开关。检查仪器是否完好。②吸引瓶内采用一次性带止逆阀吸引袋,并连接机器。③洗手护士正确无误地衔接好超声刀手柄电线、吸引管、冲洗管并将三者合一,妥善固定,将其远端传递给辅助护士。巡回护士分别将超声刀插头、吸引管、冲洗管与机器相应插口及冲洗液连接。④巡回护士根据需要调节吸引力、超声频率、冲洗液流量至最合适的范围。

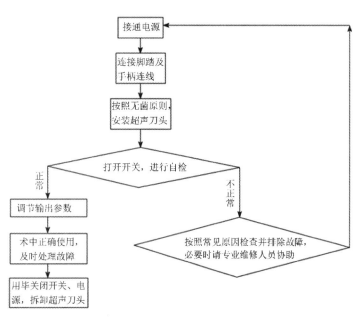

图 13-2 超声刀使用流程图

(3)脑外科专用超声刀仪使用时的注意事项:①超声刀头置于安全稳妥的地方,刀头不可触及任何物品。②及时擦净超声刀头上的血迹并吸取生理盐水保持吸引头通畅。③当仪器处于工作状态时,手远离转轴。

(4)脑外科专用超声刀使用后的注意事项:①脚踩踏脚开关,用超声刀头吸生理盐水 200 mL 冲洗超声刀头中的管腔,然后关闭电源开关。②超声刀头用湿纱布擦拭干净,禁止放在含酶的消毒液中,应送环氧乙烷灭菌。③收好电源电线、踏脚开关等物件,吸引袋按一次性医疗废弃物处理。④登记使用情况。

5.神经外科手术中显微镜的使用

显微镜是神经外科手术最为常用的仪器设备之一,护士应掌握正确的使用和维护保养方法,从而为患者提供安全的治疗,同时延长物品的使用寿命。

(1)使用前的注意事项:①接通电源,连接视频线至彩色监视器,打开电源开关。②根据手术部位调整好助手镜的位置,打开显微镜开关。检查显微镜的各项功能,如聚焦、调整平衡等。目镜的屈光度数,使图像清晰度与助手镜和监视器一样。③拉直显微镜臂,用无菌显微镜套将显微镜套好。

(2)使用中的注意事项:①洗手护士在手术显微镜下配合手术时,要特别注意显示屏上显示的手术操作及进展,主动与主刀医师配合。②传递器械动作幅度要小,做到轻、稳、准。做到一手递,一手接,保证医师在接后即能用。③传递脑棉时,根据需要将不同大小的脑棉传递到医师的视野内。④做各种操作时绝对不可倚靠及碰撞手术床及显微镜底座,以免影响手术区域及操作。

(3)使用后的注意事项:①关闭手术显微镜光源,打开固定器,将显微镜推离手术区。②将手术显微镜镜臂收起,缩至最短距离,注意保护镜头。③关闭总电源,收好电源线和视频线,将手术显微镜放置原位,固定底座开关。④取下手术显微镜套后,应检查手术显微镜上有无血迹,清洁擦拭干净。⑤按要求在专用登记本上记录显微镜使用状况。

(4)保养的注意事项:①手术显微镜的镜头是整个机器的心脏,非常娇贵,所以每次使用后,要用镜头专用纸清洁镜头,禁用粗糙的物品擦拭,防止出现划痕,影响镜头的清晰程度。②勿用乙醇、乙醚等有机溶剂擦拭镜身,可用软布蘸水擦拭;各个螺丝和旋钮不要拧得过紧或过松。③关闭显微镜时,要先将调节光源旋钮旋至最小,再将光源电源关闭,最后关闭显微镜电源开关,以延长灯泡的使用寿命。④随时记录手术显微镜的使用情况、性能、故障及解决方法。⑤手术显微镜应放置于干净、干燥通风的地方,注意避免碰撞。⑥显微镜通常处于平衡状态,无特殊要求,不要轻易调节。⑦专人负责检查,设专用登记本,每次使用后需登记情况并签名。⑧每 3 个月由专业人员做一次预防性维修和保养,每年进行 1 次安全性检查。

(孙玉霞)

第七节　心胸外科手术护理

心胸外科专业开创于 20 世纪初期,起步较晚但几十年来却是发展最快的外科学分支之一。胸心外科通常可分为普通胸外科和心脏外科,普通胸外科治疗包括肺、食道、纵隔等疾病;心脏外科则是治疗心脏的先天性或后天性疾病。常见的先天性心脏病手术包括房室间隔缺损修补,肺动脉狭窄拓宽、法洛四联症矫治术和动脉导管未闭结扎术等;后天性心脏病手术包括瓣膜置换术、瓣膜成形术、冠状动脉搭桥术、带瓣管道置换术等;下面以几个经典的胸心外科手术为例,介绍手术的护理配合。

一、瓣膜病置换手术的护理配合

心脏瓣膜病是指心脏瓣膜结构(瓣叶、瓣环、腱索、乳头肌)的功能或结构异常导致瓣口狭窄及(或)关闭不全。常见的致病因素包括炎症、黏液样变性、退行性改变、先天性畸形、缺血性坏死、创伤、梅毒、钙化、发育异常等。心脏瓣膜置换术是指在低体温麻醉下,通过外科手术切除病变瓣膜,使用人工心脏瓣膜替换的一种治疗方法。以下以二尖瓣置换术为例作手术配合介绍。

(一)主要手术步骤及护理配合

1.手术前准备

手术患者入室前,巡回护士应先将凝胶体位垫和变温水毯放置于手术床上,其有防止压疮和体外循环恢复后升温的作用。手术患者取仰卧位,双手平放于身体两侧并使用中单将其保护固定。手术患者行全身麻醉,巡回护士配合麻醉师进行动静脉穿刺,留置导尿管,并连接精密集尿袋。留置肛温探头进行术中核心体温的监测;巡回护士合理粘贴电极板,通常将电极板与患者轴线垂直地粘贴于臀部侧方肌肉丰富处,不宜粘贴于大腿处,以防术中进行股动脉、股静脉的紧急插管。切口周围皮肤消毒范围为:上至肩,下至髂嵴连线,两侧至腋中线。按照胸部正中切口手术铺巾法建立无菌区域。

2.主要手术步骤

(1)经胸骨正中切口开胸:传递 22 号大圆刀切开皮肤,电刀切开皮下组织及肌层,切开骨膜;传递电锯锯开胸骨,并传递骨蜡进行骨创面止血(如图 13-3,图 13-4)。

(2)撑开胸骨:利用胸腔撑开器撑开胸骨显露胸腺、前纵隔及心包;传递无损伤镊夹持心包,配合解剖剪剪开,传递圆针 7 号慕丝线进行心包悬吊,显露心脏(如图 13-5)。

(3)建立体外循环:传递 25 cm 解剖剪、无损伤镊、血管游离钳等游离上下腔静脉及升主动脉,配合插管荷包的制作以及上下腔静脉和升主动脉插管,放置心脏冷停搏液灌注管,传递阻断钳阻断上、下腔静脉和主动脉,灌注停跳液(原理为含高浓度钾,导致心脏停搏),外膜敷冰泥保护心肌,直至心脏停止。

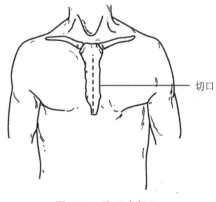

图 13-3　胸正中切口

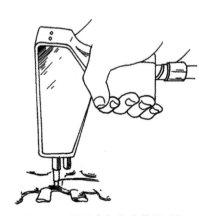

图 13-4　使用电锯将胸骨纵形锯开

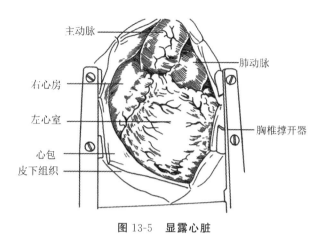

图 13-5　显露心脏

（4）显露二尖瓣：传递 11 号尖刀经房间沟切开左心房壁，心房拉钩牵开心房，显露二尖瓣（如图 13-6）。

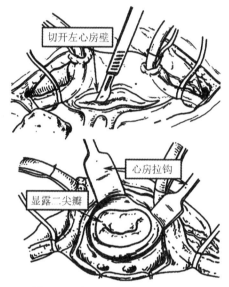

图 13-6　切开左心房，显露二尖瓣

（5）剪除二尖瓣及腱索：传递 25 cm 解剖剪沿瓣环剪除二尖瓣及腱索，无损伤镊配合操作，同时准备湿纱布，及时擦拭解剖剪及无损伤镊上残留腱索和组织。

（6）换人工瓣膜：传递测瓣器测定瓣环大小，选择大小合适的人工瓣膜，传递瓣膜缝合线缝合人工瓣膜。

（7）关闭切口，恢复正常循环：传递不可吸收缝线关闭二尖瓣切口和左心房切口。传递夹管钳，配合撤离体外循环，并传递不可吸收缝线或各种止血用品配合有效止血；开启变温水毯至 38～40 ℃，调高手术间内温度，加温输注的液体或血液进行复温，待心脏跳动恢复、有力，全身灌注情况改善，放置胸腔闭式引流管，传递无损伤缝线缝合并关闭心包，传递胸骨钢丝关胸及慕丝线缝合切口。

3.术后处置

为手术患者包扎伤口，及时加盖棉被进行保温。检查手术患者骶尾部、足跟等易发生压疮的皮肤，及时发现皮肤发红、破损等异常情况。固定胸腔引流管、导尿管，保持引流通畅，并观察引流液的色、量、质，加强管道护理，防止滑脱。协助麻醉师、手术医师小心谨慎地将手术患者转移至监护床上，转运途中严密监测血压、心率、心律、氧饱和度等生命体征。保障患者安全，与心外科监护室护士做好交接班。

（二）围手术期特殊情况及处理

1.调节手术患者体温

正常机体需高血流量灌注重要脏器，包括肾、心、脑、肝等，而机体代谢与体温直接有关，体温每下降

7 ℃组织代谢率可下降50%,如体温降至30 ℃,则氧需要量减少50%,体温降至23 ℃时氧需要量则是正常的25%。因此,在建立体外循环过程中需要降温,以减低需氧量,预防重要脏器缺血缺氧,提高灌注的安全性。降温程度根据病情、手术目的和手术方法等各种情况而定,可分为不同的类型。

(1)常温体外循环:适用于简单心脏畸形能在短时间内完成手术者。

(2)浅低温体外循环:适用于病情中等者,心内畸形不太复杂者。

(3)深低温微流量体外循环,适用于:①心功能差,心内畸形复杂者。②侧支循环丰富,心内手术时有大量回血者。③合并动脉导管未闭者。④升主动脉瘤或假性动脉瘤手术深低温停循环者。

(4)婴幼儿深低温体外循环:适用于各种心脏复杂畸形。

(5)成人深低温体外循环:主要适用于升主动脉及弓部动脉瘤手术。

体外循环通过与低温结合应用,可使体外循环灌注流量减少,血液稀释度增加,氧合器血气比率降低。手术室的降温/保温设备有空调、制冰机、恒温箱、水床、变温毯及热空气动力装置等,通过这些设备,手术室护士可以达到调节和控制手术患者体温的目的。

2.心脏复苏困难

进行体外循环后,手术患者发生心脏复苏困难原因很多,常见于心脏扩大、心肌肥厚、心功能不全及电解质平衡紊乱等。案例中手术患者为二尖瓣狭窄患者,由于长时间的容量及压力负荷加重,且心功能基础较差,长时间的升主动脉阻断更加重了心肌的缺血缺氧损害,因此可能发生心脏复苏困难。

对于这位手术患者,首先应给予积极处理措施,如实施电击除颤等,如果效果不佳则立即再次阻断主动脉,在主动脉根部灌注单纯温氧合血5~10分钟,由于血液不但能为受损的心脏提供充足的氧,还能避免或减轻心肌的再灌注损伤。而后再次开放主动脉,一般即可自动复跳或经电击除颤后复跳。如多次除颤后仍不复跳则需再次阻断主动脉,灌注停搏液使心电机械活动完全停止,让心脏得以充分的休息,降低氧耗,为再次复跳做好准备。

3.心脏复跳后因高血钾心搏骤停

心脏复跳后发生高钾血症的可能原因包括:肾排钾减少、血液破坏、酸中毒、摄入过多等,如心脏停搏液(含钾)灌注次数和容量过多,大量的血液预充等。高钾血症可使静息电位接近阈电位水平,细胞膜处于去极化阻滞状态,钠通道失活,动作电位的形成和传导发生障碍,心肌兴奋性降低或消失,兴奋-收缩耦联减弱,心肌收缩降低,从而发生心搏骤停。

(1)胸内心脏按压:第一时间内迅速给予。胸内心脏按压方法可分为单手或双手心脏按压术,一般用单手按压时,拇指和大鱼际紧贴右心室的表面,其余4指紧贴左心室后面,均匀用力,有节奏地进行按压和放松,频率为80~100次/分钟。双手胸内心脏按压,用于心脏扩大、心室肥厚者,术者左手放在右心室面,右手放在左心室面,双手掌向心脏做对合按压,其余同单手法(图13-7)。切勿用手指尖按压心脏,以防止心肌和冠状血管损伤。

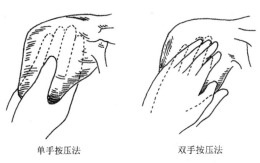

单手按压法　　　　双手按压法

图13-7　心内按压示意图

(2)胸内电除颤:巡回护士立即准备除颤仪及无菌除颤极板配合手术医师进行胸内除颤。首先打开除颤器电源,选择非同步除颤方式,继而选择电能进行充电;手术医师将胸内除颤电极板分别置于心脏的两侧或前后并夹紧,电击能量成人为10~40 J,小儿为5~20 J。

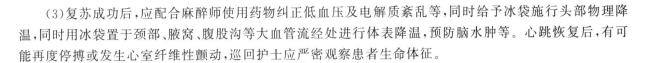

（3）复苏成功后,应配合麻醉师使用药物纠正低血压及电解质紊乱等,同时给予冰袋施行头部物理降温,同时用冰袋置于颈部、腋窝、腹股沟等大血管流经处进行体表降温,预防脑水肿等。心跳恢复后,有可能再度停搏或发生心室纤维性颤动,巡回护士应严密观察患者生命体征。

二、小切口微创心脏手术的护理配合

传统心脏外科手术,多采用胸骨正中切口,部分采用左胸后外侧切口,但往往痛苦大、手术切口长。随着近年来心血管手术安全性的不断提高,小切口心脏手术渐趋盛行。小切口心脏手术的特点是切口美观、隐蔽、创伤小、出血少、恢复快、愈合好、畸形少、费用少等。但由于切口小,术中术野显露较差,术前应明确诊断,严格掌握手术指征,同时对外科医师的手术操作技能也提出较高要求。本文以右腋下小切口微创房间隔缺损修补术为例介绍手术护理配合。

（一）主要手术步骤及护理配合

1.手术前准备

患者静脉复合麻醉伴行气管插管,体位在仰卧位的基础上右胸垫高,呈左侧60°半侧卧位,下半身尽量平卧,显露股动脉。右上肢屈肘悬吊于手术台支架上。摆放体位后,协助医师正确粘贴体外除颤板。切口周围皮肤消毒范围为:前后过中线,上至锁骨及上臂1/3处,下过肋缘。按照胸部侧卧位切口手术铺巾法建立无菌区域。

2.主要手术步骤

（1）右前胸切口:即取右侧腋中线第二肋交点与腋前线第五肋间交点连线行约5 cm切口,于腋前线第四肋进胸。传递22号大圆刀切开皮肤,电刀切开皮下组织及肌层,传递侧胸撑开器暴露切口。

（2）建立体外循环:传递无损伤镊、25 cm解剖剪剪开心包并传递圆针慕丝线固定心包。传递血管游离钳游离上、下腔静脉和主动脉并在主动脉根部作荷包缝合,插特定制作的长形带导芯的主动脉供血管。于右心耳部作荷包,并切开心耳插上腔静脉引流管;于右心房壁作荷包缝线,切开后插下腔静脉引流管。体外循环开始后,阻断升主动脉并于主动脉根部注入冷停搏液。

（3）暴露房间隔缺损:传递无损伤镊及无损伤剪,切开右心房,暴露房间隔缺损。

（4）修补房间隔缺损:如缺损较小,传递不可吸收缝线予以直接缝合;如缺损较大或位置比较特殊也可使用自体心包片或涤纶补片修补缺损。在缝合心房切口的同时排除右心房内气体,主动脉开放后心脏复跳。

（5）关闭切口:放置胸腔闭式引流管,传递三角针慕丝线固定,传递无损伤缝线缝合并关闭心包,传递慕丝线缝合切口。

3.术后处置

为手术患儿包扎伤口,及时加盖棉被进行保温。检查手术患儿受压侧眼睛、耳朵、各处骨突部位以及悬吊的上肢,及时发现皮肤发红、破损等异常情况。固定胸腔引流管、导尿管,保持引流通畅,并观察引流液的色、量、质,加强管道护理,防止滑脱。协助麻醉师、手术医师小心谨慎地将手术患者转移至监护床上,转运途中严密监测血压、心率、心律、氧饱和度等生命体征。保障患者安全,与心外科监护室护士做好交接班。

（二）围手术期特殊情况及护理

1.低龄手术患者如何进行术前准备

多数先天性心脏病患者需在儿时接受手术,因此必须加强以下几个方面的护理工作。

（1）做好心理护理,完善术前访视:对手术患儿关心爱护、态度和蔼,对家长解释病情和检查治疗过程,建立良好的护患关系,消除家长和手术患儿的紧张,取得理解和配合。全面了解手术患儿的基本情况,包括基础生命体征、皮肤准备情况、备血、配血和手术方案等。做好护理计划,儿童术前禁食10小时,婴幼儿禁食2小时。

（2）手术间及物品准备:手术间温度要保持恒定,对于10 kg以下以及术中需要深低温降温的手术患

儿,术前应在手术床上铺好变温毯,以便降温或复温时使用。10 kg 以下的手术患儿应用输液泵严格控制液体入量。准备好摆放体位时所需的适合患儿身高体重的体位摆放辅助用品。准备好适合小儿皮肤的消毒液,一般用碘附进行消毒。

(3)器械准备:根据手术患儿的身高和体重,准备合适的小儿心脏外科器械,如小儿使用阻断钳等,同时由于从侧胸入路手术,术前需要准备侧胸撑开器及加长的心脏外科器械,如 25 cm 解剖剪、长柄 15 号小圆刀等,方便术中使用。

2.术中需要更换手术方式

术中病情突变、需要更换手术方式是非常紧急的情况,必须争分夺秒,以挽救手术患者的生命。手术室护士应做好以下几个方面的工作。

(1)术前准备周全:首先手术室护士应在术前将各种风险可能考虑周全,并事先准备好各种可能使用的器械物品,如股动脉插管管道、各种规格的涤纶补片等。手术医师也应考虑到手术方式改变或股动脉插管的可能,在消毒铺单时应扩大范围。

(2)及时供应器械:如需改变手术方式,紧急调用其他器械,手术室巡回护士应立即将情况向值班护士长汇报,同时积极联系其他手术房间或者专科护士寻找合适的器械或替代物品,并及时提供到手术台上供医师使用,尽量减少耗费时间,保证患儿安全。

3.手术时间意外延长

手术时间意外延长可能导致非预期事件的发生,手术室护士必须及时调整和处理,以最大限度保护手术患儿及其家属。

(1)做好护理配合:手术室护士在整个手术过程应沉着冷静、全神贯注,预见性准备好下一步骤所需物品,配合手术医师尽量减少操作时间,降低手术对其他脏器损伤,减少手术并发症。

(2)预防性使用抗生素:常用的头孢菌素血清半衰期为 1~2 小时,为了保证药物有效浓度能覆盖手术全过程,当手术延长到 3~4 小时或失血量>1500 mL 时,应追加一个剂量,预防术后感染。

(3)无菌区域的保证:手术时间意外延长如超过 4 小时,应在无菌区域内加盖无菌巾,手术人员更换隔离衣及手套等。

(4)加强体位管理:术中每隔 30 分钟检查手术患儿体位情况,对于容易受压部位应定时进行减压,保证整个手术过程手术患儿皮肤的完整性,肢体功能不受损。

(5)联系并告知相关部门:联系病房告知患儿家属手术情况,安抚紧张情绪。告知护理排班人员,以便其做好工作安排。

(孙玉霞)

第八节　普外科手术护理

普通外科是外科领域中历史最长、发展较全面的学科。该学科内容广泛,是外科其他各专业学科的基础;其范围较大,除了各个专业学科,如颅脑外科、骨科、整形外科,泌尿外科等之外,其余未能包括在专科范围内的内容均属于普通外科的范畴。普通外科手术以腹部外科为基础,还包括了甲状腺疾病、乳腺疾病,周围血管疾病等。在实际工作中,普通外科又可分出一些学科,如胃肠外科、肛肠外科、肝胆外科、胰腺外科、周围血管外科等。下面以几个经典的普通外科手术为例,介绍手术的护理配合。

一、急性肠梗阻手术的护理配合

小肠分为十二指肠、空肠和回肠三部分,十二指肠起自胃幽门,与空肠交接处为十二指肠悬韧带(Treitz 韧带)所固定。回肠末端连接盲肠,并具回盲瓣。空肠和回肠全部位于腹腔内,仅通过小肠系膜附着于腹后壁。肠梗阻是指肠内容物不能正常运行、顺利通过肠道,是外科常见急腹症之一常为物理性或功能性阻塞,发病部位主要为小肠。小肠梗阻是指小肠肠腔发生机械性阻塞或小肠正常生理位置发生不可逆变化,如肠套叠、肠嵌闭和肠扭转等。绝大多数机械性肠梗阻需作外科手术治疗,缺血性肠梗阻和绞窄性肠梗阻更需及时急诊手术处理。

(一)主要手术步骤及护理配合

1.手术前准备

手术患者取仰卧位,行全身麻醉。切口周围皮肤消毒范围为:上至剑突、下至大腿上 1/3,两侧至腋中线。按照腹部正中切口手术铺巾法建立无菌区域。

2.主要手术步骤

(1)经腹正中切口开腹:22 毕翠凤大圆刀切开皮肤,电刀切开皮下组织、腹白线、腹膜,探查腹腔。

(2)分离:切开相应肠系膜,分离、切断肠系膜血管,传递血管钳 2 把钳夹血管,解剖剪剪断,慕丝线结扎或缝扎。

(3)分别切断肠管近远端:传递肠钳钳夹肠管,15 号小圆刀于两肠钳间切断,移除标本,传递碘附棉球擦拭残端(图 13-8)。

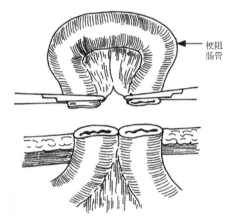

图 13-8　切断肠管

(4)关闭腹腔:传递温生理盐水冲洗腹腔;放置引流管,三角针慕丝线固定;传递可吸收缝线或圆针慕丝线关腹。

(5)行肠肠吻合:对拢肠两断端,传递圆针慕丝线连续缝合或传递管型吻合器吻合(图 13-9)。

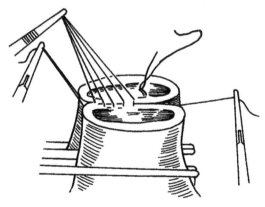

图 13-9　肠肠吻合

(6)关闭肠系膜裂隙:传递圆针慕丝线或可吸收缝线间断缝合(图 13-10)。

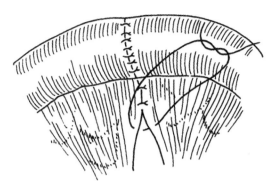

图 13-10　关闭肠系膜裂隙

（二）围手术期特殊情况及处理

1.急诊手术,病情危急

手术室值班护士接到急诊手术通知单,立即安排手术间,联系相关病房做好术前准备,安排人员转运患者(病情危重的手术患者必须由手术医师陪同送至手术室)。

手术室护士按照手术要求,备齐手术器械及仪器等设备,如高频电刀、超声刀、负压吸引装置,检查仪器功能,并调试至备用状态。同时应预计可能出现的突发事件和可能需要的物品,以备不时之需。如这位患者为剖腹探查手术,除了肠道切除和吻合外,可能存在肠道破裂、腹腔污染的可能,因此必须备齐大量冲洗液体。

同时应通知手术医师及麻醉师及时到位,三方进行手术患者手术安全核查,保证在最短时间内开始手术。

2.肠道吻合的护理配合

肠道吻合器是临床常用的外科吻合装置之一,在手术使用时,主要做好以下护理配合。

（1）型号选择:应按照医师要求,根据肠腔直径和吻合位置,目测或利用测量器,选择不同型号的吻合器,目前常用的肠道吻合器型号有 25～34 号,并分直线和弯型吻合器。

（2）严格核对:手术医师要求使用 32 号直线型管型吻合器吻合肠腔,由于吻合器价格较为昂贵,为一次性高值耗材,巡回护士在打开吻合器外包装之前必须再次与手术医师认真确认吻合器的型号、规格,检查有效期及外包装完整性,均符合要求方可打开使用。

（3）配合使用:洗手护士将抵钉座组件取下交予手术医师,手术医师将抵钉座与吻合器头部分别放入将欲吻合的消化管两端,旋转吻合器手柄末端调节螺母,通过弹簧管及吻合器头部伸出的芯轴,将抵钉座连接固定于吻合器头部。医师进行击发,完成肠管钉合并切除消化管腔内多余的组织。

（4）使用后处置:吻合完成后,配合医师共同检查切下的组织切缘是否完整成环,以保证不出现吻合口瘘。吻合器使用后,按照一次性医疗废弃物标准处理,严禁任何人员将使用过的吻合器带出手术室。

二、甲状腺手术的护理配合

甲状腺是人体最大的内分泌腺体,位于甲状软骨下方,紧贴于气管两旁,由中央的峡部和左右两个侧叶构成。甲状腺由两层被膜包裹,内层被膜称甲状腺固有被膜,紧贴腺体并伸入到腺实质内;外层被膜称甲状腺外科被膜,易于剥离,两层被膜之间有甲状腺动、静脉、淋巴结、神经和甲状旁腺等,因此手术时分离甲状腺应在此两膜间进行。当单纯性甲状腺肿压迫气管、食道、喉返神经等引起临床症状,或巨大单纯甲状腺肿物影响患者生活工作,或结节性甲状腺肿有甲状腺功能亢进或恶变,或甲状腺良性肿瘤都应行甲状腺大部或部分(腺瘤小)切除,其中甲状腺腺瘤是最常见的甲状腺良性肿瘤。

（一）主要手术步骤及护理配合

1.手术前准备

手术患者取垂头仰卧位,行全身麻醉。切口周围皮肤消毒范围为:上至下唇,下至乳头连线,两侧至斜方肌前缘。

2.主要手术步骤

(1)切开皮肤、皮下组织及肌肉:传递 22 号大圆刀在胸骨切迹上两横指处切开皮下组织及颈阔肌。

(2)分离皮瓣:传递纱布,缝合在上下皮瓣处,牵引和保护皮肤;传递组织钳提起皮肤,电刀游离上、下皮瓣。

(3)暴露甲状腺:纵形打开颈白线,传递甲状腺拉钩牵开两侧颈前带状肌群,暴露甲状腺。

(4)处理甲状腺血管:传递圆针慕丝线缝扎甲状腺上动脉和上静脉、甲状腺下动脉和下静脉。

(5)处理峡部:传递血管钳或直角钳分离并钳夹峡部,传递 15 号小圆刀或解剖剪切除峡部。

(6)切下甲状腺组织:传递血管钳或蚊氏钳,沿预定切线依次钳夹,传递 15 号小圆刀切除,取下标本,切除时避免损伤喉返神经。传递慕丝线结扎残留甲状腺腺体,传递圆针慕丝线间断缝合甲状腺被膜。

(7)冲洗切口,置引流管,关切口:生理盐水冲洗,传递吸引器吸尽冲洗液并检查有无活动性出血;放置负压引流管置于甲状腺床,传递三角针慕丝线固定;传递圆针慕丝线依次缝合颈阔肌、皮下组织,三角针慕丝线缝合皮肤,或使用无损伤缝线进行皮内缝合,或使用专用皮肤吻合皮钉吻合皮肤。

(二)围手术期特殊情况及处理

1.甲状腺次全切除术患者体位

甲状腺次全切除术的手术患者应放置垂头仰卧位,该体位适用于头面部及颈部手术。在手术患者全麻后,巡回护士与手术医师、麻醉师一同放置体位。放置垂头仰卧位时除了遵循体位放置一般原则外,还需注意:①在仰卧位的基础上,双肩下垫一肩垫平肩峰,抬高肩部 20°,使头后仰颈部向前突出,充分暴露手术野。②颈下垫颈枕,防止颈部悬空。③头下垫头圈,头两侧置小沙袋,固定头部,避免术中移动。④双手平放于身体两侧并使用中单将其保护、固定。⑤双膝用约束带固定。

2.甲状腺手术术中发生电刀故障

术中发生高频电刀报警,电刀无法正常工作使用,巡回护士应先检查连接线各部分完整性以及电刀连接线与电刀主机、电极板连接线与电刀主机的连接处,避免连接线折断或连接部位接触不紧密的情况发生;查看电极板与手术患者身体部位贴合是否紧密,是否放置在合适部位,当进行以上处理后问题仍未解除,应更换电刀头,如仍无法正常使用,更换高频电刀主机,及时联系厂家维修。此外,当手术医师反映电刀输出功率不够,要求加大功率时,巡回护士不可盲目加大功率,造成手术患者发生电灼伤隐患;应积极寻找原因,检查电刀各连接线连接是否紧密的同时,提醒洗手护士及时清除电刀头端的焦痂,保持良好传导性能。

3.手术并发症

手术患者在拔管后突然自觉呛咳、胸闷、心悸、呼吸困难、氧饱和度下降等情况,说明很可能由于手术止血不彻底,形成了切口内血肿。应立即通知手术医师及麻醉师进行抢救,并查看手术患者情况:若伤口敷料有渗血、颈部肿胀、负压引流内有大量新鲜血液,则可初步判断为切口内出血所致,应立即备好手术器械,准备二次手术止血。手术室护士首先应配合麻醉师再次气管插管,保持呼吸道通畅;传递线剪或拆钉器,协助手术医师打开切口,清除血肿,解除对气管的压迫,寻找并结扎出血的血管或组织,如手术患者情况仍无改善,则立即行气管切开。

三、肝移植手术的护理配合

移植术是指将一个体的细胞、组织或器官用手术或其他方法,移植到自体或另一个体的某一部位。人体移植学科的发展是 20 世纪医学最杰出的成就之一。从最早开展的输全血,到肾、肝、心、胰腺和胰岛、肺、甲状旁腺等器官组织的移植,一直发展到心肺、心肝、胰肾联合移植和腹内多器官联合移植,移植手术的操作技术和移植效果都取得了巨大成就。

近 15 年来,伴随外科技术、器官保存水平、免疫抑制剂运用等各医疗领域技术发展,作为移植手术中难度较高的肝移植也取得了飞速发展,成为治疗末期肝病的首选方法。目前,全世界肝移植中心已超过

30个,每年平均以 8000 例次为基数持续上升。标准的肝移植术式为原位肝移植,近年来创新多种术式,包括减体积性肝移植、活体部分肝移植、劈离式肝移植、背驼式原位肝移植等,其中活体肝移植是指从健康捐肝人体上切取部分肝脏作为供肝移植给患者的手术方式,其已成为众多先天性胆道闭锁患儿治疗的唯一选择(图 13-11)。

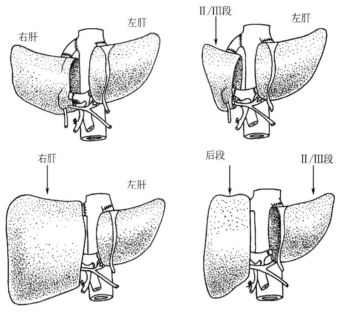

图 13-11　活体肝移植

(一)主要手术步骤及护理配合

1.手术前准备

(1)物品准备:准备肝移植器械、肝移植双支点自动拉钩、肝移植显微器械及常用敷料包。准备高频电刀、负压吸引装置、氩气刀、变温毯、保温箱、DSA-C 臂机、各种止血物品。

(2)患者准备:患者放置仰卧位,行全身麻醉。手术医师进行切口周围皮肤消毒,范围为上至颈,下至大腿中上 1/3,包括会阴部,两侧至腋中线。

(3)核对:手术划皮前巡回护士、手术医师和麻醉师三方进行 Time Out 核对患者身份、手术方式、术前备血情况等。

2.供体手术主要手术步骤

活体肝移植包括供体手术和受体手术两部分,供体手术通常为左半肝切除,具体操作如下。

(1)上腹部 L 形切口进腹:传递 22 号大圆刀划开皮肤;传递两把有齿镊、高频电刀配合常规进腹。

(2)安装肝移植悬吊拉钩:传递大纱布保护切口,按顺序安装悬吊拉钩。

(3)切除胆囊,进行胆道造影:传递小分离钳、无损伤镊、解剖剪游离胆囊和胆囊管,丝线结扎。传递硅胶管和抽有造影剂的 20 mL 针筒配合术中造影。

(4)解剖第一肝门:传递小分离钳、解剖剪进行游离;传递橡皮悬吊带牵引左肝动脉、门静脉左支。

(5)阻断左肝动脉、门静脉左支:传递无损伤镊、血管阻断夹进行阻断。

(6)切除肝脏实质:传递氩气刀或 CUSA 刀配合,遇到所有肝内管道结构,传递小分离钳、无损伤镊、解剖剪进行游离、钳夹、剪断,传递丝线进行结扎、缝扎或钛夹夹闭。

(7)处理左肝管:传递小分离钳进行游离;传递橡皮悬吊带牵引左肝管,穿刺造影确认左肝管位置后,传递解剖剪剪断并缝扎。

(8)游离左肝静脉:传递小分离钳、解剖剪,游离左肝静脉;传递橡皮悬吊带牵引。

(9)供肝血管离断、切除供肝:传递小分离钳、解剖剪剪断左肝动脉;传递 2 把门静脉阻断钳、解剖剪剪断门静脉左支;传递肝静脉阻断钳、解剖剪剪断左肝静脉。

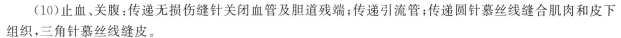

(10)止血、关腹:传递无损伤缝针关闭血管及胆道残端;传递引流管;传递圆针慕丝线缝合肌肉和皮下组织,三角针慕丝线缝皮。

3.受体手术主要手术步骤

(1)上腹部 Mercede 切口(Mercede 切口又称"人字形"切口,先在肋缘下 2 横指做弧形切口,再做一纵形切口向上至剑突下)进腹:传递 22 号大圆刀划开皮肤;传递两把有齿镊、电刀配合常规进腹。

(2)肝周韧带及第一肝门、第二肝门的游离解剖:传递小分离钳、解剖剪、电刀进行游离解剖;遇血管分支准备结扎、缝扎或钛夹传递;传递橡皮悬吊带对肝动脉、门静脉、肝静脉进行牵引。

(3)切除病肝、准备供肝植入:传递阻断钳和血管阻断夹进行血管阻断。

(4)依次行供受体肝静脉、门静脉、肝动脉及胆道的吻合:传递无损伤镊、笔式持针器和无损伤缝针进行配合;在吻合肝动脉时,巡回护士须及时准备术中用显微镜;洗手护士传递显微镊、显微剪刀配合动脉吻合。

(5)止血,放置引流管,关腹:准备各类止血用物,传递引流管进行放置;传递碘伏与生理盐水 1∶10 配制的冲洗溶液及大量灭菌注射用水进行腹腔及伤口冲洗;传递圆针慕丝线关腹。

4.术后处置

巡回护士协助麻醉师妥善固定气管导管;连接腹腔引流管与集尿袋,并妥善固定,观察引流液色、质、量。仔细检查手术患者皮肤状况,尤其是骶尾部、足跟、肩胛骨、手臂肘部和枕部。监测手术患者体温,控制室温,做好保暖措施,预防术后低体温发生。巡回护士与麻醉师、手术医师一同送患者入 ICU。若手术患者为肝炎病毒携带者,则术后按一般感染手术术后处理原则进行用物和环境处理。

(二)围手术期特殊情况及处理

1.肝移植手术过程中变温毯操作

(1)变温毯(以"Blanketrol Ⅱ型变温毯"为例)操作步骤如下。①手术前:检查蓄水池内水量及水位→安装耦合接头,阴阳相接→确认连接管已接好→放平水毯。②手术时:插入电源插头→打开总电源,开关处于"On"→机器自检,控制面板显示"CK STEPT"→按下"TEMPSET"开关→按上下箭头调节所需水温→按"Manual Control"启动变温毯。

(2)使用"Blanketrol Ⅱ型变温毯"的注意事项:①蓄水池内只能使用蒸馏水,禁止使用去离子水,大部分的去离子水不是 pH 等于 7 的中性水。如果去离子水是酸性,它将导致电池效应,铜质制冷机将开始腐蚀,最终导致制冷机系统泄漏。②禁止使用酒精,因为酒精会腐蚀变温毯。③蓄水池应每月更换蒸馏水,保护蓄水池不受细菌污染。④变温毯禁止在无水条件下操作,避免该情况引起对内部组件的破坏。⑤禁止蓄水池内过分充水,当变温毯里的水流回进处于关闭状态的系统当中,过分充水可能导致溢出。⑥禁止在患者和变温毯之间放置额外的加热设备,引起皮肤损伤。⑦患者和变温毯之间的区域应该保持干燥以避免患者意外受伤。⑧使用变温毯每隔 20 分钟,或者在医师的指导下,巡回护士应检查患者的体温和与变温毯接触区域的皮肤状况,同时检查变温毯里的水温,对小儿患者、温度敏感者、血管疾病患者必须更为频繁地进行检查。⑨关闭变温毯电源开关时,应待水毯内的水回流到蓄水器内(让管子和变温毯连接10 分钟以上)再拔出电源线。

2.手术过程中使用氩气刀的注意事项

每次使用前,先检查钢瓶内氩气余量。操作时一定要先开氩气再开机,先关氩气再关机。术中使用时将电刀头缩回并打开氩气,将氩气喷头对准渗血部位,按下电凝开关。注意提醒手术医师氩气刀适当的工作距离,氩气刀刀头与创面最佳工作距离一般为 1~1.5 cm,禁止将氩气刀刀头直接接触创面工作。使用时注意观察氩气刀喷射时氩弧颜色:正常为蓝色,出现发红则说明工作距离太近。选择合适喷射角度使氩气喷头与受损组织呈 45°~60°最佳。每次使用完毕后,检查钢瓶内氩气余量,当余量不足时应充足备用。

(孙玉霞)

第九节　骨外科手术护理

由于交通意外、工业和建筑业事故、运动损伤的增多以及人口老龄化,各种自然灾害等因素,导致高危、复杂的创伤越来越多。如果伤者得不到及时、有效的处理和治疗,将导致患者的终身残疾,甚至死亡,这给患者本人、家庭、社会带来沉重的负担。骨科在解剖学、生物力学和生物材料学研究的基础上,对手术方式、内固定材料不断进行新的尝试;近年来国内外信息、学术交流频繁;同时,高清晰度的 X 线片、CT、MRI 在骨科领域被广泛应用,使得骨科手术技术不断更新、变化、提高。下面介绍两例常见骨科手术的护理配合。

一、髋关节置换手术的护理配合

股骨颈骨折、髋关节脱位、髋臼骨折、股骨头骺滑脱等髋关节骨折的病例中,最常见的并发症为创伤导致的血供中断,导致股骨头缺血性坏死。股骨头缺血性坏死进一步发展,会出现软骨下骨折、股骨头塌陷,最终导致严重的骨性关节炎。患者丧失生活和劳动能力。全髋关节置换术用于治疗股骨头缺血性坏死晚期继发严重的髋关节性关节炎患者,临床取得积极的效果,目前已成为治疗晚期股骨头坏死的标准方法。

（一）主要手术步骤及护理配合

1.手术前准备

手术患者取 90°侧卧位(图 13-12),行全身麻醉或椎管内麻醉。切口周围皮肤消毒范围为:上至剑突、下过膝关节,两侧过身体中线。按照髋关节手术铺巾法建立无菌区域。

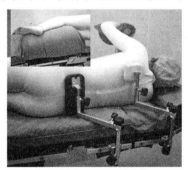

图 13-12　体位摆放

2.手术主要步骤

(1)显露关节囊:髋关节外侧切口(图 13-13),传递 22 号大圆刀切开皮肤,电刀止血,切开臀中肌,臀外侧肌(图 13-14),显露关节囊外侧(图 13-15)。

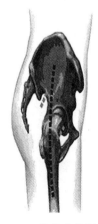

图 13-13　髋关节外侧切口

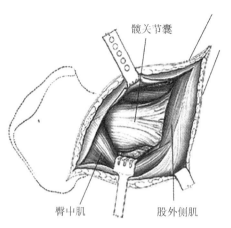

图 13-14　臀外侧肌

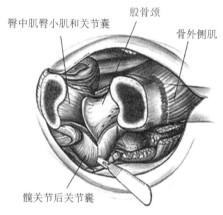

图 13-15　关节囊外侧

(2)打开关节囊(图 13-16):电刀切开,传递有齿血管钳钳夹,切除关节囊。传递 S 形拉钩和 HOMAN拉钩牵开,充分暴露髋关节并暴露髋臼。

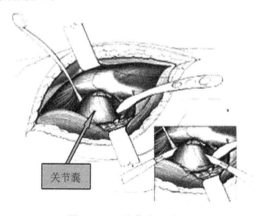

图 13-16　关节囊示意图

(3)取出股骨头:股骨颈与大转子移行部用电锯离断股骨颈,用取头器取出股骨头,取下的股骨头用生理盐水纱布包裹保存,以备植骨。

(4)髋臼置换。①削磨髋臼:将合适的髋臼磨与动力钻连接好递与术者,髋臼锉使用顺序为由小到大;削磨髋臼至髋臼壁周围露出健康骨松质为止,冲洗打磨的骨屑并吸引干净,使用蘑菇形吸引可有效防止骨屑堵塞吸引管路。②安装髋臼杯假体:选择与最后一次髋臼锉型号相同的髋臼杯,将髋臼杯安装底盘与螺纹内接杆连接,完成整体相连;将髋臼杯置于已锉好的髋臼中心,用 45°调整角度,将髋臼杯旋入至髋臼杯顶部使其完全接触;关闭髋臼杯底部三个窗口,用打入器将与髋臼杯型号一致的聚乙烯臼衬轻扣入内,并检查臼衬以确保其牢固性。

(5)股骨假体柄置换。①扩髓:内收外旋患肢,用 HOMAN 拉钩暴露股骨近端,用开髓器贴近股骨后方骨皮质开髓;将髓腔锉与滑动锤连接,用滑动锤打入髓腔锉,直至髓腔锉与骨皮质完全接触。在整个扩髓过程中,使用髓腔锉原则为由小到大,逐渐递增地进行使用。②安装假体柄:用轴向打入器将假体试柄打入股骨干髓腔内;安装合适的试头;复位器复位;确定假体柄、假体头的型号后逐一取出假体试头、假体试柄;冲洗髓腔并擦干。③安装假体:将与试柄型号相同的假体打入髓腔(方法同安装试柄、试头),假体进入后进行患肢复位,检查关节紧张度和活动范围。注意在置换陶瓷头的假体时必须使用有塑料垫的打入器,以免打入时损坏陶瓷头。④缝合伤口:缝合伤口前可根据实际情况在关节腔内和深筋膜浅层放引流管;然后对关节囊、肌肉层、皮下组织、皮肤等进行逐层缝合。

3.术后处置

为患者擦净伤口周围血迹并包扎伤口;检查皮肤受压情况,固定引流管,护送患者入复苏室进行交接。处理术后器械及物品。

(二)围手术期特殊情况及处理

1.对全髋置换的手术患者进行风险评估

股骨头缺血性坏死的疾病有一个渐进的演变过程,患者大多为高龄老人,又有功能障碍或卧床史,术中可能出现各种并发症,甚至心跳呼吸骤停。所以要对患者进行风险评估,评估重点内容如下:①有无皮肤完整性受损的风险。②有无下肢静脉血栓形成的风险。③有无坠床的风险。④有无假体脱位的风险。

2.防止髋关节手术手术部位错误

髋关节为人体左右侧对称部位,易发生手术部位错误的事故。故在全髋关节置换手术前必须严格实施手术部位确认,具体措施如下。

(1)手术图谱:术前主刀医师根据影像诊断与患者及其家属共同确认手术部位,并在图谱的相应部位做好标识,让患者及家属再次确认后,在图谱的下方签名。

(2)标识部位:术前谈话时,在手术图谱确认后,主刀医师用记号笔在患者对应侧的手术部位画上标识。

(3)术前核对:巡回护士与主刀医师、麻醉师共同将手术图谱与患者肢体上手术部位标记进行核对,同时,让可以配合的手术患者口述手术部位。任何环节核对时如有不符,先暂停手术,必须核对无误后再行手术。

3.对外来器械进行管理

用于髋关节置换的特殊工具和器械由医疗器械生产厂家提供,不归属于医院,属于外来器械。如果对于外来器械疏于管理,必将造成手术患者术后感染等一系列严重的并发症,这对于手术患者和术者都无疑是"一场灾难"。因此,外来器械送入手术室后,必须严格按照外来器械使用流程进行管理,包括外来器械的准入、接受、清洗、包装、灭菌和取回。每一环节都应严格按照相关流程执行。

4.预防髋关节假体脱位

手术团队人员掌握正确的搬运方法是杜绝意外发生的关键。按常规搬运方法搬运全髋关节置换术后的手术患者,会因为搬运不当造成手术患者的假体脱位。

(1)团队分工:麻醉师负责头部,保证气管插管的通畅;手术医师负责下肢;巡回护士负责维持引流管路,防止滑脱;工勤人员负责平移手术患者至推床。

(2)要求:手术患者身体呈水平位移动,双腿分开同肩宽,双脚外展呈"外八字"。避免搬运时手术患者脚尖相对,造成假体脱位。

二、下肢骨折内固定手术的护理配合

骨折的患者往往有外伤史,详细了解患者受伤的时间、地点、受伤的力点、受伤的方式(如高空坠落、机器碾压、车祸撞击、运动损伤、跌倒等)、直接还是间接致伤、闭合性还是开放性伤口及伤口污染程度等可以协助诊断,对采取合适的治疗方法起着决定性作用。患者无论发生在骨、骨骺板或关节等处的骨折,都包含骨皮质、骨小梁的中断,同时伴有不同程度的骨膜、韧带、肌腱、肌肉、血管、神经、关节囊的损伤。骨折的诊断主要依据病史、损伤的临床表现、特有体征、X线片。在诊断骨折的同时要及时发现多发伤、合并伤等,避免漏诊。

(一)主要手术步骤及护理配合

1.手术前准备

(1)体位与铺单:患者采取全身麻醉,仰卧位,消毒范围为伤侧肢体,一般上下各超过一个关节,按下肢常规铺巾后实施手术。

(2)创面冲洗:为防止感染,必须对创面进行重新冲洗;常规采用以下消毒液体。①0.9%生理盐水:20 000~50 000 mL,冲洗的液体量视创面的洁净度而定,不可使用低渗或高渗的液体冲洗,以免引起创面组织细胞的水肿或脱水。②过氧化氢(H_2O_2):软组织、肌肉层用 H_2O_2 冲洗,使 H_2O_2 与肌层及软组织充分接触,以杀灭厌氧菌。③灭菌皂液:去除创面上的油污。

(3)使用电动空气止血仪:正确放置气囊袖带,并操作电动空气止血仪,压迫并暂时性阻断肢体血流,达到最大限度制止创面出血并提供清晰无血流的手术视野,同时防止电动空气止血仪使用不当造成手术患者的损伤。

2.主要手术步骤

(1)暴露胫骨干:传递22号大圆刀切开皮肤,电刀切开皮下组织、深筋膜,暴露胫骨干。

(2)骨折端复位:清理骨折端血凝块,暴露外侧骨折端;点式复位钳2把提起骨折处两端,对齐进行骨折端复位。

(3)骨折内固定。①选择器械:备齐钢板固定需要的所有特殊器械。②选择钢板:选择合适钢板,折弯成合适的角度。③固定钢板:斜面骨折处上采用拉力螺钉起固定作用,依次采用钻孔、测深、螺丝钉转孔、上螺丝固定几个步骤。④固定钢板:依相同方法上螺钉固定钢板。⑤缝合伤口:冲洗伤口,放置引流,然后对肌肉层、皮下组织、皮肤等进行逐层缝合。

3.术后处置

为于术患者擦净伤口周围血迹并包扎伤口;检查皮肤受压情况,固定引流管,送回病房并进行交接。处理术后器械及物品。

(二)围手术期特殊情况及处理

1.用空气止血仪减少伤口出血

空气止血仪具有良好的止血效能,如伤口依旧出血不止,则应按照上述规定,检查仪器的使用方法是否正确、运转是否正常等。

(1)袖带是否漏气:因为一旦漏气,空气止血仪的压力就会下降,止血仪将肢体浅表的静脉,但深层的动脉未被压迫,这样导致患者手术部位的出血要比不上止血带时更多。此时,应该更换空气止血仪的袖带,重新调节压力、计算时间。

(2)开放性创伤时袖带是否正确使用:开放性创伤的肢体在使用空气止血带前一般不用橡胶弹力驱血带,因此手术开始划皮后切口会有少量出血,这是正常的。为了减少出血,可先抬高肢体,使肢体静脉血回流后再使用空气止血带。

2.术中电钻发生故障的原因

电钻发生故障的原因较多,手术室护士可采取以下方法进行排除,必要时更换电池或电钻,以便手术顺利进行。

(1)电池故障:①电池未及时充电或充电不完全。②电池使用期限已到,未及时更换以至于无法再充电。③电池灭菌方法错误造成电池损坏。

(2)电钻故障:①钻头内的血迹未及时清理,灭菌后形成血凝块,增加电钻做功的阻力,降低钻速。

②操作不当,误碰到保险锁扣,电钻停止转动。③电钻与电池的接触不好。

3.有效防止螺旋钻头意外折断

手术医师在使用电钻为固定钢板的螺钉钻孔时,可能会出现螺旋钻头断于患者体内的情况,这不仅会损伤手术患者,也浪费手术器材。为防止此类事件,洗手护士应该做到以下几点。

(1)术前完成钻头的检查:①钻头的锋利程度。②钻头本身是否有裂缝或损坏。③钻头是否发生弯曲变形。

(2)使用套筒:使用钻头钻孔时必须带套筒,防止钻头与手术患者的骨皮质成角而发生断裂。

(3)防止电钻摩擦生热:使用电钻钻孔时,洗手护士应及时注水,以降低钻头与骨摩擦产生的热量,这样既可有效防止钻头断裂,又可降低钻孔处骨的热源性损伤。

(高金莲)

第十节 泌尿外科手术护理

泌尿外科是处理和研究泌尿系统、男性生殖系统及肾上腺外科疾病的学科。其中主要涉及的脏器包括肾脏、肾上腺、输尿管、膀胱及前列腺等。下面以两个经典手术为例,介绍泌尿外科手术的护理配合。

一、单纯肾切除手术的护理配合

肾脏位置相当于第12胸椎至第3腰椎水平,右肾较左肾稍低1~2 cm,右肾上极前方有肝右叶,结肠肝曲,内侧有下腔静脉,十二指肠降部;左肾前方与胃毗邻,前方有脾脏、结肠脾曲,脾血管和胰腺于肾的前方跨过。肾内侧缘有肾门,肾脏上内方有肾上腺覆盖。肾的被膜由外向内依次为肾筋膜、脂肪囊、纤维囊。

(一)主要手术步骤及护理配合

1.手术前准备

术前备肾切除器械包和常用敷料包,准备高频电刀和负压吸引装置。待患者行全身麻醉后,医护人员共同放置患者90°左侧卧位。手术医师进行切口周围皮肤消毒,范围为前后过腋中线,上至腋窝,下至腹股沟。手术划皮前巡回护士、手术医师和麻醉师三方进行 Time Out 核对患者身份、手术方式、手术部位等手术信息以及手术部位标识是否正确。

2.主要手术步骤

(1)经第12肋下切口进后腹膜:传递22号大圆刀切开皮肤;电刀切开各层肌层组织及筋膜,传递无损伤镊配合;传递解剖剪分离粘连组织。

(2)显露肾周筋膜,暴露手术野:传递湿纱布和自动牵开器,撑开创缘。

(3)暴露肾门:传递S拉钩牵开暴露;遇小血管或索带,传递长弯开来钳夹,解剖剪剪断,缝扎或结扎。

(4)处理肾动脉、静脉:传递长直角钳游离血管,7号慕丝线套扎两道;传递长弯开来3把,分别钳夹血管,长解剖剪剪断,7号慕丝线结扎,小圆针1号慕丝线再次缝扎(图13-17~图13-19)。

(5)分离肾脏和脂肪囊:传递长弯开来、长剪刀分离。

(6)处理输尿管上段,移除标本:传递长弯开来3把,分别钳夹输尿管,长解剖剪剪断,7号慕丝线结扎,小圆针1号慕丝线再次缝扎。

(7)放置引流管:传递负压球,角针4号慕丝线固定。

(8)关闭切口:圆针慕丝线依次关闭各层肌肉层及皮下组织;角针慕丝线缝合皮肤。

3.术后处置

(1)术后皮肤评估:放置肾脏90°左侧卧位的手术患者,术后巡回护士应及时与手术医师和麻醉师一同将患者由侧卧位安全翻转至仰卧位,重点检查受压侧的眼部和耳郭、手臂、肩部和腋窝、髂嵴、膝盖以及脚踝和足部的皮肤情况,该患者是女性患者,还应重点检查患者的乳房有无被压迫或损伤。

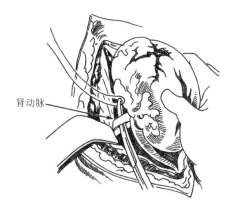

图 13-17　丝线套扎肾动脉

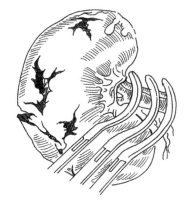

图 13-18　依次传递 3 把长开来钳夹肾血管

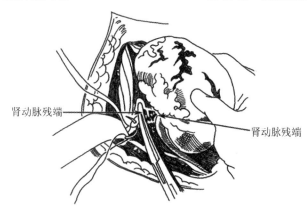

图 13-19　剪断后的肾动脉近段,用丝线缝扎

(2)导管护理:巡回护士协助麻醉师妥善固定气管导管;妥善固定负压球和导尿管,避免负压球管道受压或折叠于患者身下,同时观察负压球中引流液的色、质、量和通畅情况。

(3)术后常规工作:根据医嘱运送患者入麻醉恢复室;放置肾脏标本。

(二)手术中特殊情况及处理

1.肾脏 90°左侧卧位,肾脏 90°侧卧位与胸外科 90°侧卧位的区别

待手术患者麻醉后,手术团队将患者身体呈一直线转成 90°左侧卧位,使右侧朝上。放置凝胶头圈于手术患者头下,避免眼睛、耳朵受压。将手术患者右侧上肢放于搁手架上层,左侧上肢放于下层。同时于紧靠腋下处放置胸枕,防止臂丛神经受损。然后分别用安全带固定两侧上肢,松紧适宜,露出手指。注意保护手术患者的乳房,避免受压。将肾区(肋缘下 3 cm 左右)对准腰桥,放置凝胶腰枕于脐下。于尾骶部和耻骨联合处分别放置大小髂托固定,并用小方枕保护。手术患者上方的右下肢伸直,下方的左下肢屈曲,并于两下肢接触处放置软垫,在膝部和踝部放置软垫垫高,固定下肢。改变手术床的位置,同时放低床头和床尾,达到"折床"效果,使肾区逐渐平坦,便于手术操作。

与胸外科 90°侧卧位相比,在放置肾脏 90°侧卧位时,下肢的摆放为"上直下屈",而放置胸外科 90°侧卧位时下肢应为"上屈下直"。此外放置肾脏 90°侧卧位时尤其强调肾区必须对准腰桥。最后,在放置肾脏 90°侧卧位后,巡回护士须改变手术床使其达到"折床"效果。

2.术中手术方式改为肾部分切除术

术前,巡回护士应完善术前访视,与手术医师取得沟通,提前准备可能因手术方式临时调整而需要的特殊器械、缝针、止血物品等手术用物。同时手术室护士应熟悉肾部分切除术的适应证和禁忌证,掌握专科知识,提高临床判断能力。

术中,洗手护士应密切关注手术进展,及时与主刀医师沟通,获知手术方式改变时,第一时间告知巡回护士,后者则迅速将特殊用物传递给手术台上使用。

"单纯肾切除手术"改变为"肾部分切除术"时,应提供下列特殊器械、缝针等物品:血管阻断夹或Santisky钳,用于临时阻断肾动静脉血流;钛夹钳和钛夹,用于切除肿瘤时,夹闭小血管;2/0 或 3/0 可吸收缝线,用于缝合肾实质、肾包膜;止血纱布、生物胶等,用于覆盖肾脏创面进行止血。

3.关闭切口前,发现缺少纱布

巡回护士应第一时间告知手术医师及麻醉师清点数量错误,并得到肯定回复,在手术患者情况允许下,暂停手术。洗手护士和手术医师共同在手术区域进行搜寻,包括体腔切口、无菌区以及视力可及范围。巡回护士在手术区域外围进行搜寻,包括地面、纱布桶、一次性物品丢弃桶、生活垃圾桶等。

当遗失的物品找到时,巡回护士和洗手护士必须重新进行一次完整的清点,数量正确后告知手术团队,手术继续进行。

当遗失的物品未能找到时,巡回护士应汇报护士长请求支援,同时请放射科执行术中造影,并让专业放射学医师读片,确定患者体腔切口内无异物遗留,手术医师可关闭切口。

记录事件经过、所采取的所有护理措施以及最终搜寻结果,并根据相关流程制度上报事件。

二、前列腺癌根治手术的护理配合

前列腺位于耻骨后下方,直肠前,尿道生殖膈上方,由围绕尿道周围的腺体和其外层的前列腺腺体所组成。盆腔筋膜包裹前列腺形成前列腺筋膜,而前列腺实质表面有结缔组织和平滑肌构成前列腺固有囊。在前列腺筋膜鞘和囊之间还有前列腺静脉丛。

近年来,随着我国社会老龄化现象日趋严重以及食物、环境等改变,前列腺癌发病率迅速增加。前列腺癌多数无临床症状,常在直肠指检、超声检查或前列腺增生手术标本中偶然发现。前列腺增生手术时偶然发现的Ⅰ期癌可以不做处理严密随诊。局限在前列腺内的第Ⅱ期癌可以行根治性前列腺切除术。第Ⅲ、Ⅳ期癌以内分泌治疗为主,可行睾丸切除术,必要时配合抗雄激素制剂。

(一)主要手术步骤及护理配合

1.手术前准备

准备前列腺切除器械和常用敷料包。准备高频电刀、负压吸引装置和等离子 PK 刀。实施全身麻醉后,巡回护士为手术患者放置仰卧位,可根据手术要求于骶尾部垫一小方枕,腘窝处垫一方枕。手术医师进行切口周围皮肤消毒,范围为上至剑突,下至大腿上 1/3,两侧至腋中线。

2.主要手术步骤

(1)留置导尿管:传递无菌手套,留置双腔导尿管,并用小纱布固定。

(2)经下腹部正中切口进腹:传递 22 号大圆刀切开皮肤;电刀切开皮下组织,分离腹直肌,打开筋膜,传递解剖剪和湿纱布配合(图 13-20)。

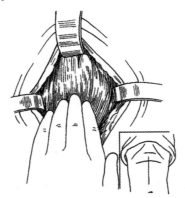

图 13-20　经下腹部正中切口进腹

（3）清扫髂外血管处的淋巴结：台式拉钩暴露，传递无损伤镊和解剖剪进行清扫，遇血管传递钛夹闭合。清扫取下的淋巴结送病理检验。

（4）暴露手术野、分离筋膜：传递湿纱布垫于切口两侧，传递前列腺拉钩和大S拉钩暴露；传递无损伤镊、解剖剪分离筋膜。

（5）切断耻骨前列腺韧带，暴露耻骨后间隙：传递长弯开来、长解剖剪或等离子PK刀切断韧带；传递拉钩或自制纱布包裹卵圆钳进行暴露。

（6）暴露、切断阴茎背深静脉：长弯开来、无损伤镊和解剖剪切断血管，可吸收缝线缝扎。

（7）切开尿道前壁，缝线悬吊备吻合：传递可吸收缝线于尿道远端悬吊5针。

（8）切断尿道，处理膀胱颈部及前列腺韧带和精囊，接取标本：传递PK刀进行离断。

（9）留置三腔导尿管，膀胱尿道吻合：传递持针器，配合将之前悬吊备用的无损伤缝针吻合尿道与膀胱颈相应的位置。

（10）冲洗膀胱：传递装有生理盐水的弯盘和针筒，冲洗膀胱内血块；与巡回护士一同连接膀胱冲洗液冲洗。

（11）放置负压引流管、关闭切口：传递负压球，角针慕丝线固定；传递圆针慕丝线依次缝合各层肌肉；角针慕丝线缝合皮肤。

3.术后处置

（1）导管护理：巡回护士协助麻醉师妥善固定气管导管；妥善固定负压球观察负压球中引流液的色、质、量和通畅情况；妥善固定三腔导尿管，轻轻向外牵拉，并牵引固定于大腿内侧，压迫膀胱颈部，同时观察集尿袋中尿液颜色是否变化。

（2）术后皮肤评估：进行前列腺癌根治术的患者往往为老年患者，术后须仔细检查患者的皮肤情况，尤其是骶尾部、足跟、肩胛骨、手臂、肘部和枕部皮肤。

（3）术后常规工作：根据医嘱运送患者入麻醉恢复室，并进行特殊交接；放置髂外血管处清扫的淋巴结以及前列腺标本。

（二）围手术期特殊情况及处理

1.老年患者的围手术期处理

（1）完善术前对老年手术患者的护理评估：术前护理评估包含三方面，分别是全身系统的基本指标（包括皮肤状况、心理状态、营养状态、日常活动能力等）、慢性疾病史（包括关节炎、白内障、老年性耳聋、尿路感染、循环系统疾病、骨质疏松、高血压、糖尿病等）和药物服用史（包括抗抑郁症药、阿司匹林、非甾体类抗炎药、溴化物等）。

（2）防止老年手术患者坠床：年龄、慢性疾病、服用特殊药物、手术要求（摘除眼镜和助听器）、环境的陌生，均是引起老年手术患者围手术期坠床的高危因素。因此手术室护士必须全程看护，包括麻醉准备室、手术通道、麻醉恢复室等。并且提供护栏、约束带等防坠床工具。

（3）预防围手术期低体温的发生：由于减缓的新陈代谢和较低的基础体温，老年手术患者更易在围手术期过程中发生低体温，因此一系列的预防低体温措施必须给予提供，包括术前预热、升高室温、被动性保温（盖被、添加袜子）、主动性升温（使用变温毯、热空气动力装置的使用）、加热补液等。

（4）预防压疮发生：老年手术患者的皮肤具有轻薄、干燥、容易起皱等特征，此外年龄、慢性疾病等都是引起老年手术患者发生围手术期压疮的高位因素。因此手术室护士应对每一位老年患者进行压疮危险因素评估与皮肤检查。特殊体位使用的配件（软垫、凝胶垫）、适当按摩、维持皮肤干燥等。

（5）防止因手术体位造成损伤：由于老年手术患者多伴有骨质疏松症，在放置侧卧位或截石位的过程中，容易损伤腰椎或股骨头，引起骨折。因此手术室护士在放置侧卧位或俯卧位时，手术团队应协作使患者在体位更换过程中，始终保持整体躯干成一直线；在放置截石位时，应缓慢举起或放下双腿，同时避免髋关节过分的旋转。此外由于老年手术患者皮肤较为脆弱，手术室护士在放置体位过程中，应避免皮肤有压迫、触碰或损伤。

（6）防止深静脉血栓发生：由于减缓的循环血流、降低的心输出量、脱水以及低体温等，使老年患者成为围手术期发生深静脉血栓的高危人群。手术室护士应在术前进行深静脉血栓风险评估，确定高危人群；术中预防性使用防深静脉血栓袜（TEDs）或使用连续压力装置（SCDs）主动防止血栓的形成。

（7）术后麻醉恢复室的关注点：老年手术患者术后生理与心理都随着年龄的增长而改变，因此麻醉护士应加强监测和护理，确保患者在恢复室中的安全与舒适，包括呼吸道的管理、循环系统改变的监测、出入量管理、正确评估意识和有效唤醒、疼痛管理与心理调适以及皮肤的再次评估。

2.等离子 PK 刀的使用和保养

（1）等离子 PK 刀的连接及操作步骤如下：正确放置机器及踏脚→连接电源→打开总开关，机器自检→出现"Power on test 19"→打开面板开关显示"Selt Test"→显示"Connect PK cable"→连接线插入插孔→连接 PK 刀刀头→机器自动调节功率（开放性手术为 70～80）→正确使用判断效果→拆卸 PK 刀刀头，拔除连接线→关闭面板开关，关闭总开关。

（2）等离子 PK 刀术中及术后的保养：手术过程中，洗手护士应正确将等离子 PK 刀头的连接线传递给巡回护士连接；术中应随时保持 PK 刀头干净、无焦痂，可使用无菌生理盐水纱布在每次使用后对刀头进行擦拭。手术结束后，洗手护士应完全拆卸 PK 刀的通道阀及可张开钳夹部，将其浸没于含酶清洗剂中 10～15 分钟，再用柔软的刷子在流动水下擦洗表面血迹，用高压水枪冲洗各关节和内面部位，用柔软的布料擦干，压缩空气吹干。在运输、包装、灭菌期间防止 PK 刀的连接线扭曲或打折，应顺其弧度盘绕。等离子 PK 刀应由专人负责保管与登记，每次使用等离子 PK 刀结束，均应登记使用情况。如术中发生使用故障应及时联系工程师进行检验和修复。

3.携带心脏起搏器的患者电外科设备的使用

携带心脏起搏器入手术室的患者，可能由于术中电外科设备的使用干扰，引起心律失常、室颤甚至心脏停搏。

（1）术前咨询心脏起搏器生产商及心内科医师相关注意事项，并请专业人员将心脏起搏器调节为非同步模式。

（2）术前，巡回护士必须准备体外除颤仪于手术间，呈随时备用状态。

（3）术中提醒手术医师尽可能使用双极电凝；如果必须使用单极电刀，则尽可能使用最小功率，同时保证单极电刀与电极板放置的位置尽量接近，且两者在手术中使用位置尽量远离心脏起搏器，使电流回路不经过起搏器和心脏。术中严禁在接触患者之前触发单极电刀开关。术中手术团队应使电外科设备的连接线尽量远离心脏起搏器和起搏电极导线。

（4）术中巡回护士采取保暖措施，防止因环境温度低而出现寒战，使起搏器对肌电感知发生错误，导致心律失常。

（5）对于携带心脏起搏器的手术患者，巡回护士应该在单极电刀使用过程中密切监测心电图情况，包括心率、心律、心电波形等，发现异常情况立即和手术医师、麻醉师沟通。

（高金莲）

第十一节　妇产科手术护理

妇产科是临床医学四大主要学科之一，主要研究女性生殖器官疾病的病因、病理、诊断及防治，妊娠、分娩的生理和病理变化，妇科手术主要包括治疗女性生殖系统的疾病即为妇科疾病，如外阴疾病、阴道疾病、子宫疾病、输卵管疾病、卵巢疾病等；产科包括高危妊娠及难产的预防和诊治，女性生殖内分泌，计划生育及妇女保健等。下面以几个经典的手术为例，介绍手术的护理配合。

一、剖宫产手术的护理配合

剖宫产是指妊娠 28 周后切开腹壁及子宫,取出胎儿及胎盘的手术。剖宫术式有子宫下段剖宫产(横切口)、子宫体部剖宫产(纵切口)。由于某种原因,绝对不可能从阴道分娩时,如头盆不称、宫缩乏力、胎位异常、瘢痕子宫、胎儿窘迫等,应及时施行剖宫产手术以挽救母婴生命。如果施行选择性剖宫产,于宫缩尚未开始前就已施行手术,可以免去母亲遭受阵痛之苦。剖宫产是一种手术,有相应的危险性,如出血、膀胱损伤、损伤胎儿、宫腔感染、腹壁切开感染等,故施术前必须慎重考虑。

(一)主要手术步骤及护理配合

1.手术前准备

(1)手术患者接入手术室后,护士应在第一时间给予心理护理支持,缓解其紧张情绪以及可能因宫缩导致的疼痛。

(2)协助手术患者转移至手术床,并固定扎脚带予以解释,防止坠床意外的发生。

(3)核对缩宫素等子宫兴奋类药物以及剖宫产特殊用物,如产包、婴儿吸痰管等是否携带齐全。

(4)手术患者取侧卧位行腰麻即蛛网膜下隙麻醉或持续硬膜外腔阻滞麻醉,手术室护士站于患者身前,防止其坠床的同时,指导其正确放置麻醉体位。麻醉完毕起效后,患者改体位为仰卧位,巡回护士置导尿管并固定。

(5)手术切口周围皮肤消毒范围为:上至剑突、下至大腿上 1/3,两侧至腋中线。按照腹部正中切口手术铺巾法建立无菌区域。

2.主要手术步骤

(1)经下腹横切口开腹:传递 22 号大圆刀切开皮肤及皮下组织,传递中弯血管钳、组织剪剪开筋膜,钝性分离腹直肌,遇有血管应避开或用慕丝线做结扎。

(2)暴露子宫下段:传递解剖剪剪开腹膜,同时传递长平镊,配合剪开一小口,然后术者将左手中指或示指伸入切口,在左手的引导下剪开腹膜至适当长度;传递双头腹腔拉钩牵开,暴露子宫。

(3)切开子宫:传递新的一把 22 号大圆刀,于子宫下段切开一小口,递中弯血管钳刺破胎膜,吸引器吸净羊水,钝性撕开或传递子宫剪剪开切口 10～12 cm。

(4)娩出胎儿:移除切口周围的金属器械及电刀,防止意外损伤娩出的胎儿。手术医师一人手压宫底,一人手伸入宫腔将胎儿娩出。如胎儿过大无法娩出时,传递产钳协助娩出胎儿(图 13-21)。

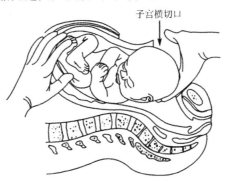

图 13-21　胎儿娩出

(5)胎儿脐带处理:传递中弯血管钳 2 把依次钳夹脐带,传递组织剪剪断,同时传递组织钳夹闭子宫壁静脉窦。

(6)胎盘娩出:传递抽配有 20 单位缩宫素的 10 mL 注射针筒,注射于子宫壁肌层;娩出胎盘,传递弯盘接取;传递纱垫清理宫腔。将置有胎盘的弯盘放于无菌桌,防止污染,以备手术医师检查胎盘的完整性。

(7)缝合子宫:子宫进行两层缝合,传递可吸收缝线,第一次全层连续缝合,第二次缝合浆膜肌层包埋缝合。

(8)缝合切口:首先缝合腹膜,间断缝合筋膜及肌肉,间断缝合皮下组织,最后用皮内缝线缝皮肤,缝皮肤时要将创缘内翻,否则会影响创口愈合,使疗程延长。

3.术后处置

术后注意保护患者的隐私,更换潮湿的床单位,同时做好保暖工作。待手术患者情况稳定后,送入病房,对未使用的子宫兴奋类药物进行交接。

(二)围手术期中特殊情况及处理

1.防止子宫切口污染

胎儿如术前发生宫内窘迫,则会由于缺氧引起迷走神经兴奋,肠蠕动亢进,肛门括约肌松弛,导致娩出时会有胎粪排出。因此在切开子宫、吸净羊水、暴露胎儿后,洗手护士应准备一块无菌大布垫给手术医师备用,在胎儿娩出前将布垫覆盖胎儿臀部,防止胎粪排出污染。如术中怀疑有手术器械、纱布或无菌巾沾染到胎粪应立即更换,并更换手套,防止发生切口污染。

2.手术区域无菌和干燥的保持方法

巡回护士在术前物品准备时要检查负压吸引器的负压状况,保证吸引器正常工作。手术医师准备切开子宫时,巡回护士再次查看吸引器的连接是否良好,洗手护士查看负压吸引是否正常,如吸引器出现故障,应立即告知医师,暂缓切开子宫,并马上处理故障。切开子宫后,应尽量先将羊水吸净后再娩出胎儿,胎儿娩出时,洗手护士配合将残留的羊水吸净,如手术区域上无菌巾潮湿应加铺无菌巾,保证手术区域无菌和干燥。

3.剖宫产术中大出血

在剖宫产术中,产妇出现头晕,乏力,畏寒等症状时,极有可能是因为术中子宫大量出血所致。巡回护士应及时发现产妇体征,准确配合手术医师处理出血症状,具体步骤如下。

(1)观察手术患者情况:做好心理护理,注意保暖,室温应保持在 26 ~28 ℃,巡回护士做好各类手术用物如药品、器械、血制品的协调与供给。

(2)按摩子宫、进行热敷:备热盐水纱布(水温 60 ~70 ℃),覆盖在宫体上,手术医师均匀、有节律地按摩子宫,随时更换热盐水纱布,保持有效热敷。

(3)保持胎盘无菌:洗手护士将胎盘放于无菌手术台的弯盘内,以备医师检查胎盘的完整性。

(4)遵医嘱正确用药:巡回护士备好子宫兴奋药物如缩宫素、卡孕栓等,缩宫素为子宫壁肌层注射或静脉点滴,卡孕栓为舌下含服,巡回护士应指导手术患者正确服用卡孕栓。术中执行口头医嘱时,巡回护士应复述一遍,包括药名、浓度、剂量和用法,确认后执行,执行完后应告手术医师,以便查看疗效。

(5)及时提供所需手术物品:手术医师迅速缝合子宫切口,恢复子宫的完整性,有利于子宫收缩止血,护士必须积极主动地提供所需物品,保证吸引器的正常使用,吸引瓶满及时更换。

(6)积极配合抢救:对于难以控制并危及产妇生命的术中大出血,在积极输血,补充血容量同时施行子宫切除术或子宫次全切除术,巡回护士需及时准备各类抢救器械及物品。

(7)评估出血量:巡回护士必须准确评估出血量,及时告知医师。

(8)做好护理记录:认真清点物品,术中添加纱布、器械等须及时清点记录;术中输血应按流程核对并签名,同时记录在手术护理记录单上;术中遇口头医嘱,巡回护士应于术后第一时间要求手术医师补全医嘱。

4.评估手术患者出血量

通常,手术过程中出血量包括负压吸引瓶内的血量及纱布所含血量,吸引瓶内的血量＝吸引瓶内总量－冲洗液量－其他液体量。剖宫产胎儿娩出时,大量的羊水被吸引器吸至吸引瓶内,而术中子宫出血多在胎儿娩出后,因此巡回护士应在胎儿娩出后开始计算负压吸引瓶内液体量。术中计算出血量时,应尽量使用干纱布,纱布所含血量＝使用后纱布的重量－干纱布的重量,重量单位为 g,1 mL 血液约以 1 g 计算。

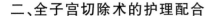

二、全子宫切除术的护理配合

子宫是女性生殖器中的一个重要器官,其产生月经和孕育胎儿。子宫位于骨盆腔中央,在膀胱与直肠之间,宫腔呈倒置三角形,深约 6 cm,上方两角为"子宫角",通向输卵管和卵巢。全子宫切除术多用于子宫肌瘤、子宫恶性肿瘤及某些子宫出血和附件病变等。

（一）主要手术步骤及护理配合

1.手术前准备

患者行全身麻醉,取膀胱截石位。切口周围皮肤消毒范围为:上至剑突、下至大腿上 1/3,两侧至腋中线。手术铺巾,建立无菌区。

2.主要手术步骤

（1）切口:传递 22 号大圆刀,取下腹正中切口,从脐下至耻骨联合上缘。

（2）暴露子宫:传递两把中弯血管钳夹持宫角,上提子宫。

（3）切断子宫韧带及子宫动静脉:传递中弯血管钳 2 把钳夹,组织剪剪断,常规传递 7 号慕丝线缝扎或结扎子宫阔韧带及圆韧带。

（4）游离子宫体:传递解剖剪,剪开子宫膀胱腹膜反折,传递中弯血管钳 2 把钳夹,主韧带组织剪剪断,7 号慕丝线缝扎。

（5）环切阴道,移除子宫:传递条形纱布围绕子宫颈切口下方,传递 22 号大圆刀片切开阴道前壁,传递组织剪将阴道穹隆剪开,切除子宫。

（6）消毒阴道残端并缝合:递碘附棉球消毒阴道残端,传递组织钳钳夹阴道边缘,传递可吸收缝线连续缝合阴道残端。

（7）关腹:递生理盐水冲洗盆腔,止血,关腹。

3.术后处置

手术结束巡回护士检查手术患者皮肤,待患者情况稳定后,送入病房,进行交接;处理术后器械及物品。

（二）围手术期特殊情况及处理

1.放置截石位

护士在术前协助医师,麻醉师摆放患者体位时,不仅需注意摆放的体位要利于手术区域的充分暴露,同时,也应注意保护患者的隐私及舒适度。具体操作步骤如下。

（1）术前手术患者准备:手术患者平卧于手术床,巡回护士协助脱去长裤,穿上腿套。向手术患者说明由于手术需要需放置截石位,为了保护皮肤及神经、关节,要脱去长裤,穿上腿套。同时护士应注意保护患者的隐私,及时为其盖好被子。

（2）放置搁脚架:在近髋关节平面放置搁脚架,支架高低角度调节关节和腿托倾斜角度调节关节要确保固定。

（3）放置体位:待手术患者麻醉后将其双手交叉放于胸前,注意不要压迫或牵拉输液皮条,麻醉医师保护好患者的头、颈部,固定好气管导管,防止移动时气管插管与氧气管脱离,手术医师站手术患者臀部位置,护士站床尾,一起将手术患者抬起并下移,使骶尾部平于背板下缘;将患者两腿曲髋、膝放在搁脚架上;要求腿托应托在小腿处,大腿与小腿纵轴应呈 90°～100°,两腿外展,放置呈 60°～90°。

（4）固定:约束带固定两侧膝关节,保持约束带平整,松紧适宜。

（5）铺巾:手术切口在腹部,切口铺巾的方法同腹部手术铺巾,洗手护士依次递 3 块无菌巾,折边朝向手术医师,分别铺盖切口的下方、对方、上方;第四块无菌巾折边朝向自己,铺盖切口同侧,4 把巾钳固定;患者会阴部不进行手术,铺巾时遮盖会阴;然后递中单垫臀下,双脚套无菌脚套,从脚遮盖到腹股沟;再铺整块大孔巾遮盖全身;巡回护士协助套托盘套,将托盘置于患者右膝上方。

2.防止术中感染

子宫残端与外界相通,视为污染区域。因此,洗手护士应配合手术医师做好管理工作,防止污染播散:①在切开阴道前壁前,先递条形纱布给手术医师,将其围绕子宫颈切口下方,以防止阴道分泌物污染创面。②备碘附(含0.02%~0.05%聚维酮碘)棉球,待子宫移除后,递给医师消毒宫颈残端。③接触宫颈残端的器械均视为污染器械,包括切开阴道前壁的22号大圆刀、剪开阴道穹隆组织剪、钳夹阴道边缘的组织钳及缝合残端的持针器,都必须与无菌器械分开放置、不再使用,但必须妥善放置以备清点。④宫颈残端缝合后,温生理盐水冲洗盆腔,手术医师、洗手护士更换手套,再行关腹。

(高金莲)

参考文献

［1］张萍,黄俊蕾,陈云荣,等.现代医学临床与护理[M].青岛:中国海洋大学出版社,2018.

［2］吴欣娟,张晓静.实用临床护理操作手册[M].北京:中国协和医科大学出版社,2018.

［3］韩爱玲.外科常见病护理技能[M].天津:天津科学技术出版社,2018.

［4］郑浩杰,贾彦生.消化内科疾病观察与护理技能[M].北京:中国医药科技出版社,2019.

［5］谢文娟.临床常见病护理技术[M].哈尔滨:黑龙江科学技术出版社,2019.

［6］赵建国.外科护理[M].北京:人民卫生出版社,2018.

［7］张晓萍.内科护理[M].北京:科学出版社,2018.

［8］周秀梅.临床常见病护理精要[M].西安:西安交通大学出版社,2018.

［9］娄玉萍,郝英双,刘静.临床常见病护理指导[M].北京:人民卫生出版社,2018.

［10］邹静,翟义,吕明欣.现代外科常见病护理新进展[M].汕头:汕头大学出版社,2019.

［11］刘旭,孙彦龙,买晓颖.内科护理[M].武汉:华中科技大学出版社,2018.

［12］程璐.临床常见疾病护理常规及健康教育[M].北京:中国科学技术出版社,2018.

［13］何铝.新生儿护理全书[M].南昌:江西科学技术出版社,2019.

［14］刘春英,王悦.手术室护理质量管理[M].北京:中国医药科技出版社,2018.

［15］姜梅.妇产科护理指南[M].北京:人民卫生出版社,2018.

［16］狄树亭,董晓,李文利.外科护理[M].北京:中国协和医科大学出版社,2019.

［17］徐月秀.临床护理新思维[M].天津:天津科学技术出版社,2018.

［18］邱琛茗,李丽,陈红,等.临床护理基础和护理实践[M].北京:科学技术文献出版社,2019.

［19］黄俊蕾,赵娜,李丽沙.新编实用临床与护理[M].青岛:中国海洋大学出版社,2019.

［20］刘扬,韩金艳,刘丽英.全科护理实践[M].长春:吉林科学技术出版社,2019.

［21］王雪玲.现代护理新思维[M].天津:天津科学技术出版社,2018.

［22］赵秀森.基础护理技术[M].北京:北京大学医学出版社,2019.

［23］周静,陈瑞,谭婕,等.静脉输液治疗护理临床实践[M].青岛:中国海洋大学出版社,2018.

［24］胡秀玲.临床专科护理技术与护理常规[M].北京:科学技术文献出版社,2019.

［25］单强,韩霞,李洪波,等.常见疾病诊治与护理实践[M].北京:科学技术文献出版社,2018.

［26］李勇,郑思琳.外科护理[M].北京:人民卫生出版社,2019.

［27］胡昌俊.临床医学与护理概论[M].昆明:云南科技出版社,2018.

［28］郭丽红.内科护理[M].北京:北京大学医学出版社,2019.

［29］万峰静,王小燕.儿科护理[M].长沙:中南大学出版社,2018.

［30］李延君.临床儿科护理新思维[M].天津:天津科学技术出版社,2019.

［31］徐姝一.临床护理新思维[M].北京:科学技术文献出版社,2018.

[32] 鲁昌盛.外科护理[M].长沙:中南大学出版社,2019.

[33] 安利杰.内科护理查房案例分析[M].北京:中国医药科技出版社,2019.

[34] 赵霞.临床外科护理实践[M].武汉:湖北科学技术出版社,2018.

[35] 刘爱平,袁春霞.内科护理[M].长沙:中南大学出版社,2019.

[36] 向军莲.一种创新弹力保护网套应用于静脉输液工具的临床质量管理评价[J].中国护理管理,2019,19(S1):113-114.

[37] 魏建梅,王志剑,夏梅,等.系统化疼痛护理管理模式在临床疼痛护理实践中的应用[J].中国疼痛医学杂志,2019,25(7):531-536.

[38] 汪玉晶.全程无缝隙护理模式在普外科护理中的应用及效果评价[J].中国医药指南,2019,17(15):278-279.

[39] 孙晓蕾,潘建.呼吸内科重症患者采用护理干预措施的临床应用效果[J].中国药物与临床,2020,20(1):141-143.

[40] 吴欣娟,蔡梦歆,曹晶,等.规范化护理方案在提升卧床患者护理质量中的应用研究[J].中华护理杂志,2018,53(6):645-649.